DES OPÉRATIONS

QUI SE PRATIQUENT

PAR LA VOIE SACRÉE

PAR

Le Dr H. MORESTIN

Interne des hôpitaux
Prosecteur à la Faculté

PARIS
G. STEINHEIL, ÉDITEUR
2, RUE CASIMIR-DELAVIGNE, 2

1894

DES OPÉRATIONS

QUI SE PRATIQUENT

PAR LA VOIE SACRÉE

IMPRIMERIE LEMALE ET Cie, HAVRE

DES OPÉRATIONS

QUI SE PRATIQUENT

PAR LA VOIE SACRÉE

PAR

Le Dr H. MORESTIN

Interne des hôpitaux
Prosecteur à la Faculté

PARIS
G. STEINHEIL, ÉDITEUR
2, RUE CASIMIR-DELAVIGNE, 2

1894

SOMMAIRE

PREMIÈRE PARTIE. — Historique

Pages

DEUXIÈME PARTIE. — Anatomie

TROISIÈME PARTIE. — Physiologie

QUATRIÈME PARTIE.— Des opérations qui se pratiquent par la voie sacrée

DES OPÉRATIONS

QUI SE PRATIQUENT

PAR LA VOIE SACRÉE

PREMIÈRE PARTIE

HISTORIQUE

« Les sciences se font par addition n'estant possible qu'un même commence et achève. »

GUY DE CHAULIAC.

Le 11 avril 1885, à la quatrième séance du quatorzième Congrès de la Société allemande de chirurgie, à Berlin, le professeur Kraske, de Fribourg-en-Brisgau, fit, sur le traitement des cancers du rectum, une communication qui devait avoir un grand retentissement dans le monde chirurgical, étendre prodigieusement le domaine des interventions opératoires sur le rectum et devenir le point de départ d'une méthode nouvelle pour aborder les organes pelviens. Dans deux cas de cancers haut situés, il s'était ouvert une voie très large en réséquant une portion du sacrum. Le rectum mis à nu, le segment épithéliomateux retranché, il avait abaissé le bout supérieur et l'avait fixé au bout inférieur en conservant intacte la zone des sphincters.

Les deux interventions avaient été suivies de succès.

Cette opération, qui réalisait un progrès sur les procédés antérieurement mis en usage, fut immédiatement appelée « l'opération de Kraske ».

Il ne faudrait pas croire cependant qu'il n'y ait pas eu des précurseurs de Kraske, et que « son opération » ait été créée par lui de toutes pièces. Il n'en est pas ainsi généralement.

« Il y a, dit Claude Bernard, une succession nécessaire et subordonnée dans l'ordre d'apparition des découvertes scientifiques. Chaque grand homme tient à son temps et ne peut venir qu'à son temps. »

Il faut, pour saisir l'origine de la méthode, remonter assez loin dans l'histoire de la chirurgie rectale et suivre pas à pas les progrès accomplis.

On a été conduit, pour aborder le rectum avec commodité, à inciser d'abord les parties molles jusqu'au coccyx, puis à supprimer cet os, et finalement à détruire le sacrum dans une étendue variable.

C'est Lisfranc qui, le premier (1), le 13 février 1826, extirpa un cancer de l'extrémité inférieure du rectum.

Un élève de Lisfranc, Pinault, étudia dans une thèse excellente les indications, la technique et le résultat de cette opération et de plusieurs autres pratiquées par son maître, suivant le même procédé.

« L'amputation » du rectum, à la manière de Lisfranc, est encore pratiquée un peu partout, avec d'insignifiantes modifications, pour les cancers de la région ano-rectale, et les chirurgiens étrangers, surtout les Anglais, l'appellent volontiers « opération de Lisfranc ».

Quelques mois après la thèse de Pinault, Lisfranc lut, à l'Académie de médecine, un assez long mémoire sur ce sujet. Il avait fait à ce propos des recherches anatomiques sur les rapports du rectum, et en particulier sur la situation du cul-de-sac péritonéal recto-vaginal ou recto-vésical qui, au moins en avant, marquait pour lui, et pour ses successeurs pendant bien longtemps, l'extrême limite accessible au chirurgien. Les chiffres qu'il a donnés sont reproduits dans tous les livres, discutés et redressés, car il est certain qu'ils sont parfaitement erronés.

Puis il fixe les indications. Pour que l'opération soit praticable : « Il faut, dit Lisfranc : 1° qu'avec le doigt indicateur on puisse dépasser les limites supérieures du mal, qui a résisté à l'usage de tous les moyens ordinaires et qui menace le malade d'une mort certaine; 2° on s'assurera

(1) Morgagni, Desault et Boyer, au dire de Vidal (de Cassis), avaient déjà discuté l'opportunité de cette intervention et s'étaient prononcés contre l'opération.

Par contre, Béclard, professeur de clinique à la Pitié, disait, dès 1823, dans ses leçons, que l'extirpation pouvait être tentée dans les cas de squirrhe de l'extrémité inférieure du rectum.

Faget avait bien pratiqué quelque chose d'analogue, d'analogue seulement, car ne s'agissait point d'une tumeur maligne. Dans un cas où une vieille suppuration des fosses ischio-rectales avait isolé, comme un battant de cloche, la terminaison du gros intestin, il avait enlevé cette portion et son opéré avait guéri.

autant que possible de l'épaisseur du cancer autour du rectum. Quand le tissu cellulaire qui environne la partie inférieure du canal intestinal est sain, l'intestin est mobile et se laisse abaisser. Notre opinion est qu'alors on doit opérer. Lorsqu'au contraire le cancer s'étend beaucoup plus loin, et qu'il remonte d'ailleurs assez haut, je laisse à l'expérience le soin de décider la question. »

Il pratiquait « à 27 millim. de l'anus deux incisions semi-lunaires, comprenant la peau et se réunissant en avant et en arrière du rectum.

« Quand le cancer est superficiel, qu'il est borné à la muqueuse ou qu'il ne s'étend pas au delà des tuniques de l'intestin ; quand, en même temps, il ne s'élève pas à plus de 27 millim. au-dessus de l'anus, il est facile, en recourbant le doigt indicateur introduit dans le rectum, en le retirant en bas, de renverser l'intestin sur lui-même, de manière à mettre toute la maladie à découvert. Il suffit alors de fendre la partie renversée du rectum, et de l'exciser en la contournant avec de forts ciseaux. Quand la maladie se présente sous cette forme, l'opération est aussi simple que facile à exécuter. Les fibres du sphincter externe ne sont presque jamais enlevées en totalité, et après la cicatrisation de la plaie, les malades ne sont nullement gênés dans l'acte de la défécation.

« Quand le cancer a envahi la totalité des tuniques de l'intestin et le tissu cellulaire qui l'environne, quand il remonte à la hauteur de 54 à 81 millim., l'opération devient plus compliquée. Il faut, après avoir fait les deux incisions semi-lunaires, et disséqué la partie inférieure du rectum dans toute sa circonférence, pratiquer avec de forts ciseaux droits, dirigés sur le doigt indicateur introduit dans l'intestin, une incision parallèle à son axe. Cette incision doit être faite sur la partie postérieure du rectum, puisque cet endroit est celui où l'on rencontre le moins de vaisseaux et où il y a moins à craindre d'ouvrir le péritoine ou de blesser quelque organe important. L'incision doit être prolongée jusqu'au-dessus des limites du mal. Elle a pour avantage de permettre de dérouler l'intestin et de laisser voir la maladie dans toute son étendue. »

Velpeau (1839) apporte une modification au procédé de Lisfranc. Il commence par sectionner le rectum en arrière. La portion cancéreuse est attirée en bas et en dehors, à l'aide d'érignes ; puis, avec une aiguille courbe, on passe de haut en bas du rectum, vers la peau, une série de fils au-dessus de la tumeur. Celle-ci est ensuite détachée au bistouri ou aux ciseaux, au-dessous des fils. Ceux-ci, noués, servent à réunir la plaie, aussi bien qu'à assurer l'hémostase.

Ce n'est pas ici le moment de discuter les résultats que donnèrent au début ces interventions. A une époque où l'on était peu armé contre les hémorrhagies, et pas du tout contre les infections, il y eut naturellement des insuccès qui jetèrent quelque discrédit sur l'opération de Lisfranc et la firent rejeter par nombre de chirurgiens.

Vidal (de Cassis), qui avait fait du sujet une étude sérieuse, fait presque le procès de l'opération, et, après avoir énuméré les complications avec lesquelles le chirurgien avait à compter, cité bon nombre de cas où des hémorrhagies, des cellulites pelviennes, des péritonites ou d'autres accidents avaient entraîné la mort des malades, critiqué aussi les résultats définitifs, « arrive à la rejeter presque entièrement ».

« Cette opération enlève rarement toute la maladie, et elle peut hâter le terme fatal. Sur neuf opérés, Lisfranc avoue trois morts. M. Velpeau a perdu trois opérés sur six. Il n'y a que deux des malades de M. Velpeau qui soient guéris (primitivement). Le sixième est resté affecté d'incontinence. Voilà donc une opération qui n'enlève pas tout le mal, qui donne des guérisons incomplètes et qui peut tuer en douze heures. Mais, attendu que les sujets affectés de cancer du rectum sont inévitablement destinés à en mourir, et que, s'il existait des chances de prolonger leur existence, elles se trouveraient, selon quelques chirurgiens, dans l'opération, on se croit autorisé à la tenter.

« Mais, en tout entreprenant, on augmente le chiffre des insuccès chirurgicaux, et l'on finit par donner à la chirurgie une réputation de malheur qui pourrait un jour nuire à son indépendance.

« A mon avis, un cancer qui s'élèverait à plus de 27 millim. échapperait dans tous les cas à la juridiction (?) du bistouri. »

Chassaignac ampute le rectum à l'écraseur, Maisonneuve l'extirpe à l'aide de ligatures extemporanées. Il n'y a pas lieu de nous arrêter à ces inutiles modifications.

Le procédé de Denonvilliers n'est qu'une variante de celui de Lisfranc. Il est cependant d'un grand intérêt pour nous. Denonvilliers incise les parties molles, de l'anus au coccyx, indépendamment des deux incisions qui circonscrivent l'anus. Il avait compris que, pour n'être point gêné dans l'extirpation du rectum, on ne pouvait se donner du jour qu'en *arrière*.

Cette simple incision postérieure est le premier pas qui a conduit à la résection du coccyx, puis à celle du sacrum.

D'ailleurs, le procédé de Denonvilliers n'a point disparu de la pratique ; il est encore le plus communément utilisé pour les cancers de l'extrémité inférieure, et il est décrit comme procédé de choix dans tous les auteurs anglais, qui omettent souvent de citer le nom de Denonvilliers.

M. Verneuil apporte une innovation bien autrement importante quand il propose de réséquer le coccyx pour aborder le rectum. C'est lui véritablement le père de la méthode sacrée. Le premier, il recommanda de sacrifier une portion du squelette pour obtenir un accès plus facile dans le petit bassin, et rendre plus aisée la recherche du rectum. M. Verneuil lut à la Société de chirurgie, en 1873, un long mémoire « sur la résection du coccyx pour faciliter la formation d'un anus périnéal dans les imperforations du rectum ».

Mais depuis longtemps déjà, « étant prosecteur », il avait remarqué combien « le champ opératoire est singulièrement agrandi et la recherche de l'intestin oblitéré singulièrement facilitée par l'excision de la pointe du coccyx dans l'étendue de quelques millimètres à un centimètre ».

En outre, à diverses reprises, il en avait fait mention à la Société de chirurgie.

Cette résection lui avait donné les meilleurs résultats. « Les dégâts causés par l'excision du coccyx ne sont rien en regard de ceux qui résultent des recherches aveugles faites dans ce point avec les doigts, les pinces et les instruments mousses. Enfin, l'agrandissement du champ opératoire a tellement facilité la manœuvre qu'il m'a toujours été possible, après cette excision, de trouver l'intestin en quelques minutes, alors que je le cherchais auparavant pendant un quart d'heure au moins. »

Après son mémoire de 1873, le procédé de M. Verneuil fut plusieurs fois mis en pratique. On trouve par exemple, dans les *Bulletins de la Société de chirurgie* de 1874, un cas de M. Delens, sur lequel M. Verneuil lui-même fit un rapport, et un cas de M. Polaillon. Ce dernier s'était simplement contenté de fendre le coccyx sur la ligne médiane et d'écarter ses deux moitiés.

M. Verneuil avait lui-même utilisé la résection du coccyx pour aborder chez l'adulte le rectum envahi par un néoplasme. « J'ai appliqué une fois, dit-il, la résection partielle du coccyx pour faciliter l'extirpation d'une volumineuse tumeur du rectum. Le malade ayant succombé aux suites de l'opération, je ne puis dire ce qui en serait résulté. Je sais seulement que la dissection profonde de la tumeur fut singulièrement aidée par cette opération préliminaire. »

M. Verneuil avait en outre inspiré la thèse de Raymond (*Extirpation des tumeurs*, Paris, 1870).

Il était bien nécessaire d'insister sur ce remarquable mémoire de M. Verneuil qui marquait un progrès si important dans les procédés donnant accès sur le rectum.

Mais « plus une voie est féconde, d'autant plus vite celui qui l'a ouverte doit se trouver dépassé et arriéré » (Claude Bernard). Tandis que M. Verneuil ne trouvait à son procédé que de rares indications, Kocher en Allemagne reprenait cette idée de résection du coccyx. A diverses reprises il eut l'occasion de la pratiquer chez l'adulte. A la vérité, il eut quelque peine à la faire admettre.

En 1880, il plaide à nouveau pour la résection du coccyx. Esmarch se chargea de défendre les anciens procédés, affirmant que la suppression du coccyx, loin d'être un progrès était, dans la majorité des cas, parfaitement inutile.

A la même époque, Byrd (W. A.), chirurgien estimable de Philadelphie, réséquait le coccyx pour aller à la recherche du rectum, dans un cas d'imperforation de l'anus, appliquant, comme il le disait, « la modification de Verneuil à l'opération d'Amussat pour l'anus imperforé » (*Med. and surg. Reporter*, Philad., 1880).

Le même Byrd, dans la même année, publiait un cas d'extirpation du rectum, *sans détruire le muscle sphincter de l'anus* (*Med. and. surg. Reporter*, Philad., 1880.)

Lange, de New-York, se servait également de la résection du coccyx pour extirper la partie inférieure du rectum (*Annales d'anatomie et de chirurgie Brooklyn*, New-York, 1883). Il réséquait encore le coccyx pour exécuter un très ingénieux procédé de cure des prolapsus du rectum. Le rectum largement mis à nu par le sacrifice de cet os, il pouvait à sa guise diminuer son calibre, en fronçant sa paroi postérieure par l'application de points de suture, de façon à déterminer la formation d'un repli saillant dans la cavité de l'intestin.

Bardenheuer, dans un opuscule publié à Stuttgard en 1880, sur le drainage du péritoine, parle, incidemment il est vrai, de *la résection du sacrum* pour atteindre les parties élevées de l'intestin.

Il est très intéressant de voir Kraske, dans son deuxième mémoire, attaquer violemment ce chirurgien auquel il a emprunté probablement la résection du sacrum, l'accuser de mauvaise foi, et se permettre à son sujet des assertions très injustes, mais cependant fidèlement reproduites, sans aucun contrôle, dans toutes les monographies récemment publiées sur la matière.

Il y a deux choses importantes dans la méthode de Kraske : d'abord la résection osseuse, en second lieu la suppression d'un segment de l'intestin, en conservant la zone des sphincters. Nous avons vu par quelle gradation presque insensible on était arrivé, en partant de l'antique procédé de Lisfranc, jusqu'à la suppression d'une portion du sacrum. Sur ce point, Kraske avait en somme peu de chose à innover. Pour ce qui est de la résection du rectum, elle n'avait pas encore été conseillée d'une façon aussi formelle.

Cependant on en trouve des traces dans des auteurs déjà anciens.

Ainsi, Delpech recommandait déjà l'*excision des rétrécissements*, du seul rétrécissement, en ménageant l'anus quand cela était possible.

Lisfranc, quand le cancer n'avait pas dépassé les tuniques de l'intestin, et en particulier quand il paraissait limité à la muqueuse, avait soin de laisser le sphincter externe dans sa presque totalité, pour éviter l'incontinence des matières.

Diffenbach opérait les rétrécissements du rectum quand la coarctation était annulaire et peu élevée. Il extirpait la bande de tissu altéré et *suturait ensuite le bord supérieur de la plaie au bord inférieur*.

Hahn et Kœnig suivent une conduite analogue.

Lawson, en 1879, avait conseillé la côlotomie, pour assurer la réunion de la plaie après *résection des rétrécissements*. Enfin nous avons déjà mentionné l'observation de Byrd, enlevant un segment de rectum sans toucher au sphincter.

Il faut bien dire cependant que tous ces documents étaient épars dans la science et ignorés de beaucoup de chirurgiens. Il suffirait pour s'en rendre compte de parcourir le compte rendu du Congrès de Copenhague en 1884, où l'on s'occupa spécialement du cancer du rectum. Les membres du Congrès gémirent successivement sur le sort des pauvres cancéreux du rectum, se désolèrent de leur impuissance dans la majorité des cas de cancers élevés et discutèrent longuement les questions d'anus artificiel, sans que personne ait vraiment songé à la belle conception opératoire de Kraske. Il s'était très sûrement inspiré de ses devanciers. Ce n'est pas une raison pour méconnaître le mérite de ce chirurgien. Son opération nous paraît aujourd'hui comme une suite naturelle des travaux antécédents. Il n'y avait qu'un pas à franchir, mais ce pas, il fallait le faire.

« Rien n'est plus simple, dit Biot, que ce que l'on a trouvé hier, rien de plus difficile que ce qu'on trouvera demain. »

Cela est si vrai qu'en 1885 « l'opération de Kraske » parut à peu près à tout le monde une chose neuve et présentant un cachet d'originalité qui lui créait une bien réelle individualité. Elle paraissait l'opération de choix pour ces cancers qui, selon Volkmann, sont « trop bas pour une laparotomie, trop haut pour une extirpation périnéale ».

L'année suivante (1886), Rinne, Israël, Schonborn opéraient par la voie sacrée des cancers du rectum.

En 1887, Bernard Bardenheuer publie sur la résection du cancer du rectum un important mémoire. Kraske, après la suppression du coccyx, détruisait en somme une minime quantité du sacrum. Il enlevait au ciseau la portion de cet os située en dehors du canal sacré et au-dessous du troisième trou sacré. Pour la commodité de l'intervention, Bardenheuer conseille de couper transversalement le sacrum et d'enlever la partie inférieure de cet os. Nous verrons de combien de façons différentes les successeurs de Kraske ont pratiqué ces sections osseuses, érigeant en procédés et procéduncules de très inutiles variantes du procédé primitif.

Bardenheuer ne limite point au cancer les indications de la méthode, mais fait rentrer dans son domaine la cure des rétrécissements non cancéreux, et aussi des fistules recto-vaginales très haut situées. Il faut tenir compte à Bardenheuer d'agrandir aussi le champ de la méthode. Il en comprend d'une façon très large les indications. La résection du sacrum n'est plus un temps de l'extirpation du cancer du rectum, c'est une opération préliminaire, créant une large brèche dans la paroi pelvienne postérieure et donnant accès dans le petit bassin.

Kraske, bientôt après, publie, dans un deuxième mémoire, huit cas nouveaux. Il a modifié sa méthode. La suture circulaire complète lui a donné deux morts par péritonite et il y a renoncé.

La méthode de Kraske se généralise rapidement en Allemagne.

Schede, chirurgien de Hambourg, fait trois opérations en 1887. Il suture au catgut le péritoine ouvert, s'abstient de fendre la partie inférieure du rectum, suture circulairement les deux bouts, sur toute leur circonférence, et en outre crée, dans le flanc gauche, un anus contre nature pour dériver les matières et ne pas infecter les sutures intestinales. Il n'était pas arrivé d'emblée à l'anus préliminaire, mais chez son premier opéré, la suture s'étant infectée, les deux bouts s'étaient désunis.

C'est pour empêcher le retour de cet accident qu'il avait eu recours à la dérivation des matières fécales.

Lauenstein (1887) publie un cas, Kirchoff trois, opérés par Schonborn,

Berns, Koch; Weinlechner un autre; Heineke propose la résection *temporaire* du sacrum. Pour la facilité de l'extirpation, il fend le rectum et l'anus sur la ligne médiane postérieure. Il établit d'emblée un anus sacré.

Hochenegg (1887) publie douze observations. Il est partisan résolu de l'opération de Kraske.

Dans les cas où l'on n'aura pu faire descendre l'intestin et où l'on aura été obligé de le fixer dans la région sacrée, il considère que cet anus sacré est préférable à tout autre anus contre nature.

E. Bœckel (de Strasbourg) commence, dès 1887, à faire des opérations de Kraske.

Mazzoni en publie deux cas (*Bulletin de l'Académie de médecine de Rome* et Spallanzini, Roma).

Lœvy (*Centralblatt für Chirurgie*, 1889), modifie les incisions cutanées et la résection osseuse, parce qu'à son avis cette résection doit être temporaire et que le lambeau ostéo-cutané doit être rabattu en bas.

En Amérique, quelques chirurgiens se décident à tenter l'opération de Kraske. Uchsner (de Chicago) en publie une observation (*West. Med. Rep.*,Chicago) et Goerster (de New-York) une autre (*N.-Y. Med. J.*, 1889).

Cependant Roux fait connaître une nouvelle manière de réséquer le sacrum et le coccyx, en rabattant sur le côté droit le lambeau ostéo-cutané.

Hegar et Wiedow (1889) appliquent la voie sacrée à l'ablation des organes génitaux de la femme.

A. Wöllfler et O. Zuckerkandl se refusent à tout sacrifice osseux, et se contentent d'une incision parasacrée.

En France, M. Pozzi pratique, le 4 août 1889, sa première opération.

Le 19 septembre, M. Routier opère une femme présentant un petit cancer haut situé, fait l'opération typique de Kraske, et réussit de la façon la plus complète.

L'opération fut répétée encore la même année par M. Pozzi et d'autres chirurgiens français, à Paris, à Bordeaux et ailleurs.

Les cas d'opération se multiplient considérablement en France. MM. Terrier, Schwartz, Gérard, Marchand, Quénu, Richelot font connaître leurs principales observations.

Dejà en Allemagne on avait trouvé d'autres indications à la voie sacrée que le cancer du rectum, et Hegar et Wiedow l'avaient appliquée aux interventions sur l'utérus et les annexes. Bardenheuer avait songé à l'utiliser pour extirper les rétrécissements fibreux. On avait déjà depuis bien longtemps extirpé ces rétrécissements, mais la voie sacrée a donné un certain renouveau à cette méthode préconisée chez nous par M. Richelot et M. Quénu.

Les indications sont devenues rapidement plus nombreuses. On a proposé (Poncet et Jaboulay, et leur élève Margery) de drainer par la voie sacrée certaines appendicites à détermination pelvienne.

On a tenté aussi d'aborder l'uretère par la voie parasacrée (Reynier).

On étudie chez nous la résection temporaire du sacrum. Il y a lieu de signaler, à ce propos, les recherches de M. Delbet et de M. Jeannel.

A l'étranger, la méthode s'est propagée un peu partout. En Danemark, Daniel Iversen et Silvester Saxtorph se sont mis d'assez bonne heure (1889-1891) à la préconiser.

L. Warnots, en Belgique, publie dans le *Journal de médecine, chirurgie et pharmacologie de Bruxelles* (1890), une intéressante note sur l'opération de Kraske et ses applications. Lavisé opère à la même époque un cancer du rectum par le même procédé.

Aux États-Unis, où existent de grands hôpitaux spécialement consacrés aux maladies du rectum, l'enthousiasme n'est pas venu pour l'opération nouvelle, si l'on en juge par le petit nombre de cas publiés.

Dans les périodiques américains, on trouve un nombre très considérable d'observations de cancers du rectum, et de rétrécissements non cancéreux traités par la colotomie, l'extirpation par les vieux procédés, voire même par l'électrolyse (Newman, Earle, etc.).

Mathews, dans un ouvrage sur les maladies du rectum (1892), le seul qui soit récent en Amérique, se demande si pour le cancer du rectum les résultats justifient les risques de l'excision, soit par la méthode de Kraske, soit par les méthodes de proctotomie. Cette appréciation a d'autant plus d'importance que l'auteur a une grande pratique et passe, au dire du *New-York Medecine Journal*, pour « le premier spécialiste rectal aux États-Unis ».

Kelsey, qui a tant écrit sur le cancer du rectum, ne parait point s'être occupé de l'opération de Kraske.

Cependant Lange (de New-York) publie un cas de résection du rectum avec « transplantation plastique de la portion anale », et un autre où il enlève simultanément une portion du rectum et une « tumeur ovarienne intraligamenteuse », après ablation de la partie inférieure du sacrum (*New-York Med. Journal*, 1891).

Millard (de St-Paul, Minnesota), Thorndicke (de Boston) paraissent aussi avoir usé de la méthode.

J. Mac Cosh (de New-York) écrit en 1892 dans le *New-York Journal* un long mémoire sur l'excision du cancer du rectum. « Les chirurgiens américains, dit-il, semblent servir de transition entre les anglais conservateurs et les allemands si radicaux. » Et il expose sa manière de faire et les résultats de sa pratique.

Il enlève le coccyx et même la partie inférieure du sacrum quand il n'a pas assez de jour, et suture quand il le peut le bout supérieur au bout inférieur.

Fred. Kemmerer fait connaître un cas, malheureux il est vrai, d'hystérectomie par la voie sacrée (*New-York Med. Record*, février 1892).

Les chirurgiens anglais se tiennent sur une prudente réserve, ou du moins font à peine mention de la méthode de Kraske.

Harrison Cripps n'en parle point dans son livre; Allingham non plus. Il y a eu cependant en 1888 une édition de son traité, édition où les chapitres sur le cancer du rectum sont confiés à Herbert Allingham, fils du vrai Allingham qui, au dire de celui-ci, aurait « bien des fois pratiqué toutes les opérations du domaine de la chirurgie rectale ».

Cooper et Edwards, dans un livre qui date de 1892, mentionnent un seul cas d'opération par la voie sacrée. Le cas est dû à Edwards, et encore a-t-il pratiqué à son malade un anus inguinal qu'il a oublié de refermer.

Bryant, exclusivement préoccupé de la colotomie iliaque ou lombaire ne parle pas de l'opération de Kraske.

W. H. Brown (*Lancet*, juin 1892), dans un cas qui paraissait favorable, tenta, après colotomie, la résection temporaire du sacrum et du coccyx pour réséquer un cancer du rectum et dut terminer en fixant le bout supérieur dans un angle de la plaie. Mais sa manière de faire est vivement critiquée par Herbert Snow.

Cette indifférence est d'autant plus surprenante que nos voisins paraissent s'intéresser spécialement à la chirurgie du gros intestin, et qu'il existe à Londres un hôpital spécialement réservé aux maladies du rectum et de l'anus.

Faudrait-il croire que des insuccès sur lesquels on ne voulait pas appeler l'attention aient provoqué ce grand silence? Harrison Cripps a écrit, en parlant évidemment des chirurgiens anglais, « que les chirurgiens étant habituellement leurs propres chroniqueurs, leurs succès ont seuls quelque chance de vivre dans l'histoire, les cas malheureux étant bien vite oubliés ».

C'est peut-être pour cela que nous avons encore à enregistrer un cas heureux de Renzi (de Dunedin, Nouvelle-Zélande), et un autre de John Davie (de Victoria, Colombie anglaise).

Cependant en Allemagne, à Berlin, à Heidelberg, à Hambourg et ailleurs, on continue à user et peut-être à abuser de la voie sacrée. A Vienne, ce genre d'interventions continue à jouir d'une grande faveur. Je ne peux même pas citer ici les très nombreux mémoires parus sur ce sujet. Chacun a voulu dire son mot et l'a dit longuement :

« Qui des deux est stérilité :
Ou l'antique sobriété
Qui ne dit que ce qu'elle pense ;
Ou la moderne intempérance
Qui croit penser, dès qu'elle écrit ? »

En Russie, on a discuté, au quatrième Congrès de Pirogoff, les indications de la méthode sacrée dans les affections de l'utérus et des annexes. Nous aurons à diverses reprises à reparler de Kni, de Jiwopistzoff, de Sopeichko, Solovnikoff, Skliffossowski, etc.

Il n'est pas encore possible aujourd'hui de juger d'une façon définitive la méthode sacrée qui n'a peut-être pas donné tout ce qu'elle peut donner, et qui sans doute est encore susceptible d'être perfectionnée.

Cependant, les documents publiés sont déjà assez nombreux pour qu'on puisse se livrer à un travail d'ensemble, dépouiller les observations et apprécier les résultats.

Aubert a résumé, dans sa thèse, l'état de la question au commencement de 1890 ; Mosès a publié, dans sa thèse de 1892, un assez grand nombre d'observations neuves en signalant rapidement les modifications apportées au procédé de Kraske.

Il y a peut-être lieu de reprendre actuellement ce sujet sur lequel on a récemment beaucoup écrit à l'étranger. J'ai cru un instant que ce travail avait été fait par M. Tornu, docteur de la Faculté de Bordeaux. Je me suis aperçu bien vite que son travail est la reproduction à peu près textuelle des thèses d'Aubert et de Mosès, et qu'il en avait servilement copié des pages entières sans omettre les erreurs, ayant soin d'ailleurs de ne pas citer les sources auxquelles il puisait.

DEUXIÈME PARTIE

ANATOMIE

« Le chirurgien doit être premièrement lettré d'anatomie, car sans icelle il n'y a rien de fait en chirurgie. »

GUY DE CHAULIAC. (*Grande Chirurgie.* — Chapitre singulier auquel sont prémises certaines vérités fort nécessaires à quiconque veut profiter en l'art de chirurgie.)

Pour se servir utilement de la voie sacrée, il me paraît indispensable de bien connaître le terrain sur lequel on opère, de savoir exactement où l'on va, ce qu'on coupe, la situation exacte des organes qu'il faut atteindre et de ceux qu'il faut respecter.

Cette étude un peu ingrate et rebutante, au premier abord, inspire de salutaires réflexions sur les dangers auxquels on expose son malade et les conséquences de l'acte opératoire. « Il est rare, écrivait il y a déjà longtemps M. Verneuil, que l'anatomie attentivement interrogée ne jette pas quelques lumières sur les points obscurs de la chirurgie (1). »

J'ai disséqué bien des fois ces régions avant d'écrire les quelques considérations qui suivent, désireux de bien voir, de voir exactement, n'ayant en aucune façon l'envie de faire quand même du nouveau, me souvenant d'ailleurs que parfois « sans y songer, les mains forment les parties selon que l'esprit se l'est imaginé auparavant (2) ».

J'étudierai la paroi pelvienne postérieure, passant en revue dans un ordre classique le squelette, les ligaments, les insertions musculaires, les vaisseaux, les nerfs et les organes qu'elle abrite, n'insistant, bien entendu, que sur ce qui me paraît rentrer dans mon sujet.

Il n'y a pas lieu de trop allonger ce prologue anatomique. Nos maîtres

(1) VERNEUIL. Mémoire sur les kystes du cou. *Archives générales de médec.*, 1853.

(2) STÉNON, in WINSLOW. *Exposé anatom. de la struct. du corps humain.* Traité de la teste. Discours de M. Sténon à Messieurs de l'Assemblée chez M. Thévenot.

classiques ont écrit là-dessus presque tout ce qu'il y avait à écrire (1). Je ne songe pas à refaire ce qu'ils ont bien fait. Il est vraisemblable que le lecteur n'aurait rien à y gagner.

Coccyx.

Le coccyx, appendu à l'extrémité inférieure du sacrum, est un os plat formé par la réunion de cinq pièces osseuses, les vertèbres coccygiennes ou caudales.

« Sa figure est en quelque manière comme celle d'une petite pyramide renversée et un peu courbée vers le bassin, à peu près comme le bec d'un coucou. » (Winslow. Exposé anatomique de la structure du corps humain. Traité des os secs.)

Chez le fœtus et l'enfant, les différentes pièces du coccyx sont séparées.

Chez l'adulte, les quatre pièces inférieures se fusionnent pour former un seul os qui, généralement, reste indépendant de la première, s'articulant avec elle par une jointure médio-coccygienne.

La première pièce, plus grande et plus large que toutes les autres réunies, se soude souvent au sacrum.

La soudure de cette pièce au sacrum s'observe même beaucoup plus souvent que sa soudure avec le reste du coccyx.

Cette dernière est assez rare surtout chez les femmes.

La première pièce, fixée, souvent *soudée au sacrum*, est presque immobile ; le reste est mobile avec le plancher pelvien qui y prend attache.

Le coccyx présente deux faces ; l'une antérieure qui répond au rectum, qu'on explore par le toucher rectal ; l'autre postérieure, sensible à travers la peau et les très minces parties molles qui la recouvrent ; deux bords, une base, un sommet.

La face postérieure est convexe de haut en bas et de droite à gauche, plus large en haut qu'en bas, plus longue que la face antérieure à cause de l'obliquité de la base du coccyx qui est taillé en biseau aux dépens de la face antérieure.

(1) Corvisart disait déjà : « Le point de perfection où cette étude est déjà parvenue ne laisse qu'un avenir désespérant aux anatomistes futurs. » (CORVISART. *Avant-propos du Traité des maladies du cœur.*)

Cette face ne se rétrécit pas régulièrement de haut en bas.

L'extrémité supérieure du coccyx est relativement très large. Cet élargissement tient surtout à deux prolongements transversalement dirigés, les angles latéraux ou les cornes latérales du coccyx, par opposition aux cornes supérieures.

Ces cornes s'implantent à la base même du coccyx, immédiatement en dehors des cornes supérieures.

Leur bord supérieur horizontal se rencontre à angle droit avec le bord externe vertical de la corne supérieure.

Ces deux prolongements ont pour origine une saillie commune qui s'implante à la partie *postérieure* et latérale de la première pièce du coccyx.

Ce pédicule se dirige obliquement en dehors et en haut, et se bifurque après 7 millim. pour donner naissance aux deux prolongements dont l'un se dirige verticalement en *haut*, l'autre horizontalement en dehors.

La face postérieure du pédicule commun aux deux prolongements est convexe.

La face antérieure, concave transversalement, appartient à la surface articulaire coccygienne de l'articulation sacro-coccygienne.

La surface articulaire vient jusqu'à l'angle que forment en s'écartant le deux cornes supérieures et latérales; elle empiète légèrement sur le pied de l'une et de l'autre.

Elle est entourée par un léger sillon bien tracé surtout sur la face antérieure de la corne latérale, sillon dont les deux lèvres sont marquées par des rugosités.

La corne latérale dirigée en dehors et en avant est aplatie et quadrilatère. Son bord inférieur est horizontal et parallèle au bord supérieur dans sa partie externe. En dedans, il s'incline légèrement en bas pour se continuer avec le bord externe du pédicule qui est aussi le bord latéral du coccyx.

Son extrémité est coupée carrément quand elle n'est pas soudée au sacrum.

Elle est couverte d'insertions ligamenteuses.

Les deux cornes latérales sont très rarement parfaitement symétriques. La corne supérieure se dirige en haut et un peu en arrière.

Elle n'est pas aplatie comme la précédente, mais arrondie en forme de colonnette.

On peut lui distinguer toutefois une face antérieure sur laquelle on voit se prolonger la partie postérieure de la surface articulaire. Un léger sillon transversal sépare cette surface articulaire du reste de la face antérieure.

La face postérieure irrégulière, convexe, donne insertion à des fibres ligamenteuses.

Le bord externe est vertical.

Le bord interne est vertical aussi, mais le bord correspondant du pédicule se dirige obliquement en dedans, de façon à gagner le bord supérieur du coccyx.

Les deux cornes supérieures, les deux pédicules et le bord supérieur de la base de la première pièce forment ainsi un croissant à concavité supérieure et postérieure.

Le sommet des cornes supérieures peut aller se mettre en contact avec les cornes inférieures du sacrum. Cela n'est pas constant. Le plus souvent même, ces extrémités osseuses ne s'articulent pas à proprement parler. Elles sont seulement réunies par un épais ligament très résistant et très court (ligament sacro-coccygien postéro-latéral).

L'ensemble des cornes et le ligament forment une sorte d'arche sous laquelle passe le cinquième nerf sacré noyé dans une graisse molle.

Les cornes supérieures présentent les plus grandes variétés : elles sont plus ou moins épaisses, plus ou moins longues et rarement pareilles des deux côtés.

Au-dessous du croissant, la face postérieure du coccyx présente une dépression disposée elle-même en croissant, les deux pointes de ce croissant empiétant sur la face postérieure des pédicules.

Il est limité en bas par une sorte de saillie mousse très légère à la vérité qui semble prolonger la corne supérieure sur le dos du pédicule et se diriger vers une légère éminence qui se trouve juste sur la ligne médiane, à la partie inférieure de la première pièce du coccyx.

De chaque côté de cette petite éminence, de ce léger relief, prolongement des cornes supérieures, la face postérieure ne regarde plus directement en arrière, mais en arrière et en dehors jusqu'au bord externe. On observe sur cette face un assez grand nombre de trous vasculaires spécialement abondants sur le croissant.

La deuxième pièce du coccyx est plus large en haut qu'en bas et plus large à sa partie supérieure que la portion de la première pièce avec laquelle elle s'articule.

Il y a des sortes de rudiments de cornes. Un rudiment de corne supérieure, et encore bien inconstant, un rudiment de corne latérale constant ainsi qu'une sorte de saillie qui supporte l'une et l'autre et représente le pédicule que nous avons mentionné sur la première pièce. A ces tubercules viennent s'insérer d'épais trousseaux ligamenteux qui constituent les principaux moyens d'union de la première pièce avec le reste du coccyx.

La face postérieure de cette deuxième pièce est régulièrement plane dans sa partie moyenne, elle devient convexe de chaque côté au voisinage des bords.

Au-dessous, deux ou trois annelures, sillons transversaux aux points de soudure des différentes pièces, sillons séparés par des surfaces qui répondent aux corps coccygiens. La lèvre inférieure de ces sillons est généralement plus saillante et porte, au moins sur la troisième pièce, deux petits tubercules qui rappellent ceux de la deuxième pièce.

Les trois dernières représentent des carrés ou des rectangles à angles arrondis.

Aux points où ils se juxtaposent, il y a des encoches sur les bords.

La partie inférieure du coccyx, vue d'arrière, rappelle donc, jusqu'à un certain point, l'aspect des animaux articulés.

Face antérieure : Concave, plus courte, paraît moins large, les bords et la base étant taillés surtout aux dépens de la face antérieure.

La surface articulaire va jusqu'au bord supérieur de cette face ; elle occupe ce bord dans toute son étendue.

Au-dessous, à un demi-millimètre du bord libre, une rainure, un sillon qui est plus prononcé sur les parties latérales et qui circonscrit la surface articulaire. Ce sillon, je le répète, est beaucoup plus large, au pied de la corne latérale ; il y a là une véritable petite excavation de chaque côté.

La face antérieure de la première pièce est concave de haut en bas, convexe de droite à gauche.

Dans les gouttières transversales ainsi formées, des trous vasculaires.

Au-dessous de l'articulation médio-coccygienne, la face antérieure présente en général deux sillons. Les deux dernières pièces sont si bien fusionnées en avant qu'on n'observe plus chez l'adulte le sillon qui les sépare et qu'on retrouve encore sur la face postérieure.

Les faces antérieures des cornes coccygiennes, séparées par ces sillons, planes, présentent quelques trous vasculaires, et çà et là, quelques *insignifiantes* rugosités.

La base du coccyx présente une seule articulation qui l'occupe en totalité.

Cette surface présente une partie principale et deux accessoires. La principale répond au corps de la première vertèbre coccygienne, les accessoires aux pédicules et à la base des cornes.

L'ensemble formerait une sorte de cupule échancrée dans l'intervalle des cornes.

La principale s'articule avec le sommet du sacrum ; les accessoires avec deux prolongements postérieurs de la surface articulaire sacrée.

Le centre de la surface articulaire est plus déprimé que le pourtour ; le bord paraît surélevé.

Cette surface regarde presque directement en haut dans la station verticale.

Sur une coupe antéro-postérieure du coccyx passant par la ligne médiane, on saisit une importante différence de niveau des bords antérieur et postérieur.

Cette différence est infiniment plus accentuée si l'on examine, sur une coupe *latérale* passant au niveau des *pédicules*, les bords antérieur et postérieur de la surface articulaire.

Le sommet est très petit, arrondi, englobé dans les parties fibreuses.

Les bords, destinés à des insertions ligamenteuses et musculaires, sont assez accidentés. Ils présentent des angles rentrants au niveau des articulations, et des parties surélevées dans l'intervalle ; on y observe en particulier un assez gros tubercule à la partie supérieure de la deuxième pièce, à l'union du bord et de la face postérieure.

On trouve souvent des tubercules analogues, mais beaucoup plus petits à l'union du bord et de la face postérieure et de la troisième et même de la quatrième coccygienne.

Ce sont évidemment des rudiments de la disposition qu'on observe au niveau de l'angle supérieur de la première pièce. Ils ont la même signification atavique.

Sacrum.

« L'os sacrum est situé à la partie postérieure et inférieure du tronc, comme la base et le soutien de toute l'épine du dos. C'est pourquoi il est aussi nommé par quelques-uns os basilaire » (1).

(1) *Exposé anat. de la struct. du corps humain*, par J.-B. WINSLOW, Dr SÉGENT de la Faculté de médecine en l'Université de Paris. *Traité des os secs.*

Cet os, très complexe et difficile à bien décrire, résulte de la fusion de cinq vertèbres.

Il est classique de le comparer à une pyramide, à base supérieure, une pyramide quadrilatère.

On lui distingue quatre faces dont deux fort étroites sont à leur partie inférieure de véritables bords, une base fort large, un sommet très étroit auquel est attaché le coccyx.

Le sacrum est en outre percé suivant sa longueur d'un canal qui contient les méninges et les derniers nerfs rachidiens. Les branches antérieures et postérieures de ces nerfs s'échappent du canal sacré par des trous symétriquement placés sur les faces antérieures et postérieures de cet os et qu'on désigne sous le nom de trous sacrés.

Distinctes chez l'enfant, les vertèbres sacrées sont intimement fusionnées chez l'adulte, « les pièces tiennent ensemble par des cartilages qui, avec l'âge, diminuent, s'endurcissent et s'effacent entièrement à la fin, de sorte qu'il n'en reste que des traces, comme des lignes plus ou moins saillantes » (1).

Les apophyses épineuses, articulaires, transversales, les lames se fusionnent complètement. Les corps vertébraux s'unissent par leur circonférence. Mais les disques intervertébraux ne disparaissent pas pour cela et si l'on fait des coupes du sacrum, on en retrouve toujours des vestiges, quelquefois la presque totalité, même chez des individus très âgés. Dans les résections du sacrum, il serait possible de séparer l'un de l'autre deux corps vertébraux au lieu de trancher dans l'intervalle. Pour opérer cette division, il suffit de se rappeler que le disque intervertébral correspond au trou de conjugaison. On pourrait disjoindre les deux vertèbres après avoir coupé à la pince les lames vertébrales et les ponts osseux qui circonscrivent en dehors les trous de conjugaison, mais je reconnais que cela est sans intérêt dans la pratique.

Des deux grandes faces du sacrum, l'une est antérieure, l'autre postérieure.

Ces deux faces distantes de 4 à 7 centim. au niveau de la base sont très rapprochées au niveau du sommet.

L'épaisseur de cet os diminue considérablement de la partie supérieure à la partie inférieure à cause des changements de volume des vertèbres.

(1) WINSLOW. *Loc. cit.*

« La première a beaucoup plus de volume que la plus grosse de toutes les vraies vertèbres. Les autres diminuent très fort à mesure qu'elles deviennent inférieures. »

La direction du sacrum est un point capital pour notre étude.

Quand on parle de la direction du sacrum, il est surtout question de la direction de la face antérieure.

Le sacrum qui est plat, absolument plat chez les quadrupèdes par sa face antérieure, devient concave chez l'homme, concave de droite à gauche et de haut en bas.

Cette concavité est bien moins prononcée chez la femme qu'on ne le dit généralement.

Si l'on considère attentivement la face antérieure, on voit que la concavité qu'elle présente est formée par la réunion à angle très obtus de deux surfaces planes.

Ces deux surfaces, l'une supérieure, l'autre inférieure, correspondent, la supérieure aux deux premières vertèbres sacrées, l'inférieure aux trois autres. Le disque qui unit la deuxième à la troisième vertèbre sacrée répond au sommet de l'angle que forment en s'unissant les deux surfaces.

Le plan trausversal qui divise la longueur du sacrum en deux moitiés, l'une supérieure, l'autre inférieure, passe par ce disque, passe aussi par la partie moyenne du deuxième trou sacré (un peu au-dessous du milieu du bord interne de ce trou).

Le sacrum paraît ainsi légèrement plié en avant.

Quelquefois c'est à l'union de la troisième avec la quatrième vertèbre sacrée que se fait la coudure du sacrum.

La première moitié, la supérieure, regarde directement en bas, l'autre en bas et un peu en avant.

La face dite antérieure est donc bien près d'être inférieure.

La direction du sacrum est presque horizontale.

Quand on se décide à réséquer une portion du sacrum pour atteindre les organes pelviens, il suffit d'en sacrifier une petite portion, son extrémité postérieure, pour avoir un jour énorme précisément à cause de la situation horizontale du sacrum ; il n'est pas utile d'en détruire une grande étendue.

Il y a d'ailleurs d'assez grandes variétés individuelles dans la grandeur et l'inclinaison du sacrum, dans sa courbure, et dans l'angle qu'il fait avec le coccyx pour que la destruction d'une même étendue de sacrum ne donne pas chez deux individus différents les mêmes facilités opératoires.

La face dite antérieure, la face pelvienne, rectale profonde, est triangulaire, diminuant graduellemeut d'étendue de haut en bas.

Elle présente, dans sa portion moyenne, une colonne osseuse résultant de la superposition des corps vertébraux.

On y retrouve des lignes saillantes rugueuses et transversalement dirigées qui correspondent à la soudure de ces corps vertébraux et entre ces lignes des surfaces qui répondent aux corps vertébraux.

La première est plane ou légèrement convexe d'un côté à l'autre ; les autres sont concaves de haut en bas et de droite à gauche.

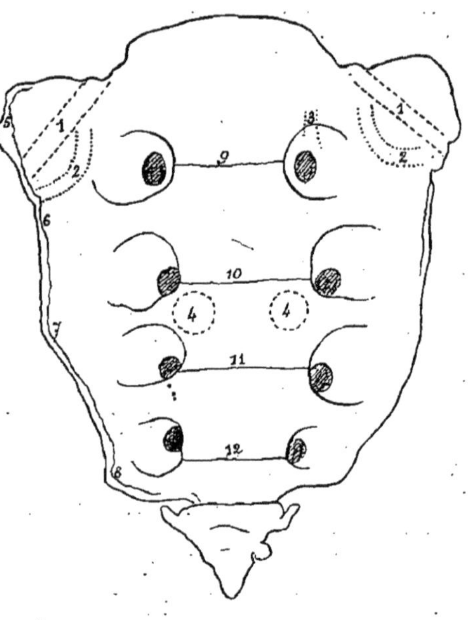

Fig. 1. — *Face antérieure du sacrum et du coccyx.*

1. Empreinte du nerf lombo-sacré. — 2. Empreinte laissée quelquefois par l'artère fessière. — 3. Gouttière causée par le passage d'une grosse veine qui sort du premier trou sacré (1 fois sur 2). — 4. Empreinte laissée par l'insertion d'une des digitations du pyramidal. — 5, 7, 8. Angles saillants au niveau des prolongements des 1re, 2e et 5e sacrées. — 6. Angle rentrant au niveau du prolongement de la 2e sacrée. — 9, 10, 11, 12. Lignes de soudure des vertèbres sacrées ; leurs rapports avec les trous sacrés.

Elles présentent de nombreux trous vasculaires surtout au voisinage des lignes de soudure.

Chaque corps vertébral envoie au dehors à droite et à gauche un prolongement.

Celui de la première vertèbre est de beaucoup le plus volumineux. Leur épaisseur diminue de haut en bas.

Je lis dans le traité de M. Poirier : « Des trois ponts osseux qui séparent les trous sacrés d'un même côté, l'inférieur est ordinairement le plus large. » Cela n'est pas exact. Des trois ponts osseux, le plus épais est certainement le supérieur.

Dans les intervalles que laissent entre eux les prolongements, s'ouvrent les trous sacrés au nombre de quatre.

Ces trous sont situés sur deux lignes verticales, parallèles, de chaque côté à la colonne formée par la superposition des corps vertébraux.

Les deux premiers sont beaucoup plus grands que les deux autres. Ils ont l'un et l'autre la même étendue verticale, mais la gouttière qui fait suite au deuxième est plus longue et plus large, et à cause de cela il paraît un peu plus grand.

Ces trous font suite à des canaux obliquement percés de dedans en dehors, d'arrière en avant et de haut en bas.

Leur bord interne est saillant, en forme de croissant à concavité externe.

Leur limite en dehors est difficile à déterminer, la paroi externe du canal sacré se continue sans ligne de démarcation avec la gouttière sacrée.

Le bord interne répond au point de soudure de deux vertèbres.

La ligne rugueuse qui marque le point d'union de la première et de la deuxième sacrée passe par le milieu du bord interne du trou sacré.

Les autres passent au-dessous du milieu; celle qui unit la quatrième à la cinquième passe juste à l'extrémité inférieure du quatrième trou sacré.

Quand il existe un cinquième trou sacré, à cause de la fusion de la première pièce du coccyx une ligne passant par l'articulation du sacrum et du coccyx passe au-dessous de ce trou.

Le muscle pyramidal s'insère dans les gouttières des deuxième et troisième trous sacrés.

Trois vertèbres, les deuxième, troisième et quatrième concourent à la formation de ces gouttières.

Le muscle s'attache aux trois crêtes qui limitent ces gouttières et au fond des gouttières elles-mêmes.

Dans les gouttières les fibres musculaires vont jusque dans le trou sacré même.

Au niveau des crêtes, rien ne peut arrêter en dedans l'extension des fibres musculaires; aussi s'implantent-elles sur toute la longueur de ces crêtes, et vont jusque sur les corps vertébraux correspondants.

C'est en général la digitation qui correspond à la troisième sacrée qui va le plus loin en dedans.

Elle est aussi la plus forte et laisse souvent sur la face antérieure du corps vertébral une empreinte, d'étendue variable, en général assez bien frappée, lisse, légèrement creusée, large de 10 à 12 millim., souvent plus petite, rarement plus grande, à égale distance des bords supérieurs et inférieurs de la deuxième sacrée (1).

Le même corps sacré présente deux facettes juxtaposées pour le pyramidal droit et le pyramidal gauche.

Il peut n'en présenter qu'une seule, ou bien encore les deux empreintes peuvent être d'inégale grandeur.

Dans un certain nombre de cas, on ne trouve pas sur la troisième sacrée l'empreinte du pyramidal. C'est la digitation supérieure du muscle qui est la plus puissante, et c'est la deuxième sacrée qui présente une empreinte circulaire analogue à celle que nous venons d'étudier sur la troisième. Ce cas n'est pas très rare.

On trouve dans certains cas des empreintes à la fois sur la deuxième et la troisième, j'en ai même vu sur la quatrième. Ce cas est moins fréquent.

Sur beaucoup de sacrums, on ne retrouve sur aucun des corps sacrés l'empreinte du pyramidal. Mais alors, presque toujours sur une des crêtes qui font suite aux corps vertébraux, de préférence sur la troisième et tout près du corps vertébral, on observe une facette qui en tient lieu. Elle est plus petite que celle qu'on observe sur le corps. Cependant la crête est comme un peu élargie à ce niveau.

Si l'on examine le pourtour du premier trou sacré, on aperçoit très souvent, à sa partie supérieure, une échancrure à laquelle fait suite un sillon dirigé en haut. C'est la trace d'une grosse veine qui sortant du premier trou sacré va se joindre à la veine fessière postérieure ou à la veine hypogastrique.

En dehors de ce trou, on remarque quelquefois un léger sillon curviligne à concavité interne. Il commence un peu au-dessous du détroit supérieur, à un centim. en dehors du premier trou sacré, à peu près au niveau de sa partie supérieure, descend verticalement jusqu'à l'union des deux tiers supérieurs avec le tiers inférieur de ce trou et se recourbe pour se porter transversalement au dehors.

Il atteint le bord de l'os sacrum, juste au-dessus de la gouttière du nerf lombo-sacré dont nous allons parler dans un instant. Ce sillon est l'empreinte laissée sur le sacrum par l'artère fessière qui décrit un trajet curviligne s'appliquant à l'os, avant de passer dans l'écartement du lombo-sacré et du premier nerf sacré.

(1) Je trouve dans le livre de M. Poirier la note suivante :
« La surface des ailerons est souvent traversée de haut en bas et de dedans en dehors par une gouttière large, peu profonde; cette gouttière, creusée par le passage du gros nerf lombo-sacré, est quelquefois très marquée; dans d'autres cas, elle manque. » (POIRIER, *Anat. desc.*, t. 1, p. 330.)

Immédiatement au-dessus de ce sillon, on aperçoit la terminaison de la gouttière du nerf lombo-sacré.

Cette gouttière commence sur la base du sacrum, en dehors et en avant de la surface articulaire, se porte de dedans en dehors, franchit le détroit supérieur et vient se terminer sur l'angle supérieur de la face antérieure. Elle est très marquée à ce niveau sur la majorité des sacrums. On en trouve toujours des vestiges en y regardant bien. La lèvre interne donne insertion aux fibres du ligament sacro-lombaire. La face antérieure est limitée par trois bords. Le bord supérieur présente une partie moyenne curviligne, à concavité antérieure qui limite la surface articulaire du sacrum; deux parties latérales qui se dirigent vers l'angle antéro-supérieur du sacrum, point le plus antérieur de l'articulation sacro-iliaque. Ces parties latérales concaves d'un côté à l'autre sont convexes de haut en bas, mousses. Elles sont croisées par le nerf lombo-sacré qui laisse son empreinte à ce niveau.

Les bords latéraux dans leur ensemble se dirigent de haut en bas, de dehors en dedans, d'avant en arrière. Ils sont loin de présenter une parfaite régularité.

Le bord se dirige d'abord en dedans jusqu'au niveau du pont osseux qui sépare le premier du deuxième trou, puis en dehors jusqu'à celui qui sépare le

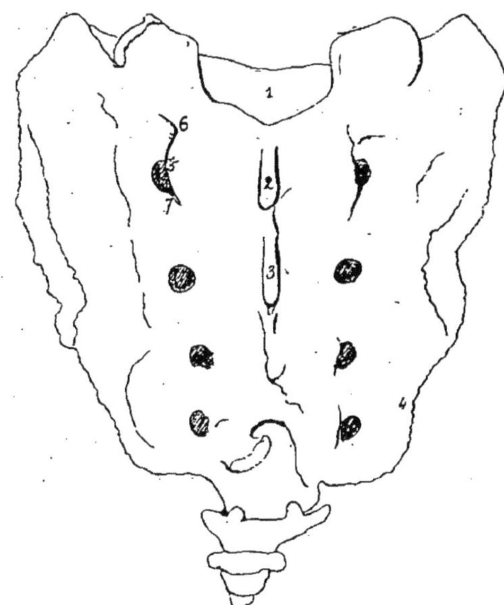

FIG. 2. — *Face postérieure du sacrum et du coccyx.*

1. Orifice supérieur du canal sacré. — 2. Première apophyse épineuse. — 3. Proéminence sacrée. — 4. Le plus saillant des tubercules postéro-externes, tubercule qui peut servir de point de repère. — 5. Le plus saillant des tubercules postéro-internes, recouvrant le premier trou sacré postérieur. — 6, 7. Gouttières au-dessus et au-dessous de ce tubercule, l'inférieure (7) plus étroite et plus profonde.

deuxième du troisième, si bien qu'il y a un enfoncement, un angle obtus, ouvert en dehors, dont le sommet répond au prolongement de la deuxième sacrée.

Après le prolongement qui répond à la troisième sacrée, le bord se porte légèrement en dedans jusqu'au prolongement de la cinquième, puis très brusquement en dedans jusqu'au corps de la cinquième sacrée qu'il atteint à 8 millim. du sommet, et se dirige alors en bas en s'arrondissant.

Il y a un angle saillant au niveau du prolongement de la première sacrée, un autre au niveau de la troisième, un dernier au niveau du prolongement de la cinquième. La surface articulaire du sacrum s'étend depuis la base jusqu'à l'angle du troisième prolongement.

La face postérieure du sacrum, convexe dans son ensemble, regarde en haut et en arrière. J'ai déjà dit que son inclinaison ne correspondait pas à celle de la face antérieure, à cause de l'écartement de ces deux faces, et il est inutile d'y revenir.

Cette face est hérissée d'aspérités et d'inégalités qui ne sont explicables qu'à condition de se reporter au développement de l'os et de se souvenir qu'il résulte de la fusion d'une série de vertèbres.

Sur la ligne médiane, en allant de haut en bas, on rencontre tout d'abord l'orifice supérieur du canal sacré situé immédiatement derrière le corps vertébral.

Cet orifice est triangulaire à base antérieure. Les trois bords sont d'une longueur sensiblement égale. L'angle postérieur est arrondi. Les angles antérieurs sont occupés par des gouttières qui vont du premier trou sacré au dernier trou de conjugaison, et qui croisent perpendiculairement en arrière et entourent le pédicule de la première sacrée.

Immédiatement en arrière de ces gouttières, fait relief l'apophyse articulaire supérieure de la première vertèbre sacrée, apophyse dont le bord interne, rectiligne, vient se terminer sur le contour même du trou sacré.

L'orifice du canal sacré regarde en haut et en avant. Il est loin d'être situé dans le même plan que la surface articulaire du premier corps vertébral sacré, laquelle regarde beaucoup plus en avant.

Par cet orifice, on aperçoit sur le sacrum sec la face postérieure du premier corps vertébral sacré et, au milieu de cette face, trois ou quatre grands trous vasculaires.

Au-dessous, on trouve la série des apophyses épineuses sacrées.

En général, dans les trois premières sacrées, l'arc neural postérieur a pu se constituer : il existe une apophyse épineuse formée par la fusion des deux neuraux.

Ces apophyses épineuses peuvent être fusionnées et ne former qu'une lame osseuse en forme de crête, ou bien, et c'est ce qui arrive le plus généralement, demeurer distinctes.

La première de ces apophyses est la plus volumineuse, mais sur le vivant, elle est difficile à sentir au fond d'un creux très profond. C'est généralement la deuxième apophyse, quelquefois la troisième, qu'on perçoit le mieux sous la peau. La deuxième est particulièrement facile à reconnaître, au moins dans la majorité des cas, surtout chez les sujets maigres, et mérite le nom de *proéminente sacrée.*

Les neuraux de la quatrième et de la cinquième sacrée n'arrivent presque jamais à se fusionner et, au lieu d'une apophyse épineuse, il se forme de chaque côté de la ligne médiane des tubercules de forme, de grandeur variable, que j'appellerais volontiers les tubercules neuraux que sépare une fente plus ou moins large, et plus ou moins régulière. Cette fente est la partie supérieure de l'hiatus sacro-coccygien.

Les deux tubercules épineux de la cinquième sacrée forment deux saillies généralement désignées sous le nom de petites cornes du sacrum.

Les petites cornes descendent plus ou moins bas. Il est rare qu'elles soient symétriques; tantôt l'une, tantôt l'autre prend un développement plus considérable. Elles peuvent entrer en contact avec les cornes supérieures ou ascendantes du coccyx, mais la plupart du temps, c'est un épais et puissant ligament qui les unit.

Au-dessous de la petite corne se trouve une échancrure où passe, enveloppé d'une graisse molle, le cinquième nerf sacré.

En s'unissant au coccyx, les tubercules neuraux inférieurs, les petites cornes du sacrum limitent un espace compris entre les tubercules neuraux de la quatrième sacrée, les petites cornes du sacrum et celles du coccyx.

Cet espace qui s'appelle hiatus sacro-coccygien donne un libre accès dans le canal sacré. On le considère quelquefois comme l'orifice inférieur du canal sacré. Il y a là une inexactitude. Le canal sacré n'a d'autres orifices que ceux des nerfs sacrés.

Cet hiatus n'existe que sur l'os sec. Il est comblé à l'état ordinaire par une très épaisse et résistante lame fibreuse. D'ailleurs, cette solution de continuité n'est pas *inférieure ;* elle constitue un vide dans la paroi *postérieure* du canal, et chez le petit enfant elle siège dans toute l'étendue du canal sacré.

De chaque côté des apophyses épineuses sont placées deux longues gouttières qui représentent les gouttières vertébrales.

Le fond de ces gouttières est formé par les lames vertébrales fusionnées. Ces lames ne sont pas si parfaitement continues les unes aux autres qu'on ne puisse à leur point d'union remarquer de petites anfractuosités allongées, obliques de haut en bas et d'avant en arrière, et s'enfonçant un peu sous le bord inférieur de la lame sus-jacente.

Au fond de ces anfractuosités, principalement de celle qui est le plus haut située sous la première lame, on trouve souvent un ou deux pertuis qui donnent accès dans le canal rachidien.

On observe le plus souvent trois de ces anfractuosités à la partie interne de la gouttière, au-dessous des première, deuxième et troisième lames sacrées. Plus bas il n'y a plus rien de net.

Il arrive que les apophyses épineuses de la première, de la deuxième et de la troisième sacrée étant nettement détachées, l'extrémité antérieure des anfractuosités symétriquement placées à droite et à gauche des lames correspondantes viennent se mettre en contact par leur extrémité postérieure. Elles convergent comme les deux branches d'un V et se réunissent au-dessous de l'apophyse épineuse. Une petite crête osseuse, reliant l'apophyse épineuse à celle sous-jacente, les sépare et encore il arrive que cette crête manquant, les deux dépressions se continuent l'une avec l'autre. Tout cela varie beaucoup, comme bien on pense.

Transversalement, les gouttières s'étendent de la crête épineuse à une série de tubercules placés immédiatement en dedans des trous sacrés postérieurs. Elles sont plus larges supérieurement qu'inférieurement. A partir de la quatrième sacrée, on n'observe plus entre l'hiatus sacro-coccygien et les tubercules qu'une surface inégale et fort étroite.

Les tubercules que je viens de mentionner représentent les *articulations* intervertébrales.

Les apophyses articulaires se fusionnent entre elles.

Il y a autant de ces saillies, vestiges d'articulations disparues, qu'il y a de trous sacrés.

On les désigne ordinairement sous le nom de tubercules postéro-internes.

Le premier est le plus volumineux, le plus saillant, allongé de haut en bas, il dépend surtout de l'apophyse articulaire descendante, de celle de la première sacrée. Il surplombe le premier trou sacré postérieur et lui donne une physionomie particulière. Au lieu d'être arrondi comme les autres, ce trou est allongé de haut en bas, ou même semi-lunaire à concavité interne.

Les tubercules diminuent ensuite de volume, et diminuent très rapidement, en même temps qu'ils se rapprochent de la ligne médiane.

Sur l'appendice désigné sous le nom de « corne inférieure du sacrum », et qui représente un neural, on observe quelquefois une petite saillie latérale qui représente sans doute l'apophyse articulaire de la cinquième sacrée et forme comme un cinquième tubercule postéro-interne, très rudimentaire et inconstant.

L'apophyse articulaire du sacrum, l'apophyse articulaire proprement dite, celle qui se met en rapport avec la cinquième lombaire, est située plus en dehors que toute cette sérle de tubercules, au-dessus du premier trou sacré.

Elle regarde en arrière et en dedans. Sa surface articulaire est lisse, plane de haut en bas, concave transversalement et irrégulièrement quadrilatère. Son bord interne vient tomber juste sur le bord supérieur de la première lame sacrée, sur le pourtour de l'orifice sacré supérieur.

Sa face antérieure rugueuse, convexe, n'est libre qu'en haut et en dehors. Au niveau de son attache, cette apophyse est circonscrite dans presque toute son étendue par une rainure circulaire (elle décrit un cercle presque complet).

Au-dessous de l'apophyse articulaire, est une anfractuosité qui se continue par une gouttière avec le premier trou sacré.

A la partie externe de cette anfractuosité, entre elle et la première fosse criblée, entre l'apophyse articulaire et le premier trou sacré postérieur, un peu au-dessus et en dehors de ce trou, on observe une petite éminence, très légère à la vérité, et passant volontiers inaperçue, c'est un vestige de l'apophyse transverse, du tubercule inférieur de cette apophyse.

Le premier trou sacré postérieur est situé dans le prolongement antéro-postérieur du trou antérieur correspondant, il est moins grand dans tous les sens. Il est distant de celui du côté opposé de 3 centimètres et demi.

J'ai déjà dit qu'il emprunte une physionomie particulière à la présence du tubercule situé sur son bord interne, et mentionné la gouttière qui part de son extrémité supérieure.

De sa partie inférieure part une autre gouttière qui se dirige en bas et en arrière, parallèle à la ligne médiane, dans le prolongement de l'autre, plus profonde et plus étroite que celle-ci.

Les trous sacrés postérieurs sont au nombre de quatre.

Ils correspondent à peu près aux trous antérieurs, si bien qu'un instrument peut avec la plus grande facilité traverser le sacrum en passant par ces trous.

Contrairement au premier, les trois derniers trous sacrés ont une figure à peu près circulaire. Sur leur bord interne, le tubercule dit postéro-interne, que j'appellerais plus volontiers le tubercule articulaire, fait toujours une saillie plus ou moins prononcée.

On n'observe pas ici, comme sur la face antérieure, de gouttières faisant suite en dehors aux trous sacrés.

Il est à remarquer que ces trous ne présentent de haut en bas qu'une légère diminution dans leur étendue, contrairement à ce qu'on observe pour leurs homologues antérieurs dont les deux premiers sont considérablement plus grands que les deux autres.

Ces trous sont peu visibles sur le sacrum qui n'a pas été ruginé et préparé. La face postérieure du sacrum donne insertion à une innombrable quantité de petites languettes tendineuses, origine des muscles des gouttières vertébrales.

Ces petits tendons s'insèrent en particulier sur le bord interne des trous, sur le tubercule articulaire, et il est véritablement peu aisé de sentir les trous postérieurs d'un sacrum frais.

Le plan qui divise le sacrum en deux parties d'égale hauteur, l'une supérieure, l'autre inférieure, passe en arrière au niveau du bord inférieur du premier trou sacré et aussi au niveau de la partie inférieure tangible de la deuxième apophyse épineuse (de la proéminente sacrée).

Les trous sont séparés par de larges ponts osseux qui se fusionnent en dehors et qui sont continus avec ceux qui séparent les trous antérieurs

En dehors des trous, on observe une nouvelle série de tubercules qui correspondent aux apophyses transverses.

Indépendamment de la très petite éminence située au-dessus et en dehors du premier trou sacré et qui répond au *tubercule inférieur* de l'apophyse transverse, on observe, en dehors du premier trou, un gros tubercule allongé de haut en bas, un autre en dehors du deuxième trou, ainsi de suite.

Celui qui est situé en dehors du deuxième trou est le plus volumineux, mais recouvert par les fibres très épaisses, très résistantes, impossible à déprimer, du ligament sacro-iliaque postérieur; il ne peut être senti dans une plaie d'opération par la voie sacrée.

Le tubercule situé en dehors et un peu au-dessous du troisième trou sacré, tubercule qui appartient à la quatrième sacrée, moins volumineux, généralement tangible, me paraît constituer un point de repère important, qu'il faut reconnaître autant que possible avant de réséquer le sacrum. Le quatrième a aussi son importance, mais il est petit, se confond souvent avec le bord du sacrum et il est quelquefois difficile à reconnaître sur le vivant.

Cette série de tubercules marque la limite de la face postérieure et de la face latérale du sacrum.

Cette face latérale, large en haut, se trouve fort réduite à la partie inférieure.

Nettement limitée à la partie antérieure, elle l'est moins bien à la partie postérieure par cette chaîne de tubercules.

Elle tire son principal intérêt de la présence de la facette articulaire qui s'unit à l'os iliaque. Cette facette est généralement comparée à une équerre ou pavillon de l'oreille (d'où lui est venu le nom de facette auriculaire), à une tête d'oiseau.

On lit dans Winslow : « Les parties latérales de cet os sont un peu évasées par en haut, où l'on voit à chaque côté une grande facette cartilagineuse, inégale, longue et irrégulière, de la figure d'un S fort large et quelquefois d'une tête d'oiseau. »

Ce luxe de comparaisons ne peut être reproché à l'imagination des anatomistes. Il est certain qu'il y a de grandes variétés dans l'aspect de cette surface et que toutes ces images peuvent être justifiées. Cela dépend du sacrum sur lequel on étudie.

La comparaison avec le pavillon de l'oreille répond rarement à la réalité des faits.

Celle avec S n'est bien applicable que pour la facette gauche. On considère, en effet, une courbure supérieure à concavité dirigée en arrière, une inférieure concave dirigée en avant, celle-ci étant infiniment plus courte. Pour que la comparaison soit applicable au côté droit, il ne faut plus considérer l'S dans sa situation naturelle, mais au contraire dans une position renversée S.

Sur quelques sacrums, la facette articulaire présente bien réellement l'aspect d'une tête d'oiseau. La partie inférieure de la facette, allongée de haut en bas, et d'avant en arrière, représente le cou de l'oiseau; la partie postérieure, effilée dans ce cas sur l'angle postéro-supérieur du sacrum, représente le bec. La courbure de la tête proprement dite serait indiquée par les bords qui limitent la base du sacrum et la face antérieure. On trouve même quelquefois une saillie rugueuse qui, si l'on veut, représente l'œil.

Pour la commodité de la description, il vaut mieux adopter l'équerre formée de deux branches, l'une courte, parallèle à la base, l'autre longue, parallèle à la face antérieure, se réunissant à angle droit.

La surface articulaire a pour limite en haut et en avant les limites mêmes de la face latérale. En arrière, une ligne rugueuse la sépare des parties avoisinantes.

Dans son ensemble, la surface est légèrement concave, elle est formée de deux parties, l'une supérieure, l'autre inférieure, qui se réunissent à angle obtus au niveau du prolongement de la deuxième sacrée.

Elle est aussi concave d'avant en arrière ; le bord antérieur est plus saillant et situé plus en dehors aux deux extrémités de la facette en haut et en bas, plus en dedans au contraire à la partie moyenne.

Le bord postérieur, situé en retrait du précédent, à la partie inférieure, est au contraire plus saillant en dehors à la partie moyenne.

En arrière de la facette, tout à fait à la partie supérieure sur une ligne allant de son angle supérieur à l'articulation apophysaire de la cinquième lombaire et de la première sacrée, à l'union de la base du sacrum et de la face latérale, s'élève une saillie en forme de mamelon rugueux qui constitue la partie la plus élevée du sacrum. C'est ce qu'on appelle la corne supérieure ou grande corne du sacrum.

Au-dessous d'elle, on voit une fosse profonde criblée, à trous larges, trous vasculaires : c'est la *fosse criblée* du sacrum, la fosse supérieure pour mieux dire, car un peu au-dessous, un peu plus bas et plus en dehors du tubercule qui s'élève au côté externe du premier trou sacré, on en aperçoit généralement une autre plus petite, et, plus bas encore, il peut arriver qu'on en rencontre une troisième.

Au-dessous de la surface auriculaire, entre elle et les tubercules postéro-externes qui appartiennent aux troisième et quatrième vertèbres sacrées, existe une surface rugueuse, couverte à l'état normal d'importantes insertions ligamenteuses.

A 4 ou 5 millim. de la surface auriculaire, tout près de la face antérieure, s'élève un petit tubercule généralement peu visible, et qui même n'est pas constant, où s'attache le ligament inférieur de l'articulation sacro-iliaque.

En y regardant bien, tout autour de la surface auriculaire, on aperçoit un léger sillon qui l'encadre complètement.

Au niveau du quatrième trou sacré, la face ne représente plus qu'un véritable bord large de 8 à 10 millim. A 1 centim. de ce trou, il n'existe plus qu'une crête tranchante qui se porte presque directement en dedans jusqu'au corps vertébral.

Dans sa partie inférieure, cette crête donne attache à un ligament qui l'unit à la corne latérale du coccyx. Il se forme ainsi une sorte de trou sacré antérieur. La similitude devient complète quand le coccyx se soudant au sacrum, le ligament s'ossifie. Cet orifice, qu'il soit osseux ou ostéo-fibreux, a toujours la même valeur au point de vue de la morphologie générale. Il livre passage à la branche antérieure du cinquième nerf sacré.

La base du sacrum présente à sa partie moyenne la surface articulaire du corps vertébral regardant en avant et en haut, déprimée au centre, surélevée sur les bords.

De chaque côté de la surface articulaire, la base du sacrum présente deux larges surfaces triangulaires à base tournée en dehors, à sommet contigu au corps vertébral.

Une crête mousse, étendue des parties latérales de la surface articulaire au sommet de la corne, divise la portion de la base du sacrum située en dehors de la surface articulaire en deux versants : l'un antérieur, très grand, l'axe du sacrum; l'autre postérieur, très court.

Ce dernier conduit par une pente très raide à une rigole que nous connaissons déjà et qui encadre l'apophyse articulaire.

Le versant antérieur, beaucoup plus étendu, s'étend en dehors jusqu'à la jointure sacro-iliaque, et en avant se continue par un bord mousse avec la face antérieure de l'os.

Cette surface est légèrement concave de dedans en dehors, convexe d'avant en arrière à la partie interne et présente en arrière un très grand nombre de pertuis vasculaires.

Le nerf de la cinquième vertèbre lombaire sort entre la cinquième vertèbre des lombes et le sacrum, passe entre la crête mousse que nous avons mentionnée tout à l'heure et l'apophyse transverse de la cinquième lombaire, et reçoit alors l'importante branche que lui envoie la quatrième paire lombaire.

Ainsi constitué, l'énorme nerf lombo-sacré appliqué contre la base du sacrum, se porte en bas et en dehors et laisse une empreinte presque toujours facile à retrouver (1). Quand on regarde le sacrum par sa partie antérieure, on voit cette empreinte en forme de gouttière, commençant au côté externe de la surface articulaire, au niveau de la crête mousse, très légère d'abord, s'accentuant à mesure qu'elle approche du détroit supérieur, bien marquée au niveau de ce détroit, et dans la petite portion qui occupe la face antérieure, au-dessous de l'angle antéro-supérieur du sacrum. La lèvre interne de ce sillon donne attache aux fibres du ligament ilio-lombaire.

En dedans de ce ligament, la base du sacrum au niveau du détroit répond à l'origine de la veine iliaque primitive droite. Mais ce gros tronc veineux ne laisse pas sur le squelette de trace visible de son passage.

Le sommet du sacrum est constitué par une surface articulaire transversalement étendue, légèrement convexe dans son ensemble, un peu déprimée cependant dans sa partie centrale. La surface articulaire présente en arrière du sommet deux petits prolongements latéraux qui se mettent en contact avec la base des cornes ascendantes du coccyx.

Sur des coupes transversales du sacrum, on voit le canal sacré émettre latéralement des canaux de conjugaison qui se divisent presque immédiatement en canaux sacrés antérieurs et postérieurs.

Si l'on fait une coupe longitudinale, une coupe sur la ligne médiane, on verra que le premier corps vertébral ne présente pas la même hauteur en arrière et en avant. La base est taillée aux dépens de la face postérieure.

On retrouve à la partie moyenne de chaque corps vertébral, sur la face postérieure, un groupe de pertuis vasculaires qui donnent issue aux principales veines de la vertèbre.

On constate aussi que les dimensions antéro-postérieures du canal sacré diminuent considérablement de haut en bas, que le canal perd finalement son aspect triangulaire et qu'il est très aplati d'arrière en avant.

Le canal rachidien, se prolongeant jusqu'à l'extrémité inférieure du sacrum et même jusque sur la base du coccyx, il est parfaitement impossible de ne pas l'ouvrir en coupant transversalement une portion du sacrum, et c'est ce qui arrive quand on enlève la dernière pièce pour aborder le petit bassin. C'est pourquoi je m'étonne de lire dans une thèse récente : « Le jour est-il trop peu considérable, on fera une nouvelle résection d'une portion osseuse, sans trop se préoccuper de la position des trous sacrés et des rameaux nerveux de la région. Il est bien évident qu'il ne faudra pas

(1) « Très souvent cette insertion (celle du pyramidal) frappe une empreinte nette, digitale, sur le corps de la 3e vertèbre sacrée. » (POIRIER, *Anat. desc.*, t. I, p. 309.)

dépasser une certaine limite, *quoique Kraske dans un cas ait pu ouvrir impunément le canal sacré et supprimer l'extrémité du filum terminal.* On pourra sans inconvénient atteindre le troisième trou sacré (1). »

Os iliaque.

Je ne veux pas décrire ici l'os iliaque. Mais, pour apporter quelque clarté dans l'étude de la paroi pelvienne postérieure, je crois nécessaire d'insister ici sur quelques points de son anatomie.

Au-dessus de la cavité cotyloïde, la face externe de l'os iliaque présente une large surface qui appartient à l'ilion et que limite supérieurement le bord supérieur de l'os. Cette surface, considérée d'avant en arrière, est d'abord convexe, au-dessus de la cavité cotyloïde, puis concave dans sa plus grande étendue. En arrière, enfin, une petite portion de cette face redevient convexe. La partie moyenne, excavée, constitue, à proprement parler, la fosse iliaque externe, dénomination sous laquelle on désigne souvent toute la face externe de l'ilion.

Cette face est traversée par deux lignes rugueuses appelées lignes demi-circulaires, antérieure et postérieure. La première est seule bien marquée et commence sur la crêteilia que en un point voisin de l'épine iliaque antéro-supérieure; elle vient aboutir à la partie supérieure de la grande échancrure sciatique.

La deuxième part aussi de la crête iliaque, mais à 5 centim. de l'épine iliaque postéro-supérieure, et se porte vers la grande échancrure pour se terminer 10 ou 15 millim. en arrière de la ligne courbe demi-circulaire antérieure.

Entre la terminaison, sur le bord de l'échancrure ischiatique des deux lignes courbes demi-circulaires antérieure et postérieure, se trouve une gouttière large de 10 à 15 millim.: c'est la portion extérieure de la gouttière des vaisseaux fessiers.

Cette gouttière est d'abord située sous le bord postérieur de l'os, et se réfléchit pour aborder la face externe.

Elle n'a pas plus de 8 ou 10 millim. de longueur sur la face externe. Elle est dirigée en haut et un peu en arrière, et s'arrête à une saillie mousse qui donne insertion à un puissant faisceau musculaire du moyen fessier. Au niveau de cette saillie, la gouttière se divise en deux branches.

(1) Mosès. Thèse Paris, 1892.

La saillie mousse occupe l'écartement, comme un cap au confluent de deux rivières.

La branche antérieure se dirige en haut et en avant, en suivant la ligne demi-circulaire antérieure jusque près de la crête iliaque.

Elle est généralement derrière la ligne demi-circulaire ; tous les 20 ou

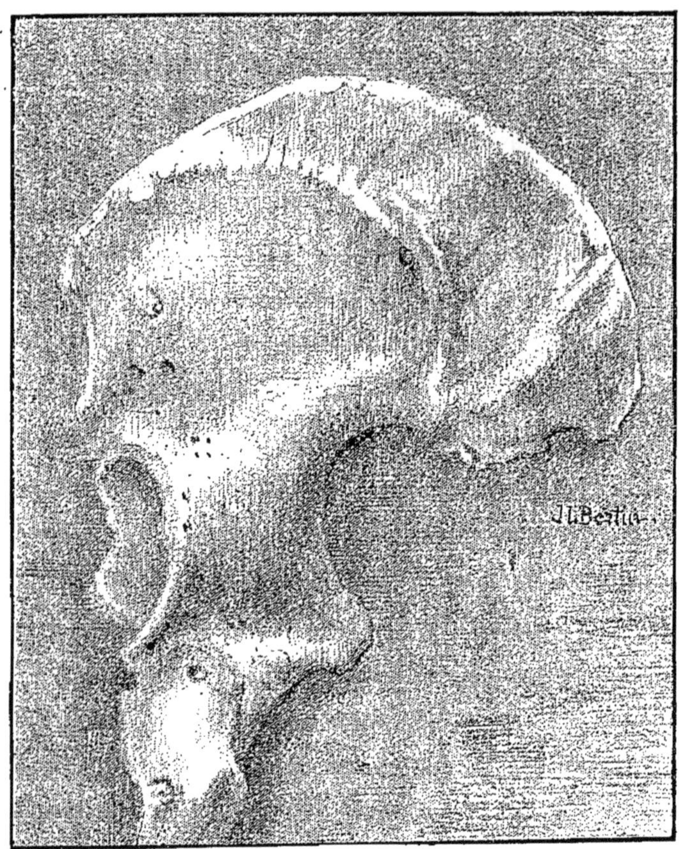

FIG. 3. — *Os iliaque, face externe.*

25 millim., elle émet une ramification et ces branches sont généralement dirigées vers la crête iliaque. Elles se détachent de la gouttière que j'appellerai gouttière fessière antérieure comme les nervures d'une feuille de la nervure centrale. La plupart, disais-je, partent de la convexité de cette gouttière curviligne ; on en voit une ou deux du côté concave.

L'une de ces dernières aboutit à un trou vasculaire, un large trou qui est presque constant, et qu'on peut appeler le trou vasculaire de la fosse iliaque externe proprement dite. Il est situé à égale distance de la crête iliaque et de la grande échancrure ischiatique, à 3 ou 4 millim. en avant de la ligne demi-circulaire et percé obliquement de haut en bas et d'arrière en avant. Ce trou peut manquer, il peut être double. Dans les cas de duplicité, un des trous est quelquefois au-dessus, l'autre au-dessous de la ligne demi-circulaire.

Cette gouttière est la trace laissée sur l'os iliaque par une branche de

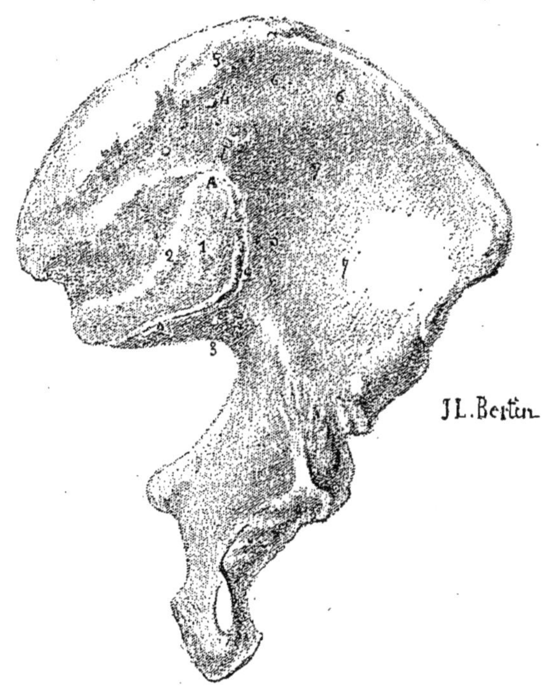

Fig. 4. — *Os iliaque, face interne.*

1, facette auriculaire; 2, 2, 2, sillon péri-auriculaire; 3, gouttière des vaisseaux fessiers; 4, ligne tuberculeuse auriculo-iliaque; 5, tubercule d'insertion du faisceau supérieur du ligament ilio-lombaire; 6, segment marginal postérieur; 7, fosse iliaque interne, portion concave; 8, trou vasculaire.

l'artère fessière et par ses deux énormes veines, les veines surtout.

Les vaisseaux peuvent reposer directement sur l'os et alors l'empreinte est plus nette, plus profondément creusée. Par contre, il arrive souvent que les vaisseaux soient séparés de la surface osseuse par des fibres musculaires du petit fessier. Il est alors plus difficile de retrouver les traces de leur passage. On y arrive cependant sur la majorité des os iliaques. Quelques variations dans la position de l'artère amènent des modifications de la gouttière qui peut, par exemple, se trouver en avant de la ligne demi-circulaire au lieu d'être derrière.

La branche postérieure de la gouttière, la gouttière fessière postérieure, est beaucoup moins constante et régulière que la précédente. Elle se dirige en arrière et en haut, au-devant de la ligne courbe demi-circulaire postérieure, entre elle et le promontoire que je signalais tout à l'heure au niveau de la division de notre gouttière principale.

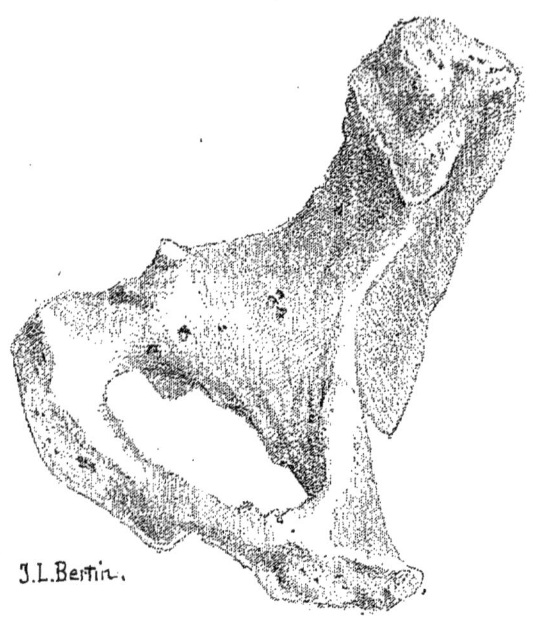

Fig. 5. — *Os iliaque, face interne, partie inférieure.*

Elle ne va pas jusqu'à la crête iliaque et n'a que 2 centim. d'étendue à peu près. C'est l'empreinte de la branche superficielle de l'artère fessière et des troncs veineux qui l'entourent. J'aurai à revenir sur le trajet de cette branche artérielle. Il ne faut pas confondre cette gouttière fessière postérieure avec une des premières ramifications de la gouttière fessière antérieure.

J'ai déjà dit qu'elle était sujette à quelques variations, et qu'on ne pouvait quelquefois la retrouver.

Les insertions du muscle petit fessier occupent la partie de la fosse iliaque externe située au-devant de la ligne courbe demi-circulaire antérieure. Mais ses insertions descendent plus bas sur l'échancrure ischiatique qu'on ne le dit généralement, et présentent même là une disposition intéressante que je décrirai en son lieu.

Le segment semi-lunaire délimité par les deux lignes semi-lunaires et la crête iliaque donne insertion au moyen fessier. Le grand fessier s'insère en arrière de la ligne appelée demi-circulaire postérieure, sur la portion postérieure convexe de l'ilion.

C'est une erreur de croire que le grand fessier s'insère à toute la portion de l'os iliaque située en arrière de cette ligne.

Il ne s'insère presque pas sur cette surface. Celle-ci est recouverte d'un périoste épais doublé de fibres aponévrotiques dont quelques-unes proviennent du feuillet profond du ligament sacro-sciatique.

L'aponévrose sous-fessière, située sous la face profonde du grand fessier, glisse sur cette surface osseuse à l'aide d'un tissu cellulaire chargé de graisse molle.

On peut diviser la face interne de l'os iliaque en trois zones : l'une située au-dessous de la ligne du détroit supérieur et en avant de l'articulation sacro-iliaque; une autre située au-dessus du détroit et en avant de l'articulation; la troisième, que j'appellerai la zone articulaire de l'os iliaque, ou zone des moyens d'union.

Cette dernière présente tout d'abord la facette auriculaire qui se juxtapose à une surface de même forme et d'égale étendue que présente le sacrum. On peut lui considérer deux branches : l'une supérieure ou verticale (sur le vivant dans la station verticale, l'os iliaque se trouve dans a position où je l'ai fait représenter, figure 3; l'autre inférieure, presque horizontale.

La surface auriculaire du sacrum présente une concavité, celle de l'os iliaque est au contraire convexe dans sa partie moyenne : il y a une sorte d'emboîtement.

Autour de la surface auriculaire règne un léger sillon, visible surtout en avant et au-dessous de la surface auriculaire. Zaaijer, qui en a signalé l'existence chez les femmes de Java, et qui en fait un caractère particulier du bassin des Javanaises, l'appelle « sillon pré-auriculaire ».

Il est destiné, dit-il, à l'insertion du ligament sacro-iliaque.

M. Verneau a montré que ce sillon, loin d'appartenir exclusivement aux Javanaises, se rencontrait souvent sur des bassins des deux sexes, quelle que soit la race, et, pour expliquer la présence de ce sillon, il fait intervenir l'artère hypogastrique qui laisserait son empreinte sur cette partie de l'os iliaque.

M. Poirier, après avoir insisté sur la constance de cette disposition, rejette l'explication de Verneau, l'artère hypogastrique étant située plus en avant. Elle est due au passage d'une artériole et de grosses veines.

Ses lèvres donnent insertion au ligament sacro-iliaque antérieur.

Il fait remarquer que le sillon n'est pas pré-auriculaire et doit être nommé la gouttière sous-auriculaire.

J'ai étudié ce sillon sur un grand nombre d'os iliaques, et il m'a semblé qu'il était constant, et qu'on pouvait le retrouver généralement *tout autour* de la surface auriculaire. En regardant bien des os en séries, on se rend parfaitement compte de cette disposition.

Il n'y a donc pas lieu de discuter le rôle de l'artère hypogastrique dans la genèse de ce sillon. L'artériole, entourée de veines, signalée par M. Poirier, existe habituellement. Mais d'abord il m'a semblé qu'elle reposait sur le ligament et non pas sur l'os, et puisque j'ai vu le sillon régner tout autour de la facette, l'encadrer en quelque sorte, je ne crois pas qu'elle puisse être invoquée pour expliquer cette disposition.

De l'angle supérieur de la facette auriculaire à la crête iliaque, sur une ligne verticale prolongeant le bord antérieur de la surface auriculaire, on observe toute une série de petites éminences osseuses. Cette *ligne tuberculeuse auriculo-iliaque* marque la limite de la fosse iliaque interne et de la zone articulaire ou postérieure de la face interne.

Cette ligne auriculo-iliaque répond à la partie la plus profonde, la plus excavée de la fosse iliaque externe.

Le tubercule le plus élevé de cette série est situé juste sur la crête iliaque. Il donne insertion au faisceau supérieur du ligament ilio-lombaire. Ce tubercule du ligament ilio-lombaire est parfois moins net ; il y en a quelquefois deux placés l'un devant l'autre.

La portion de l'os iliaque située en arrière de cette ligne et de la facette, inégale, montueuse, hérissée d'aspérités, porte le nom de tubérosité iliaque ; elle est destinée à des insertions musculaires et ligamenteuses.

La fosse iliaque interne, située en avant de cette ligne, présente deux portions très différentes ; une antérieure, beaucoup plus grande, concave dans tous les sens : c'est la fosse iliaque interne proprement dite ; une postérieure, plus petite, qui, elle, est convexe de haut en bas.

Ce *segment marginal postérieur* de la fosse iliaque interne est délimité en haut par la crête iliaque, en arrière par la ligne auriculo-iliaque ; en bas, elle se termine par un bord mousse, curviligne, qui commence à 2 centim. au-dessus de la facette auriculaire, et gagne la crête iliaque en se dirigeant vers la portion épaissie de cette crête où prend naissance la bande de Maissiat.

Dans la portion de la face interne, située au-dessous du détroit supérieur, on observe les insertions du muscle obturateur interne. Ces insertions sont très étendues. Elles se font à la face postérieure de la membrane obturatrice, au pourtour de ce trou, mais surtout à la surface quadrilatère. Les fibres musculaires sont en contact avec toute cette portion d'os qui s'étend du trou obturateur à la fosse iliaque, mais ne peuvent s'insérer qu'aux parties supérieures et postérieures. Les fibres musculaires vont très loin en haut et en arrière, jusque sous l'échancrure ischiatique, jusqu'aux vaisseaux fessiers, jusqu'à la partie la plus élevée de l'arcade formée par l'échancrure ischiatique.

Les fibres rayonnent vers la petite échancrure pour se porter sur quatre ou cinq tendons. Au-dessus de cette échancrure, on aperçoit sur beaucoup d'os iliaques deux ou trois crêtes qui convergent vers la petite échancrure. C'est ce que j'appellerai les crêtes de l'obturateur interne. Elles ne sont pas dues à des insertions de membranes aponévrotiques, comme par exemple les crêtes du sous-scapulaire. Les tendons terminaux du muscle obturateur interne apparaissent d'abord sur la face interne de ce muscle appliqué à l'os. Chacun de ces tendons, quand il est bien développé, se creuse une petite loge dans l'os, les crêtes sont les portions d'os qui séparent ces gouttières ; elles répondent à l'intervalle qui sépare deux tendons. Elles se continuent avec des crêtes semblables, situées sur la petite échancrure, qui, elles, sont absolument constantes, et pour lesquelles cette origine n'est pas discutable.

Le bord supérieur de l'os iliaque, en forme d'S, présente deux courbures; l'une antérieure, à concavité interne ; l'autre postérieure, à concavité externe. Ce bord devient très épais dans sa partie postérieure et se termine par une épaisse saillie désignée sous le nom d'épine iliaque postérieure et supérieure. Cette épine donne insertion au ligament sacro-iliaque postérieur vertical.

Au-dessus de cette saillie, à 1 centim. au-dessus, commence une surface ovalaire longue de 2 centim., large de 1 centim. Cette surface ovalaire est presque sous-cutanée. A son bord externe, s'insèrent des fibres du grand fessier ; à son bord interne, des fibres de l'aponévrose lombo-sacrée. La surface est recouverte de quelques fibres tendineuses, dépendant pour la plupart du grand fessier. C'est cette surface qu'on voit chez les sujets maigres, qu'on sent par la palpation chez tous. Elle peut être considérée comme un point de repère important.

L'épine iliaque postérieure et supérieure ne peut être reconnue qu'après une recherche attentive et méthodique.

Le bord postérieur s'étend de l'épine iliaque postérieure et supérieure à la tubérosité de l'ischion. Il est extrêmement accidenté.

Immédiatement au-dessous de l'épine, on voit une petite échancrure, assez insignifiante, qui répond au sacrum dans cette portion qui s'étend des tubercules postéro-externes à la partie inférieure de la surface auriculaire, plus exactement des tubercules situés en dehors du premier et du deuxième trou sacré, à la partie terminale de la surface auriculaire, branche descendante.

La ligne qui réunit les deux épines iliaques postérieure et supérieure, passe entre le premier et le deuxième trou sacré. La surface sous-cutanée de la crête iliaque répond à l'orifice supérieur du canal sacré.

L'échancrure sous-jacente à l'épine postéro-supérieure est placée immédiatement au-dessus de l'épine postéro-inférieure ; elle sépare l'une de l'autre ces deux épines.

La dernière est mal nommée épine. Ce n'est pas une saillie pointue, mais une crête mince, longue de 15 millim., et que d'ailleurs on ne peut sentir que sur l'os iliaque isolé. Elle est appliquée dans toute son étendue par sa face interne au sacrum. Cette face interne dépend de la facette auriculaire qui s'étend jusqu'à son bord libre.

J'ai dit qu'un sillon pré-auriculaire entourait souvent d'une façon complète la facette articulaire ; eh bien, ce sillon, qu'on ne peut voir sur la face interne à ce niveau, puisque la surface auriculaire s'étend jusqu'au bord libre, se trouve au contact de ce bord libre, mais sur la face externe de cette épine.

Le reste de cette face externe est légèrement bombé, recouvert de fibres aponévrotiques dépendant du feuillet profond du grand ligament, et dans certains cas, fort rares à la vérité, on trouve à ce niveau une petite bourse séreuse.

Un peu en avant, à 4 millim. de l'articulation, on observe un nouveau tubercule, pointu, conique, petit mais constant, encore innominé cependant à l'heure actuelle. Je l'appellerai tubercule du ligament sacro-iliaque inférieur, car, bien que le pyramidal lui envoie quelques fibres, il n'a pas d'autre raison d'être que la présence de ce très fort trousseau fibreux, généralement aussi passé sous silence.

Plus bas la gouttière, la large gouttière des vaisseaux fessiers, large de plus de 1 centimètre, passe transversalement sous l'arc osseux de la grande échancrure. Au fond de cette gouttière on voit, une fois sur deux, un pertuis vasculaire qui donne issue à une des veines de l'os, laquelle va se jeter dans une des veines fessières, l'antérieure plus généralement.

Viennent ensuite la portion de l'arcade osseuse qui donne insertion aux faisceaux de l'obturateur interne, puis le bord antérieur de la grande échancrure, net, tranchant, dirigé en bas et en arrière, d'abord rectiligne, s'incurvant légèrement en arrière à sa partie terminale pour se continuer avec l'épine sciatique.

Sur une coupe perpendiculaire à sa direction, le bord antérieur de la grande échancrure présente une crête tranchante où s'insère l'aponévrose de l'obturateur interne, un versant interne plan ou légèrement concave qui donne insertion aux fibres charnues de ce muscle, un versant externe, qui, dans la partie supérieure, donne insertion à des faisceaux du petit fessier.

L'épine sciatique se porte en arrière et en dedans, longue de 1 centim. à 15 millim., haute de 1 centim. en moyenne, aplatie d'un côté à l'autre.

Quand la pointe n'en est pas brisée, ce qui arrive fréquemment dans la préparation, on voit sur la face externe de l'épine, juste à sa terminaison, une gouttière qui est perpendiculaire à la direction de cette épine. C'est là que passe l'artère honteuse interne. Le bord supérieur et la pointe donnent insertion au petit ligament sacro-iliaque et au muscle ischio-coccygien dont les insertions occupent aussi la face interne.

L'insertion du ligament remonte plus haut que l'épine, sur la crête tranchante du bord antérieur de la grande échancrure. Elle est beaucoup plus étendue qu'on ne le dit généralement et s'élève à 15 millim. ou 1 centim. au-dessus de l'épine.

La petite échancrure sciatique est creusée entre l'épine sciatique et la tubérosité de l'ischion convexe d'un côté à l'autre, concave de haut en bas; elle sert de poulie de réflexion au muscle obturateur interne. Sur presque tous les os iliaques existent deux, trois ou quatre crêtes qui séparent l'échancrure en autant de gouttières. Chacune de ces gouttières reçoit un des tendons de l'obturateur, les petites crêtes s'enfoncent dans l'intervalle des tendons.

On retrouve assez bien en dehors les limites de la surface de frottement qui est lisse. Immédiatement au-dessus de cette surface, sur la face externe de l'épine sciatique, s'insère le petit muscle jumeau supérieur.

Enfin, la tubérosité ischiatique se dresse à la limite du bord postérieur et du bord inférieur. Le bord supérieur de cette tubérosité sert de limite inférieure à la petite échancrure. Ce bord, en dedans, est une véritable crête qui se prolonge sur la lèvre interne du bord inférieur. Cette

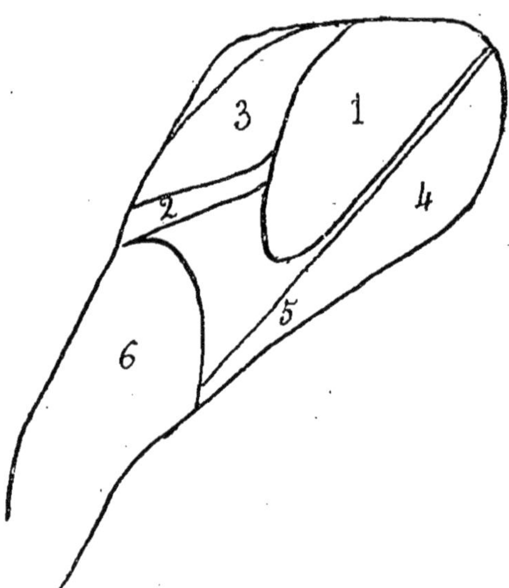

Fig. 6. — *Tubérosité de l'ischion.*

crête donne insertion au grand ligament sacro-sciatique. *C'est la crête du sacro-sciatique.*

La tubérosité ischiatique est obliquement dirigée de dehors en dedans, d'arrière en avant et de haut en bas. Assez bien limitée en avant, en haut et en arrière, elle se continue en bas insensiblement avec le bord inférieur de l'iliaque.

La tubérosité présente un certain nombre d'insertions tendineuses fort importantes.

Nous avons vu son bord postéro-interne donner insertion au grand ligament sacro-sciatique.

La partie externe et supérieure donne insertion au tendon commun au biceps et au demi-tendineux. Ce tendon s'attache sur une surface large de de 2 centim., haute de 1 centim., située comme l'indique la figure ci-contre.

Une partie des fibres tendineuses du biceps et du demi-tendineux se continue avec le grand ligament sacro-sciatique.

En dedans de cette puissante insertion, le demi-tendineux s'attache encore à la tubérosité par une lame musculo-aponévrotique située en dedans du gros tendon et qui vient s'insérer en (2).

Au-dessus de cette lame musculaire, entre elle et le grand sciatique, se trouve un espace (3) où la tubérosité ne donne pas d'insertions musculaires.

Au-dessous du biceps et du demi-tendineux, le demi-membraneux prend naissance par un tendon inséré immédiatement au-dessous. Ce tendon présente deux portions : une externe, épaisse (4) ; une interne, mince (5), qui va jusqu'à l'insertion du grand adducteur ou du moins à son principal faisceau. Celle-ci se fait en (6) par un gros tendon.

Articulation sacro-iliaque.

Le sacrum est solidement uni à chacun des os iliaques par une articulation très serrée qui porte le nom de sacro-iliaque.

Cette jointure a été rangée par Boyer parmi les synarthroses, regardée par Blandin comme une diarthrose, considérée par plusieurs autres comme une amphiarthrose. Sappey déclare qu'elle n'appartient à aucune des trois classes d'articulations, mais qu'elle est intermédiaire aux diarthroses et aux amphiarthroses.

Nous connaissons déjà les *surfaces auriculaires* par lesquelles les deux os se juxtaposent.

Ces deux facettes sont revêtues, d'après Sappey, celle de l'os iliaque de fibro-cartilage, celle du sacrum d'une couche profonde cartilagineuse et d'une couche superficielle fibro-cartilagineuse.

L'aspect des deux facettes, considérées sur l'os frais, diffère beaucoup. Celle du sacrum est presque unie, celle de l'os iliaque est rugueuse, inégale et granuleuse.

Les ligaments placés tout autour de l'articulation assurent le contact des deux surfaces. Il y a d'abord une véritable capsule qui s'applique à la synoviale de l'articulation et s'attache à la lèvre externe du sillon péri-auriculaire de l'os iliaque.

En outre, on décrit :

Deux ligaments antérieurs : un antéro-supérieur, un antéro-inférieur.

Deux ligaments postérieurs: superficiel et profond, ce dernier présentant une partie supérieure et une partie inférieure.

Un ligament interosseux.

Le ligament ilio-lombaire.

J'ajouterai à tous ceux-là un dernier ligament sacro-iliaque inférieur, qui ne peut être rattaché à aucun des précédents.

Le ligament antéro-supérieur s'étend de la base du sacrum à la partie correspondante de l'os iliaque ; il est mince et ses fibres, à ses deux extrémités, se confondent avec le périoste ; les plus profondes s'attachent à la lèvre externe du sillon péri-auriculaire. Sa résistance est très faible si on la compare à celle des ligaments placés derrière l'articulation.

Il en est de même du ligament antéro-inférieur qui, de la face antérieure des deux premières vertèbres sacrées et un peu de la troisième, s'étend sur l'os iliaque au devant de la surface auriculaire.

Le ligament postérieur superficiel ou sacro épineux, faisceau superficiel du ligament postéro-inférieur de Sappey, s'insère au sacrum, au tubercule postéro-externe de la quatrième sacrée situé en dehors du troisième trou sacré. Il s'insère à la partie supérieure et à la partie externe de cette éminence, et cette insertion l'entoure comme un croissant à concavité tournée en dedans et en arrière.

Les fibres se dirigent en haut, en avant, très légèrement en dehors, formant une lame épaisse de 3 ou 4 millim., quadrilatère, resplendissante, très forte. Cette lame vient s'insérer à l'épine iliaque postérieure et supérieure (de là vient son nom de sacro-épineux, imposé par Bichat). Il s'attache au sommet de l'épine et à sa partie postérieure.

Sa face superficielle est recouverte par une *lame aponévrotique* qui glisse sur elle à l'aide d'un tissu cellulaire lâche.

Cette lame, distincte du ligament sacro-épineux, est un prolongement du feuillet superficiel du grand sacro-sciatique et des fibres du grand fessier. Elle va recouvrir l'aponévrose lombo-sacrée, y adhérer, se fusionner avec elle en dehors du sacro-épineux.

La face antérieure du sacro-épineux est séparée du ligament sacro-iliaque postérieur profond et inférieur par une excavation remplie de graisse et de veines. Cet espace, assez large à la partie externe, se rétrécit très vite, et disparaît au bout de 1 centimètre.

Le bord interne du sacro-épineux adhère à l'aponévrose lombo-sacrée ; son bord externe, au feuillet superficiel du grand sacro-sciatique.

Le ligament postérieur profond est composé de deux portions, l'une supérieure, l'autre inférieure.

La première s'étend de l'épine iliaque postéro-supérieure de la partie interne de cette épine, de la partie sous-jacente de la crête iliaque de la lèvre interne de cette crête, aux tubercules postéro-externes du sacrum. Elle est formée de plusieurs faisceaux que séparent des interstices celluleux. En avant, elle se continue insensiblement avec les fibres du ligament interosseux. Sa face postérieure donne insertion à de petits tendons des muscles spinaux.

La partie inférieure se détache des deux épines iliaques et de l'échancrure qui les sépare et se porte en éventail vers le sacrum, s'insérant par quelques rubans fibreux aux tubercules postéro-internes des deuxième et troisième trous sacrés, par des faisceaux plus nombreux et plus forts aux deuxième et troisième tubercules postéro-externes et à l'espace qui sépare les tubercules de l'extrémité postéro-inférieure de l'articulation, sur la face latérale du sacrum.

On désigne sous le nom de ligament interosseux une série de faisceaux très courts, très nombreux, très résistants, interposés à l'os iliaque et au sacrum. Il est impossible d'établir une nette démarcation entre ce ligament et le ligament postérieur.

Les fibres du ligament interosseux s'attachent en dehors sur la face interne de l'os iliaque, dans l'espace qui sépare l'articulation de la crête iliaque, sur une étendue de 3 ou 4 centim. dans le sens antéro-postérieur, sur 2 ou 3 centim. dans le sens vertical.

Transversalement dirigés, les faisceaux fibreux séparés par des interstices celluleux et les veines vont s'attacher à toute la portion du sacrum située entre la facette auriculaire et les fosses criblées, et à ces fosses criblées à toutes les saillies qui séparent les orifices que présentent ces fosses.

Le ligament inférieur mérite d'être décrit à part. Il s'insère au-dessous de la facette auriculaire du sacrum, à l'union de la face antérieure et de la face latérale. Une partie de ses fibres s'attache dans la gouttière du troisième trou sacré, à la partie la plus externe de cette gouttière ; d'autres, en plus grand nombre, viennent s'attacher à une petite éminence rugueuse située à un demi-centimètre de la surface articulaire, sur la face latérale, tout contre le bord antérieur de cette face. Les fibres se dirigent en haut et en avant pour s'attacher à l'os iliaque, au voisinage de l'extrémité inférieure de la facette auriculaire, à la lèvre interne du sillon péri-auriculaire, mais surtout à un petit tubercule pointu que nous avons signalé à un demi-centimètre en avant de l'articulation, à la partie la plus reculée de la grande échancrure ischiatique.

Le ligament inférieur représente une bande épaisse et résistante, large de 1 centim., située sur le prolongement de la grande échancrure ischiatique.

A tous ces moyens d'union, il faut ajouter le ligament ilio-lombaire qui ne fait pas partie, à proprement parler, de la symphyse sacro-iliaque, mais constitue un puissant moyen d'union de la colonne vertébrale avec le bassin. Il continue le plan fibreux qui, des apophyses transverses lombaires, se porte en dehors pour s'attacher aux dernières côtes ou se continuer avec l'aponévrose du transverse.

Il a, par exemple, la même valeur que le ligament lombo-costal de Henle.

Il s'insère en dedans, à l'apophyse transverse de la cinquième lombaire, et un peu à celle de la quatrième. Les fibres se dirigent en dehors, se divisant en éventail et s'insèrent à la ligne tuberculeuse auriculo-iliaque déjà signalée, en particulier au tubercule qui termine cette ligne, sur la lèvre interne de la crête iliaque.

Ce ligament est très fort, très puissant, mais il n'y a pas lieu de le décrire ici d'une façon plus complète.

Articulation sacro-coccygienne.

L'articulation sacro-coccygienne est une amphiarthrose.

Nous connaissons déjà les surfaces articulaires.

La supérieure convexe, allongée transversalement, regarde en arrière et en bas ; elle présente en arrière deux petits prolongements.

La surface coccygienne, concave, regarde en avant et en bas, et présente deux petits prolongements postérieurs sur le *pédicule* commun aux deux cornes, ces prolongements allant s'appliquer à ceux que présente le sommet du sacrum.

Un disque fibro-cartilagineux, très analogue à ceux qui séparent les vertèbres vraies, s'interpose entre les deux surfaces. Il n'est pas rare de voir le disque en partie ossifié. Le processus d'ossification se fait de la circonférence au centre.

Indépendamment de ce disque, on observe, autour de l'articulation des deux corps vertébraux, une mince capsule fibreuse qui présente deux bandes de renforcement : une antérieure, sur la ligne médiane, allant du rebord de la facette sacrée au rebord de la facette coccygienne; c'est un vestige du grand surtout ligamenteux antérieur; une postérieure; également sur la ligne médiane, représentant le grand surtout ligamenteux postérieur.

J'appellerai ces ligaments : sacro-coccygien antérieur médian, et sacro-coccygien postérieur médian profond.

En outre, on observe sur la face antérieure de l'articulation un certain nombre de trousseaux fibreux qui se portent du sacrum au coccyx. Les uns prennent naissance sur la face antérieure du sacrum près de son sommet et se portent un peu obliquement en dedans sur la première, la deuxième, la troisième et même la quatrième pièce du coccyx, placés de chaque côté de la ligne médiane sur les parties latérales des corps vertébraux coccygiens.

Ces trousseaux fibreux ont été décrits comme des ligaments. Ce sont les débris des muscles fléchisseurs de la queue. Très souvent, on les trouve mêlés de fibres musculaires, et, quelquefois, on trouve à leur place de véritables muscles.

Il suffit de disséquer sur quelques animaux les muscles de la queue pour saisir cette analogie. En outre, la présence de ces fibres n'est pas explicable par l'étude des autres articulations vertébrales, la jointure sacro-coccygienne répondant aux articulations intervertébrales; elle est certes bien modifiée, mais on y retrouve les éléments de toutes les articulations intervertébrales. Or les fibres que je viens de mentionner ne font pas partie du type de ces articulations.

Ainsi, l'étude des anomalies, l'anatomie comparée et l'anatomie du développement doivent faire considérer ces ligaments comme des muscles atrophiés et dégénérés.

Au-devant de ces fibres sacro-coccygiennes directes (qui ne s'entrecroisent pas), on en voit d'autres plus superficiellement placées, qui se croisent en sautoir. Leur nombre, leur volume, varie aussi bien que leur point d'attache. Quelquefois assez bien développées, elles sont le plus souvent en petit nombre et fort minces. On les a aussi considérées comme des ligaments « allant souvent du sacrum à la pointe du coccyx, s'entrecroisant au niveau de la troisième vertèbre coccygienne (1) ».

(1) Poirier. *Anatomie descriptive.*

Ces fibres, s'observant en général au devant du coccyx, s'entre-croisent tantôt au-devant de la deuxième, tantôt au devant de la première pièce du coccyx, et vont *quelquefois* s'attacher au sacrum. En y regardant bien, on voit qu'elles proviennent tantôt des fibres du releveur de l'anus, tantôt de celles de l'ischio-coccygien et du petit ligament sacro-sciatique. D'ailleurs, l'anatomie comparée et l'étude du développement expliquent cette disposition comme la précédente. Ce ne sont point à proprement parler des ligaments de cette articulation. Il est certain, toutefois, que ces fibres constituent des moyens d'union accessoires pour les deux os.

Quand on dissèque l'articulation par sa partie postérieure, on aperçoit une lame fibreuse qui s'insère aux tubercules neuraux des dernières vertèbres sacrées et descend sur la face postérieure du coccyx, à laquelle elle s'attache.

Cette lame, qui ferme l'hiatus sacro-coccygien, est fort épaisse et résistante. On la désigne généralement sous le nom de ligament *sacro-coccygien postérieur*.

Elle n'a rien de commun avec le mince ruban fibreux auquel j'ai donné tout à l'heure le nom de sacro-coccygien postérieur médian superficiel.

Cette lame est fort complexe et mérite d'être étudiée avec beaucoup de soin.

On aperçoit tout d'abord, en l'examinant par sa face postérieure, de gros faisceaux qui s'entre-croisent sur la ligne médiane jusqu'au niveau de l'articulation médio-coccygienne, où les deux plus inférieurs forment en se rencontrant un angle ouvert en bas et en arrière.

En disséquant un peu artificiellement, on arrive à décoller le plan superficiel formé par ces faisceaux qui se nattent, pour ainsi dire, en arrière de la lame principale.

Au-dessus de l'articulation sacro-coccygienne, cette dissection n'est plus possible.

En suivant ces fibres, on voit qu'elles proviennent des faisceaux inférieurs du muscle grand fessier.

Le grand fessier s'insère aux bords du coccyx jusqu'à sa pointe.

A 2 centim. au-dessus de la pointe, les fibres les plus superficielles du grand fessier ne s'arrêtent plus sur le bord, mais passent d'un côté à l'autre en s entre-croisant par petits faisceaux sur la ligne médiane. Les plus inférieurs marchent à la rencontre l'un de l'autre et forment l'angle ouvert en bas que nous avons signalé.

Il est facile de suivre la continuité de ces fibres aponévrotiques avec les fibres musculaires du grand fessier.

Dans l'espace laissé libre par leur écartement, on aperçoit ces fibres dont la direction est toute autre; elles forment un plan vertical sous-jacent au premier qui recouvre la face postérieure du coccyx.

Il prend naissance sur les deux lèvres de l'hiatus sacré, sur le bord interne des petites cornes du sacrum, adhère au bord interne du ligament qui réunit l'une à l'autre la petite corne du sacrum à celle du coccyx, et vient adhérer à la face postérieure de la deuxième et de la troisième pièce du coccyx et aux bords latéraux de cet os.

Dans sa partie supérieure, cette lame peut être divisée en trois plans : un superficiel très mince, intimement adhérent aux fibres qui dépendent du grand fessier ; un moyen, formé de fibres directes ou entre-croisées qui représentent les extenseurs de la queue.

Ces fibres partent du bord interne de la petite corne du coccyx et quelquefois du *tubercule neural* situé à *la base de la deuxième pièce coccygienne*, et vont s'attacher au bord interne des tubercules neuraux de la quatrième sacrée du même côté ou du côté opposé.

D'autres fibres tout à fait analogues s'insèrent sur le bord externe de la corne ascendante du coccyx et vont se perdre sur la face postérieure de la cinquième et de la quatrième sacrée.

Ces fibres n'ont rien à voir avec la lame qui nous occupe, c'est pour n'avoir plus à y revenir. Elles constituent d'autres vestiges des mêmes muscles extenseurs de la queue.

Enfin, au-dessous de cette couche, une lame profonde, très résistante.

La face postérieure du ligament sacro-coccygien postérieur est lisse ; un tissu cellulaire lâche la sépare de la peau.

Sur ses parties latérales, au voisinage des bords du coccyx, s'implantent sur ce ligament les deux feuillets de *l'appareil suspenseur du pli interfessier*. Entre les deux feuillets on observe quelquefois une *bourse séreuse* séparant de la peau notre épaisse lame fibreuse.

Nous avons vu que, dans sa partie supérieure, au ligament se surajoutait une couche dépendante du grand fessier. Cette couche adhère surtout à la partie *médiane* du ligament.

Au voisinage des cornes et des tubercules neuraux, on sépare assez facilement la couche dépendante du grand fessier; un tissu cellulaire moins dense est interposé entre les deux organes qui s'écartent même l'un de l'autre.

Le ligament s'attache aux tubercules et aux cornes, à leur bord interne. La lame aponévrotique qui prolonge le grand fessier glisse sur le sommet de ces tubercules à l'aide d'un tissu cellulaire lâche, et très souvent à l'aide de bourses séreuses.

La fusion des deux plans fibreux se fait à 2 ou 3 millim. en dedans des tubercules.

La face antérieure du ligament sacro-coccygien forme la limite postérieure du canal rachidien dans sa portion sacro-coccygienne.

Elle n'est pas en rapport avec l'arachnoïde, comme le dit Sappey. L'arachnoïde n'existe plus à ce niveau. Elle entre en contact avec une graisse molle où sont plongés les nerfs cinquième et sixième sacrés.

La première pièce du coccyx présente, sur sa face postérieure, une saillie mousse, tout près de l'articulation médio-coccygienne et sur la ligne médiane. Cette saillie vient au contact de la face antérieure du ligament. Et j'ai vu à ce niveau une véritable bourse séreuse, assez bien développée, chez une très vieille femme de la Salpêtrière dont le coccyx était très incurvé au niveau de l'articulation médio-coccygienne.

Il existe encore deux ligaments de chaque côté, ligament antéro-latéral et postéro-latéral.

L'un d'eux va de la corne latérale du coccyx à l'extrémité postérieure du sacrum, l'autre de la corne ascendante à la petite corne du sacrum.

Le premier se détache du bord supérieur de la corne latérale dans presque toute son étendue, mais surtout dans sa partie externe; il présente la forme d'un ruban large de 5 à 9 millim. et fort mince.

Ses fibres nacrées, brillantes et parallèles, se portent en haut et en dehors vers le sacrum.

Elles s'insèrent sur la face postérieure, immédiatement au-dessus du bord inférieur de la cinquième sacrée ou à ce bord même.

Le ligament repose sur un prolongement des ligaments sacro-sciatiques, mince bandelette qui va s'insérer au corps de la cinquième sacrée, sur *sa face postérieure*, dans le canal richidien, en passant sous l'arcade formée par les cornes sacrée et coccygienne et le ligament qui les unit.

Le cinquième nerf sacré repose sur ce ligament ; sa branche antérieure passe au-dessous de cette bandelette, en dedans du ligament antéro-latéral.

Ce ligament forme, en somme, le bord externe d'un cinquième trou très comparable aux trous sacrés et qui mérite le nom de trou sacro-coccygien.

L'analogie est complète quand il y a ossification du ligament.

La face superficielle de ce ligament est recouverte d'abord par les débris de muscles extenseurs de la queue quand ils existent, ou par leurs rudiments fibreux, par le *feuillet superficiel du grand sacro-sciatique* et par les fibres du grand fessier.

Le ligament postéro-latéral s'étend d'une corne à l'autre. Sa longueur est très variable comme la distance qui sépare les cornes, mais sa résistance est toujours relativement considérable.

Il s'attache au sommet et à la partie antérieure de la corne coccygienne, et vient s'insérer à la face profonde et au sommet de la corne sacrée, passant comme un pont de l'une à l'autre, formant une arche sous laquelle passe, noyé dans une graisse molle, le cinquième nerf sacré. L'orifice ainsi formé est un véritable trou de conjugaison.

La face superficielle de ce ligament est recouverte par l'aponévrose déjà décrite qui est formée par des fibres superficielles du grand fessier.

Cette aponévrose glisse sur le ligament et en est facilement séparable. Au niveau de la corne sacrée toujours saillante, on observe *sous* cette aponévrose une petite bourse séreuse qui est constante, ou peu s'en faut, bourse qui s'étend un peu sur la partie supérieure du ligament.

Articulation médio-coccygienne.

Les différentes pièces du coccyx, distinctes chez l'enfant, sont unies par autant de petites amphiarthroses. Une seule de ces articulations persiste, celle des première et deuxième pièces. Je l'appellerai médio-coccygienne et je veux en dire ici quelques mots, car dans les classiques, elle est à peine mentionnée, sinon passée sous silence.

Des deux surfaces articulaires, celle de la première pièce est convexe, celle de la deuxième, concave.

En outre, la surface articulaire est taillée, pour la vertèbre supérieure, aux dépens de la face postérieure, pour l'inférieure, aux dépens de la face antérieure.

J'ai dit que très souvent on observe à la partie postérieure du deuxième corps vertébral coccygien, et tout près de sa base, deux rudiments de *pédicules*.

Exactement comme sur la première pièce, on voit la surface articulaire se prolonger un peu de chaque côté sur la face antérieure de ces petites saillies.

De même pour la vertèbre supérieure, on voit la surface articulaire se prolonger en arrière des deux côtés de la ligne médiane, dans une très faible étendue. La facette supérieure quoique convexe est déprimée à son centre dans une plus ou moins grande étendue.

La facette inférieure présente aussi une zone centrale plus creusée que la zone marginale.

Un disque fibro-cartilagineux réunit solidement l'une à l'autre ces deux surfaces tout en leur laissant la mobilité, et tout autour de l'articulation règne une petite capsule fibreuse qui, du pourtour de la facette supérieure, va s'attacher au pourtour de la facette inférieure.

En arrière et sur la ligne médiane, un petit ruban fibreux part du bord de la facette supérieure pour aller au bord de la facette inférieure. Ce ligament *coccygien postérieur médian profond* n'est que le dernier vestige du grand surtout ligamenteux postérieur.

Ce n'est pas tout ; le rudiment du pédicule porte deux petits tubercules. Du plus interne, dirigé en haut, part un ligament relativement épais et résistant qui se dirige en haut presque verticalement et vient s'attacher à la face postérieure du pédicule de la première vertèbre. Il n'adhère au squelette que par ses deux extrémités, formant ainsi une sorte de pont fibreux sous lequel passe le sixième nerf sacré, qui serait infiniment mieux nommé nerf coccygien.

Du tubercule externe part un autre petit ligament en forme de ruban qui va s'attacher à la corne latérale de la première pièce, à son bord inférieur. Il se forme ainsi un orifice homologue des trous sacrés antérieurs et du trou sacro-coccygien. Le nerf coccygien, que nous avons vu tout à l'heure passer sous le ligament coccygien postérieur, se divise immédiatement en dehors de ce ligament en deux branches, une postérieure qui va à la peau de la région, l'autre antérieure qui passe par l'orifice que je viens de décrire entre le bord de la première pièce, le bord inferieur de la corne latérale et le ligament *coccygien latéral*.

On trouve encore, en arrière et en avant de l'articulation, d'épais trousseaux fibreux qui constituent certes de puissants moyens d'union pour les deux pièces de l'articulation médio-coccygienne. Mais ces fibres n'appartiennent pas en propre à cette articulation, et déjà elles ont été décrites avec l'articulation sacro-coccygienne, et il n'y a pas lieu d'y revenir ici.

Ligaments sacro-sciatiques.

Le *grand ligament sacro-sciatique*, par son extrémité inférieure, s'attache à l'ischion sur le bord interne et postérieur de la tubérosité et aussi sur la lèvre interne de la branche ascendante.

J'ai déjà dit qu'on observait à ce niveau une crête qu'on doit appeler la crête du grand ligament sacro-sciatique.

Une grande partie de ses fibres s'insèrent sur cette crête. Mais si l'on étudie plus attentivement la région, on voit que beaucoup d'autres proviennent du biceps et du demi-tendineux. C'est une vérité incontestable.

Quand on examine les insertions musculaires de la tubérosité de l'ischion, on voit le demi-membraneux s'insérer en dehors par un épais tendon ; en dedans par une aponévrose mince, mais résistante, qui va jusqu'au tendon du muscle ischio-fémoral (portion du troisième adducteur).

En arrière et au-dessus s'observe l'insertion du biceps et du demi-tendineux.

Elle se fait en dehors par un gros tendon sus-jacent à celui du demi-tendineux et s'étendant un peu plus en dehors ; en dedans par une lame musculaire qui appartient au demi-tendineux.

Le tendon du biceps adhère par son bord externe au tendon du demi-membraneux.

De l'un à l'autre se portent des tractus fibreux qui les réunissent solidement. Il faut les couper pour écarter l'un de l'autre les deux plans formés par le demi-tendineux et le biceps, d'une part ; le demi-membraneux de l'autre.

Entre ces deux plans, tout contre la tubérosité, on observe quelquefois un *organe muqueux* d'un aspect un peu particulier- Cet espace muqueux n'a pas les parois lisses, mais irrégulières, inégales, tomenteuses, et rappelle par exemple celui qu'on observe dans l'épaisseur du ligament costo-claviculaire. Il est bien loin d'être constant. On le trouve une fois sur vingt à peu près ; ses dimensions sont variables. Il peut être gros comme un pois, comme aussi de la largeur d'une pièce de un franc. Il arrive que cette bourse communique en dehors, au niveau de l'intervalle qui sépare les bords du demi-membraneux et du biceps avec la bourse de l'obturateur interne.

Il arrive aussi que la bourse se prolonge derrière la tubérosité de l'ischion *et sépare de cette tubérosité* le tendon du biceps, en *totalité ou en partie.* On voit alors une grande partie des fibres du biceps se continuer de la façon la plus indubitable avec celles du grand ligament sacro-sciatique. La sangle fibreuse ainsi formée glisse sur la tubérosité de l'ischion.

Je n'ai pu disséquer qu'une seule pièce où la presque totalité du biceps se continuait ainsi avec le grand sacro-sciatique.

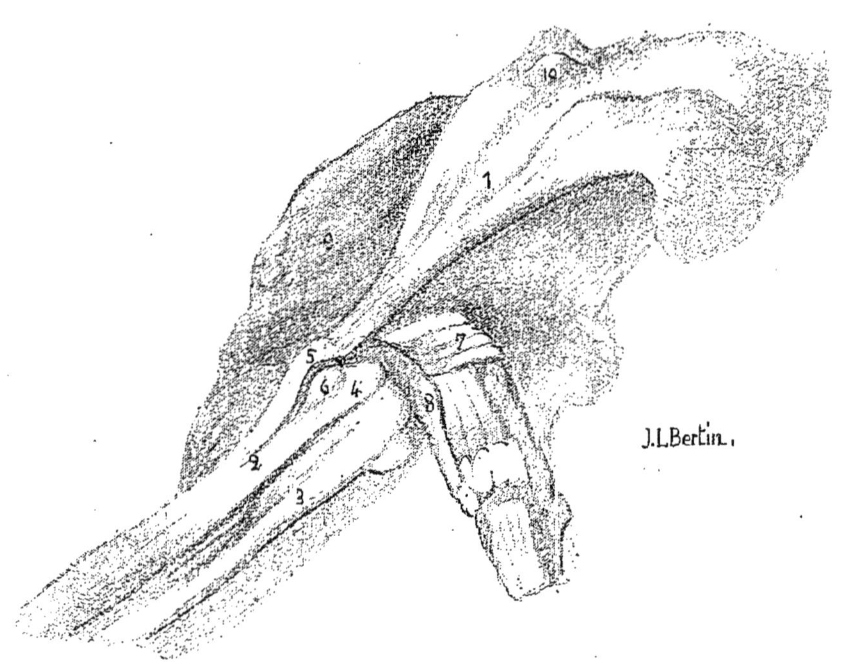

FIG. 7. — *Grand ligament sacro-sciatique.*

1, grand ligament sacro-sciatique; 2, tendon commun au biceps et au demi-tendineux; 3, tendon du demi-membraneux; 4, fibres du biceps et du demi-tendineux insérées à la tubérosité de l'ischion; 5, fibres se continuant avec le grand ligament sacro-sciatique; 6, bourse séreuse; 7, tendons de l'obturateur interne coupés et relevés; 8, jumeau inférieur.

Mais trois fois, j'ai vu une portion du tendon, séparée de la tubérosité par la bourse, ne pas prendre d'insertion sur cette tubérosité et se continuer avec le ligament.

J'ai observé encore une autre disposition : la *couche superficielle* du tendon du biceps, *séparée de la couche profonde* par une véritable bourse séreuse, glissait sur cette partie profonde fixée au squelette, pour se continuer avec la couche superficielle du grand sacro-sciatique.

Enfin, sur presque tous les sujets sans exception, il suffit de regarder d'un peu près, pour voir les fibres superficielles du biceps et demi-tendineux se continuer avec la couche superficielle du ligament.

Il n'y a plus, il est vrai, de faisceaux distincts, ni de bourse séreuse, mais cette continuation n'en est pas moins nette, et, en disséquant, un peu artificiellement il est vrai, on arrive toujours à la rendre manifeste.

Ceci ne peut d'ailleurs nous étonner beaucoup. Chez certains animaux, le biceps et le demi-tendineux vont s'insérer jusque sur la colonne vertébrale, et M. Testut suppose que le grand sacro-sciatique pourrait bien n'être que la portion supérieure atrophiée de ces muscles. Il me semble, en effet, qu'une grande partie des fibres du ligament ne peut provenir que de ces muscles.

Mais, à mon sens, une partie plus grande encore de ces fibres doit provenir du muscle grand fessier. Enfin, il y en a un certain nombre qui sont certainement des fibres propres.

Le grand sacro-sciatique se dirige en arrière et en haut et un peu en dedans, large d'abord de deux ou trois centimètres, se rétrécissant peu à peu, puis s'élargissant encore pour aller s'attacher à l'os iliaque, au sacrum et au coccyx.

On peut donc lui considérer deux portions séparées par un point étroit. Ces deux portions diffèrent considérablement. L'antérieure est formée par une lame épaisse, compacte et brillante, libre par ses deux faces; la postérieure, beaucoup plus large, intimement adhérente aux organes sus et sous-jacents, est formée d'une série de feuillets superposés, entre lesquels cheminent des vaisseaux et des nerfs.

Sa partie antérieure est légèrement concave antérieurement, un peu convexe en arrière.

Sa face postérieure est *libre* dans presque toute son étendue, le grand fessier en est séparé par un tissu cellulaire lâche.

Les lames aponévrotiques de ce muscle n'y prennent insertion qu'au voisinage de la portion rétrécie, de l'*isthme* du grand sacro-sciatique. Aussi cette surface est-elle lisse et brillante. On y remarque souvent l'émergence d'un filet nerveux dépendant du petit sciatique.

Sa face antérieure s'étend de la tubérosité de l'ischion jusque vers l'épine sciatique et répond au muscle obturateur interne. Elle en est séparée par un tissu cellulaire chargé d'une graisse molle et jaunâtre où chemine le nerf obturateur.

Des deux bords, l'interne se continue avec l'aponévrose de l'obturateur interne. A sa partie inférieure, antérieure et interne, le ligament, au moment où il se continue avec l'aponévrose de l'obturateur, présente quelquefois une bande épaissie, désignée sous le nom de *repli falciforme*, et qui n'est que la partie la plus interne du ligament sacro-sciatique.

Il est extrêmement commun de ne pouvoir nettement délimiter le repli falciforme, il y a une transition presque insensible entre le ligament et l'aponévrose de l'obturateur, et dans ces cas on ne peut isoler ce repli qu'en lui créant avec le bistouri des limites artificielles. Par son bord supérieur, la portion antérieure du grand sacro-sciatique se continue avec une lame mince cellulo-aponévrotique qui se prolonge sur le muscle obturateur et le nerf sciatique. Nous étudierons ultérieurement cette lame qu'on observe dans toute l'étendue de la région sous-fessière.

Mais il faut toujours retenir que le ligament sacro-sciatique, à sa partie antérieure, et bien moins encore à sa partie postérieure, comme nous le verrons, ne peut avoir une limite absolument précise ; il s'amincit graduellement pour se continuer en une lame celluleuse, et il est bien difficile de dire exactement où finit l'un, où commence l'autre.

La partie postérieure du grand ligament sacro-sciatique est formée de plusieurs feuillets superposés qui, tous, partant de l'*isthme*, divergent en éventail pour se porter en arrière et en haut.

Bien qu'il y ait des différences individuelles, on peut toujours reconnaître deux feuillets : un superficiel, un profond. Entre les deux, superficiel et profond, passent les branches principales de l'artère ischiatique et le nerf fessier postérieur de Trolard.

Le feuillet superficiel est lui-même divisible en deux autres.

Ces divers feuillets, assez nettement séparés en arrière, se fusionnent au voisinage de l'isthme, et aussi dans la partie inférieure du ligament où il n'est plus possible de les séparer.

Pour étudier cette partie postérieure du grand sacro-sciatique, il faut procéder de dehors en dedans, sacrifiant les différents feuillets au fur et à mesure qu'on les aura isolés et reconnus.

En procédant ainsi, on pourra tout d'abord se bien rendre compte des rapports du muscle grand fessier avec ce ligament, et de la part très grande qu'il prend dans sa formation.

Quand on examine les connexions du muscle avec le ligament, on voit que des travées fibreuses qui cloisonnent le muscle viennent, dans toute l'étendue de cette portion postérieure, s'implanter sur la face externe du ligament.

Quant aux faisceaux musculaires, on en voit un grand nombre qui se terminent par des languettes tendineuses. On voit avec la plus parfaite

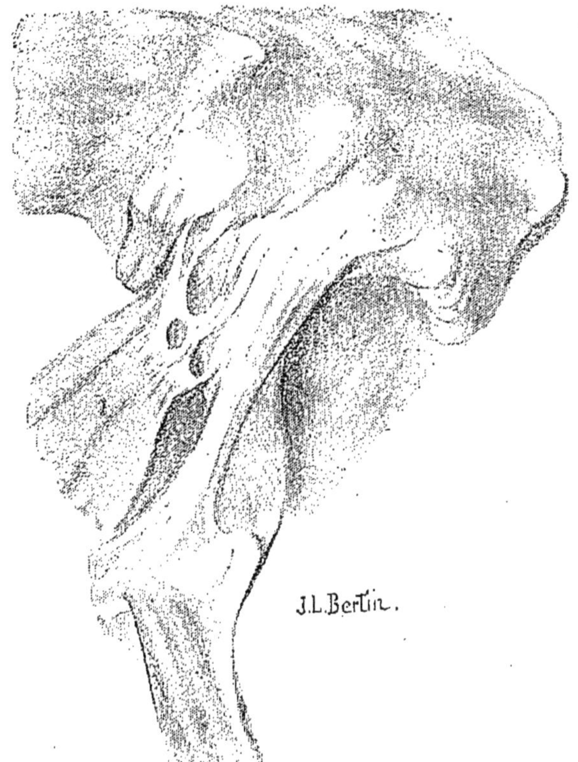

FIG. 8. — *Ligament sacro-sciatique.* — Fibres du grand fessier qui entrent dans la constitution de ce ligament.

netteté ces languettes de terminaison pénétrer dans la trame du ligament et se continuer surtout avec le feuillet superficiel.

Dans la partie postéro-inférieure du ligament, celle qui s'attache sur la dernière pièce du sacrum et les bords du coccyx, le ligament paraît même exclusivement formé par ces trousseaux fibreux provenant du grand fessier. Il est absolument impossible de méconnaître cette disposition, quand on dissèque avec soin cette partie du ligament. A ce niveau, bien certainement, il ne peut être considéré que comme une aponévrose de terminaison des fibres profondes du grand fessier. C'est pourquoi il est assez difficile de préparer cette face externe du ligament, ou du moins de la présenter sous un aspect qui flatte l'œil.

Après destruction des fibres musculaires, la surface est hérissée de petits lambeaux fibreux qui représentent des débris des languettes aponévrotiques faisant suite aux faisceaux musculaires ou des petites lames celluleuses qui séparent les faisceaux. En outre, il est difficile de limiter en bas et en arrière le ligament.

On figure généralement, après l'avoir disséqué d'une façon absolument artificielle, un bord régulièrement concave qui limite inférieurement le grand sacro-sciatique, allant de l'*isthme* du ligament jusque vers la pointe du coccyx.

A la vérité, il est impossible là encore de fixer cette limite précise du ligament. Il se continue, si l'on veut, jusqu'au bord inférieur du grand fessier, s'amincissant de plus en plus, se continuant avec l'aponévrose d'enveloppe de ce muscle.

L'étude du ligament dans sa partie plus élevée montre qu'il est divisé en deux feuillets : l'un superficiel, l'autre profond.

Le feuillet superficiel est lui-même divisible en deux couches.

Celle qui se présente immédiatement sous les yeux après destruction des fibres du grand fessier, appartient presque en propre à ce muscle. Elle est pour la plus grande partie formée de ses fibres. Elle passe par-dessus les tubercules postéro-externes des cinquième et quatrième sacrées, par-dessus le grand ligament sacro-iliaque postérieur dont la sépare un tissu cellulaire assez lâche, et vient finalement se perdre dans le plan fibreux qui recouvre la terminaison des muscles spinaux. Il est difficile de savoir au juste comment elles se comportent à ce niveau, car elles sont recouvertes par d'autres fibres aponévrotiques appartenant à des couches plus superficielles du grand fessier qui, elles,sont assez faciles à voir et vont jusqu'à la ligne médiane où elles s'entrecroisent.

La lame qui nous occupe, suivie de haut en bas, s'attache par quelques fibres à l'épine iliaque postéro-supérieure, et à la portion de l'os iliaque située en arrière de la ligne demi-circulaire postérieure. Au-dessous, ses fibres franchissent le grand sacro-iliaque vertical, se perdent sur l'aponévrose qui recouvre les muscles spinaux.

Plus bas, elle va jusqu'à la ligne médiane accompagnant toujours le plan fibreux formé par les faisceaux aponévrotiques qui prolongent les fibres superficielles du grand fessier. Ils sont fusionnés avec le feuillet du grand sacro-sciatique et ne font qu'une lame unique qui va s'appliquer au ligament sacro-coccygien postérieur. Ce plan glisse sur les tubercules neuraux de la quatrième et de la cinquième sacrée. Entre ces tubercules et le plan fibreux dont il s'agit, on observe très souvent des bourses séreuses. Leur nombre

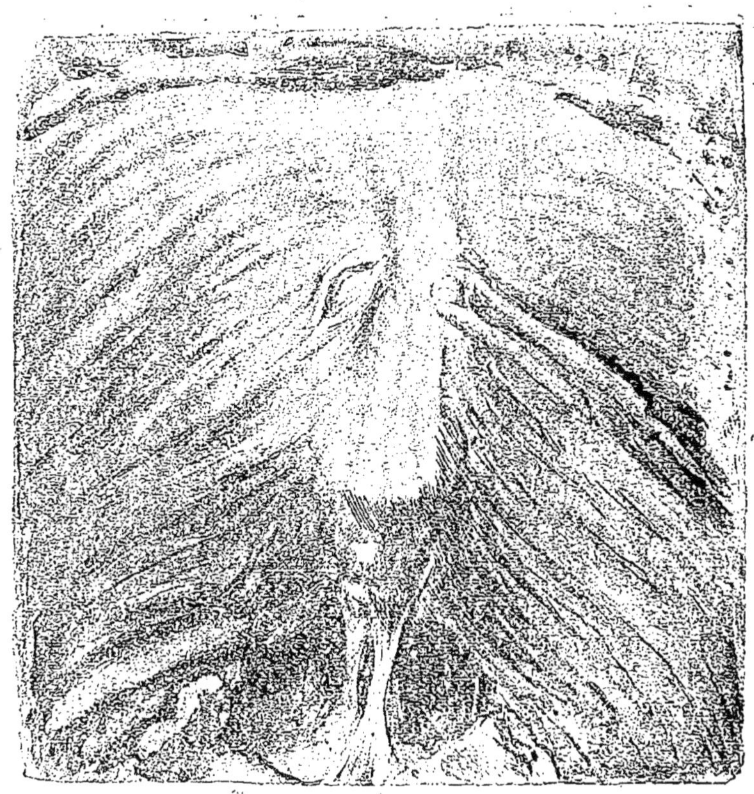

FIG. 9.— *Bourses séreuses au niveau des tubercules neuraux de la 4e sacrée.*

est variable, comme aussi leur étendue. Il y en a quelquefois quatre, une au niveau de chaque tubercule, ou bien encore une, deux ou trois. Quand il n'y a pas de bourse, il y a toujours un tissu cellulaire lâche qui favorise le glissement. Ces variétés sont d'ailleurs explicables par la saillie plus ou moins grande que font les tubercules.

Il est essentiel de faire remarquer que ces bourses sont *profondes*, qu'on ne les trouve qu'après avoir traversé un plan fibreux assez épais. Pour les bien voir, il faut inciser verticalement ce plan fibreux juste sur le tubercule, et récliner de chaque côté les deux lèvres de l'incision. Quand il y a une bourse, on aperçoit immédiatement sa surface séreuse d'un aspect caractéristique.

J'ai dit que le feuillet sous-fessier passait par-dessus le tubercule postéro-externe de la quatrième sacrée. Ce tubercule est particulièrement saillant, le feuillet glisse sur cette éminence à l'aide d'un tissu cellulaire où parfois se développe encore une bourse séreuse.

Le feuillet sous-fessier se fusionne inférieurement avec le reste du grand sacro-sciatique ; supérieurement il se continue avec la lame celluleuse sous-fessière qui occupe toute la face profonde du grand fessier.

Ici encore, il est difficile de dire où finit le ligament.

Quand on a enlevé avec précaution le corps musculaire du grand fessier, on a sous les yeux une lame mince et celluleuse au centre, épaisse et résistante dans sa partie supérieure, de nouveau résistante, inférieurement. Ces différentes parties sont en continuité, il n'y a entre elles que des différences d'épaisseur et de résistance, mais elles se continuent insensiblement et sans interruption. A la partie supérieure, les languettes fibreuses juxtaposées forment une lame aponévrotique fort épaisse continuant l'aponévrose dite, bien à tort, aponévrose du moyen fessier. En bas, elles forment le feuillet que nous avons étudié, la portion intermédiaire est dépourvue de ces renforcements empruntées aux faisceaux du muscle grand fessier.

La couche profonde du feuillet superficiel s'attache de haut en bas à la portion de la fosse iliaque externe située en arrière de la ligne courbe demi-circulaire, mais à sa partie inférieure, en avant et au-dessus de l'épine iliaque postéro-inférieure (cette partie glisse même quelquefois, mais rarement, sur la face externe, légèrement convexe de l'épine à l'aide d'une bourse séreuse), puis au bord externe mince et tranchant du ligament sacro-épineux; plus bas, au tubercule postéro-externe de la quatrième sacrée et à celui de la cinquième.

Un de ses faisceaux va s'attacher au corps de la cinquième sacrée, à la face postérieure de ce corps vertébral en passant sous l'arcade formée par les cornes sacrées et coccygiennes et le ligament qui les unit. Ces languettes des deux côtés vont jusqu'à se rejoindre sur la ligne médiane. Le cinquième nerf sacré repose sur ces languettes.

Plus bas, cette couche confondue avec la couche sous-fessière et avec le feuillet profond s'attache aux bords du coccyx.

Supérieurement, elle se continue avec une lame celluleuse sous-jacente à celle que nous avons étudiée précédemment, et qui se prolonge en avant et en haut, recouvrant la face externe du pyramidal, les vaisseaux et nerfs de la région.

Le *feuillet profond*, dans sa partie supérieure, se confond presque en totalité avec le petit sacro-sciatique, dans sa partie inférieure avec les feuillets superficiels.

Il s'attache à la face latérale du sacrum, en avant des tubercules postéro-externes de la quatrième et de la cinquième sacrée, puis au sommet de la corne latérale du coccyx.

Les deux feuillets réunis s'attachent aux bords du coccyx. Mais l'insertion importante se fait au sacrum; la portion qui va au coccyx paraît uniquement dépendre du grand fessier. Ces fibres ligamenteuses sont entremêlées de fibres musculaires, le ligament est peu tendu, peu résistant dans sa portion coccygienne et doué d'une certaine élasticité puisqu'il permet les mouvements du coccyx.

Les fibres qui s'attachent aux quatre dernières pièces du coccyx sont bien moins fortes que celles qui prennent insertion à la première. Tout près du coccyx, on ne voit guère que des tractus tendineux séparés par des fibres musculaires.

A le bien regarder, le ligament sacro-sciatique, si tant est qu'on veuille considérer cette portion coccygienne comme un ligament véritable, se prolongerait même jusqu'au-dessus du coccyx, car le grand fessier envoie presque toujours des fibres s'insérer sur le raphé fibreux coccy-anal et ces insertions, qui se font à l'aide de tractus tendineux, continuent la série de celles que prend ce muscle au bord du coccyx.

Supérieurement, ce feuillet se prolonge sur la face externe du pyramidal et des organes qui sortent du bassin au-dessus et au-dessous de ce muscle.

Elle est distincte des deux que j'ai déjà mentionnées, mais souvent celle qui prolonge la couche profonde du feuillet superficiel n'est plus bien nette au bout d'un certain temps. Celle-ci existe toujours plus ou moins épaisse mais constante.

Le face profonde du grand sacro-sciatique est confondue en partie avec le petit sacro-sciatique. Cependant le petit ne va pas jusqu'à la partie toute supérieure du grand; à un moment donné, ce dernier n'en est pas doublé dans la partie qui répond au pyramidal.

En outre, la *partie postérieure* du grand ligament n'adhère pas dans toute son étendue à la face externe du petit. Ils sont séparés au voisinage de l'*isthme* formant un angle à sinus antérieur. C'est dans cet espace que l'on trouve le nerf et les vaisseaux honteux.

Entre les deux feuillets cheminent des branches de l'artère fessière et surtout de l'ischiatique accompagnée de grosses veines, et un nerf sur lequel nous reviendrons, le nerf fessier postérieur de Trolard. Les branches artérielles et veineuses percent successivement le feuillet superficiel pour se distribuer au grand fessier. Vers la partie postéro-inférieure du ligament, où il n'est plus possible de disséquer deux feuillets, les vaisseaux moins nombreux et volumineux cheminent dans l'épaisseur de la toile fibreuse ou à sa surface. Au voisinage de la pointe du coccyx, il n'y a plus de vaisseaux dans l'épaisseur du plan fibreux, tous sont dans le muscle.

De cette courte étude, il résulte que le ligament sacrö-sciatique ne forme pas un tout homogène et que divers éléments entrent dans sa formation.

Il me paraît certain que les fibres du temi-tendineux et du biceps en constituent une bonne part, le grand fessier une part plus grande. La portion qui s'attache aux bords du coccyx relève exclusivement de ce dernier muscle.

Enfin, un certain nombre de fibres s'attachent au squelette par leurs deux extrémités, allant de la tubérosité au sacrum. Ces fibres paraissent bien appartenir en propre au ligament. Si d'ailleurs on étudie ce ligament dans la série animale, on voit que chez les animaux dont le grand fessier est peu développé, toute la partie postéro-inférieure du ligament manque, le biceps et le demi-tendineux sont distincts, et il reste un cordon fibreux qui s'étend du sacrum à la tubérosité et qui ne donne insertion qu'à quelques fibres musculaires. C'est ce que l'on observe en particulier chez le chien.

En outre, les limites du ligament ne peuvent être fixées d'une façon nette ; il se continue en haut avec une série de lames cellulo-aponévrotiques, en bas avec les aponévroses de l'obturateur et du grand fessier et au voisinage du coccyx avec l'aponévrose inférieure du releveur de l'anus.

Le ligament présente une résistance fort inégale dans ses portions sacrée et coccygienne.

Au niveau du sacrum, il est très puissant et constitue un plan fort tendu et résistant ; au niveau du coccyx, il est au contraire mince, mal tendu, et médiocrement résistant. Son épaisseur et sa force diminuent graduellement depuis la base jusqu'à la pointe du coccyx.

Le *petit ligament sacro-sciatique* s'étend de l'épine sciatique aux parties latérales du sacrum et à la première pièce du coccyx. Il s'attache au sommet et aux deux bords de l'épine sciatique, et son insertion remonte même assez haut sur le bord antérieur de la grande échancrure, à 12 ou 15 millim. au-dessus de l'épine.

Les fibres parties de ces insertions antérieures, se dirigent en arrière et en haut et vont s'attacher en se fusionnant avec le feuillet profond du grand sacro-sciatique, à la face latérale du sacrum (devenue un véritable bord), au niveau de la quatrième et de la cinquième vertèbre sacrée et à la première pièce du coccyx.

D'après l'anatomie comparée, je ne crois pas qu'on puisse attribuer aux insertions postérieures de ce ligament une étendue plus grande. Le petit ligament sacro-sciatique sur lequel on a beaucoup discuté, n'est qu'une portion du muscle ischio-coccygien, en voie de régression et de disparition.

Chez beaucoup d'animaux, on ne trouve pas trace de ce ligament, mais un muscle ischio-caudal très développé.

Chez nous, il est impossible de séparer le petit ligament sacro-sciatique du muscle ischio-coccygien (qui serait mieux nommé ischio-sacro-coccygien). Les fibres musculaires et aponévrotiques se pénètrent, s'intriquent, sont manifestement en continuité et ne constituent qu'un seul et même organe. Enfin, de temps à autre, on rencontre des ligaments sacro-épineux qui sont à peine fibreux. Le corps musculaire ischio-sacro-coccygien a par anomalie réversive un volume plus considérable et cette augmentation s'est faite aux dépens de l'élément fibreux.

Le petit ligament sacro-sciatique représente un plan triangulaire. Sa face antérieure est appliquée au muscle ischio-coccygien. La face postérieure présente deux parties : une partie postérieure qui adhère d'une façon très intime au grand sacro-sciatique, une antérieure séparée du ligament précédent, libre, lisse et brillante d'aspect. Dans l'angle que forment en s'écartant les deux ligaments passent le nerf et les vaisseaux honteux.

Le bord supérieur du petit ligament sacro-sciatique se continue sans démarcation avec une lame cellulo-aponévrotique qui s'enfonce sous le nerf sciatique et le pyramydal et ferme en dedans l'espace sacro-sciatique. Nous aurons à revenir sur cette lame sacro-sciatique ou sacro-ilio-ischiatique.

L'aponévrose qui double la face profonde du muscle ischio-coccygien parvenue au bord supérieur du muscle vient s'appliquer à cette lame et se fusionne avec elle.

Le bord inférieur du ligament se continue dans sa partie libre avec l'aponévrose inférieure du releveur de l'anus.

Plus loin, en arrière, cette aponévrose va s'attacher à la face profonde du ligament sacro-sciatique.

Dans son ensemble, le ligament sacro-épineux est un peu convexe en dehors et en arrière, un peu concave en avant.

Le bord supérieur du petit ligament se continuant avec la membrane sacro-sciatique forme en s'écartant du grand sacro-sciatique un angle à sinus antéro-supérieur. Dans cet angle dièdre reposent la partie postérieure du nerf honteux, l'artère et la veine ischiatiques. Les ligaments sacro-sciatiques ferment en grande partie l'énorme espace sacro-coccy-sciatique.

Ils laissent entre eux deux orifices dont l'un correspond à la grande échancrure, l'autre à la petite. Par le premier sortent du bassin le pyramidal, le grand nerf sciatique, les vaisseaux et nerfs fessiers.

Nous verrons bientôt la disposition que présentent ces organes par rapport aux lames aponévrotiques dont nous avons mentionné l'existence. L'inférieur livre passage au muscle obturateur interne.

Considérés dans leur ensemble, les deux ligaments ont, d'une façon générale, leurs fibres dirigées en bas, convergeant vers deux points assez rapprochés.

Il est possible, quand on a sectionné transversalement le sacrum dans sa partie inférieure, il est possible et même facile d'abaisser la portion détachée du sacrum et le coccyx, en sacrifiant quelques fibres du grand ligament et en séparant dans le sens de leur longueur des faisceaux du petit. On a même recommandé d'agir ainsi pour aborder les organes pelviens en ménageant les ligaments sacro-sciatiques (Delbet). Cela est possible, mais mal commode, au moins sur le vivant.

Il est certain, toutefois, que ces ligaments doivent être ménagés autant que possible, car ils tiennent dans la charpente pelvienne une place importante.

Nombre de procédés ont été imaginés pour les conserver en totalité (M. Jeannel), mais il n'est pas encore prouvé qu'on y ait réussi sans commettre des délabrements beaucoup plus graves que leur section.

Muscle grand fessier.

Je veux seulement m'occuper ici des attaches postérieures de ce muscle. Ce que j'en ai dit précédemment me permettra d'abréger encore ce chapitre.

Nous avons vu comment un grand nombre de fibres du grand fessier s'implantaient sur la face postérieure du grand ligament sacro-sciatique, entraient dans la constitution de ce ligament et allaient s'insérer aux bords du coccyx, du sacrum, du grand ligament sacro-sciatique, et se continuer avec les fibres de l'aponévrose lombo-sacrée.

D'autres fibres plus superficiellement placées recouvrent celles-ci, s'étendant plus ou moins loin vers la ligne médiane.

En procédant de bas en haut, on voit qu'un certain nombre de ces fibres vont s'insérer au-devant de la pointe du coccyx, sur le raphé coccyx-anal.

Elles prennent attache aux bords du coccyx par une série de petites languettes fibreuses.

Très souvent, ces insertions figurent au niveau des dernières pièces du coccyx, une série de petites arcades fibreuses, dont les deux piliers sont implantés sur le coccyx.

A partir de 2 ou 3 centim. de la pointe du coccyx, on voit un certain nombre de faisceaux tendineux faisant suite aux faisceaux musculaires du grand fessier s'entre-croiser sur la ligne médiane. Ils sont intimement appliqués au ligament sacro-coccygien postérieur. Cette disposition a été déjà étudiée quand nous avons décrit cette lame fibreuse.

Plus haut, les fibres du grand fessier s'insèrent sur l'aponévrose lombo-sacrée, ou, du moins, elles se continuent avec des fibres tendineuses toutes dirigées en haut et en dedans.

Le scalpel peut quelquefois détacher de la face postérieure de l'aponévrose lombo-sacrée une mince lame formée par la juxtaposition de ces fibres.

Elles s'entre-croisent sur la ligne médiane avec celles du côté opposé, pour se continuer finalement avec des fibres du grand dorsal de l'autre côté.

Les fibres qui s'entre-croisent immédiatement au-dessus de la proéminente sacrée ne vont pas se continuer avec le grand dorsal de l'autre côté. Elles forment une bandelette qui présente une disposition bien intéressante.

Cette bandelette peut être suivie de la proéminente sacrée jusqu'à la crête iliaque, à la crête du côté opposé à celui d'où proviennent les fibres. Elle s'attache à la lèvre externe de cette crête à peu près en regard de l'insertion du ligament ilio-lombaire.

Elle est curviligne, à concavité inférieure et postérieure, contourne en quelque sorte le bord du grand fessier. Ayant dépassé la limite supérieure de ce muscle, la bandelette s'applique à la face externe de l'aponévrose du moyen fessier, dont elle est d'ailleurs absolument distincte, séparée d'elle par du tissu cellulaire.

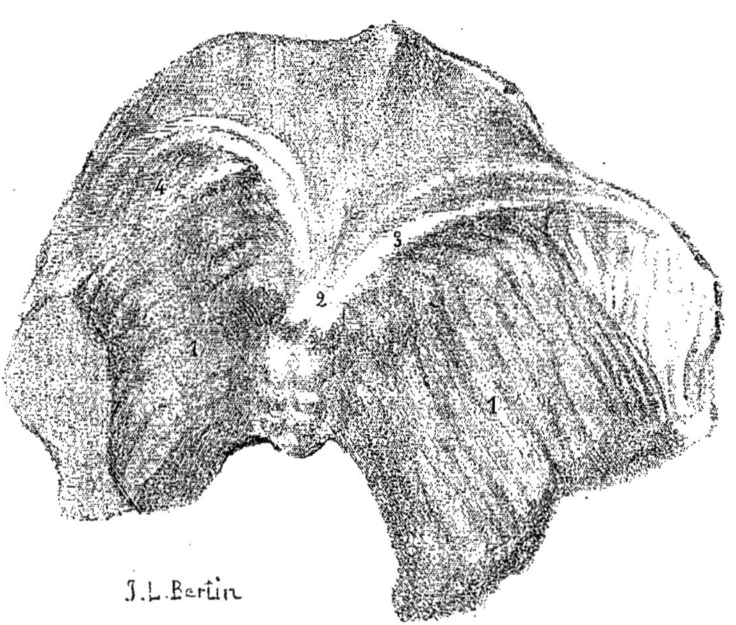

Fig. 10. — 1, muscle grand fessier; 2, espace qui sépare les deux grands fessiers; 3, bandelette formée par des fibres aponévrotiques prolongeant les fibres du grand fessier, et s'insérant à la crête iliaque du côté opposé; 4, aponévrose dite du moyen fessier.

Un ou deux filets nerveux, provenant des nerfs lombaires, entrent en contact avec cette bandelette, passant tantôt sur la face superficielle, tantôt entre sa face profonde et l'apronévrose du moyen fessier.

Une lamelle cellulo-fibreuse part du bord inférieur de cette bandelette et vient se perdre sur la face externe du grand fessier, tout près du bord supérieur, ou sur le bord lui-même.

Ce feuillet celluleux limite en dehors un espace rempli de graisse. Cet espace est triangulaire sur la coupe. Il est compris entre l'aponévrose du moyen fessier, le bord supérieur du grand fessier et ce feuillet celluleux.

Les fibres les plus élevées du grand fessier ne s'entre-croisent plus avec celles du côté opposé; elles s'arrêtent à la crête iliaque, s'attachant à la lèvre externe de cette crête depuis l'épine postéro-supérieure jusqu'à la surface rugueuse et sous-cutanée qu'on observe à la partie postérieure de cette crête.

Là, du moins, s'arrêtent les fibres charnues. Cependant, si l'on étudie les faisceaux qui forment le bord supérieur du grand fessier, on en voit un certain nombre se continuer avec les fibres de l'aponévrose du moyen fessier, et s'insérer par leur intermédiaire à des portions plus antérieures de la crête iliaque. Il est même raisonnable de supposer, avec M. Farabeuf, que toute cette aponévrose du moyen fessier représente une portion du grand fessier ou plutôt du fessier superficiel transformé et devenu fibreux.

Le bord postérieur du grand fessier est généralement curviligne à convexité interne. Il peut être souvent figuré par deux lignes brisées qui se réunissent à angle obtus.

On peut, dans tous les cas, lui considérer deux portions, l'une qui s'étend de la pointe du coccyx jusqu'à la proéminente sacrée, l'autre de la proéminente à la crête iliaque. Le point où elles se réunissent est très rapproché de la ligne médiane. A ce niveau, les deux grands fessiers ne sont séparés que par un intervalle de 15 à 20 millim.

Muscle pyramidal.

Le muscle pyramidal prend naissance dans le bassin, sous la face profonde du sacrum. Il s'attache dans les gouttières des deuxième et troisième trous sacrés par implantation directe des fibres musculaires. Il s'insère en outre sur les crêtes et jusque sur les corps vertébraux par une série de tractus aponévrotiques. Les dernières insertions s'avancent beaucoup plus en dedans que celles qui se font dans les gouttières et méritent le nom de digitations du pyramidal. Les fibres qui prennent naissance dans les gouttières vont jusque dans la profondeur du trou sacré.

Elles enveloppent presque complètement le tronc nerveux, l'entourent en haut, en dehors et en bas. De temps à autre on observe la disposition suivante : une petite arcade fibreuse s'étend d'une lèvre à l'autre de la gouttière sacrée, tournant sa concavité du côté du nerf, sa convexité donnant insertion aux fibres les plus antérieures du pyramidal. On peut observer cette disposition d'un seul côté ou des deux côtés.

Les fibres musculaires remplissant presque complétement les gouttières des deuxième et troisième trous sacrés, il en résulte que les nerfs ne reposent pas dans la gouttière à proprement parler. Ils sont séparés de la surface osseuse par un lit fort épais de fibres musculaires. Si l'on réfléchit en outre à ce fait que la direction des nerfs du plexus sacré n'est pas la même que celle de ces gouttières, on se gardera d'attribuer leur formation au passage des troncs nerveux.

Le pyramidal prend insertion, non seulement aux deux gouttières que je viens de mentionner, mais souvent encore à celle du quatrième trou sacré.

En outre, quelques-uns de ses faisceaux vont s'attacher à la petite épine immédiatement située en avant de l'articulation sacro-iliaque, à la partie la plus reculée de la grande échancrure sciatique, et aussi sur une petite aponévrose d'insertion qui, se détachant du bord du sacrum au niveau des deuxième et troisième gouttières, se prolonge sur la face externe du muscle.

Cette petite aponévrose d'insertion ne doit pas être confondue avec les prolongements qu'envoient les ligaments sacro-sciatiques sur la face externe du même muscle.

Il faut ajouter, pour être complet, que le pyramidal s'attache encore par quelques-unes de ses fibres à la face profonde du petit ligament sacro-sciatique dans sa partie supérieure.

A ce niveau le ligament est purement fibreux; il n'est plus doublé du muscle ischio-coccygien.

Il va se fixer au bord du sacrum. C'est sur la face interne de cette portion purement fibreuse que s'applique la partie inférieure du pyramidal.

Quelques-unes de ses fibres y prennent attache, quelques-unes seulement.

Le bord inférieur du pyramidal est masqué par cette portion du ligament; pour mettre en évidence la totalité de la face externe du muscle et constater ces insertions, on est obligé de sectionner le ligament.

Parties de tous ces points, les fibres musculaires vont se jeter sur une aponévrose de terminaison.

D'abord située dans l'épaisseur du muscle, mais toujours plus rapprochée de la face profonde, cette aponévrose se montre d'abord sur cette face, se condense rapidement en un tendon arrondi qui va se fixer au grand trochanter. L'aponévrose de terminaison reçoit par sa face externe les cinq sixièmes des fibres du muscle.

Dans son ensemble, le muscle pyramidal est dirigé en dehors, en avant et en bas. Mais il faut savoir que cette direction varie beaucoup avec l'attitude et la direction du membre inférieur. Son extrémité fémorale, obligée de suivre le grand trochanter, change de place dans les mouvements de l'articulation de la hanche. Ce déplacement peut être considérable, mais ne doit point surprendre quand on songe à l'arc de cercle que décrit le trochanter, quand, par exemple, on passe de la station verticale à la station accroupie.

Ceci est d'ailleurs applicable à tous les muscles pelvi-trochantériens.

Le tendon du pyramidal croise celui de l'obturateur externe, croise *par-dessus* : le pyramidal vient d'en haut, l'obturateur d'en bas.

Par son bord supérieur, le tendon du pyramidal envoie une expansion aponévrotique qui vient se perdre sur la face externe du tendon du petit fessier.

Par son bord inférieur, il contracte d'intimes rapports avec le tendon de l'obturateur interne. Ces deux tendons sont réunis par une série de tractus fibreux très courts, très nombreux et très solides, si bien qu'il est parfois difficile de les séparer l'un de l'autre.

Le pyramidal présente deux faces, l'une superficielle qui répond au grand fessier, l'autre profonde tournée du côté du bassin; et deux bords, l'un supérieur, l'autre inférieur.

Les rapports de ce muscle sont des plus importants. Nous y reviendrons à diverses reprises.

Muscle ischio-coccygien.

Le muscle ischio-coccygien s'étend de l'épine sciatique au sacrum et au coccyx. Il s'insère à la face interne de l'épine, à ses deux bords (lèvre interne), à la face profonde du petit ligament sacro-sciatique, à l'aponévrose de l'obturateur interne. Les fibres qui s'attachent à cette aponévrose sont contiguës à celles du releveur de l'anus. Il y a entre elles un interstice celluleux, mais cet interstice manque souvent et les insertions sont confondues.

Le muscle s'étend en rayonnant en arrière et vient s'attacher à la cinquième pièce du sacrum et à la première pièce du coccyx. Il s'attache au bord du sacrum et du coccyx et à leur face antérieure. Quelques-uns de ses faisceaux vont jusqu'à la ligne médiane, et il arrive souvent qu'ils s'entre-croisent avec ceux de l'autre côté. Le muscle est appliqué par sa face externe au ligament sacro-épineux. Nous avons vu quels intimes rapports unissaient ces deux organes et quelle était la véritable signification du ligament.

Le muscle ischio-coccygien actuel présente une hauteur moins grande que celle du ligament; il ne s'étend pas jusqu'à sa partie supérieure.

Sa face interne est recouverte par une lame aponévrotique dépendante de l'aponévrose pelvienne supérieure. Cette lame se continue inférieurement avec l'aponévrose supérieure du releveur de l'anus.

Au-dessus du muscle ischio-coccygien, elle s'unit au ligament sacro-épineux, et les deux lames, fusionnées intimement, se prolongent sur la face profonde du pyramidal.

Les fibres les plus élevées du releveur de l'anus sont accolées aux fibres les plus inférieures de l'ischio-coccygien. Souvent un petit interstice celluleux les sépare. Il est quelquefois difficile d'établir une exacte limite entre les deux muscles, chez l'homme du moins, car chez les animaux pourvus d'une queue, ils sont toujours parfaitement distincts.

En disséquant par la face interne, on arrive généralement à les séparer. Les deux muscles n'ont pas la même direction ; ils forment en s'unissant un angle dièdre tourné en dedans.

Artère sacrée moyenne.

L'artère sacrée moyenne se détache de l'aorte sur sa face postérieure, quelquefois à 1 centim., 1,5, au-dessus de l'angle de bifurcation, souvent juste au niveau de la bifurcation.

Cet angle répond tantôt à la quatrième, tantôt à la cinquième, le plus souvent peut-être au disque fort épais qui sépare la quatrième de la cinquième lombaire.

L'artère descend sur la ligne médiane, d'abord située entre la terminaison de l'aorte et le disque, puis entre la cinquième lombaire et la veine iliaque primitive gauche.

Puis elle double le promontoire, reposant toujours sur le grand surtout ligamenteux antérieur.

Après s'être réfléchie sur le promontoire, elle s'engage dans la concavité sacrée, appliquée aux corps vertébraux, décrivant ainsi deux courbures, l'une à concavité supérieure et postérieure entourant le promontoire, l'autre à concavité antérieure comme la courbure du sacrum.

Elle demeure généralement sur la ligne médiane ; mais il n'est pas rare de la voir déviée à droite ou à gauche, peut-être plus souvent à gauche, et alors elle vient se placer sur la face antérieure des digitations du pyramidal, quand elles vont se fixer au corps des vertèbres. Elle peut même côtoyer le bord interne des trous sacrés.

La sacrée moyenne, après avoir parcouru la face antérieure du sacrum, franchit l'articulation sacro-coccygienne, passe au-devant de la première pièce du coccyx, et au niveau de l'articulation médio-coccygienne, s'engage sous l'arcade formée par les bandelettes fibreuses qui s'entre-croisent à ce niveau.

Toujours appliquée au coccyx, elle descend jusque vers sa pointe, donnant quelques artérioles au sphincter, aux rudiments des muscles fléchisseurs de la queue, quand ils existent, au coccyx lui-même et au tissu cellulaire.

Ses dernières branches s'anastomosent avec des artérioles provenant de la honteuse interne et de l'ischiatique.

Quand les muscles rudimentaires qui représentent les fléchisseurs de la queue présentent, par anomalie réversive, un certain développement, ils arrivent à se juxtaposer sur la ligne médiane. Dans ces cas, ils recouvrent l'artère sacrée moyenne qu'on trouve toujours derrière ces muscles, appliquée contre le squelette.

Cette disposition ne doit surprendre en aucune façon.

Chez les animaux dont la queue est développée, la sacrée moyenne repose sur la face antérieure des vertèbres coccygiennes, et une épaisse couche de muscles la recouvre. Il faut aller la chercher très profondément au contact du surtout ligamenteux antérieur et même, une bonne façon d'étudier ses rapports avec les muscles consiste à désarticuler avec précaution entre deux des vertèbres de la queue, sans entamer les parties molles antérieures et à disséquer d'arrière en avant.

Ce rapport très intime de l'artère sacrée moyenne avec le sacrum et le coccyx n'est pas à négliger. On coupe toujours cette artère en réséquant le sacrum quand on n'a pas au préalable décollé à la rugine le périoste qui revêt la face antérieure de l'os.

Mieux vaut réséquer d'abord sans couper l'artère.

S'il est nécessaire de la sacrifier ultérieurement, on pourra toujours la pincer préventivement. Car il n'est pas toujours facile de pincer l'artère sous la face profonde du sacrum, quand on l'a tranchée juste au niveau de la section osseuse. Elle se rétracte, les mors de la pince ont fort peu de prise, et, en outre, cette pince qu'on ne peut récliner encombre le champ opératoire, gêne le chirurgien, outre qu'elle est exposée à déraper et qu'il n'est pas toujours commode de placer un fil.

L'artère sacrée moyenne donne, chemin faisant, des collatérales qui continuent la série des branches pariétales de l'aorte et sont, par exemple, les homologues des intercostales. Au niveau de la cinquième lombaire, elle donne la dernière des artères lombaires qui contourne transversalement le corps de la dernière vertèbre lombaire et va se perdre sur ses parties latérales, s'anastomosant en général avec l'ilio-lombaire. Au niveau du sacrum, elle donne des artères sacrées qui se détachent des parties postérieures ou latérales de la sacrée moyenne, tantôt au même niveau, tantôt à des hauteurs différentes, en général au voisinage des lignes de soudure des corps sacrés et se dirigent à peu près transversalement au dehors. Au niveau du trou sacré, elles rencontrent l'artère sacrée latérale, avec laquelle elles s'anastomosent, ou bien encore, elles disparaissent dans le trou sacré.

Il y a généralement autant de paires que de trous sacrés. Mais il arrive bien souvent qu'un certain nombre de ces artérioles fassent défaut.

Au niveau de l'articulation du sacrum avec le coccyx, se détachent deux artères *sacro-coccygiennes*, absolument comparables aux précédentes, qui, transversalement dirigées en dehors, vont s'anastomoser avec les sacrées latérales au niveau du trou sacro-coccygien. C'est bien à tort qu'on a considéré ces deux petites artères comme les branches terminales de la sacrée moyenne, et qu'on fait cette dernière prendre fin au niveau de la base du coccyx. L'artère sacrée poursuit son chemin sur la face antérieure du coccyx au-dessous de ces deux collatérales.

Au-point de vue de l'anatomie comparée, ces dernières sont à la sacrée moyenne ce que sont les iliaques primitives à l'aorte.

Au-devant du coccyx, l'artère sacrée moyenne envoie même latéralement de petites branches qui sont encore des homologues des sacrées transversales, une en particulier, un peu moins rudimentaire, au niveau de l'articulation médio-coccygienne.

Cette dernière va s'anastomoser au-dessous de la corne latérale du coccyx avec une artériole grêle et inconstante qui prolonge la sacrée latérale.

Artère honteuse.

« L'hypogastrique se divise en deux troncs, antérieur et postérieur. Le tronc antérieur ou pelvien, continuation de l'hypogastrique, descend sur la face latérale de la cavité pelvienne, le long du bord postérieur de l'obturateur interne, en décrivant une légère courbure à concavité antérieure. Au bas du pyramidal, il se termine par sa bifurcation en deux branches, honteuse interne et ischiatique. » (Bourgery et Jacob.)

Ces deux artères sont souvent d'un égal volume, mais ordinairement l'ischiatique est plus grosse.

Le tronc commun des deux artères peut passer à travers le plexus sacré entre le premier et le deuxième nerf sacré, ou entre le deuxième et le troisième, puis cheminer entre le plexus et le pyramidal. On le voit aussi descendre en dedans du plexus, au-dessous duquel il émerge en contournant son bord inférieur.

Très souvent les deux artères, séparées de bonne heure, vont chacune de leur côté. L'ischiatique traverse le plexus entre le deuxième et le troisième nerf sacré, puis descend entre le pyramidal et le plexus ; la honteuse demeure en dedans du plexus.

Toutes deux émergent sous le bord inférieur du pyramidal.

L'ischiatique est alors située un peu plus en arrière, et devient immédiatement plus superficielle.

La honteuse, située plus en avant, est profonde, s'applique à la face externe de l'épine sciatique.

Elle repose sur cette épine, tout près de sa pointe, à 2 millim. de son extrémité. Sur le squelette, on retrouve cette empreinte sous la forme d'une petite gouttière sur la face externe de l'épine et dirigée perpendiculairement à cette épine.

La veine honteuse interne est en avant, en général, du moins la principale veine honteuse interne, car il y en a presque toujours deux, l'antérieure volumineuse, la postérieure immédiatement située derrière l'artère et habituellement très petite.

Le nerf honteux interne est *en arrière* à ce niveau. Il repose sur la pointe même de l'épine, et sur le premier millimètre du ligament sacro-sciatique.

En avant de l'artère et de sa veine satellite principale, le nerf de l'obturateur interne croise la face externe de l'épine.

Quand le nerf anal se détache du plexus sacré, il contourne aussi l'épine sciatique, juxtaposé au nerf honteux, immédiatement en arrière de l'artère.

Le paquet vasculo-nerveux contournant l'épine sciatique, passe au-dessous du grand ligament sacro-sciatique ; de la région fessière il passe dans la région périnéale postérieure, ou région du creux ischio-rectal, et chemine au-dessous du plancher périnéal contre la paroi externe du creux ischio-rectal. Dans la région fessière, l'artère était dirigée en bas et un peu en arrière ; ici, elle se dirige en bas et en avant.

Juste au-dessous de l'épine sciatique, le nerf honteux *croise l'artère et la veine*, en passant à leur côté *interne*. Il sera désormais situé au-dessous, plus près de la peau ; de haut en bas, on rencontrera l'artère, la veine, e nerf.

Ces organes sont situés dans l'épaisseur de l'aponévrose obturatrice. Je ne comprends pas qu'on ait discuté pour savoir si l'artère était dans la gaine du muscle, en contact avec les fibres musculaires.

Quand on va, en disséquant le creux ischio-rectal, à la recherche de ce paquet vasculo-nerveux, on est obligé, pour l'atteindre, de traverser un feuillet aponévrotique. Si on relève les vaisseaux et le nerf, on aperçoit un autre feuillet aponévrotique qui les sépare du muscle. Cette disposition est absolument constante.

Je n'ai pas à suivre la honteuse au delà du creux ischio-rectal.

Elle a déjà donné, chemin faisant, d'importantes collatérales.

Dans sa position pelvienne, elle donne un certain nombre de rameaux viscéraux qui vont à la vessie ou à la prostate, mais surtout au rectum, en arrière de la prostate.

L'artère hémorrhoïdale moyenne se détache souvent de la honteuse.

Dans sa portion fessière, elle donne quelques rameaux au grand fessier, à sa portion inférieure.

Au moment où l'artère honteuse interne, après avoir contourné l'épine sciatique, se réfléchit pour cheminer à la face interne de l'obturateur, elle émet l'hémorrhoïdale inférieure.

Cette collatérale, en traversant le feuillet aponévrotique qui recouvrait l'artère honteuse, se charge d'une gaine celluleuse assez résistante qui l'accompagne jusqu'au moment où elle atteint la région de l'anus. Cette gaine qui n'a pas été signalée, à ma connaissance, est cependant facile à démontrer. Assez résistante à son origine, elle s'amincit de plus en plus à mesure qu'on s'approche de la région anale.

Cette artère est plongée dans le tissu graisseux du creux ischio-rectal; dans sa gaine sont logés le nerf anal et la veine hémorrhoïdale inférieure.

Généralement le nerf est en arrière, l'artère au milieu.

Ce paquet vasculo-nerveux ne se dirige pas directement en dedans, il est oblique en bas, en avant et en dedans et se distribue aux parties antérieures de l'anus.

L'artère hémorrhoïdale suit les mouvements de l'anus et c'est pourquoi elle présente quelques flexuosités.

A peu près au même niveau que l'hémorrhoïdale, trois ou quatre artères se détachent de la honteuse ; les unes se dirigent en bas et en arrière vers la peau, et se distribuent aux téguments du creux ischio-rectal, les autres rampent sous la face inférieure du releveur de l'anus jusqu'aux sphincters.

« La forme et le mode de distribution de ces artères sont dans un rapport admirable avec les fonctions de ces parties susceptibles d'une grande dilatation. Non seulement toutes les branches et leurs divisions forment de nombreuses flexuosités, mais les rameaux qu'elles fournissent se séparent dès leur naissance et se dispersent en patte d'oie, de manière à se prêter sans rupture à des dilatations considérables. » (Bourgery Jacob.)

Artère fessière.

L'artère fessière est si volumineuse et si importante qu'on la considère quelquefois comme une des deux branches de bifurcation de l'hypogastrique, en lui donnant le nom de tronc postérieur ou fessier de l'hypogastrique.

Elle se détache de l'hypogastrique en dedans du nerf lombo-sacré, tout près de ce nerf, presque au contact de la face antérieure du sacrum, entre le tronc nerveux et le bord externe du premier trou sacré. Elle se porte alors en bas et en arrière, dans l'étendue de 1 centim., puis se recourbe en dehors et se dirige vers le bord du sacrum.

Elle franchit l'articulation sacro-iliaque, immédiatement au-dessus de l'angle rentrant que présente ce bord un peu plus haut que le prolongement de la deuxième sacrée, entre le nerf lombo-sacré et le premier nerf sacré. Elle passe entre ces deux nerfs qui se terminent à angle très aigu, et traverse aussi à ce niveau le feuillet cellulo-aponévrotique sacro-ilio-ischiatique immédiatement placé en dedans du plexus sacré.

L'espace laissé libre entre le lombo-sacré et le premier sacré est presque rempli par l'artère fessière et ses deux énormes veines.

Bien souvent même la veine fessière antérieure passe en avant du lombo-sacré, entre lui et le rebord de l'échancrure ischiatique pour rejoindre l'artère en dedans du bassin.

L'artère fessière ayant franchi le plexus sacré, s'applique à la paroi osseuse pelvienne, se dirigeant en bas vers la partie la plus élevée de l'échancrure sciatique, laissant sur le squelette son empreinte sous la forme d'une large gouttière, se réfléchit sous l'arcade osseuse de l'échancrure ischiatique, et, passant au-dessus du pyramidal, va se distribuer aux muscles de la fesse.

Immédiatement au-dessus de l'échancrure, en dedans du bassin, l'artère est en rapport en dedans avec les deux troncs nerveux entre lesquels elle vient de passer.

Sous le bord supérieur de l'échancrure, l'artère appliquée au squelette croise perpendiculairement cette échancrure (quelquefois cependant, elle est un peu obliquement dirigée en dehors et en bas et est situé, entre deux très grosses veines qui recouvrent presque complètement sa face superficielle. L'une est antérieure, l'autre postérieure, et de l'une à l'autre s'étendent des canaux de communication qui croisent la face superficielle de l'artère; si bien qu'il est presque impossible d'aborder l'artère sans déchirer l'une ou l'autre ou les vaisseaux intermédiaires.

De ces deux veines, la plus volumineuse est généralement la postérieure. Je dis « généralement », car cette règle n'est pas fixe, et c'est quelquefois l'antérieure qui prend un développement plus considérable.

Si l'on tenait absolument à dénuder l'artère fessière, il faudrait l'aborder par sa face profonde qui repose à nu sur le squelette, en décollant la veine fessière postérieure.

Le paquet vasculaire occupe une place considérable, s'étend des insertions, sur l'échancrure, de l'obturateur interne, presque jusqu'au tubercule qui est situé immédiatement en avant de l'articulation sacro-iliaque, sur la lèvre externe du rebord osseux de l'échancrure.

Le nerf fessier supérieur, ou fessier proprement dit, se détache par deux branches du tronc lombo-sacré et du premier nerf sacré; la première racine prend naissance au-dessous et en avant, la deuxième au-dessous et en arrière de la fessière. Ces deux racines se réunissent habituellement au-dessous du paquet vasculaire, plutôt en arrière qu'en avant, et le croisent très obliquement, se dirigeant en avant et en haut, toujours appliquées à sa partie superficielle. Mais souvent les deux racines ne se fusionnent point, il y a un nerf antérieur, un postérieur ; le postérieur seul, qui est très grêle, suit le trajet habituel, l'antérieur est en avant de la veine fessière antérieure contre le squelette.

Ces organes sont contenus dans une gaine cellulo-fibreuse assez résistante. Cette gaine est un prolongement de la lame sacro-ischio-sciatique que l'artère traverse en sortant du bassin.

Le paquet vasculo-nerveux contenu dans sa gaine est situé entre le rebord osseux de l'échancrure et le muscle pyramidal.

Juste au niveau du rebord externe de l'échancrure, l'artère fessière se divise, donnant toujours une branche superficielle, la branche du grand fessier, deux branches antérieures profondes et une branche postérieure descendante et anastomotique.

La branche superficielle se dirige d'abord en arrière entre le muscle moyen fessier et l'os iliaque, laissant sur ce dernier une empreinte que nous avons déjà étudiée.

Cette artère émerge souvent sous le bord inférieur du moyen fessier, entre lui et le pyramidal. Mais dans bon nombre de cas, voici ce que l'on observe :

Le moyen fessier envoie un petit faisceau qui passe par delà l'échancrure, sous-tendant comme la corde d'un arc la partie toute supérieure de l'échancrure, ménageant ainsi entre lui d'une part, le rebord osseux doublé du moyen fessier, d'autre part, un orifice, presque un petit canal.

Les bords de cet orifice sont tendineux. Les faisceaux qui le limitent étant transformés, à ce niveau, en languettes aponévrotiques.

L'artère accompagnée de deux veines passe par cet orifice. A son émergence, elle est entourée d'une petite gaine provenant des lames cellulo-aponévrotiques, qu'on observe à la face externe du pyramidal. Cette gaine l'accompagne jusqu'à l'aponévrose profonde du grand fessier que traverse notre artère pour se distribuer dans les portions supérieures du grand fessier.

La *branche descendante* se détache presque toujours de la précédente. Elle s'en détache au moment où elle va abandonner l'os iliaque, pour se diriger en dehors. Destinée à la partie postéro-inférieure du grand fessier, elle se dirige en arrière et en bas, en décrivant une courbure à concavité antérieure.

Elle passe sur la face externe du pyramidal, entre la petite aponévrose d'insertion qu'on observe à la partie postérieure du muscle, entre elle et le feuillet profond du ligament sacro-sciatique, ou bien entre les deux feuillets du ligament, puis perfore les couches superficielles du ligament pour se distribuer aux fibres du grand fessier.

Sur le cadavre, on trouve généralement, sur la face externe du pyramidal, l'empreinte de cette artère et de ses veines, marquée en gris noirâtre. Deux veines accompagnent en effet l'artère, l'une en avant, l'autre en arrière.

L'ischiatique s'anastomose toujours avec elle par une branche ascendante, avec la branche descendante de la fessière. Souvent cette dernière ne se prolonge pas au delà du bord inférieur du pyramidal, et l'on observe seulement une arcade anastomotique entre la fessière et l'ischiatique à la face externe du pyramidal, près le bord du sacrum. Cette artère est généralement blessée dans les opérations sacrées.

Des deux branches antérieures profondes, l'une se porte directement d'avant en arrière dans l'interstice des muscles moyen et petit fessier; l'autre, supérieure, chemine le long de la ligne courbe demi-circulaire antérieure et y laisse une gouttière déjà étudiée. Une des deux grosses veines qui l'accompagnent reçoit une veinule issue du *trou iliaque externe* situé à égale distance de l'échancrure et de la crête iliaque.

Chacune des branches de la fessière est accompagnée de deux grosses veines.

Le tronc de la fessière est lui-même entre deux veines.

Généralement, les deux veines passent avec elle dans l'espace ménagé entre le lombo-sacré et le premier nerf sacré; mais souvent, l'une d'elles, l'antérieure, passe au-devant du lombo-sacré, ou du tronc formé par la fusion de ce nerf avec le premier sacré.

La veine fessière postérieure (la plus grosse ordinairement) accompagne toujours l'artère, et va se jeter dans la veine hypogastrique.

Pour l'atteindre, elle décrit une courbe au-devant de la partie supérieure du sacrum, en dedans de l'artère fessière, et reçoit au sommet de cette courbe à concavité externe la veine du premier trou sacré antérieur.

Celle-ci, très grosse, ascendante, laisse une empreinte en forme de gouttière sur la lèvre supérieure du premier trou sacré.

La veine fessière croise le lombo-sacré avant de se jeter dans la veine hypogastrique.

La veine antérieure va se réunir à la postérieure, ou se jeter dans l'hypogastrique, ou s'unir au tronc des veines honteuse et ischiatique.

Artère ischiatique.

L'artère ischiatique se trouve, dès son orirgine, en dehors de la membrane *sacro-ilio-ischiatique*, car celle-ci a été traversée par le tronc antérieur de l'hypogastrique, branche mère de la honteuse et de l'ischiatique.

Quelquefois cependant, elle prend naissance en dedans de cette membrane et la traverse. La membrane lui fournit une gaine, beaucoup plus mince que celle de la fessière, qui l'accompagne dans son trajet ultérieur.

Tout ce que je viens de dire pour l'ischiatique est vrai pour la honteuse, deuxième branche terminale du tronc antérieur.

Que l'artère ischiatique chemine au-devant du plexus, ou entre le plexus et le pyramidal, elle émerge sous le bord inférieur du pyramidal.

Il y a d'assez grandes variétés dans l'origine et le trajet de cette artère et aussi dans ses rapports avec la honteuse. Il m'a semblé qu'à l'ordinaire, elle était située *plus en arrière que la honteuse, et plus superficiellement placée.*

Elle émerge sous le bord inférieur du pyramidal, se dirigeant en bas et un peu en avant, ayant l'air de sortir de dessous la partie supérieure du grand ligament sacro-sciatique, à 1 centimètre au-dessus d'une ligne allant de la tubérosité de l'ischion au *tubercule postéro-externe de la quatrième sacrée.*

A ce niveau, l'artère est recouverte par sa veine satellite principale, une veine énorme. Pour apercevoir et préparer l'artère, il faut récliner cette veine en bas pour ne pas détruire les affluents qui viennent s'aboucher le long de son bord inférieur après avoir cheminé dans l'épaisseur du grand ligament sacro-sciatique.

Elle n'en reçoit pas par son bord supérieur. Les deux vaisseaux reposent sur la partie supérieure du petit ligament sacro-sciatique et sur le nerf honteux ou ses branches d'origine, en particulier sur la branche antérieure du quatrième nerf sacré qui va se joindre au nerf honteux.

Un autre filet qui se détache de la deuxième paire sacrée au niveau du bord supérieur du petit ligament sacro-sciatique, pour aller se joindre au petit nerf sciatique, longe le bord supérieur de l'artère.

L'ischiatique se divise dans la région fessière en deux ou plusieurs branches. On observe généralement 1° une branche fessière directe qui se dirige en dehors et pénètre dans le grand fessier par sa face profonde au-dessus des ligaments sacro-sciatiques.

2° Une branche ascendante, anastomotique, qui va s'inosculer sur la face externe du pyramidal avec une branche descendante de la fessière.

3° Une branche postéro-inférieure qui pénètre dans l'épaisseur du grand ligament sacro-sciatique, et s'y ramifie avant de pénétrer dans le grand fessier. Ses divisions seules perforent le feuillet superficiel du grand fessier pour se distribuer à sa partie postérieure et supérieure et à son bord inférieur.

Ces branches sont volumineuses; leur section, au cours des opérations par la voie sacrée, détermine des hémorrhagies difficiles à arrêter.

On se rend bien compte de ce fait en étudiant les rapports de ces vaisseaux avec le ligament. Celui-ci est creusé d'une série de tunnels à parois lisses et rigides. Les artères cheminent dans ces canaux, séparés des parois par une couche de graisse molle ou de tissu cellulaire lâche. L'artère sectionnée se rétracte dans un canal dont les parois sont incapables de revenir sur elles-mêmes; elle devient difficilement accessible à la pince, car il n'est pas facile d'appliquer une pince sur le ligament doublé du grand fessier. En outre, quand on a obturé la lumière du canal correspondant à l'artère coupée, le sang revient par les canaux voisins qui communiquent largement avec celui que l'on vient d'obturer. J'ai vu deux fois des hémorrhagies sérieuses prolonger mal à propos l'opération; dans un cas, après plusieurs minutes de tentatives infructueuses, il fallut se résoudre à tamponner avec la gaze iodoformée; dans un autre, à étreindre les parties molles autour du point qui saignait, avec un fil laborieusement placé à l'aide d'une aiguille.

Le chirurgien doit donc être prévenu de la disposition de ces artères et des ennuis qui peuvent en résulter pour lui. « Il faut que toutes les parties soient transparentes pour lui, et qu'alors même que la pointe de son instrument est cachée dans la profondeur, il la voie encore et qu'il la détourne des organes qu'elle doit respecter pour la diriger sur ceux qu'il convient d'atteindre. » (Sabatier.)

4° Une branche inférieure, verticale, descendante, qui s'applique au nerf sciatique, située généralement à son côté interne et plus superficielle que lui. Au bout de peu de temps, elle se divise elle-même : une de ses branches reste appliquée au nerf, les autres vont s'anastomoser avec les perforantes de la fémorale.

Les branches de l'ischiatique sont toutes accompagnées de veines volumineuses. Quelques-unes, satellites des rameaux de la branche postérieure, cheminent jusque vers le coccyx et s'anastomosent avec les veines sous-cutanées de la région.

Les nerfs sacrés.

Les nerfs sacrés se détachent de l'extrémité inférieure de la moelle, au niveau de la région lombaire, et « n'occupent à leur origine qu'un espace très rétréci, tellement rétréci qu'il n'est pas plus grand que celui qui existe entre deux nerfs cervicaux et présente à peine quelques millimètres d'étendue » (Bourgery).

Ces nerfs forment avec les derniers nerfs lombaires le faisceau désigné sous le nom de queue de cheval.

Juxtaposés, mais parfaitement distincts, ils décrivent une courbe à concavité postérieure à l'union de la colonne lombaire avec la colonne sacrée, puis dans le canal sacré, une courbe à concavité antérieure. Le faisceau va rapidement s'amincissant puisque chaque trou sacré donne passage à un des nerfs sacrés.

« Ils n'ont aucune communication entre eux tant qu'ils sont contenus dans le canal vertébral. »

On fait généralement les enveloppes séreuse et fibreuse de la moelle se terminer à l'extrémité inférieure du canal rachidien.

« La dure-mère rachidienne, dit Sappey, enveloppe fibreuse de la moelle épinière, se prolonge du pourtour du trou occipital à l'extrémité inférieure du canal sacré. » (*Anatomie descriptive*, t. III p. 23.)

Plus loin : « En bas, c'est-à-dire dans le canal du sacrum, elle (l'arachnoïde) se continue avec le feuillet pariétal en formant un cul-de-sac qui répond et qui adhère à celui de la dure-mère ». (T. III, p. 30.)

Dans son chapitre consacré à l'articulation sacro-coccygienne, le même Sappey, décrivant le ligament sacro-coccygien postérieur, avance que « sa face antérieure répond à l'arachnoïde, dont le sépare une mince couche de tissu adipeux ».

Cependant sur les planches de Bourgery et Jacob, Hirschfeld, le cul-de-sac des méninges est figuré à diverses reprises, et toujours on le voit s'arrêter à la deuxième sacrée.

M. Trolard, dans un court mais très substantiel mémoire publié dans les *Archives de physiologie* de 1888, a repris cette question, entre autres, et il arrive à cette conclusion, que « le cul-de-sac effilé, aigu, qui termine l'enveloppe fibreuse et l'arachnoïde, ne descend pas plus bas que la deuxième sacrée ».

Il s'arrête ordinairement à la partie moyenne de la deuxième. L'extrémité inférieure du cul-de-sac « se trouve située chez l'adulte à une moyenne de 8 centim. du sommet du sacrum ».

J'ai pu sur un grand nombre de cadavres vérifier l'exactitude de cette assertion.

Il y a, certes, des variétés individuelles liées probablement aux différences que présente le sacrum, qui présente une concavité plus ou moins grande selon les sujets, et forme avec la colonne lombaire un angle plus ou moins obtus.

Ce qu'il faut retenir, c'est que ce cul-de-sac situé très haut n'a rien à craindre quand le chirurgien résèque une portion du sacrum au cours d'une intervention par la voie sacrée.

Le cul-de-sac se trouve habituellement sur une ligne passant par les deux surfaces rugueuses sous-cutanées situées à la partie postérieure de la crête iliaque.

Si donc on ouvre toujours le canal rachidien quand on coupe transversalement, ou même quand on désarticule le coccyx, fort heureusement on n'atteint jamais le cul-de-sac des méninges.

La situation élevée de ce dernier me fait concevoir quelques doutes sur deux cas que rapporte Blandin dans son *Anatomie chirurgicale*. « J'ai vu deux fois, dit-il, dans de semblables circonstances (eschares de la région sacrée), j'ai constaté l'ouverture de la cavité de l'arachnoïde. » Il est probable qu'il y avait seulement destruction du plan fibreux qui ferme l'hiatus sacro-coccygien et ouverture du canal sacré.

On décrit généralement six nerfs sacrés. Quatre d'entre eux sortent par les trous sacrés, et méritent absolument ce nom. Le cinquième émerge entre le sacrum et le coccyx. C'est encore un véritable nerf sacré comme le nerf qui sort entre la cinquième lombaire et le sacrum est un nerf lombaire, comme le nerf qui sort entre la douzième dorsale et la première lombaire est un nerf dorsal.

Mais le sixième n'est pas un nerf sacré, il appartient au coccyx et doit être appelé nerf coccygien.

Ces nerfs sont d'autant moins volumineux qu'ils sont situés plus bas.

Le cinquième est très grêle, le sixième « est tellement petit qu'on est souvent porté à croire qu'il n'existe pas, lorsqu'on va à sa recherche, quoique cependant il existe réellement » (Bourgery).

Il arrive, en effet, qu'on ait quelque difficulté à découvrir ce nerf, surtout quand on le cherche dans le canal sacré, immédiatement au-dessous du cul-de-sac des méninges. Il est, en effet, accolé au filum terminale et il faut quelquefois une minutieuse attention pour les séparer.

Cependant, à la partie inférieure, le filum terminale continue à occuper la ligne médiane, tandis que le nerf coccygien s'en écarte pour se porter en dehors et en bas.

Le filum terminale, auquel nombre d'auteurs attribuent une certaine résistance malgré son faible volume, m'a toujours paru, au contraire, incapable de résister à la moindre traction. Il va s'attacher à la face postérieure de la première pièce du coccyx, sur la saillie mousse médiane que l'on observe à la partie inférieure de cette face sur la ligne médiane.

Les nerfs et le filum sont plongés dans une graisse molle, fluide, qui remplit tout l'espace compris entre eux et les parois du canal. Cette graisse les accompagne dans les canaux sacrés.

« Il y a, dit Bourgery, une particularité qui mérite d'être notée dans les nerfs sacrés, c'est que les renflements gangliformes des racines postérieures ne sont pas placés à la partie externe des trous de transmission, comme dans les autres nerfs rachidiens, mais se trouvent contenus dans le canal osseux du sacrum. On les trouve d'autant plus rapprochés des trous sacrés qu'ils sont plus supérieurs. Les quatrième, cinquième et sixième en sont sensiblement plus éloignés. »

M. Trolard appelle de nouveau l'attention sur ce point : « Les ganglions de ces nerfs ne sont pas intervertébraux, mais intrarachidiens, dans le canal rachidien même. » J'ai toujours rencontré la même disposition.

Tous les nerfs sacrés sont-ils pourvus d'un ganglion ? Il est assez difficile d'être fixé à cet égard pour le nerf coccygien ou sixième sacré. Bourgery affirme que sur ce nerf le ganglion ne manque *jamais*.

M. Trolard affirme *que le sixième ne lui a jamais présenté ce ganglion.* Le cinquième en manque souvent aussi, dit le même auteur.

Le nerf coccygien est si petit, le renflement si peu accusé, qu'il est bien difficile de savoir au juste à quoi s'en tenir en faisant appel à la seule dissection.

Cependant, à diverses reprises, j'ai sûrement rencontré ce ganglion, mais il est véritablement impossible de démontrer son existence constante par la simple investigation à l'aide du scalpel.

Pour le cinquième, au contraire, ce renflement m'a paru manquer assez rarement.

Les quatre premiers nerfs sacrés pénètrent dans les canaux sacrés, se divisent en deux branches qui sortent par les trous sacrés antérieurs et postérieurs.

Le cinquième passe sous l'arcade formée par les cornes ascendante du coccyx et descendante du sacrum, et se divise en deux branches dont l'une se dirige en avant, en passant en dedans du ligament sacro-coccygien latéral. Le nerf coccygien, loin de sortir comme le cinquième entre le sacrum et le coccyx, comme le dit Sappey, passe sous le ligament coccygien latéral et se divise également en deux branches, l'une antérieure, l'autre postérieure.

Les branches postérieures des quatre premiers nerfs sont fort grêles, celles du cinquième et du sixième sont insignifiantes.

Les branches postérieures vont en augmentant de volume depuis la première jusqu'à la quatrième, et en décroissant depuis celle-ci jusqu'à la sixième. Ce fait est noté par presque tous les auteurs et, en effet, cela est exact.

Les quatre premières sortent des trous sacrés en se dirigeant en dehors, en avant et en bas.

Chacune d'elles se divise aussitôt en quatre ou cinq filets.

L'un d'eux va s'unir à la branche sus-jacente, l'autre à la sous-jacente. Ainsi se forment en arrière du sacrum une série d'arcades nerveuses embrassant les ponts osseux qui séparent les trous. Il faut dire que ces arcades sont très grêles et manquent bien souvent.

Un ou deux autres vont se perdre dans les fibres musculaires de la masse commune.

Enfin, un de ces filets qui paraît prolonger le nerf par sa direction et son volume, se porte en dehors, cheminant profondément entre les muscles et les tissus fibreux qui recouvrent le squelette.

La première et la deuxième franchissent le ligament sacro-épineux, passan tantôt sur sa face superficielle, tantôt sous sa profonde et s'unissent pour constituer un nerf qui descend verticalement entre le feuillet superficiel et le

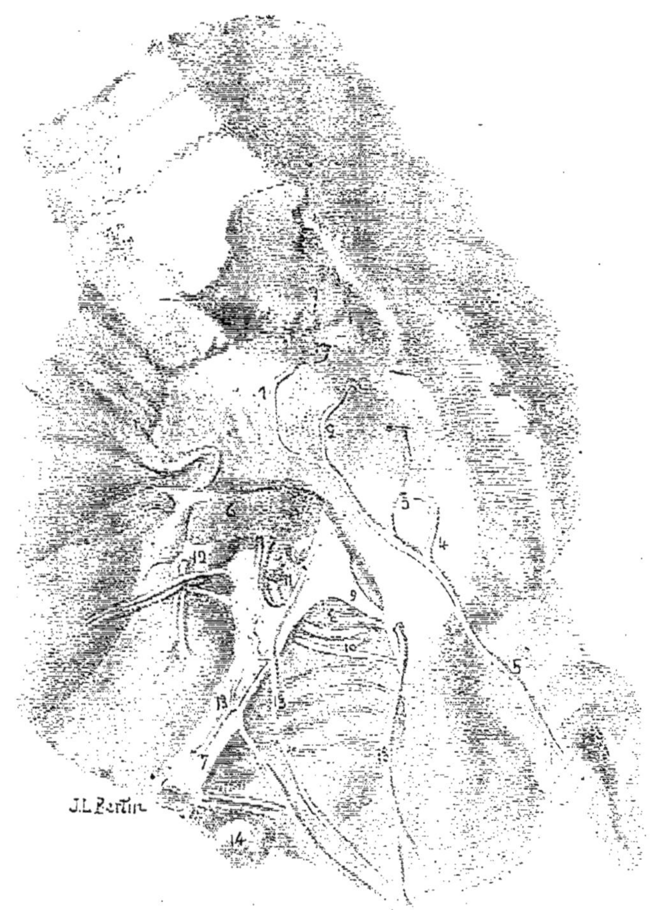

Fig. 11. — *Branches des nerfs sacrés.*

1, 2, 3, 4, branches postérieures des quatre premiers nerfs sacrés ; 5, nerf fessier postérieur ; 6, veine fessière ; 7, grand nerf sciatique ; 8, artère honteuse ; 9, nerf honteux interne ; 10, nerf de l'obturateur interne ; 11, coupe de l'artère ischiatique ; 12, veine fessière ; 13, 13, 13, petit nerf sciatique. Il y a trois nerfs distincts qui n'ont pas exécuté leur fusion ; 14, tendon de l'obturateur interne.

feuillet profond du grand ligament sacro-sciatique. Il reçoit successivement par son bord interne les filets des troisième et quatrième branches et quelquefois un filet de la cinquième. Il arrive qu'un ou deux de ces filets manquent. Le nerf cependant est constant, il augmente de volume chaque fois qu'un filet vient de le renforcer.

M. Trolard appelle ce nerf le fessier postérieur.

Arrivé au niveau de l'articulation sacro-coccygienne, le nerf fessier postérieur se divise généralement en deux branches qui, changeant immédiatement de direction, se portent directement en arrière, perforent le feuillet superficiel du grand ligament sciatique, traversent le muscle grand fessier et vont se distribuer dans la peau de la partie postéro-inférieure de la fesse. Il fournirait, d'après M. Trolard, un certain nombre de filets aux fibres du grand fessier.

Les branches antérieures des nerfs sacrés, contrairement aux postérieures, diminuent graduellement de volume de haut en bas. Elles sont incomparablement plus volumineuses et plus importantes que les postérieures.

Les trois premières et une partie de la quatrième s'unissent au tronc lombo-sacré pour former le plexus sacré.

Le reste de la quatrième paire, la cinquième et la sixième forment un petit plexus qu'on peut désigner sous le nom de sacro-coccygien.

Pour saisir le plexus sacré dans son ensemble et dans ses connexions, il faut faire des préparations destinées à mettre en évidence sa face antérieure et sa face postérieure.

On ne peut étudier la face antérieure qu'à la condition de sacrifier une grande partie de l'enceinte pelvienne. Il faut, ou bien scier transversalement le bassin en passant immédiatement en avant de la grande échancrure, on a ainsi sous les yeux la moitié postérieure; ou bien enlever un des os iliaques, le séparant d'abord de l'os du côté opposé au niveau du pubis, puis du sacrum au niveau de l'articulation sacro-iliaque. Ou bien pratiquer une grande coupe médiane antéro-postérieure, comme pour préparer l'artère hypogastrique. Cruveilhier conseillait cette coupe, Bourgery la recommande et la figure.

Pour la face postérieure, voici comment on peut la préparer : faire passer un trait de scie horizontal immédiatement au-dessus de la grande échancrure, enlever tout ce qui est au-dessus ; isoler le tronc lombo-sacré après avoir détruit le psoas et suivre ce tronc jusqu'à sa fusion avec le premier nerf sacré, faire sauter avec le ciseau et le maillet tout ce qu'il faut du sacrum pour mettre à nu les premier, deuxième, troisième, quatrième nerfs sacrés, et terminer ensuite la préparation du plexus et de ses branches.

Six nerfs entrent dans la composition du plexus sacré, ce sont :

1° Une branche de la quatrième lombaire ;

2° La cinquième ;

3°, 4° et 5° Les trois premiers nerfs sacrés ;

6° Une branche de la quatrième.

La branche de la quatrième paire lombaire s'unit à la cinquième pour former le tronc lombo-sacré. Ce dernier se fusionne avec le premier nerf sacré et le tronc commun qui en résulte reçoit successivement le deuxième, le troisième et une branche du quatrième.

Depuis Bichat, tous les auteurs n'ont pas manqué de faire remarquer la disposition un peu particulière de ce plexus qui, par son mode de constitution, diffère sensiblement des plexus cervical, brachial et lombaire. On voit en effet dans ces derniers les nerfs se diviser, puis se reconstituer ensuite et présenter un aspect complexe.

Or, le plexus sacré est d'une assez grande simplicité. « Ici, point de divisions préalables et de recompositions consécutives, mais une sorte de fusion de plusieurs branches convergentes en un seul gros tronc » (Sappey).

Toutefois il est rare qu'on retrouve dans la réalité le plexus un peu schématique que décrivent les auteurs.

Le lombo-sacré et le premier nerf sacré s'unissent toujours à angle aigu, se fusionnent sans échanger avant leur jonction aucune branche anastomotique, mais la deuxième s'unit généralement à ce tronc commun après s'être divisée en deux branches ; la troisième échange une ou deux anastomoses avec la deuxième et la quatrième, et distribue la plus grande partie de ses fibres avant d'atteindre le gros cordon formé par la réunion des nerfs sus-jacents.

Somme toute, le plexus présente deux portions ; une supérieure qui répond au schéma classique, formée par la simple fusion de la branche de la quatrième paire, du nerf de la cinquième lombaire et du premier sacré ; et une inférieure que constituent la troisième sacrée et la branche de la quatrième, la deuxième étant pour ainsi dire intermédiaire et pouvant, suivant les cas et suivant sa complexité plus ou moins grande, être rattachée, tantôt à la partie supérieure, tantôt à la partie inférieure, tantôt se partager entre les deux.

Il y a, en effet, quelques variétés dans la disposition de ce nerf et aussi dans celle du troisième.

Dans son ensemble, le plexus présente un aspect triangulaire qui a frappé tous les anatomistes. La base de ce triangle répond au sacrum, à la ligne des trous sacrés, et le sommet repose sur le bord antérieur de la grande échancrure ischiatique, immédiatement au-dessus de l'épine sciatique.

Le sommet du plexus se continue avec le grand nerf sciatique, son unique mais très volumineuse branche terminale.

D'une façon générale, le plexus se dirige en dehors, en bas et en avant. Cette direction varie bien évidemment avec chacun des nerfs.

Le premier nerf sacré ne remplit pas l'orifice osseux par lequel il émerge, il occupe la partie inférieure de ce trou; le reste est comblé par de la graisse et une ou deux grosses veines.

Le pyramidal s'insère, avons-nous dit, par ses faisceaux les plus élevés, sur la crête qui sépare le premier trou du deuxième. Émergeant de ce trou par sa partie inférieure, le premier nerf sacré se trouve naturellement placé sur le bord supérieur de ce muscle. Il suit ce bord, se dirigeant en bas et en avant et en dehors jusqu'à sa rencontre avec le nerf lombo-sacré auquel il s'unit à angle *aigu* un peu au-dessous et en avant le l'articulation sacro-iliaque.

Les deuxième et troisième nerfs sacrés sont, à leur émergence des trous sacrés, entourés par les fibres du pyramidal. Ils cheminent sur la face antérieure du muscle, le deuxième à la partie moyenne de cette face, le troisième au voisinage de son bord inférieur. Mais le corps musculaire du pyramidal diminue rapidement d'épaisseur; en outre, il est moins oblique en bas que le troisième sacré; aussi le nerf, à sa partie antérieure, est généralement un peu au-dessous du pyramidal.

La branche antérieure de la quatrième paire donne un rameau supérieur, souvent double, qui va s'unir à la troisième paire (souvent ce rameau va directement se continuer avec le nerf honteux interne et le nerf anal), un rameau antérieur qui perfore l'aponévrose sacro-coccy-sciatique pour aller se jeter dans le plexus hypogastrique; ce rameau peut être double ou triple, et enfin un rameau postérieur qui traverse le grand ligament sacro-sciatique et le grand fessier, pour se ramifier dans la peau.

Constamment, sur la face antérieure du pyramidal, le deuxième et le troisième nerfs sont réunis par une ou deux anastomoses; souvent aussi un filet réunit l'un à l'autre le premier et le deuxième nerf. Tout près de son émergence du quatrième trou sacré, le quatrième envoie un rameau ascendant un peu oblique en dehors qui vient se joindre au troisième.

Le plexus sacré répond par sa face antérieure aux organes contenus dans le bassin. Une lame fibreuse qui s'insère en dedans des trous sacrés et s'étend jusqu'au bord antérieur de la grande échancrure, repose sur sa face antérieure.

Les nerfs sont d'ordinaire immédiatement sous-jacents à cette lame qui fait partie de l'aponévrose pelvienne supérieure. Ils sont en contact avec les fibres du muscle pyramidal qui entourent à peu près complètement les deuxième et troisième à leur point d'émergence.

L'aponévrose pelvienne les sépare de l'aponévrose sacro-recto-génitale, des vaisseaux qui tapissent les parois pelviennes du rectum et des vaisseaux qui l'accompagnent, du grand sympathique qui envoie à chacun des nerfs sacrés un ou deux filets qui traversent le feuillet aponévrotique.

Au voisinage de l'épine sciatique, ce feuillet s'épaissit et devient plus résistant ; le tissu cellulaire qui le sépare du plexus devient aussi plus lâche. Ce dernier est plus loin séparé du bord antérieur de la grande échancrure par un tissu cellulaire plus lâche encore, qui lui donne une certaine mobilité. La surface osseuse à ce niveau est recouverte d'une couche fibreuse lisse et brillante.

C'est qu'en effet le nerf sciatique et le sommet du plexus sacré se déplacent un peu dans les mouvements du membre inférieur et glissent sur l'os iliaque. La surface de glissement est limitée en haut par les fibres du petit fessier qui descendent beaucoup plus bas qu'on ne le croit généralement ; en bas par les fibres du jumeau supérieur. Quelquefois, le sommet du plexus repose en partie sur les fibres de ce muscle.

Par sa face postérieure, le plexus sacré répond surtout au pyramidal.

Au-dessus de ce muscle, se trouvent le lombo-sacré appliqué sur la base du sacrum où il laisse son empreinte et le premier nerf sacré. L'espace angulaire ménagé entre ces deux nerfs laisse passer les vaisseaux fessiers. Mais cet espace n'est praticable que tout près de son sommet, le reste étant occupé par la surface osseuse située en dehors du premier trou sacré.

L'artère et la veine croisent d'abord la face antérieure du lombo-sacré, puis passent sous son bord inférieur, décrivant autour de ce nerf une sorte de spire.

La branche iliaque de l'artère ilio-lombaire et les veines qui l'accompagnent passent entre les deux racines du lombo-sacré ; l'artère est au-dessous de la veine principale, plus près de la cinquième lombaire que du rameau de la quatrième. La branche lombaire remonte presque verticalement, appliquée sur la face antérieure de la cinquième lombaire, en dedans du rameau de la quatrième.

Entre la face postérieure du plexus et la face antérieure du pyramidal, s'interposent souvent l'artère et la veine ischiatiques, l'artère et la veine honteuses.

Le rameau de la quatrième paire sacrée se dirige presque horizontalement en avant. Il est au-dessous du pyramidal, chemine dans la gouttière que forme l'aponévrose, s'élevant du bord supérieur du petit ligament sacro-sciatique et s'écartant du grand sacro-sciatique.

Il est en rapport intime avec l'artère et la veine ischiatiques.

Ce nerf est toujours sectionné dans les interventions par la voie sacrée, le troisième l'est souvent, et nous verrons par l'étude des branches du plexus que la section de ces deux nerfs n'est pas sans importance.

Le plexus sacré est compris dans la même loge ostéo-aponévrotique que le pyramidal, loge limitée en dedans par l'aponévrose pelvienne, en arrière par le sacrum et les prolongements du grand ligament sacro-sciatique.

Du plexus sacré émanent des branches nombreuses qu'on peut, à l'exemple de Cruveilhier et de tous les auteurs depuis Cruveilhier, diviser en branche terminale et branches collatérales.

De la branche terminale nous ne dirons rien. Les branches collatérales sont d'abord des rameaux viscéraux, puis le nerf du pyramidal, celui du releveur de l'anus, le ou les rameaux de l'ischio-coccygien, le nerf de l'obturateur interne, celui du jumeau supérieur, celui du jumeau inférieur et du carré crural, le nerf honteux, le nerf anal, le fessier supérieur et le fessier inférieur ou petit sciatique.

On les divise généralement en branches antérieures et branches postérieures, selon qu'elles se détachent de la face antérieure ou de la face postérieure.

Cette division est certainement fondée. Cependant, il faut savoir que certaines branches peuvent prendre naissance tantôt à la face antérieure, tantôt à la face postérieure ; que d'autres, le nerf honteux et le nerf anal, n'appartiennent à proprement parler ni à l'une ni à l'autre, mais se détachent du bord inférieur du plexus.

Le *nerf fessier supérieur* (ou plus simplement nerf fessier) prend naissance par deux racines, l'une du tronc lombo-sacré, l'autre du premier nerf sacré.

La première se détache du lombo-sacré, sur son bord antérieur, tout près de sa fusion avec la première sacrée. Cette racine peut être suivie, jusque dans les branches antérieures, des cinquième et quatrième lombaires. Elle provient pour les deux tiers de la cinquième, pour un tiers de la quatrième.

La deuxième du premier nerf sacré. Cette dernière est généralement plus grêle. L'artère et les veines fessières sont situées au dessus de ces racines. Ces dernières sont l'une en avant et au-dessous, l'autre en dessous et en arrière.

Cependant, quand une des veines fessières passe en avant du lombo-sacré, ce qui arrive quelquefois, la racine antérieure se trouve placée à son origine entre l'artère et la veine fessière antérieure.

Les deux racines se portent en dehors, en avant et en haut, et se fusionnent à 1 centim. de leur point d'émergence.

Le nerf fessier qui en résulte croise obliquement le paquet vasculaire, demeurant sur sa face superficielle, et vient se placer en avant.

Mais très souvent, les deux racines ne se fusionnent pas; il y a deux nerfs au lieu d'un.

Le nerf fessier pénètre dans l'interstice du moyen et du petit fessier, et se divise en deux branches : l'une, la supérieure, chemine le long de la ligne courbe supérieure; l'autre se porte directement en avant. Toutes deux fournissent au moyen et petit fessier, la deuxième se termine dans le fascia lata.

Le *nerf petit sciatique* se détache de la face postéro-externe du plexus sacré, à sa partie antérieure, à 15 millim. du sommet du plexus, à égale distance de ses bords supérieur et inférieur. On voit facilement à l'œil nu que le nerf est formé de racines provenant *du tronc lombo-sacré* et des trois premiers nerfs sacrés. Ces racines restent appliquées sur la face postérieure du plexus, sans se fusionner avec lui. On les distingue facilement, car leur direction est différente de celles qui vont former le grand nerf sciatique. Elles convergent vers un point situé plus bas, plus en arrière et un peu plus en dehors que le sommet du plexus.

Le nerf descend sous la face profonde du grand fessier, reposant sur le grand sciatique ou sur les muscles jumeau supérieur, obturateur interne, jumeau inférieur, carré crural, en contact avec la branche descendante de l'artère ischiatique située généralement à son côté antérieur; et, sous le bord inférieur du grand fessier, se divise en deux branches, l'une qui descend verticalement sous l'aponévrose de la cuisse jusque dans le creux poplité. C'est le nerf fémoro-poplité ; l'autre qui se porte transversalement en dedans, en contournant l'extrémité supérieure des muscles demi-tendineux, biceps, grand adducteur. C'est la branche génitale.

De son origine à sa bifurcation, le petit sciatique envoie des rameaux au muscle grand fessier. Ces rameaux se détachent de la face postérieure du nerf et pénètrent le muscle par sa face profonde. On en voit quelquefois naître des racines mêmes du petit sciatique, sous le pyramidal et se réfléchir sous le bord inférieur de ce muscle pour se porter en arrière et en haut dans le grand fessier.

Parmi ceux qui se détachent plus bas, on en voit un certain nombre qui traversent le grand fessier pour se distribuer à la peau ; d'autres passent sous le bord inférieur du muscle et ensuite décrivent un trajet ascendant pour innerver également les téguments de la fesse.

Le défaut de convergence et de fusion des racines du petit sciatique explique la plupart des anomalies que ce nerf présente si fréquemment.

Il présente, en somme, des filets musculaires et des filets cutanées ; les premiers naissent surtout des racines élevées, les autres des racines inférieures. Ces filets musculaires et cutanés peuvent ne pas se fusionner du tout. Au lieu d'un nerf, on en voit deux, l'un exclusivement musculaire, l'autre exclusivement cutané. Le premier est le véritable nerf fessier inférieur, l'autre, le vrai nerf petit sciatique.

Les deux nerfs peuvent encore exister sans que la séparation en filets musculaires et sensitifs soit aussi complète. Chacun d'eux est un nerf mixte. Le nerf fessier inférieur envoie quelques rameaux à la peau de la fesse, le nerf petit sciatique un ou deux filets au muscle grand fessier.

La portion cutanée du petit sciatique se divise en branche périnéale et branche fémoro-cutanée.

On peut voir encore une des deux dispositions suivantes : au lieu du petit sciatique classique :

1° Il y a 3 nerfs émergeant du plexus :

1° Un nerf fessier inférieur ;

2° Un nerf fémoro-cutané ;

3° Un nerf périnéo-scrotal.

Ce dernier se détache de la partie inférieure du plexus (du troisième et du quatrième nerf sacré), traverse le grand ligament sacro-sciatique, après avoir croisé obliquement le nerf honteux, l'artère et la veine honteuse internes, le nerf du muscle obturateur, et ce muscle lui-même en passant en dehors de tous ces organes.

Il chemine quelque temps sur la partie inférieure du ligament sacro-sciatique après l'avoir traversé, appliqué contre lui par une petite lamelle aponévrotique, passe sur la tubérosité de l'ischion, et au-dessous de cette tubérosité se réfléchit pour se diriger en avant et en dedans, passe sur l'extrémité supérieure du demi-tendineux, du biceps, du grand adducteur et se loge dans le pli périnéo-crural.

2° Ou il y a :

1° Un nerf fessier et fémoro-poplité ;

2° Un nerf périnéo-scrotal.

On rencontre quelquefois une anastomose entre le fessier supérieur et une des branches musculaires du petit sciatique.

Le *nerf du pyramidal* se détache de la face postérieure du plexus, en général du deuxième nerf sacré, pénètre dans le muscle par sa face profonde, au voisinage de son bord supérieur, à 3 ou 4 centim. de l'extrémité postérieure (cette distance étant mesurée sur la face interne), ce point correspondant à peu près à celui où la branche descendante de la fessière croise la face externe du pyramidal.

Il y a quelquefois deux nerfs au lieu d'un ; ils proviennent tous deux du deuxième nerf sacré ou bien du deuxième et du troisième.

Le *nerf du jumeau supérieur* prend naissance au sommet du plexus, généralement sur la face postérieure. Il se détache quelquefois du nerf sciatique, souvent du nerf obturateur, ou bien encore du rameau commun au jumeau inférieur et au carré crural. Il se porte en bas, vers le jumeau qu'il pénètre au niveau de son bord supérieur ou au voisinage de son bord par sa face profonde ou sa face superficielle, non loin de l'épine sciatique.

Le *rameau commun au muscle jumeau inférieur et au carré crural* se détache du plexus sacré, tout près de sa terminaison, très souvent même du tronc du sciatique à son origine. Il se détache de *sa face profonde*, au niveau de l'épine sciatique, ou un peu au-dessus, se porte presque verticalement en bas, en formant avec le nerf sciatique un angle aigu ouvert en bas. L'obturateur et les jumeaux s'interposent entre le petit nerf et le sciatique.

Ce petit rameau chemine, en effet, profondément appliqué, le plus souvent contre les tissus fibreux qui recouvrent la surface quadrilatère et dépendent de la capsule coxo-fémorale.

Quand il prend naissance plus bas, il chemine dans une rainure profonde creusée entre la saillie de l'ischion et celle du rebord cotyloïdien.

Il est accompagné en général par une artériole, branche de la honteuse interne.

Il repose donc sur les tissus fibreux déjà mentionnés.

Il est recouvert par le jumeau supérieur, l'obturateur et le jumeau inférieur.

La plupart du temps, les deux jumeaux ne se réunissent pas au-dessous du tendon.

Dans cet espace laissé libre entre les deux muscles, le nerf entre en contact avec la bourse séreuse de l'obturateur interne.

Au niveau du jumeau inférieur, il se divise en deux rameaux, l'un qui se porte en dedans, l'autre qui continue la marche descendante du nerf.

Le premier pénètre dans le jumeau près de son insertion ischiatique, à un centimètre à peu près de cette insertion.

L'autre, après avoir franchi le jumeau se trouve sous la face profonde du *carré*, il pénètre ce muscle par sa face profonde, plus près du bord supérieur que du bord inférieur, et en général près de son extrémité interne, à 2 centim. à peu près de cette extrémité.

Le *nerf de l'obturateur interne* se détache du plexus, immédiatement au-dessus du point où il va franchir le bord antérieur de la grande échancrure.

Il se détache de sa face profonde, à peu près à la même hauteur que le rameau du jumeau inférieur et du carré crural, à 1 ou 2 millim. au-dessus en général, et sur la même ligne verticale.

Le rameau de l'obturateur provient presque exclusivement des fibres du premier nerf sacré, accessoirement du lombo-sacré et du deuxième nerf sacré.

Il descend verticalement en bas, en dehors de l'artère honteuse. Il la croise très obliquement et au niveau de l'épine, il se trouve situé en avant de cette artère et de sa veine, en avant aussi du nerf honteux dont il est séparé par les vaisseaux. Il passe sur la face externe de l'épine sciatique, reposant sur les fibres du muscle jumeau supérieur qui s'insèrent à cette épine.

Au-dessous de l'épine, le nerf se porte en bas, en dedans, en avant, dans la gaine de l'obturateur interne. Il est à la surface du plan musculaire, à la face interne du muscle, celle qui est éloignée de l'ischion, entre le muscle et la gaine aponévrotique.

Il diffère en cela du nerf honteux qui n'est pas dans la gaine, mais dans l'épaisseur de l'aponévrose.

Un feuillet aponévrotique sépare donc le nerf de l'obturateur du paquet vasculo-nerveux honteux interne qu'il croise obliquement.

Le nerf se divise en cinq ou six filets qui disparaissent dans les interstices musculaires.

Nerf du releveur de l'anus. — Le muscle releveur de l'anus reçoit du plexus sacré un ou deux rameaux.

L'un d'eux est constant ; il se détache de la face antérieure du plexus, non loin du bord antérieur de la grande échancrure sciatique.

Il provient *surtout du troisième nerf sacré,* il emprunte quelques fibres au deuxième, d'autres au quatrième.

Quand il y en a deux, le deuxième rameau moins important que le premier provient du troisième ou du quatrième.

Le nerf du releveur (je parle de celui qui est constant), descend verticalement en dedans de l'ischio-coccygien, puis se divise en deux ou trois filets qui rampent sur la face supérieure du releveur et disparaissent dans les interstices musculaires.

Nerf honteux. — Bichat, J. Cloquet font naître cette branche de la partie postérieure du plexus sacré.

Cruveilhier pense qu'il ne vient pas plus de la partie antérieure que de la partie postérieure, le nerf se détachant d'après lui du bord inférieur du plexus.

« Cette différence d'opinion tient, dit Hirchfeldt, à la variabilité de l'origine de ce nerf. » A cet égard, on observe beaucoup de variétés... et ce qu'il y a de plus fixe, c'est son origine à la troisième et à la quatrième sacrée.

Sappey range le nerf honteux parmi ceux qui partent de la face antérieure.

A la vérité, comme le dit Hirchfeldt, le nerf est bien loin d'être toujours semblable à lui-même, mais dans la très grande majorité des cas, comme l'a très bien indiqué Cruveilhier, il ne se détache ni de la face antérieure, ni de la face postérieure, mais du bord intermédiaire à ces deux faces.

La simple dissection suffit pour montrer l'origine des fibres du nerf honteux.

La branche antérieure de la troisième sacrée émet un gros rameau qui se porte en bas et en avant. Ce rameau reçoit par son côté postérieur la totalité ou la presque totalité du rameau supérieur de la quatrième paire.

Un petit filet de la deuxième paire vient généralement se joindre au rameau de la troisième sacrée par son côté antérieur. Ainsi se trouve constitué le nerf honteux. Il se porte en bas, cheminant dans l'écartement du petit et du grand sacro-sciatique, derrière l'artère honteuse, contourne l'épine sciatique, croise l'artère honteuse et se divise en deux branches terminales : la branche inférieure ou périnéale et la branche profonde ou dorsale de la verge.

Nous ne nous occuperons pas ici du trajet de ces branches. Quelquefois a division se fait beaucoup plus haut au niveau de l'épine sciatique et il y a *deux nerfs au lieu d'un*.

Le nerf anal ou hémorrhoïdal n'est le plus souvent qu'une branche du nerf honteux; il s'en détache au niveau de l'épine sciatique et se porte en dedans, vers l'anus, vers la partie antérieure de l'anus.

Il ne se dirige pas directement en dedans. Il est oblique en avant et en dedans. Il accompagne l'artère et la veine hémorrhoïdale inférieures. Ces trois organes sont situés dans une gaine qui dépend de l'aponévrose de l'obturateur interne.

Au voisinage de l'anus, le nerf se divise en plusieurs filets, dont les uns se répandent dans la peau de la région anale, les autres se distribuent aux fibres du sphincter externe. C'est donc un nerf mixte sensitif et moteur. Il présente quelques variétés.

Ainsi les filets de la troisième et de la quatrième paire qui sont destinés à former le nerf anal, au lieu d'emprunter pour quelque temps le trajet du honteux peuvent s'isoler complètement de ce nerf. On voit dans ce cas le nerf anal prendre naissance par deux racines de la troisième et de la quatrième sacrée. Cette disposition n'est pas très rare. C'est pourquoi on range le nerf anal parmi les *branches du plexus sacré*.

Distinct du nerf honteux, il reste cependant appliqué à ce tronc nerveux, cheminant en dehors et un peu en arrière, contourne avec lui l'épine sciatique, et s'en sépare au-dessous de cette épine pour suivre son trajet accoutumé.

On observe quelquefois la disposition suivante :

Un certain nombre des filets nerveux destinés au sphincter, au lieu d'aller au contact du nerf honteux, forment un petit nerf qui traverse le grand ligament sacro-sciatique pour pénétrer dans la fosse ischio-rectale, et se diriger en avant et en dedans vers le sphincter. Le nerf anal dans ces cas est double, un nerf accompagne le nerf honteux pendant une partie de son trajet, l'autre s'en écarte. Partis des mêmes origines, ils ont la même destination, leur trajet diffère.

La totalité des fibres nerveuses peut même suivre le trajet anormal et n'avoir plus rien de commun avec le nerf honteux.

Il y a un tout petit filet de la branche antérieure du quatrième nerf sacré qui se distribue également au sphincter, et qu'on peut ranger à volonté dans le plexus sacré ou dans le plexus sacro-coccygien.

Ce petit *nerf sphinctérien accessoire* se détache de la quatrième sacrée immédiatement après sa sortie du trou sacré ; il est très grêle, filiforme, il se dirige en bas et en dedans, appliqué contre la face antérieure de la dernière pièce du sacrum, puis contre l'articulation sacro-coccygienne, puis sur les bords du coccyx. Dans ce trajet, il perfore le releveur. Il est accompagné quelquefois par une petite artériole et une veinule. Au niveau de la pointe du coccyx, ce petit paquet vasculo-nerveux s'applique à l'attache postérieure du sphincter externe, et se dirige en avant en s'appliquant au sphincter sur sa face profonde. Le nerf s'épuise bien vite entre les faisceaux de ce muscle. Il donne au cours de son trajet un ou deux petits filets aux rudiments des muscles fléchisseurs de la queue. Il est absolument distinct d'une autre branche de la quatrième paire qu'on appelle le rameau coccygien cutané.

Quand il existe, ce rameau est un peu plus en dehors ; il perfore le grand ligament sacro-sciatique et traverse le muscle grand fessier.

Je n'ai vu le nerf sphinctérien accessoire décrit ni figuré dans aucun de nos classiques. Mais sur une pièce déjà ancienne du musée Orfila, une pièce en cire de Halma Grand, ce très petit filet nerveux est représenté dans la dernière partie de son trajet, depuis la pointe du coccyx jusqu'à sa terminaison.

Nerf du muscle ischio-coccygien. — Généralement, un filet destiné au muscle ischio-coccygien se détache du rameau de la quatrième paire qui va au plexus sacré. Un deuxième se détache également de la quatrième paire, mais de son rameau inférieur.

Branches viscérales. — De la partie antérieure du plexus sacré se détachent un certain nombre de filets destinés aux viscères du petit bassin.

Quelques-uns vont *directement* aux organes pelviens ; d'autres se jettent dans le plexus hypogastrique.

La deuxième, la troisième et la quatrième sacrée envoient des rameaux au rectum. Ces filets se détachent des nerfs sacrés, tout près de leur émergence, traversent immédiatement l'aponévrose pelvienne, cheminent dans l'épaisseur *des tractus celluleux sacro-rectaux* et abordent le rectum par ses parties latérales. Ils pénètrent dans l'épaisseur des tuniques rectales en même temps que les branches des hémorrhoïdales supérieures ; ces rameaux vont finalement aboutir à la muqueuse de l'ampoule rectale et lui donnent la sensibilité spéciale qui lui permet de donner la sensation du bol fécal et du besoin de déféquer. *Ces filets directs* sont au nombre de deux ou trois de chaque côté.

Il y aurait également, d'après Hirchfeldt, deux ou trois rameaux *vésicaux directs* qui donneraient des filets au bas-fond de la vessie, à la prostate, à l'urèthre, et aussi une branche utéro-vaginale.

En outre, de petits rameaux détachés des nerfs sacrés, tout près de leur point d'émergence comme les filets directs, vont se joindre au plexus hypogastrique dont ils partagent ultérieurement les destinées.

Ainsi, la troisième paire sacrée fournirait une branche destinée à la muqueuse rectale, une grande partie des filets nerveux du sphincter et du releveur de l'anus et la presque totalité de celles du nerf honteux. La quatrième, des filets sphinctériens, honteux, rectaux, ischio-coccygiens. Au point de vue qui nous occupe, il est important d'insister sur l'origine, le trajet, la distribution de ces nerfs. La quatrième est toujours sectionnée dans les opérations par la voie sacrée. La troisième l'est plus souvent qu'on ne le croit.

On recommande généralement de couper le sacrum immédiatement audessous du troisième trou sacré. Dans les manœuvres que nécessite cette résection, il faut de grandes précautions pour ne pas trancher le nerf qui s'échappe du troisième trou sacré. Oblique en bas et en avant, ce nerf est quelque temps dans le voisinage du sacrum, assez près pour être facilement lésé. Il peut l'être des deux côtés, et, au point de vue des suites éloignées, cette section peut avoir de fâcheuses conséquences, puisqu'elle compromet le fonctionnement du releveur de l'anus, du sphincter et d'autres organes. Dans un certain nombre de mes observations, je relève des paralysies de l'anus et du plancher pelvien dans des cas où l'on avait fait de grandes opérations pour de petits rétrécissements cicatriciels ou syphilitiques, et ce résultat ne pouvait être attribuable qu'à des sections nerveuses. « Sans elle (l'anatomie), dit Sabatier, il (le chirurgien) serait incessamment exposé à aggraver les maladies qu'il se propose de guérir, ou à occasionner, en blessant des organes importants, des accidents funestes » (Sabatier).

PLEXUS SACRO-COCCYGIEN

La branche antérieure de la quatrième paire sacrée, au sortir du quatrième trou sacré, se divise habituellement en deux rameaux, quelquefois trois.

L'un d'eux, le supérieur, entre dans la composition du plexus sacré.

L'autre se porte en bas et s'anastomose avec la branche du cinquième nerf sacré.

Ce dernier, en sortant du trou sacro-coccygien, se divise en effet en deux rameaux, l'un supérieur qui s'unit en arcade avec la branche du cinquième; un inférieur qui s'anastomose de la même façon avec le nerf coccygien.

On désigne sous le nom de plexus sacré « l'ensemble des anastomoses que contractent entre eux les deux derniers nerfs sacrés et le nerf coccygien ».

Le rameau de la quatrième paire sacrée qui entre dans la formation du plexus sacro-coccygien est oblique en bas et en avant, il a pour longueur la hauteur de la dernière pièce du sacrum. Il est tout près du sacrum, presque appliqué contre la face antérieure de la cinquième vertèbre sacrée reposant sur les fibres du muscle ischio-sacro-coccygien. Ce rameau est une anastomose étendue entre les branches antérieures de la quatrième et de la cinquième paire sacrée. Elle a morphologiquement la même valeur que l'anastomose étendue de la troisième à la quatrième.

La branche antérieure du cinquième nerf sacré est fort petite. Nous avons vu qu'elle passait entre le sacrum et le coccyx par un orifice qu'on peut appeler sacro-coccygien; *elle traverse* d'arrière en avant les fibres du muscle ischio-coccygien pour se porter au-devant de ce muscle et s'unir par deux branches anastomotiques avec la quatrième paire et le nerf coccygien. Apres l'émission de ces deux branches, le nerf devient fort grêle et parait se terminer. Mais on peut le suivre jusque dans le releveur de l'anus où il s'épuise.

Ce détail a été fort bien vu par Hirchfeldt.

Le nerf coccygien, loin de passer avec le cinquième nerf sous l'arcade formée par les cornes du sacrum et du coccyx et des ligaments intermédiaires, sort par la partie tout inférieure de l'hiatus sacro-coccygien en contournant *le pédicule* des *cornes coccygiennes* et passe sur les côtés de l'articulation *médio-coccygienne*.

Sa branche antérieure passe sous le ligament coccygien latéral, puis à travers les dernières fibres de l'ischio-sacro-coccygien, ou au-dessous de ce muscle, et, après 6 ou 7 millim., s'anastomose avec le cinquième nerf sacré (ce filet est quelquefois double), et après cette anastomose il devient comme le nerf précédent *trèsgrêle et difficile à suivre*. On arrive cependant à le suivre dans l'épaisseur du grand ligament sacro-sciatique où il se divise en deux ou trois filets qui contournent le bord inférieur du grand fessier pour se distribuer à la peau. D'après Testut, il abandonnerait quelques fibres au grand fessier aux « faisceaux qui très probablement représentent le muscle caudo-fémoral des mammifères à queue ».

Le petit plexus ainsi constitué (il mérite à peine le nom de plexus) se trouve situé sur la face profonde du muscle ischio-sacro-coccygien, tout près du squelette, entre le muscle et l'aponévrose qui le recouvre.

Nous connaissons les branches terminales de ce plexus. Il donne encore des branches collatérales antérieures et postérieures.

Le nerf sphinctérien accessoire, mentionné plus haut, se détache quelquefois de la branche anastomotique de la quatrième sacrée qui va s'unir au cinquième.

Cette branche fournit constamment un filet au muscle ischio-coccygien.

Du cinquième nerf sacré partent un ou deux filets destinés aux viscères qui se jettent dans le plexus hypogastrique et quelquefois des filets directs destinés au rectum.

De la face postérieure partent un, deux ou trois petits filets qui vont à la peau de la région coccygienne.

Les branches postérieures du cinquième nerf sacré et du nerf coccygien ne doivent pas nous arrêter. Elles sont fort grêles et n'offrent aucune importance.

Grand sympathique pelvien.

Le grand sympathique descend dans le bassin jusqu'au coccyx.

Il franchit le détroit supérieur en passant sur l'aile du sacrum, en dedans du nerf lombo-sacré, à 8 ou 10 millim. de ce tronc nerveux, chemine sur la face antérieure du sacrum, présentant trois, quatre ou cinq ganglions, et se termine au-devant de la première pièce du coccyx.

Les ganglions sont généralement au nombre de quatre. Ils sont allongés et fusiformes, ou bien triangulaires. Leur volume est variable. On peut observer cependant qu'ils sont d'autant moins gros qu'ils sont plus rapprochés du coccyx.

Ces ganglions répondent aux trous sacrés. Ils sont situés contre le bord interne de ces trous, un peu au-dessus du nerf sacré correspondant.

Du bord supérieur de ce nerf, ou de sa face antérieure, tout près de son point d'émergence partent un ou deux filets qui vont au ganglion. Ces rami communicantes sont dirigés *en haut* et *en dedans* et un peu en avant, et se jettent dans le ganglion par sa face postérieure.

Un ganglion ne correspond pas toujours à chacun des trous sacrés, le même ganglion peut manquer d'un seul ou des deux côtés, ou bien encore on peut observer l'absence de deux ganglions non symétriques.

Par contre, un des ganglions normaux peut être dédoublé.

En outre, il est assez fréquent d'en trouver un supplémentaire au niveau du trou sacro-coccygien.

Les angles effilés du ganglion se continuent avec des rameaux ascendants et descendants qui le mettent en communication avec les ganglions voisins. Le rameau ascendant du premier ganglion sacré va s'unir au rameau descendant du dernier ganglion lombaire. Le rameau descendant du quatrième ganglion sacré continue la direction générale du grand symphatique, passe au-devant du trou sacro-coccygien, où l'on observe souvent un renflement gangliforme, et se termine, disent les auteurs, en se rapprochant de plus en plus du grand sympathique du côté opposé, et forme, en s'unissant à lui, au-devant du coccyx, tantôt une arcade tantôt un angle plus ou moins aigu au sommet inférieur.

Il est difficile d'être affirmatif à ce sujet, car la dissection du grand sympathique à ce niveau est particulièrement difficile, et, en outre, parce que sa disposition varie presque d'un sujet à l'autre à cet endroit.

Cependant, on peut dire que cette arcade anastomotique, qui unit l'une à l'autre les deux moitiés du grand symphatique au-devant du coccyx, n'est pas la terminaison de ce nerf.

On observe de pareilles anastomoses au niveau de tous les ganglions sacrés.

Un ou deux filets partent de ces ganglions, de leur côté interne, se réunissent sur la ligne médiane pour former une anastomose transversale d'où partent des filets destinés au sacrum, et d'autres qui suivent le trajet de l'artère sacrée moyenne. Quand un des ganglions fait défaut, ces anastomoses n'en existent pas moins.

L'anastomose qu'on observe au-devant du coccyx n'est remarquable que par sa brièveté. Les deux moitiés du sympathique sont en effet très rapprochées l'une de l'autre à ce niveau.

On observe quelquefois un minuscule ganglion sur la partie moyenne de cette arcade.

Ce ganglion s'appelle le ganglion coccygien. Je ne nie point son existence, mais je l'ai cherché sans le rencontrer.

L'anastomose pré-coccygienne peut manquer et les deux moitiés du sympathique demeurer isolées. Quoi qu'il en soit, le grand sympathique se termine presque immédiatement au delà de cette anastomose, en donnant quelques filets au coccyx, à l'artère sacrée moyenne.

Dans son ensemble, le sympathique sacré passe sur la face antérieure du plexus sacré et du muscle pyramidal. Rarement, sa face postérieure entre en contact direct avec les troncs nerveux. Généralement, elle en est séparée par de la graisse, des veines, ou des fibres musculaires.

Dans l'intervalle des gouttières sacrées, le grand sympathique repose sur les jetées osseuses qui les séparent ou sur les languettes musculaires qui y prennent insertion. Il répond à la partie tout à fait interne de ces jetées osseuses, à leur attache aux corps vertébraux.

Il n'est pas très rare, vers la partie inférieure du sacrum, de voir des languettes charnues et tendineuses du muscle ischio-sacro-coccygien croiser la face antérieure du grand sympathique sacré.

L'artère sacrée latérale chemine généralement en dehors du grand sympathique, tout contre lui. Elle envoie des rameaux qui pénètrent dans les trous sacrés antérieurs. Ces rameaux sont souvent accolés aux rami communicantes sacrés.

L'artère sacrée moyenne, souvent déviée à droite ou à gauche, particulièrement à gauche, vient quelquefois se mettre en contact avec le cordon nerveux.

Cette artère est accompagnée de deux veines. A leur terminaison, elles vont habituellement se jeter dans les veines iliaques primitives et croisent alors la face antérieure du cordon sympathique. Le même cordon est encore croisé par les anastomoses qui unissent les veines sacrées moyennes aux veines sacrées latérales ; ces veines passent aussi le plus habituellement sur sa face antérieure. Elles accompagnent fréquemment les anastomoses transversales qui vont d'une moitié du sympathique à l'autre.

La veine du premier trou sacré est parallèle au premier ganglion sacré et au cordon qui l'unit au dernier lombaire, ou bien elle s'en écarte à angle très aigu pour se diriger en haut et en dehors. Au niveau du détroit supérieur, les veines iliaques primitives recouvrent ce cordon intermédiaire au premier ganglion sacré et au dernier lombaire.

Par son côté antérieur, le sympathique sacré émet un grand nombre de rameaux qui se détachent principalement des ganglions, et se dirigent en avant pour contribuer à la formation du plexus hypogastrique.

Le *plexus hypogastrique* est formé :

1° Par des nerfs venus du plexus lombo-aortique ;

2° Par les branches antérieures du grand sympathique sacré ;

3° Par des rameaux des branches antérieures des nerfs sacrés.

Ces nerfs se mêlant les uns aux autres forment un inextricable réseau. Aux points d'entre-croisement on observe de petits ganglions.

Il y a un plexus hypogastrique droit et un plexus hypogastrique gauche. Ils contournent de chaque côté le rectum et présentent une face interne concave, une externe convexe tournée sur la paroi pelvienne. La face externe répond à l'aponévrose pelvienne supérieure, la face interne à l'aponévrose sacro-rectale.

Les filets du plexus hypogastrique sont attachés à cette aponévrose sacro-rectale et, par son intermédiaire, au péritoine.

Les filets destinés au rectum l'abordent par ses parties latérales dans toute sa portion fixe. Ils sont très fins et très nombreux. On désigne quelquefois l'ensemble de ces filets sous le nom de plexus hémorrhoïdal moyen. Mais, comme le fait très justement remarquer Sappey, ils n'ont pas de rapport nécessaire avec l'artère hémorrhoïdale moyenne, artère très petite et qui, d'ailleurs, n'est pas constante.

A sa partie antérieure, le plexus hypogastrique, accompagnant les branches viscérales de l'artère hypogastrique, donne un plexus vésical, un plexus prostatique, un autre des vésicules séminales et du canal déférent ; chez la femme, un plexus utérin et un plexus vaginal.

Il n'y a pas lieu d'insister ici sur la disposition de ces plexus. Il suffit de dire que, pour aller aux organes pelviens, ils accompagnent le *pédicule vasculaire destiné à ces viscères;* qu'ils sont situés par conséquent entre les deux lames cellulo-aponévrotiques qui engainent ce pédicule.

L'extraordinaire richesse du plexus hypogastrique, son étendue et surtout les fonctions auxquelles il préside, l'ont fait considérer justement « comme un des plus importants de l'économie ».

Or, dans les interventions sacrées, le plexus est souvent dilacéré et en partie détruit, d'un seul ou des deux côtés; et l'on ne songe peut-être pas assez aux conséquences de ces délabrements.

Région sacro-coccygienne.

Considérée au point de vue de l'anatomie topographique, la paroi pelvienne postérieure comprend une région postérieure ou sacro-coccygienne, deux latérales ou fessières.

Nous y joindrons la région ischio-rectale qui fait aussi bien partie de la paroi postérieure que de la paroi inférieure.

Les limites de la région sacro-coccygienne sont celles mêmes de la colonne vertébrale pelvienne. Elle est donc large en haut, effilée inférieurement, triangulaire dans son ensemble. Ces limites peuvent être figurées par trois lignes : l'une horizontale, passant transversalement à deux ou trois travers de doigt au-dessus de la zone sous-cutanée de la crête iliaque ; les deux autres symétriques, partant du sommet du coccyx et passant à un travers de doigt en dehors de la surface sous-cutanée de la crête iliaque.

Les deux fesses se juxtaposant forment à la partie inférieure un sillon très profond désigné sous le nom de rainure interfessière. Au fond de la rainure, à une distance variable de l'anus, on observe, chez nombre de sujets, une petite dépression congénitale.

La rainure interfessière devient de moins en moins profonde et s'efface presque complètement au niveau de la troisième ou de la deuxième apophyse épineuse sacrée. Au fond de la rainure, on sent la face postérieure du coccyx et la partie inférieure du sacrum. Le doigt reconnaît l'extrémité libre du coccyx, apprécie sa mobilité.

La deuxième apophyse épineuse du sacrum est généralement facile à sentir, quelquefois visible à l'œil nu chez des sujets très maigres.

Souvent, c'est la troisième qui devient proéminente. Quoi qu'il en soit, au-dessus de cette apophyse épineuse en saillie, on observe une surface triangulaire dont le sommet dirigé en bas répond à cette apophyse, dont les bords sont formés par le relief des grands fessiers et qui va de la zone sous-cutanée de la crête iliaque à la proéminente sacrée. Cette surface est plane chez les sujets jeunes et un peu gras.

On observe immédiatement en dedans et au-dessous de la crête iliaque, chez un grand nombre de sujets jeunes, une petite fossette. Chez les sujets maigres, un sillon médian qui était à peine visible chez les sujets gras, se dessine sur la ligne médiane, il se continue en haut avec le sillon lombaire médian, en bas avec la rainure interfessière. De même en dehors, immédiatement en dedans du bord du grand fessier, se creuse un sillon parallèle à ce bord, allant rejoindre le sillon médian immédiatement au-dessous de la proéminente sacrée.

Le sillon médian est séparé de chaque sillon latéral par deux reliefs mousses, continuation de ceux qu'on observe dans la région lombaire, et qui comme eux sont formés par les muscles spinaux.

Quand le sujet est vieux et très gras, toutes ces dispositions tendent à s'effacer, et l'on observe seulement une surface uniformément bombée.

La palpation fait reconnaître au fond du sillon médian les apophyses épineuses sacrées.

La deuxième et la troisième sont bien plus faciles à sentir que la première.

Les autres saillies du sacrum, les cornes sacrées et coccygiennes ne sont généralement pas accessibles à la palpation chez les individus pourvus d'un embonpoint normal.

Sur les limites de la région, on sent toujours, on voit souvent le relief formé par la zone sous-cutanée de la crête iliaque.

La peau, dans toute la région, est épaisse et résistante; dans la partie supérieure, elle est fixée à l'aponévrose par des tractus aponévrotiques assez résistants. Elle glisse sur la face postérieure du coccyx à l'aide d'un tissu cellulaire lâche. Le tissu adipeux, épais supérieurement, est fort mince dans la rainure interfessière.

La face profonde de la peau est reliée à l'aponévrose par une série de tractus fibro-celluleux; nombreux et disposés d'une façon irrégulière sur les parties latérales de la région, ils sont disposés dans la partie médiane d'une façon un peu particulière. Dans toute la hauteur de la région jusqu'à la base du coccyx, des tractus échelonnés sur la ligne médiane vont de la peau à l'aponévrose, au niveau des apophyses épineuses. Ces tractus forment une véritable haie antéro-postérieure. Au niveau du coccyx, les fibres deviennent plus serrées, constituent ce que j'appellerai l'*appareil suspenseur du pli interfessier*. Cet appareil est formé de deux lames juxtaposées, l'une droite, l'autre gauche. Elles commencent au niveau de la dernière vertèbre sacrée ou de la base du coccyx, et se terminent dans le voisinage de sa pointe. Les deux lames se fusionnent à leurs extrémités antérieure et postérieure ; elles sont distinctes et nettement séparées dans presque toute leur étendue.

Pour prendre une bonne idée de l'appareil suspenseur du pli interfessier, il faut préparer les deux lames successivement par leur face externe et par leur face interne.

Pour la face externe, il faut inciser la peau parallèlement au pli interfessier depuis le milieu du sacrum jusqu'au-dessous de la pointe du

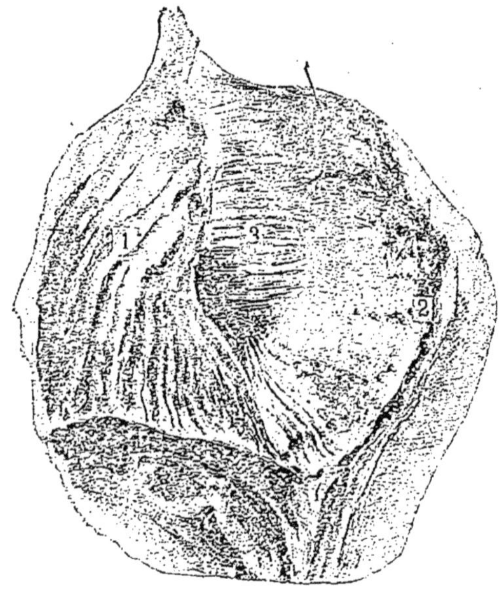

FIG. 12. — *Appareil suspenseur du pli interfessier.*

1, Grand fessier. — 2, Insertion à la peau. — 3, Une des lames vue par sa face externe.

coccyx, à 2 ou 3 centim. de la ligne médiane, et disséquer de dehors, en dedans, en extirpant la graisse qui sépare la peau de l'aponévrose du grand fessier.

En procédant de la même façon de l'autre côté, on met à nu les deux lames constituantes de l'appareil suspenseur.

Cette préparation faite, il suffit d'inciser la peau sur la ligne médiane, juste au fond du sillon interfessier, pour les séparer l'une de l'autre.

Les deux lames, fusionnées en haut, se continuent avec la baie fibreuse médiane que nous avons déjà mentionnée. Elles commencent à s'écarter l'une de l'autre au niveau de l'articulation sacro-coccygienne, parfois un peu plus haut ou un peu plus bas. Ce point est variable avec les sujets.

Elles sont formées par des séries de trousseaux fibreux juxtaposés. Ces faisceaux prennent insertion sur les tissus fibreux qui revêtent la face postérieure de l'articulation sacro-coccygienne et du coccyx, tout près des bords de cet os. Ces faisceaux, longs de 10, 12, 15 millim., se ramifient

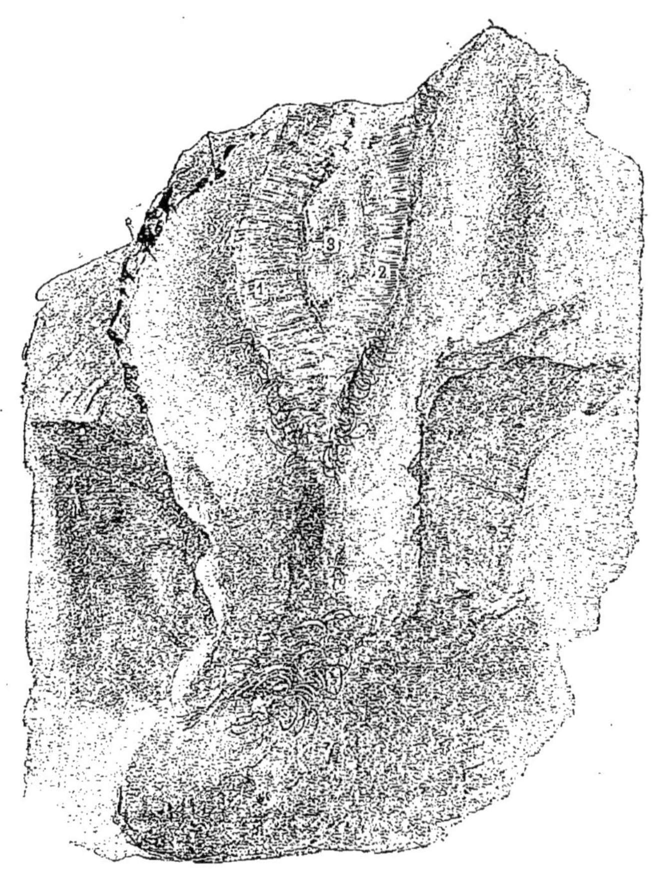

FIG. 13. — *Appareil suspenseur du pli interfessier; les deux lames sont séparées l'une de l'autre.*

1, Lame gauche. — 2, Lame droite. — 3, Plan fibreux rétro-coccygien.

en se dirigeant vers la peau, et s'entrecroisent pour former un feutrage inextricable au moment où ils pénètrent dans le derme.

Les deux faces de chaque lame sont lisses et unies, l'interne surtout.

Les deux faces sont séparées par un tissu celluleux fort lâche.

J'y ai vu deux fois de véritables bourses séreuses.

Distantes de 2 centim. à peu près dans leur partie moyenne, les deux lames sont en contact dans toute l'étendue de leur bord postérieur cutané. Elles ne sont donc pas antéro-postérieures, mais inclinées de dehors en dedans.

J'ai fait figurer l'appareil suspenseur sur deux planches qui en feron mieux comprendre la disposition.

J'ai déjà eu occasion de dire combien étaient fréquentes les bourses séreuses dans la région qui nous occupe. Cependant, il n'est pas fréquent d'en trouver dans le tissu cellulaire sous-cutané. On en trouve parfois au niveau de la face postérieure du coccyx, entre les lames de l'appareil suspenseur du pli interfessier. Il est plus rare d'en rencontrer une au niveau de l'apophyse épineuse sacrée proéminente. Enfin, au niveau de la saillie postérieure de la crête iliaque, on voit chez certains sujets une bourse séreuse assez développée. L'existence de cette bourse a été mentionnée pour la première fois par Chassaignac en 1853 (1).

Elle est bien loin d'être constante. Je l'ai cherchée sur trente sujets, et je l'ai rencontrée une seule fois.

D'ailleurs, Chassaignac n'a jamais écrit que cette bourse existât toujours; et il n'a jamais fait de dissection, pour en établir la fréquence plus ou moins grande chez les sujets sains. Il l'a signalée d'après les observations recueillies dans son service, et ne l'a rencontrée que chez des sujets porteurs de bandages herniaires.

« J'ai remarqué que chez les sujets atteints de hernie et qui portent depuis longtemps un bandage, le point précédemment indiqué (saillie que forme en arrière la portion très épaisse de la crête iliaque qui se trouve immédiatement au-dessus de l'épine iliaque postéro-supérieure) est le siège d'une bourse sous-cutanée, qui existe peut-être généralement mais qui est à coup sûr plus étendue et à parois plus épaisses chez les sujets qui ont porté un bandage. » Plus loin : « Ces espaces n'étant point dans le plan primitif de l'organisation, et pouvant se développer artificiellement sous la seule influence d'une pression prolongée de la peau contre les saillies osseuses, il y a une multitude de combinaisons possibles et susceptibles de se présenter journellement et pour la première fois à l'observation du chirurgien. »

Quand elle existe, on pourrait la reconnaître en explorant la région.

(1) Voir p. 52.

« Il y a une remarque à faire au sujet de la bourse sous-cutanée iliaque postérieure. C'est l'existence d'une espèce de bruissement particulier que l'on éprouve lorsqu'on promène les doigts sur la région occupée par ces bourses (1). »

La peau et le corps graisseux enlevés en totalité, on aperçoit de chaque côté l'extrémité postérieure du grand fessier entre lesquels s'avance l'aponévrose lombo-sacrée.

Nous avons trop insisté sur les dispositions du grand fessier à sa partie postérieure, et des tissus aponévrotiques de la région, pour y revenir ici.

L'aponévrose s'attache aux apophyses épineuses des premières vertèbres sacrées, mais elle glisse sur les saillies de la quatrième et de la cinquième sacrée.

Nous avons vu qu'il y avait souvent des bourses séreuses au niveau de ces saillies, et qu'on en peut observer aussi au niveau du tubercule postéro-externe de la quatrième sacrée.

Sous l'aponévrose, on trouve la terminaison des muscles spinaux. Ces muscles vont en s'amincissant jusqu'à la partie supérieure de a cinquième vertèbre sacrée. Ils forment une couche très épaisse au niveau de la base du sacrum, presque insignifiante à la partie inférieure.

Je rappellerai qu'il est presque impossible, même après l'ablation de la couche musculaire, de reconnaître avec le doigt les trous sacrés postérieurs. On reconnait assez bien les trous antérieurs, mais il faut d'abord atteindre la face profonde de l'os.

Le périoste, très adhérent à toutes les saillies qui hérissent la face postérieure du sacrum, est assez difficile à décoller.

J'insiste encore sur le tubercule postéro-externe de la quatrième sacrée, qu'on peut facilement sentir au fond d'une plaie sur presque tous les sacrums.

Cette saillie est située en dehors du troisième trou sacré. Elle servira à indiquer la place de ce trou que le doigt ne reconnait généralement pas. On aura là un point de repère précieux pour savoir où passe le troisième nerf sacré si important.

Le tubercule postéro-externe de la quatrième sacrée se trouve à une

(1) Recherches cliniques sur les bourses de glissement de la région trochantérienne et de la région iliaque postérieure, par le Dr CHASSAIGNAC, chirurgien de l'hôpital Saint-Antoine. *Archives générales de médecine,* avril 1853.

distance variable de la ligne médiane. Quand le sacrum est large, il se trouve dans le même plan vertical que la saillie sous-cutanée de la crête iliaque; quand il est étroit, le tubercule est à 1 ou 2 centim. en dedans. Il est toujours à 3 ou 4 centim. en dedans d'un plan vertical passant par la tubérosité de l'ischion.

Sa distance aux saillies que nous venons de mentionner est très *variable*. Sur un sacrum masculin et adulte, il est généralement à 5 ou 6 centim. de la première, à 9 ou 10 de l'autre. Tout cela change d'un sujet à l'autre; le sacrum est plus ou moins large, les ischions plus ou moins rapprochés.

L'articulation sacro-coccygienne répond à une ligne transversale qui passerait par le bord supérieur des deux épines sciatiques ; l'articulation médio-coccygienne, à une ligne qui passerait par le bord inférieur de ces deux épines. Celles-ci peuvent être sur le vivant reconnues par le toucher rectal.

Un plan horizontal, rasant la symphyse des pubis, rencontre le sacrum au niveau du quatrième trou sacré. On voit donc qu'il suffit de sacrifier une petite portion du sacrum pour avoir un facile accès dans la cavité pelvienne, et il est tout naturel que l'idée soit venue aux chirurgiens d'aborder de cette façon les organes du petit bassin.

L'examen d'une série de sujets m'a montré que le sacrum et le coccyx présentaient dans leurs dimensions des différences assez grandes pour qu'on ne puisse pas dans ces opérations fixer de règle pour l'étendue de la résection osseuse, car chez des individus de même âge et de même sexe, la destruction d'une même étendue du squelette ne donne point les mêmes commodités opératoires.

Région fessière.

Je n'ai pas à envisager ici la totalité de la région fessière. On a utilisé l'espace qui sépare le sacrum et le coccyx d'une part, des grande et petite échancrures sciatiques d'autre part, pour pénétrer dans le bassin. On incise dans la partie postérieure de cet espace, tout contre le sacrum, d'où est venu à cette méthode le nom de parasacrée. C'est de lui que je veux m'occuper. Encore serai-je très bref, ne voulant point répéter ce que j'ai déjà dit du muscle pyramidal, des artères et des nerfs de la région.

En procédant de dehors en dedans, on rencontre successivement la peau épaisse et résistante, le tissu graisseux sous-cutané, matelassé par des tractus fibreux qui de la peau se portent à l'aponévrose du grand fessier et comparable, comme le dit Richet, à celui du talon ; puis l'aponévrose et le muscle grand fessier.

L'aponévrose qui recouvre la face postérieure de ce muscle émet par ses deux faces des tractus et des languettes cellulo-aponévrotiques. Celles qui partent de la face superficielle vont s'attacher à la peau après avoir fractionné le corps graisseux sous-cutané. Celles de la face profonde s'introduisent dans les interstices des faisceaux musculaires, et vont s'attacher à l'aponévrose sous-fessière et à la face externe du grand ligament sacro-sciatique.

L'aponévrose du grand fessier, dans toute son étendue, présente la même épaisseur et la même résistance.

Au niveau du bord inférieur du grand fessier, elle se recourbe pour venir s'attacher au grand ligament sacro-sciatique, se continuer plutôt avec lui dans sa partie postérieure.

En haut, elle contourne le bord supérieur du muscle pour s'attacher à l'aponévrose du moyen fessier et se fusionner avec elle.

Les fibres du grand fessier, toutes parallèles, se dirigent obliquement en bas et en dehors.

Elles sont sectionnées perpendiculairement près de leur attache postérieure, quand on utilise la voie parasacrée.

Le muscle grand fessier présente une énorme épaisseur, et il est très vasculaire. Les artères musculaires donnent beaucoup de sang, mais généralement ces hémorrhagies s'arrêtent avec facilité, et souvent, à la fin de l'opération, il n'y a pas besoin de faire de ligature.

Je ne parle pas, bien entendu, des artères qui sont dans l'épaisseur du grand ligament sacro-sciatique : celles-là peuvent procurer bien des ennuis. Le grand fessier repose sur le grand ligament sacro-sciatique et sur une lame cellulo-aponévrotique qui s'étend de ce ligament à l'aponévrose du moyen fessier.

Nous avons vu que le feuillet superficiel du grand ligament était en réalité double dans sa partie supérieure et que c'était la couche superficielle de ce feuillet qui se continuait avec cette lame cellulo-aponévrotique.

Celle-ci constitue le feuillet profond de l'enveloppe du grand fessier. Elle se continue en haut avec l'aponévrose dite du moyen fessier, parce que cette dernière n'est, en réalité, qu'une portion atrophiée du grand fessier.

Dans sa partie supérieure, elle est fort épaisse et résistante parce que des trousseaux fibreux dépendant des faisceaux musculaires du grand fessier viennent s'infiltrer dans son épaisseur et la renforcer.

Dans la partie moyenne du muscle, ces faisceaux de renforcement man-

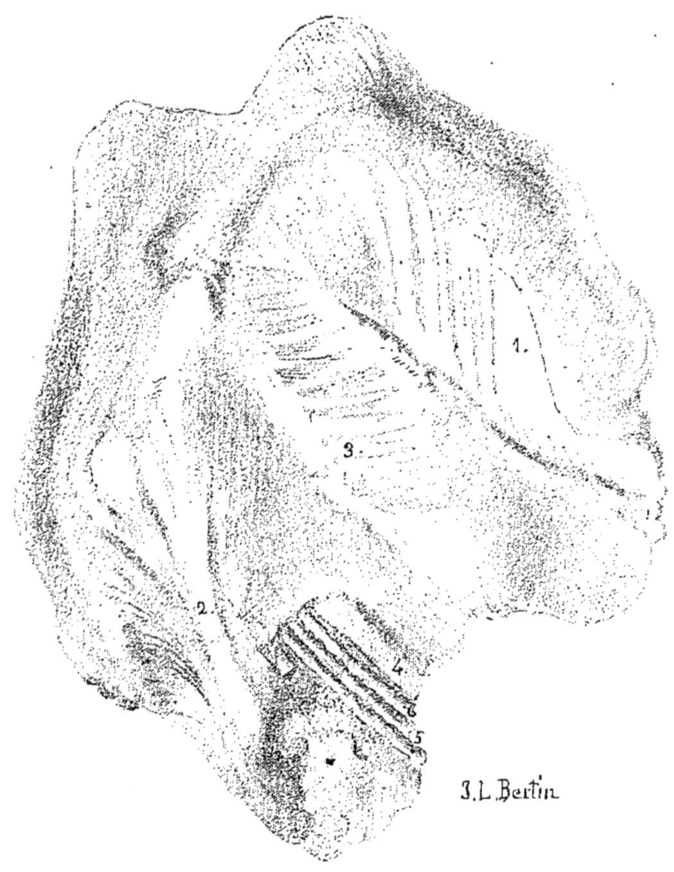

FIG. 14. — *Feuillet profond de l'enveloppe du grand fessier.*

1, aponévrose du moyen fessier ; 2, grand ligament sacro-sciatique ; 3, feuillet profond de l'enveloppe du grand fessier, portion moyenne.

quent et la lame reste mince, transparente, presque celluleuse, et si facile à détruire qu'elle a été négligée par beaucoup d'anatomistes.

A sa partie postérieure, elle se fusionne avec le feuillet superficiel (couche superficielle) du grand sacro-sciatique et en partage les destinées.

Le grand fessier se trouve compris dans une gaine cellulo-aponévrotique qui l'enveloppe dans sa totalité, car le grand ligament sacro-sciatique complète cette gaine. L'aponévrose superficielle du muscle, après avoir contourné son bord inférieur, vient se continuer avec le ligament, et nous savons qu'il est bien difficile de dire où finit le ligament, où commence l'aponévrose. Une portion de la face superficielle du ligament, celle qui avoisine la tubérosité de l'ischion, est, avons-nous dit, lisse, brillante, et dépourvue d'insertions musculaires. Eh bien, à ce niveau, l'aponévrose, après avoir contourné le bord du muscle, vient se continuer avec la lame qui revêt sa face profonde. Dans cette portion voisine de l'ischion, un tissu cellulaire lâche s'interpose entre le ligament et l'aponévrose sous-fessière. Au niveau de la tubérosité de l'ischion, ce tissu cellulaire contient presque toujours une bourse séreuse d'étendue variable, souvent très développée, bien différente de celles dont nous avons parlé à propos du grand ligament sacro-sciatique.

Cette bourse repose sur la tubérosité et sur l'extrémité supérieure du biceps et du demi-tendineux, et sur leur attache ischiatique. Quand elle présente une certaine étendue, elle s'étend en arrière et en haut, et, dépassant un peu les limites de la tubérosité, se met en contact avec l'extrémité inférieure du ligament.

Quand on a enlevé le grand fessier et son aponévrose profonde, on s'aperçoit que les organes sous-jacents sont encore voilés par une membrane cellulo-aponévrotique. Un tissu cellulaire très lâche sépare celle-ci du grand fessier et permet les mouvements de ce muscle sur les parties profondes et son facile décollement dans les opérations ou les dissections.

Cette toile aponévrotique est en réalité double; ses deux feuillets procèdent du grand ligament sacro-sciatique, l'un de son feuillet superficiel (couche profonde), l'autre de son feuillet profond. Séparées inférieurement, ces deux membranes se confondent souvent dans leur partie supérieure.

L'espace qu'elles délimitent inférieurement est occupé par un peu de graisse et se continue avec les loges creusées dans l'épaisseur du ligament pour le passage des vaisseaux. En avant, les deux membranes s'amincissent, deviennent complètement celluleuses, et se confondent.

Il n'est pas étonnant qu'à ce niveau il n'y ait qu'une seule toile cellulo-aponévrotique. En arrière, le ligament est formé de feuillets superposés dont les membranes sont les prolongements. Ici, le ligament forme une bande unique ; son bord supérieur se continue avec une seule membrane aponévrotique. En haut, la membrane superficielle se prolonge quelquefois jusqu'au bord inférieur du moyen fessier; le plus souvent, elle ne peut être suivie jusque-là et se confond avec celle qui lui est sous-jacente. Au reste, elle s'amincit graduellement de bas en haut et d'arrière en avant.

La membrane profonde appliquée contre le pyramidal est un peu plus dense et résistante. Cependant sa minceur est grande, et il faut quelques précautions pour la mettre en évidence dans sa totalité. Elle s'étend jusqu'au bord supérieur de l'échancrure, se continuant avec la lame celluleuse qui revêt la face externe du petit fessier et les vaisseaux qui suivent la ligne courbe demi-circulaire antérieure.

Comme la précédente, elle s'amincit et prend de plus en plus le caractère celluleux, en allant vers les parties antérieures de la région.

Cette membrane enlevée, on met à nu le muscle pyramidal. Au-dessus, émerge l'artère fessière, au-dessous, le grand et le petit nerf sciatique, les artères honteuse et ischiatique. Une graisse molle s'interpose entre ces différents organes et la membrane qui les recouvre. La branche descendante de l'artère fessière croise la face externe du pyramidal tout près du sacrum, passant tantôt entre le muscle et la membrane profonde précédemment décrite, tantôt entre les deux membranes. Sous le bord inférieur du pyramidal, se réfléchissent un ou deux filets du nerf petit sciatique qui remontent en haut, passant sur la face superficielle du pyramidal, et vont se jeter dans le grand fessier.

Bourgery décrit et figure des ganglions fessiers et ischiatiques, les premiers au-dessus, les autres au-dessous du pyramidal ou sous sa face profonde.

Sappey mentionne aussi « de très petits ganglions, au nombre de huit à dix ou douze, situés sur le trajet » des artères fessière et ischiatique.

La face profonde du pyramidal répond au plexus sacré, aux branches qui se détachent de sa face postérieure, en particulier au petit nerf sciatique, aux artères honteuse et ischiatique. Nous avons déjà mentionné les dispositions diverses que peuvent présenter ces artères dans leurs rapports avec le plexus sacré et le muscle pyramidal. L'ischiatique lui envoie presque toujours un ou deux rameaux, la fessière lui en fournit d'autres.

Le bord supérieur du pyramidal est en rapport avec le premier nerf sacré, l'articulation sacro-iliaque, l'artère, les veines et le nerf fessiers et finalement avec des fibres du petit fessier.

L'inférieur répond au troisième nerf sacré, à la branche supérieure du quatrième, à l'origine du nerf honteux, à l'artère et à la veine ischiatiques qui le suivent pendant quelque temps. Le grand nerf sciatique sépare ce bord de l'épine sciatique et du jumeau supérieur.

Le pyramidal est compris dans une loge ostéo-fibreuse, ouverte en avant, qui lui est commune avec les nerfs du plexus sacré. Cette loge, largement ouverte en dehors, du côté de la racine de la cuisse, est complètement fermée en dedans.

Elle a pour paroi postérieure le sacrum et les membranes qui prolongent le sacro-sciatique sur la face externe du pyramidal; pour paroi antérieure, une autre lame fibreuse qui fait partie de l'aponévrose pelvienne supérieure.

Cette membrane, mince et celluleuse en arrière, plus épaisse et plus résistante en avant, ferme complètement l'espace compris entre le petit ligament sacro-sciatique, le sacrum et la grande échancrure.

Pour préparer cette membrane, il faut pratiquer, sur un bassin séparé des membres inférieurs et du reste du tronc, une coupe antéro-postérieure sur la ligne médiane, disséquer d'abord de dehors en dedans, extirper les muscles fessiers, détruire prudemment le pyramidal, récliner en arrière le plexus sacré, ménager les artères honteuse et ischiatique pour étudier leurs connexions avec cette membrane; préparer celle-ci de bas en haut en partant du petit ligament sacro-sciatique, puis, agissant cette fois de dedans en dehors, récliner en bas ou enlever les viscères du petit bassin et le péritoine pelvien, isoler les vaisseaux hypogastriques et leurs branches et alors, prudemment, mettre à nu la face interne de la lame aponévrotique.

Elle prend naissance en arrière, au-devant des vertèbres sacrées, immédiatement en dedans des fibres du pyramidal.

Elle est fusionnée à ce niveau avec l'aponévrose qui forme le feuillet postérieur du pédicule vasculaire des organes pelviens (aponévrose sacro-recto-génitale de Delbet); se portant en avant et en dehors, elle va se fixer non pas au bord antérieur de l'échancrure, mais au bord postérieur saillant de l'aponévrose de l'obturateur interne, depuis l'épine sciatique jusqu'au fond de l'échancrure.

Les fibres du muscle obturateur vont s'insérer à la partie supérieure de la grande échancrure, jusqu'à la gouttière des vaisseaux fessiers. Le muscle déborde le squelette de 1 centimètre ou 2 vers le fond de l'échancrure. Il déborde de moins en moins, à mesure qu'il descend vers l'épine sciatique, et à 12 ou 15 millim. il disparaît complètement sous la face profonde de l'os iliaque.

Or l'aponévrose, qui revêt la face pelvienne de l'obturateur, accompagne le muscle jusqu'au niveau de son bord postérieur libre qu'il contourne pour venir s'attacher au bord saillant qui limite en avant l'échancrure. Or le petit ligament sacro-sciatique s'insère à ce bord saillant en forme de crête, jusqu'à 10 ou 12 millim. au-dessus de l'épine, à peu près à l'endroit où le muscle obturateur disparaît sous la face profonde de l'os iliaque. La membrane qui ferme en avant la loge du pyramidal et du plexus sacré se continue par son bord inférieur avec le petit ligament sacro-sciatique, et se continue d'une façon insensible, si bien qu'il est positivement malaisé de fixer le point où commence l'un et où finit l'autre.

La membrane, dans son ensemble, se porte en haut et en dedans. En avant, elle ne vient pas se fixer au squelette sur la crête saillante à laquelle s'attachait le ligament, mais plus en dedans sur l'aponévrose de l'obturateur interne, au moment où elle contourne le bord postérieur du muscle.

Les fibres les plus inférieures du muscle petit fessier viennent s'insérer au bord postérieur de l'os iliaque, dans la partie supérieure de la grande échancrure, presque jusqu'aux vaisseaux fessiers. Les fibres les plus inférieures de ce muscle dépassent un peu le bord de l'os iliaque et s'attachent à l'aponévrose de l'obturateur dans la petite portion qui, après avoir contourné son bord postérieur libre, vient se fixer à l'os iliaque. Le schéma ci-joint aidera à saisir cette disposition un peu compliquée.

Le bord supérieur de la membrane se perd sur la base du sacrum où il se fixe à la lèvre interne de la gouttière du lombo-sacré, et aussi sur la gaine du muscle psoas-iliaque. Sa face externe repose sur le muscle pyramidal, les nerfs sacrés, la portion extrapelvienne des vaisseaux ischiatiques et honteux internes.

Sa face interne est recouverte par l'artère hypogastrique et ses branches, en particulier par la honteuse et l'ischiatique dans leur trajet intrapelvien et par les veines correspondantes.

Ces vaisseaux la séparent de l'aponévrose qui forme le feuillet postérieur du pédicule vasculaire, qui, elle, est sous-péritonéale.

Cette membrane a été à peu près complètement décrite par Denonvilliers. Richet la mentionne, Bourgery et Jacob en parlent quelque peu ; la plupart des auteurs se contentent d'en dire quelques mots assez vagues à propos de l'aponévrose pelvienne.

La lame aponévrotique sacro-ilio-ischiatique se laisse déprimer en trois points pour livrer passage en haut aux vaisseaux fessiers, plus bas aux vaisseaux ischiatiques et honteux internes. Elle fournit des gaines à ces artères qui les accompagnent en dehors dans la région fessière.

Les branches de ces artères qui sont destinées au grand fessier, en traversant les membranes appliquées à la face externe du pyramidal, leur empruntent des gaines qui vont se fusionner avec l'aponévrose sous-fessière, au moment où elles pénètrent dans le muscle.

L'épine sciatique est distante de 3 millim. du point le plus rapproché du sacrum, c'est-à-dire de la cinquième sacrée. Le chirurgien qui opère par la méthode parasacrée évolue donc à ce niveau dans un espace fort restreint. Sur le vivant, il sera d'autant plus difficile d'évoluer dans cet espace qu'il faut tenir compte des parties molles.

Il suffit de faire sauter la portion de la cinquième sacrée qui est située en dehors de la ligne des trous sacrés pour augmenter considérablement et à bien peu de frais l'espace praticable.

Creux ischio-rectal.

Depuis Velpeau, on désigne sous le nom de creux ischio-rectal une large excavation remplie de graisse située de chaque côté du rectum dans la région périnéale postérieure.

Le périnée se définit l'ensemble des parties molles qui composent le plancher pelvien. La ligne bi-ischiatique marque la limite du périnée antérieur et du périnée postérieur.

Le périnée postérieur comprend la région anale, limitée à l'anus et à son voisinage immédiat, et les creux ischio-rectaux symétriquement placés de chaque côté.

Ces excavations sont limitées en dedans par le releveur de l'anus entourant le rectum, en dehors par la paroi pelvienne.

Celle-ci est constituée à la partie antérieure de la région par l'ischion revêtu du muscle obturateur interne. De là est venu le nom de creux ischio-rectal. En arrière, cette paroi est formée par le grand ligament sacro-sciatique doublé du grand fessier. Cette portion est plus étendue que celle qui répond à l'ischion. C'est pourquoi, il vaudrait peut-être mieux l'appeler comme Richet « espace pelvi-rectal », si l'autre dénomination, plus ancienne, n'avait depuis longtemps reçu la consécration de l'usage et n'était parfaitement claire pour tout le monde.

L'inspection du bassin placé dans sa situation normale, le sacrum regardant en avant et en bas le plan sus-pubien horizontal passant par la quatrième vertèbre sacrée, on voit que le détroit inférieur présente deux portions : l'une, qui répond aux branches ischio-pubiennes, regarde en avant et en bas ; l'autre presque directement en arrière. Ces deux portions s'unissent à angle obtus au niveau de la tubérosité de l'ischion.

Quand le squelette est revêtu de ses parties molles, on retrouve la même différence d'orientation, mais pour la bien saisir, il faut écarter les jambes du sujet.

La région qui nous occupe regarde donc presque directement en arrière, et non en bas comme on le dit volontiers.

L'anus est situé tout à la partie antérieure du périnée postérieur, sur la ligne bi-ischiatique.

Les fosses ischio-rectales s'étendent surtout en arrière de cet orifice.

En arrière de l'anus, les deux fosses, qui étaient séparées par la largeur de l'intestin, se rapprochent et communiqueraient librement si les deux releveurs juxtaposés sur la ligne médiane n'étaient alors fort rapprochés du sphincter et de la peau, et si des tractus fibreux n'attachaient celle-ci au raphé coccy-anal.

Chez l'adulte, le coccyx est souvent dévié à droite ou à gauche. Cette déviation, généralement insignifiante, peut être très prononcée et entraîner alors un notable déplacement de l'extrémité postérieure du sphincter et des releveurs de l'anus. Il en résulte que les deux excavations pelvi-rectales ne sont plus semblables, que la largeur de l'une est augmentée aux dépens de l'autre et que celle qui correspond au côté dévié est plus étroite. Du reste, cette région présente d'assez grandes variétés individuelles, ce qui tient surtout à l'écartement plus ou moins grand des ischions.

D'une façon générale, l'excavation est moins profonde et plus large quand les ischions sont très écartés l'un de l'autre ; on observe précisément le contraire quand ils sont rapprochés.

Chez les femmes, la fosse ischio-rectale est toujours moins profonde et plus large que chez l'homme, et regarde aussi plus directement en arrière.

Certains individus ont le creux ischio-rectal absolument tourné en arrière. Il rappelle par sa disposition celui des grands singes dépourvus de queue. Chez eux, la tubérosité de l'ischion est plus allongée et descend plus bas.

On a comparé cette fosse à une pyramide, ou encore à un cône aplati, mais ces comparaisons banales n'aident en aucune façon à décrire ni à comprendre la disposition de la région.

Les muscles releveurs s'écartent de la paroi pelvienne pour aller s'attacher au coccyx, au raphé coccy-anal ; et à l'anus ils forment ainsi un plan oblique en bas et en dedans, et légèrement curviligne. Entre ce plan musculaire et la paroi pelvienne, également curviligne, existe une dépression profonde qui ressemble à un gousset, à une poche ouverte en bas et en dedans.

Des deux parois l'une est interne, l'autre postéro-externe. Elles forment en se réunissant un angle dièdre. Ce sera, si l'on veut, le fond du creux ischio-rectal, le fond de la poche. C'est ce qu'on appelle volontiers le sommet du creux ischio-rectal. Mais le sommet d'une excavation ne peut être que son point le plus élevé, et c'est pourquoi je désignerai ainsi la portion du creux ischio-rectal sous-jacente au grand fessier et proche du coccyx. Le fond représente une rainure curviligne à concavité interne. A égale distance de ses deux extrémités, le fond du creux ischio-rectal répond à l'épine sciatique. C'est le point de l'excavation qui est le plus éloigné de la ligne médiane. On peut diviser la paroi postéro-externe en deux portions ; l'une antérieure, l'autre postérieure, ce point étant précisément la limite entre les deux.

La partie antérieure répond à l'ischion dans la portion voisine de la petite échancrure sciatique. La face interne de l'ischion est revêtue des fibres de l'obturateur interne qui rayonne vers la petite échancrure. Enfin l'aponévrose de l'obturateur recouvre le muscle. Nous ne reviendrons plus sur la disposition du ligament sacro-sciatique à ce niveau et les connexions qu'il contracte avec cette aponévrose. L'insertion du releveur qui limite supérieurement la paroi de l'excavation aboutit précisément à l'épine sciatique.

La partie postérieure est formée par cette portion du grand ligament sacro-sciatique qui est située au-dessous du releveur de l'anus et en arrière de l'épine sciatique. Dans sa partie antérieure, la paroi regardait presque directement en dedans ; dans sa partie postérieure, l'orientation a changé, elle regarde en avant. A ce niveau, le ligament, ai-je dit, est inséparable du grand fessier. « L'excavation se prolonge en arrière au-dessus du grand fessier, dit M. Tillaux. » Cela est vrai, mais à condition de faire observer que le grand fessier et la partie postéro-inférieure du ligament étant intimement unis, c'est en avant du ligament en même temps que du muscle que se prolonge l'excavation.

Le muscle et le ligament forment donc en grande partie la paroi postéro-externe du creux ischio-rectal. En les suivant, d'arrière en avant, il arrive un moment où il n'y a pour ainsi dire plus de fibres qui soient susceptibles d'être rapportées au ligament et où l'on n'observe plus que des faisceaux musculaires. Le muscle grand fessier constitue alors à lui seul la paroi du creux ischio-rectal. Le bord du fessier est beaucoup plus rapproché de la ligne médiane qu'on ne le croit d'ordinaire. Il déborde en dedans la tubérosité de l'ischion et la portion attenante du grand ligament sacro-sciatique, formant une ligne courbe à concavité interne. Les deux grands fessiers par leur bord interne forment ainsi une sorte d'ogive dont le sommet se trouve un peu en avant du coccyx, car quelques fibres de ce muscle s'insèrent sur le raphé médian coccy-anal.

L'espace ménagé entre ce bord du grand fessier d'une part, le sphincter externe de l'autre (ce muscle allant jusqu'au coccyx) constitue l'ouverture de la poche ischio-rectale.

Nous avons vu que l'aponévrose du grand fessier se recourbait au niveau de son bord inférieur pour passer sous sa face profonde et se continuer avec l'aponévrose sous-fessière, mais que dans sa partie postérieure, elle venait se continuer avec le grand ligament sacro-sciatique. De cette aponévrose, au niveau du bord du grand fessier, se détache une lame cellulo-aponévrotique qui se porte en dedans, passe sur la face superficielle du muscle sphincter et vient s'attacher au raphé coccy-anal et à la face profonde de la peau de la marge de l'anus et de la rainure interfessière. En avant, elle va se fixer à l'aponévrose superficielle du périnée au moment où elle contourne le muscle transverse. Cette lame est figurée dans Bourgery et Jacob. J'ai pu maintes fois m'assurer de son existence. Bien qu'elle soit généralemeut mince et médiocrement résistante, elle doit être considérée comme fermant en bas et en arrière le creux ischio-rectal, et séparant la graisse qui le remplit du corps graisseux sous-cutané.

La paroi interne est formée par le muscle releveur revêtu de ses deux aponévroses. Les deux releveurs, réunis en arrière du rectum, forment un lit sur lequel est couchée l'ampoule rectale. Ses fibres sont dirigées d'avant en arrière et de dehors en dedans, et un peu de haut en bas ; toutes sont parallèles.

Des deux aponévroses du releveur, la profonde fait partie de l'aponévrose pelvienne supérieure et se continue en haut avec celle qui revêt l'ischio-coccygien ; en dedans avec celle du côté opposé. Richet fait observer qu'au point où se fait cette fusion sur la ligne médiane l'aponévrose pelvienne supérieure est particulièrement affaiblie. L'aponévrose inférieure du releveur, plus mince que la précédente, commence en dedans au raphé coccy-anal et se porte en dehors en s'appliquant aux fibres du releveur. Mince et celluleuse en dedans, elle est assez résistante vers le fond du creux ischio-rectal. Elle va s'attacher en avant à l'aponévrose obturatrice, plus en arrière au bord inférieur du petit ligament sacro-sciatique, et plus loin à la face interne du grand.

Cette paroi est mobile; elle s'élève et s'abaisse, modifiant ainsi la forme du creux ischio-rectal.

Dans l'intervalle qui s'étend de l'anus au coccyx, les excavations droite et gauche arrivent au contact; plus en avant, elles sont séparées par l'anus. A la partie postérieure, elles s'écartent de nouveau, le coccyx s'interposant entre elles.

Le sommet du creux ischio-rectal (c'est-à-dire son extrémité postérieure) remonte jusqu'à l'articulation médio-coccygienne. Quand sur le sujet garni de ses parties molles et sur le vivant, on pratique la palpation des régions qui avoisinent le coccyx, on sent de chaque côté une zone extrêmement résistante, tendue comme une corde qui représente la portion la plus épaisse du grand sacro-sciatique, en dedans, entre lui et le coccyx, une zone dépressible qui répond à cette partie élevée du creux ischio-rectal.

A ce niveau, la cavité s'efface par la coalescence des deux parois; l'aponévrose du releveur se fusionne avec la face profonde du sacro-sciatique à 1 centim. des bords du coccyx.

A l'extrémité antérieure, on observe une disposition plus compliquée. Le muscle transverse du périnée se porte de l'ischion vers la ligne médiane pour se jeter sur le raphé, envoyer un faisceau au sphincter, un autre sur le bulbe.

Ce muscle marque la limite du creux ischio-rectal. Il n'est pas transverse comme l'indique son nom, mais très oblique en avant et en dedans.

Ce muscle s'insère en dehors à l'ischion et à l'aponévrose de l'*obturateur interne*, près de la tubérosité. On voit se prolonger sur cette aponévrose, faisant relief dans le *creux ischio-rectal*, la partie la plus reculée de ce muscle et celle du muscle ischio-caverneux. Ces insertions sont accolées et souvent même fusionnées. Au même niveau que ces deux muscles s'attache un gros trousseau fibreux, excessivement fort, qui se dirige en bas vers la peau, et se divise en trousseaux secondaires qui se fixent à la face profonde du derme au niveau du pli fessier et du pli périnéo-crural.

L'aponévrose superficielle du périnée contourne le muscle transverse pour aller se continuer avec le feuillet inférieur de l'aponévrose moyenne.

L'aponévrose inférieure du releveur se continue d'autre part en avant avec le feuillet supérieur de l'aponévrose moyenne du périnée. Ainsi le creux ischio-rectal communique avec le tissu cellulaire qui sépare les deux lames de l'aponévrose moyenne.

Entre le muscle transverse et le releveur, on observe même un petit espace de la grandeur d'une noisette et qu'on appelle prolongement antérieur du creux ischio-rectal.

Le fond du creux ischio-rectal est un peu déprimé au niveau de l'épine sciatique. C'est là que l'excavation atteint sa plus grande profondeur. C'est en ce point que pénètrent dans la paroi du creux ischio-rectal les vaisseaux et nerf honteux. Je dis dans la paroi, car ils ne sont pas à proprement parler dans le creux ischio-rectal puisqu'ils cheminent dans l'épaisseur de l'aponévrose obturatrice. A une distance variable de l'extrémité antérieure de l'excavation, le nerf honteux se divise en deux branches, une superficielle, une profonde ; l'une passe au-dessous, l'autre au-dessus (quelquefois à travers) de ce muscle.

Au niveau de l'épine sciatique, se détache un paquet vasculo-nerveux, l'artère, la veine, le nerf hémorrhoïdal, qui se dirigent de dehors en dedans, d'arrière en avant, vers la partie antérieure de l'anus, cheminant dans une gaine empruntée à l'aponévrose obturatrice, le nerf en arrière, l'artère en avant.

Je n'insiste pas sur les branches qui se portent sous la face inférieure du releveur, et sur les variétés que présente le paquet vasculo-nerveux hémorrhoïdal inférieur.

Je rappelle qu'un petit nerf, dépendant de la quatrième sacrée, accompagné d'une artériole et d'une veinule, vient se distribuer à la partie postérieure du sphincter, qu'il chemine le long du coccyx entre le releveur et le grand fessier et qu'émergeant sous le bord inférieur de ce muscle, tout près de la ligne médiane, il se place sur la face supérieure du sphincter.

Ce dernier muscle prend insertion à la pointe du coccyx et un peu sur la face antérieure de ses deux dernières pièces, ses fibres se portent en avant pour entourer l'anus et s'insérer finalement à la peau et aux aponévroses du périnée.

Ce n'est donc pas à proprement parler un muscle circulaire.

Ce muscle est aplati et relativement fort mince ; sur une coupe transversale, on voit qu'il forme avec le releveur de l'anus un angle dièdre à sinus externe. Ce muscle contribue donc jusqu'à un certain point à former en arrière le creux ischio-rectal. A la partie tout à fait postérieure du creux ischio-rectal, on voit une veine qui prend naissance près du coccyx, chemine quelque temps entre le releveur et le grand fessier, pénètre dans l'épaisseur du grand ligament pour aller se jeter dans une des branches de l'ischiatique. Cette veine serait sans importance si elle ne représentait un organe atrophié et déchu, la grosse veine latérale de la queue. Chez la plupart des mammifères pourvus d'une queue, on observe en effet une veine qui chemine de chaque côté de la queue à la partie antérieure, et qui va se continuer avec la veine ischiatique.

Le creux ischio-rectal est rempli d'une graisse molle. Même chez les sujets fort maigres, il y en a toujours une notable quantité. Winslow faisait déjà remarquer que les graisses qui entourent l'intestin rectum étaient indispensables à son bon fonctionnement.

TROISIÈME PARTIE

PHYSIOLOGIE

« Il faut faire l'anatomie sur le vivant, c'est-à-
« dire la vivisection, pour voir les organes
« fonctionner pendant la vie même et non
« plus seulement lorsque la mort les a réduits
« au repos. Après avoir tiré de l'anatomie
« cadavérique tout ce qu'elle peut donner, il
« faut entreprendre sur le vivant des expé-
« riences qui permettent de saisir les phéno-
« mènes eux-mêmes. »

CLAUDE BERNARD.

Dans l'opération de Kraske, le chirurgien se propose d'extirper un segment du rectum en ménageant les sphincters.

On considère que leur suppression est généralement suivie de fâcheux inconvénients et qu'il faut tout tenter pour les conserver, quand ils ne sont pas envahis par le néoplasme. Nous aurons plus tard à examiner le résultat des opérations de Kraske, et à nous demander si le sphincter anatomiquement conservé est encore capable de fonctionner, si sa conservation n'est pas illusoire dans la majorité des cas, au point de vue physiologique.

Cette question, ayant dans l'espèce un intérêt primordial, il m'a semblé opportun avant tout examen des résultats opératoires d'entreprendre quelques recherches sur l'*appareil constricteur* qui entoure l'extrémité inférieure du rectum.

Je dis : l'*appareil constricteur*, car je ne crois pas que les sphincters soient seuls chargés de fermer l'extrémité inférieure du rectum, mais qu'ils partagent ce rôle avec les muscles releveurs de l'anus.

L'orifice inférieur du rectum est généralement fermé et ne s'ouvre que par intermittences pour transmettre en dehors les matières fécales. Cet acte constitue la défécation et se répète à intervalles variables.

L'appareil constricteur ne lutte pas d'une façon permanente pour empêcher l'issue du contenu intestinal. Il y a en effet d'autres obstacles qui s'opposent à la sortie des matières. Chez la plupart des individus bien portants, évacuant leur rectum à intervalles réguliers, la partie inférieure du gros intestin est généralement vide, et les résidus de la digestion s'accumulent et séjournent dans le côlon. La direction de cet intestin, d'abord ascendant, puis transversalement dirigé, la présence de l'anse sigmoïde, les replis transversaux qui s'avancent dans son calibre, sont de nature à ralentir la circulation des matières, dont la consistance ferme se prête d'ailleurs assez mal à une locomotion trop rapide. La muqueuse du gros intestin qui absorbe d'une façon assez active, débarrasse de plus en plus de ses liquides la masse fécale, et la rend d'autant plus compacte qu'elle avance vers l'anus. La consistance et le volume du bol fécal constituent même chez certains individus de sérieux obstacles à leur expulsion et il faut pour en débarrasser le rectum de violents efforts des muscles abdominaux.

L'appareil constricteur chez un individu bien portant n'intervient donc qu'à des intervalles assez éloignés pour empêcher l'issue des matières. Ce sujet, privé de cet appareil, ne verra point le contenu de son gros intestin faire issue d'une façon incessante. Mais les gaz s'échapperont au dehors, indépendamment de sa volonté. La tonicité de l'appareil constricteur, maintenant appliquées les parois du rectum à sa partie inférieure, suffit dans l'état normal à en empêcher l'émission involontaire.

De même cet appareil intervient pour empêcher la défécation quand il n'est pas possible de satisfaire ce besoin. La sensibilité spéciale de la muqueuse de l'ampoule rectale, mise en éveil par le contact du bol fécal, avertit le centre médullaire ano-spinal qui, aussitôt, donne à l'appareil constricteur l'ordre de se contracter. Le bol fécal est doucement repoussé, et le besoin est ajourné pour quelque temps.

Cette action est sollicitée d'une façon bien plus fréquente quand les matières sont liquides ou molles, car elles échappent alors aux causes de stagnation dans les parties élevées du gros intestin, outre que leur contact paraît impressionner davantage la muqueuse et déterminer des contractions expulsives bien plus énergiques.

Or, avant d'étudier l'acte de la défécation qui nous conduira à examiner le rôle respectif des muscles sphincters et du releveur, voyons comment fonctionne un rectum totalement privé de son appareil constricteur. Cela a quelque importance puisqu'on fait à toutes les anciennes méthodes d'extirpation du rectum le grave reproche de détruire précisément cet appareil.

Pour être édifié à ce sujet, il faut tout d'abord faire appel aux notions élémentaires, mais parfaitement établies que je viens de résumer; en second lieu interroger les résultats obtenus après les extirpations chirurgicales; enfin s'adresser à l'expérimentation.

Sur le premier point, je n'ai pas à revenir ; mais les prévisions que l'on peut formuler d'après la simple étude des fonctions normales du rectum, sont pleinement confirmées par l'examen des malades opérés par la méthode de Lisfranc et par les recherches sur les animaux.

On observe assez rarement des malades amputés du rectum chez lesquels la défécation se fasse régulièrement et au moment souhaité par le sujet. Cependant on en trouve des exemples partout cités, et, à diverses reprises, j'ai eu l'occasion d'en observer.

Chassaignac, pour expliquer ces faits, admettait qu'un nouveau sphincter pouvait se reconstituer, les fibres circulaires de la portion restante du rectum étant susceptibles de s'hypertrophier, pour former un anneau contractile au voisinage de son extrémité.

J'ai entendu dire à M. Verneuil qu'il croyait à l'existence *normale* de toute une série de sphincters échelonnés le long du gros intestin, et qui seraient capables, dans certains cas, de remplacer ceux de l'anus.

Je ne pense pas qu'il soit possible de démontrer anatomiquement l'existence de cette disposition, et de constater « de visu » ces accumulations localisées de fibres musculaires qui formeraient comme des anneaux de renforcement dans la tunique contractile. Il y a des fibres circulaires dans toute la longueur de cette tunique. Elles forment une couche sous-jacente à celle des fibres longitudinales, mais elle est d'épaisseur uniforme dans toute l'étendue de l'intestin, sauf bien entendu au niveau de l'anus, où elle forme le sphincter interne ; ce dernier étant pour le moment hors de cause.

Cette couche de fibres circulaires, quand elle se contracte (elle se contracte péristaltiquement) ne peut servir qu'à la progression des matières fécales, mais jamais à en favoriser la stagnation.

On a encore invoqué, pour expliquer l'état relativement satisfaisant de ces opérés, la production d'un rétrécissement cicatriciel qui, rétrécissant le calibre du rectum, empêcherait l'issue involontaire du bol fécal. Je verrais tout au contraire, dans la présence de cet anneau dont la rigidité assurerait la béance de l'intestin, une condition de nature à favoriser cet accident, si les matières n'étaient point rassemblées en masse d'un trop gros volume pour pénétrer dans la lumière du rétrécissement, trop dures pour s'accommoder à ce passage étroit.

Nous nous trouvons donc en présence de malades qui contiennent leurs matières, vident leur gros intestin d'une façon périodique. Il est bien rare cependant, qu'on n'observe pas chez eux l'émission involontaire de quelques gaz. Le mucus, constamment sécrété par la muqueuse, s'écoule lui ausssi en petite quantité par l'orifice béant.

En outre, quand par hasard ils sont, en dehors de leurs heures habituelles, dans la nécessité de déféquer, il leur est absolument impossible d'y résister et l'acte s'accomplit en dépit de leurs efforts.

Quand on étudie ce groupe d'individus, on voit qu'ils n'ont généralement pas de rétrécissement, ce qui me paraît le principal argument à opposer à ceux qui veulent trouver, dans une diminution par un anneau cicatriciel du calibre de l'intestin, l'explication de leur état relativement satisfaisant. D'ailleurs, je ne suis pas séduit le moins du monde par cette hypothèse qui nous représente comme indispensable au bon fonctionnement de l'intestin un rétrécissement cicatriciel qui entraîne chez les malades que nous observons habituellement toute une série de graves accidents.

Mais tous ces individus, soigneusement interrogés, nous apprennent qu'ils ont des matières dures, accumulées en grosses masses. En outre, ce sont souvent des gens un peu âgés, des femmes principalement, dont la constipation a toujours été l'état habituel et chez lesquels il y a une certaine atonie de la tunique musculaire de l'intestin.

Aussi chez eux, malgré l'absence de l'appareil constricteur, le fonctionnement du gros intestin n'est pas irrémédiablement troublé parce que les matières fécales trouvent dans les parties élevées de l'intestin des conditions suffisantes pour en déterminer la stagnation. Ils évacuent quelquefois à heure fixe le contenu de l'intestin, et cette formalité remplie, ils peuvent sans redouter d'humiliation pour eux-mêmes, et sans crainte d'incommoder leurs semblables, vaquer à leurs occupations habituelles.

Par contre, un grand nombre d'opérés nous offrent un tableau bien différent. Ces pauvres malades laissent échapper à toute heure, en tout lieu, et à tout propos, et particulièrement hors de propos, le contenu de leur rectum. Aussi leurs vêtements sont-ils constamment souillés, et répandent-ils une odeur infecte, quands ils ne sont pas constamment préoccupés de leurs ablutions. La présence d'un appareil obturateur ne suffit pas toujours à pallier ces inconvénients, les matières et les gaz passent entre l'appareil et la paroi de l'intestin. Or, chez tous ces malades, les selles sont liquides, diarrhéiques ; par cela même, elles ne sont point arrêtées par les courbures du côlon, ni par les brides transversales échelonnées dans la cavité de cet intestin. Elles coulent jusqu'à l'anus et de là au dehors. La consistance si différente des matières explique ces résultats si dissemblables.

Souvent, il suffit d'augmenter leur consistance en faisant ingurgiter au malade des substances pulvérulentes et absorbantes pour le faire passer de la deuxième catégorie dans la première.

Je dis souvent, car on échoue quelquefois. Ce défaut de consistance des matières est sous la dépendance d'un état inflammatoire de l'intestin, contre lequel il n'est pas toujours facile de lutter. Cette inflammation, particulièrement développée dans le gros intestin, rend plus actives les contractions de l'intestin (et ces contractions plus énergiques interviennent comme un nouveau facteur de l'incontinence) en même temps que, modifiant la muqueuse, non seulement elle diminue sa puissance absorbante, mais augmente la sécrétion de ses glandes.

Il est assez difficile d'être éclairé sur la nature de cet état inflammatoire du gros intestin ; mais il est certain qu'on l'observe fréquemment après l'extirpation de l'appareil constricteur de l'anus, ou sa suppression physiologique, comme après la création d'un anus artificiel ou la simple section du sphincter dans les cas de fistules. L'appareil constricteur, fermant l'anus, aurait-il un rôle de défense contre le milieu extérieur, et faudrait-il voir dans les inflammations du gros intestin une infection de cause externe ?

Sur six chiens, j'ai pratiqué l'extirpation de la partie inférieure du rectum, des sphincters et de la partie avoisinante des releveurs, sans ouvrir le péritoine. Au bout de peu de temps, ces animaux, guéris de leur opération, étaient dans des conditions absolument identiques à celles des malades dont il vient d'être question. D'abord aucun d'eux n'a présenté de rétrécissement, bien que la réunion de la plaie n'ait été obtenue que secondairement et que j'aie attendu près de six mois avant de les utiliser pour d'autres expériences.

Deux de ces chiens ont présenté des phénomènes tout à fait comparables à ceux que nous avons observés dans notre première catégorie de malades.

Les matières n'étaient expulsées qu'à de longs intervalles, et même les animaux étaient obligés de se livrer à de sérieux efforts pour les rendre au monde extérieur. Et cependant non seulement chez eux il n'y avait aucune trace de rétrécissement, mais la muqueuse rectale s'éversait au dehors avec la plus grande facilité, au moindre effort, pendant l'aboiement.

Chez eux les excréments étaient comme chez certains malades très consistants et de ce fait glissaient laborieusement dans l'intestin.

Les autres chiens ont toujours conservé des matières *molles*, très fétides, qui s'échappaient à chaque instant hors du rectum, en particulier pendant la course, l'aboiement ou les mouvements de la queue. Ces animaux ont heureusement des ressources dont ne dispose point l'espèce humaine; léchant constamment les régions souillées par ces défections involontaires, ils s'épargnaient les pires inconvénients de cette incontinence fécale.

Nous avons jusqu'ici considéré en bloc l'appareil constricteur du rectum; et en effet il n'était pas encore besoin d'étudier séparément ses différentes pièces. La portion terminale du rectum présente un épaississement de sa tunique musculaire. Cette augmentation porte sur les fibres circulaires. Ainsi se trouve constitué un muscle annulaire, formé de fibres lisses, pâle d'aspect, d'une très faible puissance, qu'on désigne sous le nom de « sphincter interne ».

Un autre muscle à fibres striées, sous-jacent à la peau, entoure l'anus, situé au dehors du sphincter interne qui fait partie de la paroi rectale. Ce muscle est le sphincter externe. L'immense majorité des auteurs voit dans ces deux muscles les seuls agents constricteurs de l'anus. Le muscle releveur qui enveloppe l'extrémité inférieure du rectum est considéré par eux comme un muscle *dilatateur de l'anus.*

Le sphincter interne a « peu d'importance », dit Longet. « Quelques auteurs en ont nié l'existence. D'autres le regardent comme une simple condensation des fibres circulaires de l'intestin », ajoute le même Longet. Dans tous les cas, son action n'est pas subordonnée à la volonté, contrairement à celle du sphincter externe.

Ce dernier agit suivant deux modes : la tonicité et la contraction volontaire.

Au moment de la défécation, la tonicité de ces muscles est inhibée par action réflexe ou par l'influence de la volonté.

Le bol fécal est alors chassé sous l'influence des contractions de l'intestin, des muscles de la paroi abdominale, du diaphragme et, dit-on, du releveur de l'anus.

Ce muscle agirait, dit-on, de deux manières :

D'abord en redressant et raccourcissant ses fibres, il augmente la pression abdominale et par là contribue à chasser le bol fécal. En outre, en élevant l'extrémité inférieure du rectum, il la ferait glisser sur le bol fécal et dilaterait l'anus.

Enfin, l'acte se terminerait par une contraction du sphincter qui déterminerait la section de la coulée fécale.

Quelques auteurs ont nié cependant le rôle ainsi attribué au releveur de l'anus. « J'observais, dit Faget l'aîné (1), que les releveurs du siège ne servaient pas seulement de suspensoirs, mais qu'ils faisaient encore les fonctions de sphincter. »

M. Richet fait remarquer que « lorsqu'on veut fermer énergiquement l'anus on l'élève en même temps », et il pense que « le releveur n'est pas dilatateur; que dans certaines circonstances, quand par exemple la dilatation de l'orifice a déjà commencé et que le bol fécal est engagé dans l'anus. Mais, alors même, son action doit être très restreinte, car, dès qu'il se contracte un peu énergiquement, il remonte l'extrémité inférieure du rectum et tend à la resserrer ».

Malgaigne en faisait résolument un muscle constricteur.

Récemment Holl, dans un mémoire sur le périnée, adopte cette manière de voir, et l'on trouve aussi quelque chose d'analogue dans le livre récent de Harrison Cripps.

Je suis, pour ma part, obligé de me ranger à cette opinion dont l'exactitude est pour moi demontrée par l'investigation anatomique, l'exploration rectale sur l'homme et les animaux vivants et par l'expérimentation.

Le muscle releveur présente trois ordres de fibres, les unes vont à la partie inférieure et mobile du coccyx, les autres au raphé coccy-anal, les dernières à la peau de la marge de l'anus après avoir traversé les fibres du sphincter externe, ces dernières ont évidemment pour rôle d'élever le rectum.

Celles de la portion moyenne et de la portion coccygienne forment un lit du rectum. Quand elles se contractent, elles soulèvent le rectum et l'attirent en avant. Ce muscle agit surtout sur le rectum par les fibres antérieures de sa portion ano-coccygienne. Elles sont presque antéro-postérieures. A ce niveau les deux releveurs sont alors juxtaposés au rectum; ils forment les deux lèvres d'une boutonnière entre lesquelles est pincé le rectum. En se contractant, les deux lèvres ne peuvent que diminuer le calibre de cet intestin.

L'ampoule rectale commence précisément au-dessus de cette portion du releveur.

La portion située au niveau même de la boutonnière est normalement étroite et resserrée.

(1) *Mémoire de l'Acad. de chir.* Remarques sur les abcès qui arrivent au fondement. Observation de M. Gelé, âgé de 32 ans, etc.

On se rend encore mieux compte de cette disposition chez les animaux où le releveur est plus isolé des organes avoisinants.

Il envoie peu de fibres à l'anus, et va s'attacher à la face antérieure des vertèbres de la queue. Chez le chien, en particulier, on voit les deux releveurs converger vers le rectum, et par leur partie inférieure s'appliquer à sa paroi, les fibres du muscle croisant perpendiculairement celles de l'intestin.

On ne se rend bien compte de l'importance de cette disposition qu'en explorant avec attention le rectum normal. « Il faut, dit Claude Bernard, étudier la vie sur la vie même, car, en définitive, l'anatomie toute seule ne pourra jamais rien expliquer. »

Le doigt, introduit dans le rectum humain, est assez fortement serré sur une hauteur de trois centimètres, à partir de l'anus même. Immédiatement au-dessus de cette portion resserrée, on pénètre dans la cavité spacieuse désignée sous le nom d'ampoule rectale. On a coutume de désigner cette portion sous le nom de zone sphinctérienne.

Or, des deux sphincters, l'externe est sous-cutané et d'une hauteur de 6 ou 7 millim., l'autre, l'interne, est extrêmement faible, et l'on n'a jamais pu fixer anatomiquement son étendue.

« Ses limites, dit M. Tillaux, sont assez difficiles à saisir sur le cadavre, mais il n'en est pas de même sur le vivant. Le doigt en apprécie nettement le bord supérieur surtout en arrière. Il est serré plus ou moins fort, suivant les sujets, comme dans une bague. »

Tous les auteurs de pathologie parlent du bord supérieur du sphincter. Ainsi le même muscle serait admirablement délimité sur le vivant, il serait épais, puissant, résistant, et sur le cadavre on aurait tant de difficultés à le mettre en évidence qu'on a nié l'existence du muscle lui-même.

Or, le point où, sur le vivant, on croit sentir le bord *supérieur du sphincter interne* correspond rigoureusement à la portion du releveur qui est en contact avec la paroi.

La constriction exercée sur le doigt introduit dans le rectum s'observe sur une étendue de 3 centim., mais si cette constriction était due uniquement aux sphincters, elle devrait avoir son maximum au niveau même de l'orifice anal où les deux sphincters superposent leur action, et se manifester d'une façon beaucoup plus faible dans les parties profondes de la zone de constriction, où le sphincter interne agirait seul. Cette différence devrait être d'autant plus sensible que le sphincter externe est autrement puissant que l'interne.

Or, il n'en est rien. L'index rectal n'éprouve point une constriction uniforme.

Aux limites inférieure et *supérieure* de la zone resserrée, il éprouve une constriction plus forte, entre les deux, elle est bien moindre.

A la partie inférieure se trouve le sphincter externe, à la partie profonde le releveur, entre les deux agit seulement le muscle sphincter interne.

Mais, et ceci est bien plus démonstratif, quand on ordonne au sujet de resserrer fortement l'anus, on sent deux foyers de contraction, l'un superficiel, l'autre profond, toujours aux deux points déjà mentionnés. Or, cette contraction *volontaire et rapide* que l'on perçoit au foyer profond, c'est-à-dire au niveau du « bord supérieur du sphincter », ne peut être le fait de ce sphincter, muscle à fibres lisses, à contractions lentes et indépendantes de la volonté.

On pourrait accuser l'expérimentateur d'avoir été victime d'une illusion. Bien que ces sensations soient d'une parfaite netteté, et qu'il soit difficile de s'y tromper, on peut cependant reproduire l'expérience sous une autre forme, et mettre en évidence les mêmes phénomènes par le procédé des bougies de cire molle. Ce procédé a déjà été employé pour démontrer le rôle constricteur du même releveur de l'anus sur le vagin. Il donne ici des résultats très concluants, à condition de se placer dans certaines conditions, de ne pas faire contracter trop violemment les muscles, car l'anus *se déplace* et les résultats peuvent être facilement faussés par ce seul fait.

Chez le chien, on observe absolument la même chose, mais avec une netteté plus grande, la portion du releveur jouant le rôle de constricteur étant plus éloignée du sphincter externe. On peut faire sur cet animal, une expérience qui prouve d'une façon irréfutable que c'est bien le releveur qui agit au foyer supérieur de constriction.

Le doigt étant introduit dans le rectum, on reconnaît « le bord supérieur du sphincter », pour parler le vieux langage. Par une longue incision ouvrant largement le creux ischio-rectal, on met à nu le muscle releveur de l'anus, et on l'isole sur ses deux faces (en passant par-dessus son bord supérieur qui est libre pour libérer sa face interne). Puis on sectionne ce muscle dans sa totalité, on sent immédiatement disparaître sous le doigt « le bord supérieur du sphincter » dans la moitié correspondante du rectum.

En pratiquant la même section du côté opposé, on fait disparaître absolument le foyer supérieur de constriction qui devrait persister s'il était bien réellement dû au sphincter interne. (Il va sans dire que cette expérience doit être pratiquée sans anesthésie préalable.)

Nous croyons donc, en résumé, que l'appareil constricteur de l'extrémité inférieure du rectum se compose en réalité de trois muscles, le releveur et les deux sphincters, que le sphincter externe exerce son action sur la partie inférieure, le releveur sur la partie supérieure de la zone resserrée, et que le sphincter interne répartit sa très faible puissance sur toute la hauteur de cette zone.

Mais quelle est la puissance respective du *constricteur superficiel* et du *constricteur profond?* Pour les comparer l'un à l'autre, on peut utiliser diverses méthodes, étudier comparativement la pression intra-anale, à l'aide du manomètre, sur des animaux chez lesquels on a détruit l'un ou l'autre des constricteurs; ou bien encore mettre en évidence à l'aide de graphiques les modifications apportées dans la puissance de l'appareil constricteur par la suppression d'une des pièces constituantes.

Les deux méthodes peuvent être appliquées simultanément ou successivement sur les mêmes animaux.

J'ai fait plusieurs fois les expériences suivantes :

A. — Un chien est immobilisé, sans anesthésie; l'animal étant couché sur le dos, les cuisses rapprochées du ventre, la queue étendue et fixée par des liens, pour bien faire saillir la région anale; une ampoule de caoutchouc, bien enduite de vaseline et distendue par de l'air, est introduite dans l'anus. Cette ampoule est en communication; 1° avec un manomètre à mercure, manomètre différentiel à deux branches; 2° avec un tambour qui déplace un levier enregistreur; 3° avec une petite pompe pour gonfler d'air l'appareil.

Des pinces empêchent, au gré de l'opérateur, la communication avec le manomètre ou avec l'appareil enregistreur. Pour la netteté de l'expérience, il vaut mieux les interroger successivement et non simultanément.

Or, la quantité d'air qu'il a fallu introduire dans l'ampoule pour la distendre, et les tuyaux, déterminent déjà un déplacement du mercure.

Supposons qu'il y ait, par exemple, 8 centim. de différence entre le niveau du mercure dans les deux branches. La simple introduction de l'ampoule dans l'anus augmente cette différence à cause de la tonicité normale des constricteurs de l'anus. Au lieu de 8 centim., par exemple, il y a 11 centim. chez un chien de forte taille.

De temps à autre, l'animal fait contracter ses muscles constricteurs spontanément ou sous l'influence de chatouillements exercés sur la peau du périnée, ou de tout autre mode d'excitation. Dans ces conditions, on voit la pression s'élever et une élévation du mercure dans la branche libre du manomètre traduit cette augmentation. Au lieu de 11, on obtient 15 ou 16 centim. La contraction a ainsi déplacé 4 ou 5 centim. de mercure.

L'appareil enregistreur, mis en rapport avec l'ampoule, inscrit les contractions de l'appareil constricteur. Chaque fois que l'animal le fait se contracter, le levier s'élève, puis redescend, la contraction terminée.

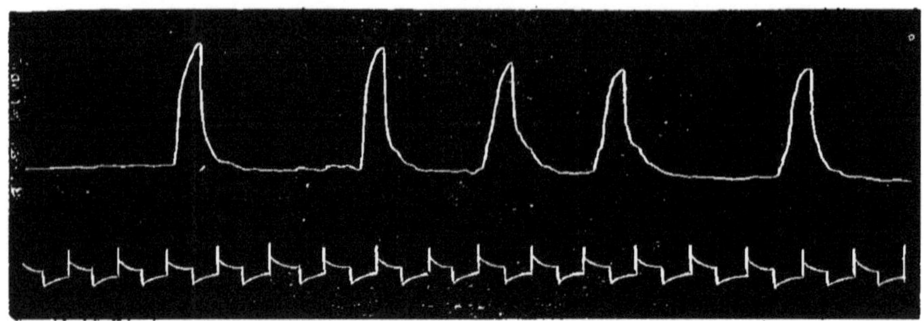

FIG. 15. — *Expérience A* : L'appareil constricteur est intact.

La contraction est brève, rapide, et la descente s'accomplit presque aussi rapidement que l'ascension. Il n'y a pas de plateau; la ligne d'ascension et la ligne de descente s'unissent à angle aigu. On note avec soin la hauteur à laquelle s'élève ce sommet, car elle sera très modifiée au cours de l'expérience.

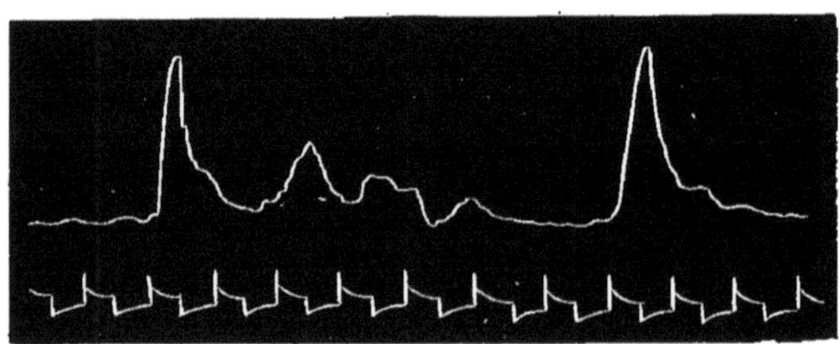

FIG. 16. — L'appareil constricteur est toujours intact; on voit après la première grande ascension une autre ascension de moitié moins haute qui représente une contraction du seul sphincter externe.

On procède alors à l'extirpation du sphincter externe du côté droit, conservant intégralement tout le reste.

L'ampoule est replacée; la tonicité du releveur et de ce qui reste du sphincter fait monter le mercure dans la branche libre à 9 ou 10 centim. au-dessus du niveau de l'autre branche.

Les contractions provoquées le font osciller de 12 à 13.

L'extirpation du reste du sphincter n'empêche pas le mercure de monter à 9 centim. et à 12 ou 12 centimètres et demi quand *les releveurs* se

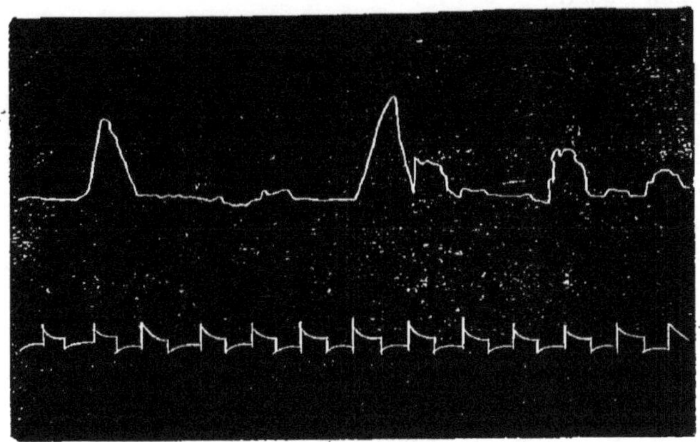

Fig. 17. — Une des moitiés du sphincter externe a été extirpée.

contractent. Ainsi les derniers muscles entraient pour une grosse part dans l'ascension primitive, et quand on a supprimé le sphincter, l'appareil constricteur est bien loin d'avoir perdu toute sa puissance.

Le tracé reproduit fidèlement ces variations. On constate que l'amplitude

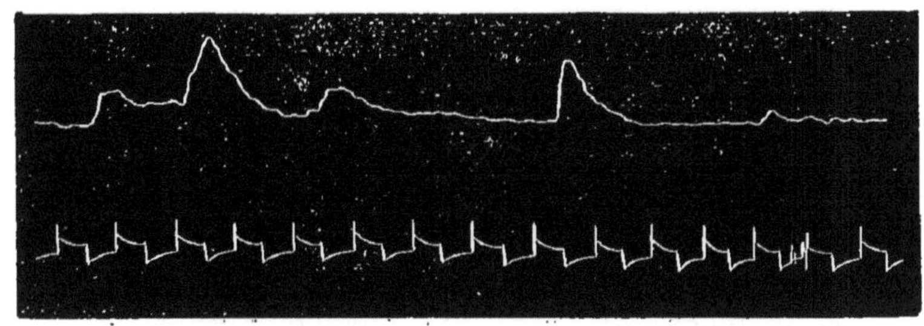

Fig. 18. — Le sphincter a été enlevé dans sa totalité.

des oscillations est diminuée d'un peu moins de moitié quand on supprime un des côtés du sphincter; à peu près de la moitié quand on enlève les deux côtés du sphincter, et qu'elles disparaissent seulement quand on a sectionné les releveurs.

Quand on a enregistré les oscillations avant toute section musculaire, on observe quelquefois de ces oscillations plus petites que les autres qui s'élèvent à peu près moitié moins haut. C'est qu'un seul des constricteurs s'est contracté. C'est toujours le sphincter externe. Avec un peu d'habitude, on reconnaît très nettement la contraction double, si je puis m'exprimer ainsi, contraction simultanée du releveur et du sphincter, de la contraction simple due au sphincter seul.

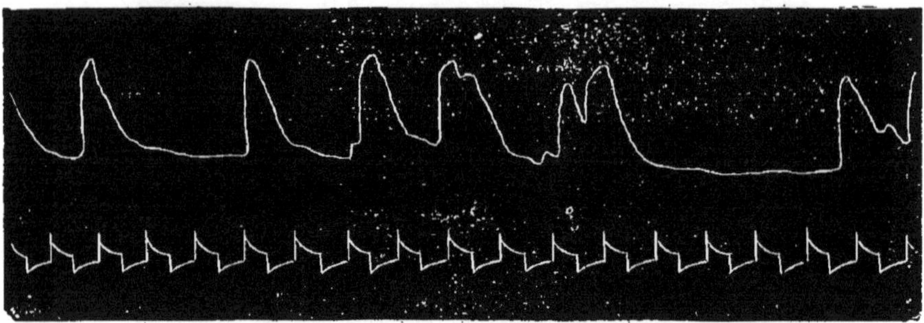

FIG. 19. — Le chien est encore intact. On enregistre les contractions synergiques du releveur de l'anus et du sphincter externe.

B. — Un chien de forte taille est disposé comme précédemment, et l'on a à sa disposition les mêmes appareils. Le tracé des mouvements de l'anus normal est pris comme précédemment, de même que la pression intra-anale. Par une grande incision pratiquée à 3 centim. de l'anus, on va à la recherche du releveur. Ce muscle est sectionné.

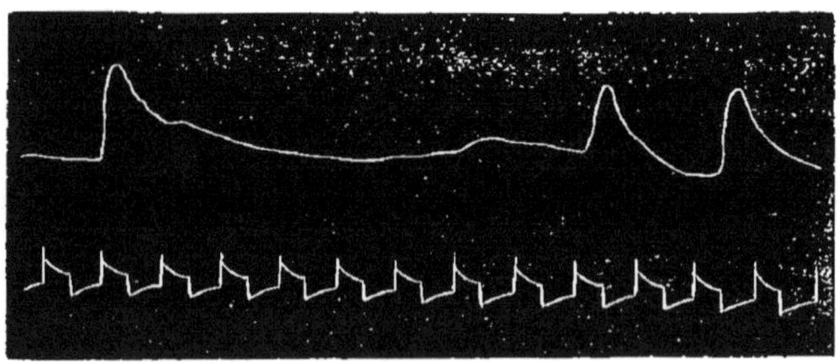

FIG. 20. — Un des releveurs a été sectionné.

Il faut apporter une certaine prudence dans cette opération, pour ne pas entamer le sphincter ni son nerf qui traverse de dehors en dedans le creux ischio-rectal.

Or cette section entraîne une diminution considérable dans la tension rectale, et la hauteur moins grande de la colonne manométrique traduit cette modification. Les oscillations du tracé sont plus que *moitié* moins grandes que dans l'état normal. De même les contractions de la région anale font monter le mercure de 1 centimètre et demi ou 2 centim. au lieu de 3 ou 4.

Quand on a sectionné l'autre releveur, le mercure s'élève encore un peu moins haut que précédemment et le tracé se modifie en proportion. Les ascensions sont plus de *moitié moindres*.

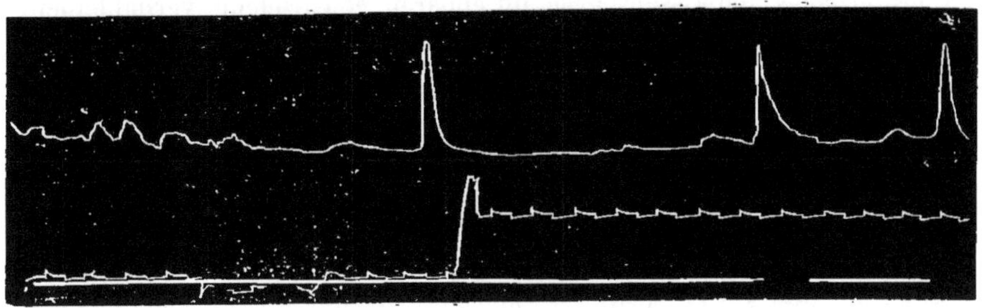

Fig. 21. — L'appareil constricteur ano-rectal est intact.

Ainsi le releveur joue par rapport au rectum un rôle constricteur au moins aussi important que celui du sphincter. Il semble que leur pouvoir constricteur soit à peu près pareil, et s'il y a une différence, elle est à l'avantage du releveur.

On peut encore réaliser l'expérience A en sectionnant d'un seul, puis des deux côtés les filets nerveux qui se distribuent au sphincter. Ils se détachent du nerf honteux, dans la partie la plus profonde de la fosse ischio-rectale, et se portent en avant et en dedans, accompagnés d'une artère et d'une veine. Avec quelques précautions, on peut couper le nerf après l'avoir isolé des vaisseaux qui l'avoisinent.

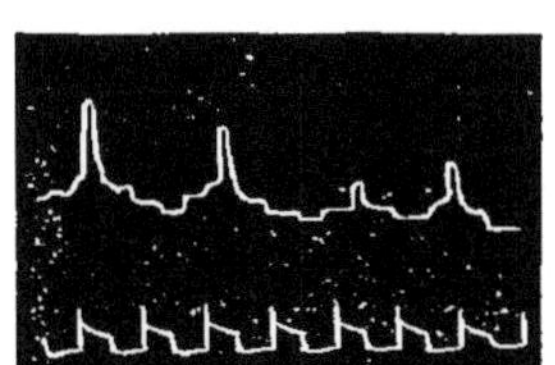

Fig. 22. — Les deux releveurs ont été sectionnés, le sphincter externe demeurant intact.

On peut également sectionner les nerfs du releveur, mais cela est bien moins facile, et, tout compte fait, il vaut mieux pratiquer l'expérience comme nous l'avons indiqué précédemment.

Ces résultats sont intéressants au point de vue des interventions par la voie sacrée. Quand les lésions se sont présentées dans des conditions assez favorables pour que le chirurgien ait conservé le sphincter, il n'en a pas moins sectionné, au moins en partie, le releveur, ou détruit son attache postérieure, ce qui revient au même ; sectionnée aussi la quatrième paire sacrée et trop souvent la troisième paire sacrée qui fournissent les nerfs du releveur et du sphincter. La section du releveur est de nature à diminuer la puissance de l'appareil constricteur ano-rectal ; celle des quatrième et troisième paires sacrées peut l'abolir complètement, et de fait nous verrons, en étudiant les suites éloignées et les résultats des interventions sur le rectum, par la méthode de Kraske, combien sont rares les cas où les malades guérissent avec un appareil constricteur véritablement utile.

Les deux constricteurs sont à peu près de même force et agissent synergiquement. Mais il n'est pas indifférent d'être privé de l'un ou de l'autre, si l'on peut s'en rapporter aux expériences suivantes :

Sur deux chiens, j'ai extirpé le sphincter externe dans sa totalité, laissant les releveurs dans leur intégrité.

Sur deux autres, j'ai détruit les releveurs sur une assez grande étendue pour qu'ils ne puissent récupérer aucun rôle physiologique, en respectant rigoureusement le sphincter et ses nerfs.

Ces extirpations ne donnent point le même résultat au point de vue de la fonction. Les animaux qui ont perdu leur releveur conservent leurs matières, sauf dans les grands efforts. L'anus est fermé, et il a conservé sa forme.

Ceux qui ont été privés de leur sphincter ont au contraire l'anus béant. Leurs matières s'échappent involontairement et sous des efforts bien moindres.

Cette différence peut s'expliquer par la disposition des muscles qui, par leur contraction, efface moins complètement que celle du sphincter la cavité de l'intestin et aussi par ce fait que la muqueuse rectale n'est pas fixée à ce niveau comme elle l'est au niveau du sphincter, mais qu'elle glisse et favorise en s'éversant le passage des matières molles et liquides.

Une question se pose à propos des expériences que nous venons de relater : l'énervation d'une *moitié* du sphincter donne-t-elle absolument les mêmes résultats que l'extirpation ou même la section d'une des moitiés ?

L'expérience prouve qu'il n'en est pas tout à fait ainsi. Quand on énerve une des moitiés d'un sphincter, il n'y a pas interruption de l'anneau musculaire. Les deux extrémités de la bande qui a conservé son innervation sont réunies par la bande énervée (devenue une substance inerte, il est vrai, mais présentant encore une certaine résistance), et conservent à peu près leurs connexions quand elles tendent à se rapprocher. Elles diminuent toujours assez efficacement le calibre de l'orifice anal. En relatant précédemment nos expériences, nous avons vu, au contraire, que l'extirpation d'une moitié du sphincter donne des résultats qui se rapprochent sensiblement de ceux que donne l'extirpation totale.

Ces différences entre l'énervation et l'extirpation unilatérales disparaissent au bout d'un certain temps, car le sphincter dont on a extirpé une partie récupère bientôt la force que lui avait fait perdre la suppression partielle de ses points d'appui.

Je n'ai voulu en aucune façon démontrer que le releveur de l'anus était exclusivement constricteur de la région rectale. Il est absolument certain que, par un certain nombre de ses fibres, il est élévateur de l'anus et qu'en se contractant il diminue la concavité du plancher pelvien dans sa partie postérieure.

De la désinsertion de l'attache postérieure du sphincter.

Le sphincter n'est pas à proprement parler un anneau musculaire. Il est

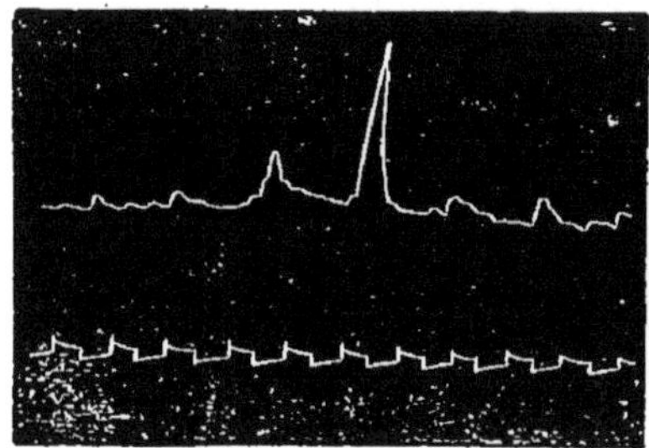

Fig. 23. — Sphincter intact.

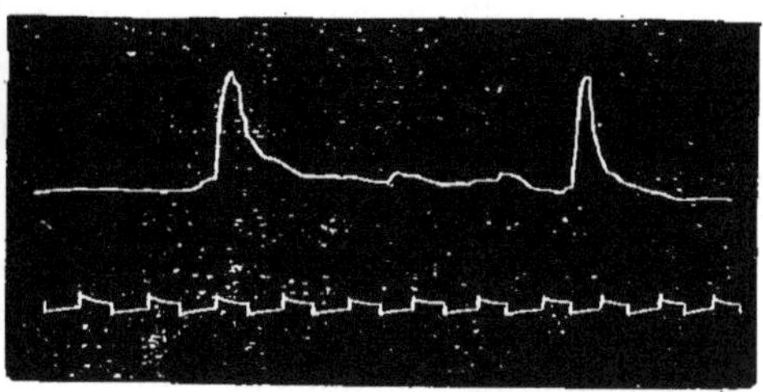

Fig. 24. — Sphincter détaché de ses insertions postérieures.

formé en partie par des fibres qui ne sont pas annulaires, qui prennent insertion sur le coccyx et sur le raphé coccy-anal.

Un chirurgien allemand s'est demandé si la destruction du coccyx dans l'opération de Kraske n'entraînait pas la perte des fonctions du sphincter en supprimant son attache postérieure, et il a conclu par l'affirmative.

Il est certain que cette hypothèse n'a rien d'illogique; car la plupart des muscles, quand ils ont perdu leur insertion, s'atrophient et dégénèrent avec une grande rapidité.

Il est vrai que cette atrophie est temporaire et qu'au bout d'un certain temps, quand le muscle a retrouvé une insertion, il récupère à peu près sa puissance primitive. Ainsi fait le triceps après une fracture de la rotule. Cependant le sphincter ne se prête point à une assimilation complète avec les muscles dont les fibres sont rectilignes. D'autre part, l'expérimentation contredit l'hypothèse formulée par le chirurgien.

Un chien étant immobilisé comme nous l'avons fait pour de précédentes expériences, les pattes de derrière ramenées sur le ventre et la queue dans l'extension de manière à bien mettre en évidence la région de l'anus, une ampoule est introduite dans le rectum et l'on note l'élévation de la colonne mercurielle due à la simple tonicité du sphincter et à ses contractions spontanées ou provoquées.

Le manomètre monte de 3 centim. par la seule tonicité de l'appareil constricteur, de 6 ou 7 dans les grandes contractions.

Une incision semi-lunaire est pratiquée en arrière de l'anus. Après avoir mis à découvert l'insertion caudale du sphincter, j'en pratique la section complète.

Je constate alors avec le manomètre et sur le tracé, que la tonicité sphinctérienne est à peine *diminuée*, que les contractions spontanées déterminent toujours la même ascension de 6 ou 7 centim.

J'ai répété cinq ou six fois cette expérience et toujours avec le même résultat.

Ces animaux, abandonnés à eux-mêmes, ont parfaitement guéri. A diverses reprises, pendant la cicatrisation de la plaie et après sa cicatrisation complète, je me suis livré aux mêmes explorations et j'ai trouvé qu'à *aucun moment* cette suppression de l'attache postérieure du sphincter n'avait modifié les fonctions de l'anus.

Quand, au lieu d'une simple désinsertion du sphincter, on pratique la résection de la queue, les résultats sont absolument les mêmes.

Ligature expérimentale de la mésentérique inférieure.

L'artère mésentérique inférieure constitue un des principaux moyens de suspension du rectum. Pour abaisser cet organe dans la résection par la voie sacrée, on est souvent obligé de la sacrifier. Il y a lieu de se demander si la suppression de cette grosse artère n'amène pas de graves perturbations dans le segment abaissé du gros intestin.

Si la circulation est compromise, comment peut-on espérer la réunion des deux bouts de l'intestin?

N'y aurait-il pas une véritable mort par ischémie des éléments anatomiques, et ne faudrait-il pas y regarder à deux fois avant de supprimer ce gros vaisseau?

C'est pourquoi j'ai lié sur cinq chiens la mésentérique inférieure. Pour la ligature, j'ai opéré par laparotomie, ce qui, au point de vue de la saine critique expérimentale, ne saurait modifier les conclusions.

L'abdomen ouvert, le rectum reconnu, saisi et attiré dans la plaie, on aperçoit, derrière l'intestin, l'artère flanquée d'une grosse veine et les collatérales qui s'en détachent de distance en distance. On voit battre à la surface de l'intestin, du côté de son bord adhérent, ces petites branches détachées de la grosse artère. L'artère et la veine sont liées simultanément avec un fil de soie.

On voit, immédiatement au-dessous de la ligature, les artères cesser de battre à la surface de l'intestin, et celui-ci prendre une coloration un peu violacée.

Ces chiens ont guéri très rapidement de leur ligature et de leur laparotomie. Je n'ai rien constaté chez eux de particulier si ce n'est un *abaissement de la température* du rectum pendant les premières heures qui ont suivi l'opération. Je les ai conservés pendant plusieurs semaines. Ils ont été sacrifiés finalement et j'ai pu inspecter les artères de l'intestin. La circulation s'était facilement rétablie par les anastomoses dans l'épaisseur de la tunique intestinale. La mésentérique était oblitérée seulement sur une étendue de 15 ou 20 millim.; elle était restée perméable dans tout le reste de son étendue. Les artères hémorrhoïdales inférieures étaient aussi un peu plus développées qu'à l'état normal. Ces constatations doivent nous rassurer sur le sort du rectum quand on a été dans l'obligation de sectionner sa principale artère nourricière. Cependant, la circulation se rétablit chez le chien avec une si prodigieuse facilité dans toutes les expériences de ligatures faites chez cet animal, qu'il ne faut pas espérer que les choses se passeront toujours de la même façon chez l'homme.

QUATRIÈME PARTIE

DES OPÉRATIONS PAR LA VOIE SACRÉE

Il faut qu'il soit bien entendu tout d'abord que le terme « opération par la voie sacrée » doit être accepté avec une signification extrêmement compréhensive, et qu'on ne saurait en limiter l'application aux seules opérations où la destruction du sacrum constitue le temps préliminaire. Ce serait un contresens de décrire sous ce nom les seules interventions où le chirurgien détruirait une portion du sacrum, si minime soit-elle.

Sous cette rubrique, on doit ranger en outre celles où l'on pratique simplement la section des ligaments sacro-sciatiques. Dans le premier cas, on aura recours à la voie sacrée proprement dite ; dans le second, à la voie parasacrée.

Au point de vue de l'anatomie topographique, le résultat sera le même ; on aura franchi l'enceinte pelvienne dans sa portion osseuse ou dans sa portion fibreuse.

De plus, il faut encore considérer, comme relevant de la voie sacrée, les cas où l'on se contente de l'ablation du coccyx. Nous avons montré à l'anatomie combien de variétés individuelles présentait dans l'espèce humaine le squelette sacro-coccygien en voie d'atrophie et quelle différence de jour donnait, chez deux individus de même âge, de même taille et de même sexe, le sacrifice d'une même quantité de ce squelette, suivant la forme de leur bassin. Chez l'un, la simple ablation du coccyx peut suffire ; chez l'autre, il faudra toucher au sacrum. Celui-là seulement aura-t-il été opéré par la voie sacrée ? Ce seul fait qu'on a enlevé un centimètre du sacrum peut-il ranger cet opéré dans une autre catégorie que le précédent quand tous les autres temps opératoires sont semblables ?

Il faudrait décrire aussi une voie coccygienne pour les cas où le chirurgien n'aurait pas eu besoin de réséquer le sacrum et même une voie paracoccygienne. Il ne peut en être ainsi ; la chirurgie n'a rien à gagner à ces distinctions trop subtiles.

Toutes les fois que le chirurgien agit à travers la paroi pelvienne postérieure, il me semble qu'on peut dire qu'il opère par la voie sacrée et, s'il devait y avoir la moindre ambiguïté sur la valeur du terme, et sur la légère inexactitude qui en résulte dans les cas où précisément on ne touche pas au sacrum, j'aimerais mieux dire la voie sacro-coccygienne, ou même la voie pelvienne postérieure. Ce serait plus exact, si l'on veut, mais aussi plus long, et puisque les mots n'ont d'autre valeur que celle qu'on veut bien leur donner, nous dirons la voie sacrée.

Il n'est pas possible d'étudier en bloc les opérations par la voie sacrée. Il faut, comme le conseille Descartes, « fractionner la difficulté en autant de parcelles qu'il convient pour la mieux résoudre ». Et c'est pourquoi on peut les ranger en cinq groupes :

1° Celles qui ne sont dirigées contre aucun des viscères du petit bassin, mais ont pour but l'extirpation d'une tumeur située sous la face profonde du sacrum ou du coccyx.

L'évacuation ou le grattage d'abcès occupent le même siège, ou bien l'ablation de séquestre de la face antérieure du sacrum, ou la cure de fistules pelvi-rectales supérieures d'origine osseuse.

2° Celles qui sont dirigées contre le rectum et ont pour but de remédier à ses arrêts de développement, ou bien encore aux maladies chirurgicales dont il est fréquemment le siège, cancers, rétrécissements non cancéreux, fistules recto-vaginales.

3° Celles où le chirurgien se propose de pratiquer l'ablation de la matrice, des ovaires ou des trompes.

4° Celles qui peuvent porter sur l'appareil génito-urinaire de l'homme.

5° Celles qui ont pour objet le drainage du péritoine par la voie pelvienne.

Ces groupes doivent être absolument séparés. Il serait déraisonnable, pour juger une méthode, de juxtaposer des faits aussi dissemblables que l'extirpation de la matrice et l'ouverture d'un abcès situé au-devant du sacrum.

Dans toutes ces opérations, il y a un seul fait commun, la création d'une large brèche dans la paroi pelvienne postérieure. C'est même pour cela qu'elles rentrent dans la méthode sacrée. Mais le premier groupe se sépare nettement de tous les autres en ce sens qu'on n'ouvre pas le péritoine et qu'on ne *touche pas à l'intestin*, ou à moins ce ne soit hasard malheureux ou défaut d'adresse de la part du chirurgien.

Dans le deuxième, on ne s'occupe que de l'intestin avec ou sans effraction du péritoine ; l'ouverture de l'intestin, les tractions qu'on lui fait subir, les conditions nouvelles dans lesquelles on le force à vivre, la difficulté de placer de bonnes sutures, et surtout la presque impossibilité qu'il y a à faire une opération aseptique, constituent des circonstances opératoires très particulières, susceptibles de modifier du tout au tout le pronostic et les résultats de l'opération.

Dans le troisième, on ouvre *délibérément* le péritoine, mais sans toucher à l'intestin. Dès lors, il est possible d'opérer comme on le fait par la voie sus-pubienne, de négliger l'antisepsie intestinale et rectale, d'opérer presque à coup sûr, sans être constamment préoccupé de l'infection de la plaie par les micro-organismes de l'intestin, de se comporter autrement que dans le groupe précédent au point de vue de la réunion. Le manuel opératoire doit présenter certaines différences appropriées au but que se propose le chirurgien.

Enfin, les résultats seront autrement consolants que ceux des opérations sur le rectum, et cela seul suffirait à séparer bien nettement les deux groupes d'opérations.

Le quatrième doit être aussi distingué de tous les autres : il s'agit d'opérations encore à l'étude, dont l'histoire n'est pas faite, les quelques documents glanés çà et là doivent être recueillis dans un chapitre à part. Peu à peu, les éléments deviendront assez nombreux pour qu'on en puisse étudier d'une façon complète le manuel opératoire et les indications. Dans tous les cas, il y a intérêt à réunir en un tout ce que nous avons pu trouver sur les applications de la voie sacrée à la chirurgie des organes génito-urinaires pelviens. D'ailleurs, ayant constitué des groupes spéciaux pour les interventions sur le rectum et pour l'appareil génital de la femme, nous ne pouvons en aucune façon les faire rentrer dans ces groupes.

Enfin, le drainage pelvien du péritoine, employé par un chirurgien de Lyon, doit avoir aussi une histoire particulière, très courte mais bien distincte.

Après avoir passé en revue ces différents groupes, en citant autant que possible les faits qui nous paraissent de quelque importance dans la question, nous verrons ce qu'à notre avis il faut prendre ou laisser de la méthode, et dans quelle mesure nous devons l'utiliser.

I. — Des opérations sacrées rétro-péritonéales et rétro-rectales.

Ce groupe est très vaste et comprend des faits fort dissemblables.

On doit établir une distinction entre ceux où l'ablation d'une portion du squelette a été une opération préliminaire et ceux dans lesquels cette résection a constitué l'acte opératoire proprement dit.

Dans cette deuxième catégorie, il faudrait encore séparer les cas où le squelette est sain de ceux où il est malade.

Dans les premiers, l'intervention a toujours été limitée au coccyx, l'extirpation de cet os ayant été pratiquée à différentes reprises pour guérir la coccygodynie.

Les autres comprennent :

1° Les cas, qui ne sont pas très rares, où le squelette est affecté d'ostéite tuberculeuse siégeant principalement à la face profonde. Il faut alors sacrifier une partie du sacrum, d'abord pour rendre plus facile l'accès de la lésion, et ensuite pour extirper la zone malade.

2° Les cas d'ostéo-arthrite sacro-coccygienne et médio-coccygienne, fort rares à la vérité, avec lésions prédominantes sous la face profonde des deux os.

3° Un certain nombre de sacro-coxalgies.

La méthode sacrée trouvera dans ces derniers cas une de ses formelles indications.

D'après les observations que nous avons compulsées et d'après l'examen nécroscopique de deux sacro-coxalgies, il nous paraît probable que très souvent les lésions sont plutôt péri-articulaires qu'articulaires. On comprend assez bien cette localisation péri-articulaire.

Les portions d'os voisines sont formées de tissu spongieux, terrain propre à l'éclosion et à l'évolution de la tuberculose, tandis que la jointure presque immobile est par cela même plus disposée à ces localisations bacillaires. Les foyers tuberculeux entourent la jointure en avant, au-dessous et en arrière.

Or les collections qui font saillie à la partie postérieure de l'articulation sont généralement seules reconnues pendant la vie, et si le chirurgien intervient, il est très exposé à faire une opération bien incomplète. Il s'arrête après avoir cureté la poche postérieure et mis à nu les fibres très résistantes des ligaments sacro-iliaques postérieurs. Cependant, en y regardant bien, après avoir soigneusement épongé, on verrait sans doute des fongosités s'infiltrant entre les faisceaux de ces ligaments et réunissant le foyer postérieur aux foyers antérieur et inférieur. Pour peu qu'on soupçonne la présence de ces foyers, et il nous semble qu'on doit presque toujours les soupçonner, il faudrait aller à leur recherche. Cette recherche expose à d'assez graves mécomptes le chirurgien peu familiarisé avec l'anatomie de la région. Il y a à redouter la blessure de l'artère ou de la veine fessière, des nerfs sacrés. Aussi ne faut-il pas hésiter à se donner du jour par de grandes incisions dont la forme variera avec le goût du chirurgien ou les circonstances opératoires dont il doit s'inspirer bien plus que de règles tracées à l'avance. Autant que possible cependant, l'incision, curviligne, à concavité antérieure, suivra la crête iliaque, puis le bord du sacrum. On fera sauter avec prudence le bord de cet os après l'avoir mis à nu, au-dessous de l'articulation sacro-iliaque; on pourra sans danger détruire la portion d'os située en dehors de la ligne des trous sacrés. On usera du ciseau et du marteau, et, lentement, à petits coups, on enlèvera l'os par fragments, comme dans une préparation anatomique, pour bien ménager les nerfs. Le chirurgien trouvera presque toujours au-dessous de l'articulation des amas de fongosités ou des collections purulentes, ou des masses caséeuses, qui le guideront et faciliteront l'acte opératoire.

Il se servira de son doigt pour repousser en avant les vaisseaux fessiers, laissera de côté le bistouri, curettera les parois des poches, et quand il sentira des points osseux dénudés, il s'armera d'une gouge ou d'une cisaille tranchante pour les extirper.

Il n'est pas sûr qu'il obtienne toujours, ni même souvent, la guérison de son malade; au moins, il se sera comporté d'une manière logique, en présence de lésions qui, chez les adultes au moins, ne guérissent pas volontiers spontanément.

Nous avions établi deux catégories; le dernier cas que nous venons d'envisager sert de transition entre l'une et l'autre, entre celle où le sacrifice d'une portion du sacrum constitue toute l'opération ou du moins l'acte opératoire principal, et celle où la perte de substance osseuse est créée dans le seul but d'ouvrir une brèche au chirurgien.

Dans cette catégorie nous devons ranger : 1° les opérations ayant pour but l'évacuation et le curage des abcès pelviens pré-vertébraux ; 2° celles qui sont dirigées contre les fistules pelvi-rectales supérieures ; 3° celles qui sont destinées à faciliter l'extirpation de tumeurs situées au-devant du sacrum et indépendantes de l'intestin.

A diverses reprises, on a cureté de cette façon des abcès pelviens pré-vertébraux, M. Routier a rappelé à la Société de chirurgie (1889) un cas où il avait vu Schede (de Hamburg) en ouvrir un par la voie sacrée.

M. Jeannel a utilisé son procédé de résection du sacrum à double volet pour gratter un abcès pareillement situé.

Nous reviendrons ultérieurement sur le procédé de M. Jeannel, il suffit de mentionner ici cette intéressante observation.

A deux reprises, j'ai vu utiliser la méthode sacrée pour la cure de fistules de l'espace pelvi-rectal. Bien entendu, on ne fit point de résection typique, d'après un procédé arrêté à l'avance. L'intervention ne saurait être soumise, dans ces cas, à des règles absolument fixes, et il serait au moins inutile de les formuler. Dans les deux cas dont j'ai été témoin, une sonde cannelée étant introduite dans le trajet fistuleux, une incision fut pratiquée le long du coccyx et du sacrum. Elle commençait au niveau même de l'orifice fistuleux, à 2 centim. en avant du coccyx dans un cas, à 3 dans l'autre, et s'arrêtait au niveau de la partie moyenne du sacrum. La sonde cannelée servant de guide, on put facilement retrouver le trajet dans la profondeur. Il conduisait sur un point nécrosé du sacrum. Pour l'atteindre, il fallut sacrifier une assez grande étendue de la portion saine du sacrum. Ces deux malades ont guéri.

Enfin, toutes les fois qu'on sera gêné pour extirper une tumeur se présentant dans les conditions indiquées plus haut, tumeurs parasitaires, kystes dermoïdes, enchondromes, etc., pour peu qu'il y ait quelque difficulté sérieuse, il n'y a pas lieu d'hésiter à se donner du jour en réséquant le coccyx, ou un fragment du sacrum, bien entendu en y mettant la modération nécessaire.

Nous ne pouvons insister davantage sur ce groupe, relativement peu important, d'opérations par la voie sacrée et nous avons hâte d'aborder les points essentiels du sujet.

II. — Opérations sur le rectum.

De l'opération de Kraske pour le cancer du rectum.

1° Indications et contre-indications

> « Avant de procéder à une opération, le chirurgien doit d'abord s'assurer qu'elle est bien indiquée, qu'il y a des motifs suffisants pour en justifier l'exécution, et qu'il n'existe point de circonstances qui doivent détourner de l'entreprendre. »
>
> Compendium.

Chaque chirurgien comprend à sa manière les indications opératoires et s'inspire de son génie particulier. Tel s'abstient d'opérer quand l'autre juge à propos d'intervenir. Il s'est produit, pour l'opération de Kraske, ce qu'on peut observer pour toutes les questions encore un peu neuves, chacun se préoccupant de défendre sa pratique bien plus que de connaître et de mettre à l'épreuve celle du voisin. C'est pourquoi j'aurai bien du mal à exposer ici des règles acceptées par tout le monde ; il n'est pas possible de prendre un moyen terme entre les opinions mises en présence. Il m'a semblé, en feuilletant les observations, qu'en général, on s'était peut-être prononcé d'une façon un peu prématurée sur la valeur de la méthode. Après avoir autant que possible « fait l'inventaire de la science », pour parler le langage de M. Verneuil, patiemment compulsé les documents et recherché les anciens opérés, je suis arrivé à cette conclusion assez ferme qu'il faut rarement se livrer à de grands délabrements pelviens pour des cancers du rectum, et que de ce côté les indications de la méthode sacrée sont relativement restreintes. J'aurai à revenir plus longuement sur ce point. Il importait, dès maintenant, d'énoncer cette proposition qui nous permettra de ne point discuter ici tout ce qu'on a écrit sur la conduite à tenir dans les cancers du rectum.

Ce chapitre de thérapeutique chirurgicale comporte, en effet, une très longue bibliographie et je parle seulement « des auteurs qui ont travaillé eux-mêmes, car pour les autres, qui n'ont travaillé que sur les travaux d'autrui, on ne les peut lire que par divertissement » (Sténon).

Pendant fort longtemps (1), les chirurgiens se sont abstenus de toucher à ces cancers, et cette pratique peut se défendre jusqu'à un certain point.

Il est absolument certain que cette chirurgie n'est guère consolante, et que, dans un trop grand nombre de cas, le chirurgien est presque désarmé en présence de la maladie et prolonge de bien peu les jours de son malade.

Cependant il serait mauvais de se laisser décourager par les résultats souvent pitoyables que nous obtenons. « A la moindre apparence de cancer, dit Percy (2), ces mots, *noli me tangere*, mots plus funestes peut-être à l'humanité que la maladie qu'ils servent à exprimer, sont pour eux le signal de la retraite, ou le prétexte d'une timidité qu'ils appellent circonspection, mais qui n'est souvent qu'un masque de l'ignorance. Qu'ils apprennent, ces chirurgiens si pusillanimes, si cauteleux, que les maladies qu'ils se pressent d'annoncer comme étant au-dessus des secours de l'art, ne sont qu'au-dessus de leurs forces et de leur savoir. » Hélas ! Percy ne nous a point laissé les moyens de lutter efficacement contre cette affreuse maladie, et s'il n'y a plus d'abstentionnistes à outrance, les chirurgiens prudents n'ont que trop de raisons pour expliquer leur attitude.

Les résultats très précaires que donnent les opérations dirigées contre le cancer en général, ne doivent pas être perdus de vue quand il s'agit d'établir les indications de la méthode sacrée. Je suis surpris des abus qu'on a faits de cette méthode, à l'étranger surtout. Il est absolument inutile et sans aucun intérêt d'extirper une tumeur cancéreuse adhérente à la vessie, à la prostate, aux parois pelviennes. Cela se fait en Allemagne, et ailleurs encore, mais on est d'accord en France que les chirurgiens consciencieux doivent se désintéresser de ces dangereuses entreprises de médecine opératoire.

On n'a véritablement pas le droit de se livrer sur un homme à d'aussi effroyables opérations et de l'exposer à une mort rapide, sans aucun espoir sérieux de le guérir. « Ce qu'il y a de pire que de laisser mourir un malade, c'est de le tuer », dit quelque part M. Tillaux.

(1) « Pendant fort longtemps », puisque la première extirpation du rectum cancéreux date de 1826.

(2) *Traité de pyrotechnie chirurgicale pratique*, par le baron PERCY, chirurgien de Napoléon Ier.

Ce n'est pas non plus sans quelque surprise que je vois tant compliquer l'opération de Kraske. « Les principales qualités d'un acte opératoire quelconque doivent être l'efficacité, la bénignité et la simplicité », répétait sans cesse M. Verneuil.

Or, quand le néoplasme n'est pas entièrement limité, condition que nous ne voyons guère, l'efficacité des moyens dirigés contre lui étant plus que douteuse, il faut que l'opération soit bénigne et simple. « *Melius anceps remedium quam ullum*, dit Hévin (1) ; la maxime générale qu'il vaut mieux tenter un remède douteux que de n'en point faire est d'une application bien délicate. L'on pourrait se conduire très inhumainement à l'abri d'une proposition aussi vague et qui autorise si peu. »

Il y a donc des cas où le chirurgien doit s'abstenir ou du moins préférer à de grands délabrements l'emploi judicieux de moyens plus doux. Il en est d'autres aussi nombreux où véritablement il est très diifcile de se tracer une ligne de conduite parce que nos moyens d'exploration ne nous renseignent pas d'une façon suffisante sur l'étendue du mal. C'est affaire de grande expérience ou de sens clinique.

« Celui qui sait le mieux décider dans un cas douteux si l'on doit opérer, celui-là est véritablement le premier parmi les chirurgiens », ont écrit les auteurs du *Compendium*.

Il est d'autant plus difficile d'agir en temps opportun, que le cancer est généralement reconnu un peu tard.

Il y a d'abord une période latente de durée variable. Le néoplasme est indolent dans ses premiers stades. En outre, il faut compter avec l'incurie du malade, sa répugance à se soumettre à une exploration rectale, habituellement désagréable à la vérité, et la légèreté avec laquelle il fait lui-même le diagnostic de dysenterie, de constipation et surtout d'hémorrhoïdes. D'ailleurs, il n'est pas toujours le seul coupable ; bien souvent un médecin, pour n'avoir pas pratiqué un examen minutieux et complet, pour avoir hésité devant l'introduction de son index dans le rectum, aura méconnu la maladie, l'aura laissée évoluer à sa guise pendant des mois.

Les exemples abondent et il suffit de chercher dans ses souvenirs pour en retrouver un certain nombre.

Il est donc infiniment rare d'observer un cancer du rectum à son début.

(1) *Mémoire de l'Académie de chirurgie.*

Ceux qu'on rencontre le plus souvent dans la pratique sont des cancers de la région ano-rectale.

D'une façon générale, le cancer se développe de préférence au niveau des points rétrécis de l'intestin. L'anus se trouve être tout naturellement le siège le plus habituel de l'épithélioma du rectum. En outre, les malades se décident moins tard à réclamer les bons offices du chirurgien. A cela il y a deux raisons.

Comme la lésion siège en un point où le calibre de l'intestin est fort étroit, les signes d'obstruction s'accentuent assez vite. De plus, ces cancers détermineraient souvent d'atroces douleurs à une période relativement peu avancée.

J'ai trouvé ce fait signalé avec insistance par Allingham, Henri Smith, Cooper et Edwards, Harrison Cripps.

Depuis Lisfranc, les chirurgiens ont été à peu près d'accord pour extirper ces cancers de la région ano-rectale quand ils se présentaient dans de bonnes conditions, quand ils étaient mobiles et ne dépassaient point 4 ou 5 centim. de l'anus. Je dis à peu près, car il n'est si petite question de chirurgie sur laquelle on n'ait discuté et ne puisse discuter encore. Quelques-uns ont été jusqu'à condamner d'une façon à peu près formelle toute intervention. Dans les cas où le cancer est limité à la partie inférieure du rectum, nous n'avons rien de mieux à faire que d'imiter la conduite des vieux chirugiens, de ceux qui opéraient au moins, et d'amputer le rectum.

L'antisepsie élémentaire suffit à nous épargner les terribles insuccès qu'on observait si fréquemment sous l'ancien régime chirurgical. On est parfaitement autorisé à pratiquer l'ablation de la paroi vaginale, à ouvrir un tant soit peu le cul-de-sac péritonéal, à enlever 10 ou 12 centim. du rectum.

Il suffit que le doigt explorateur puisse dépasser la partie supérieure du néoplasme pour qu'il soit légitime de tenter l'extirpation par les anciennes méthodes. Il n'y a donc pas lieu de les modifier en tant que manuel opératoire, toutes les fois que le cancer a débuté par la région ano-rectale et que sa limite supérieure est accessible.

Ces cas sont en dehors de la méthode de Kraske.

En Angleterre, les chirurgiens en sont restés à cette règle déjà vieille d'opérer seulement les cancers petits, mobiles, et situés à la partie inférieure du rectum. Toutes les fois que le cancer est un peu élevé, ils pratiquent l'anus artificiel discutant seulement pour savoir s'il faut l'établir dans la région lombaire ou dans la fosse iliaque. Ces chirurgiens sont bien heureux d'avoir une doctrine aussi ferme, ils n'hésitent point avant de poser les indications qui, pour eux, sont merveilleusement simplifiées.

Cependant, il n'est véritablement plus permis d'abandonner à leur cancer les malheureux chez lesquels la lésion est trop haut située pour que l'extirpation soit commodément praticable par la voie périnéale. C'est à ceux-là précisément que convient la voie sacrée.

Tous les cancers développés au-dessus de la zone sphinctérienne ne comportent pas l'intervention par cette voie.

Supposons un cas fort rare, mais que l'on a rencontré. Le néoplasme de très faible étendue est situé au-dessus des sphincters ; il forme une tumeur ou une plaque bien circonscrite paraissant limitée à la muqueuse ; il n'y a pas lieu de détruire les sphincters, ni de supprimer le coccyx et le sacrum. La dilatation de l'anus donnera un facile accès dans le rectum. La tumeur enlevée, les bords de la perte de substance seront suturés.

Pour ne pas rétrécir l'intestin, on aura soin que la ligne de suture soit transversale.

La muqueuse glisse sur le plan sous-jacent et l'on n'aura pas de peine (j'ai supposé que la tumeur était petite, la perte de substance partant peu étendue) à rapprocher le bord supérieur de l'inférieur.

A moins que le toucher rectal n'ait fait sentir des masses ganglionnaires dans la concavité sacrée, derrière le rectum, il n'est pas besoin de faire l'opération de Kraske.

L'épithélioma est un peu plus étendu, il forme par exemple une virole néoplasique de 1 ou 2 centim. de hauteur, mais on atteint assez facilement la limite supérieure, et il est toujours entendu que la zone sphinctérienne n'est pas envahie.

Il y a plusieurs façons d'intervenir. On peut se comporter comme dans le cas précédent : dilater l'anus, exciser la virole de tissu morbide, rapprocher l'un de l'autre par des sutures les bords de la perte de substance annulaire qui en résulte. C'est ce que conseillait Dieffenbach.

M. Desguins a extirpé par la voie « vagino-périnéale » un cancer du rectum en conservant le sphincter.

M. Hartmann, au dernier Congrès français de chirurgie, a décrit un procédé auquel il a déjà eu recours pour l'ablation des rétrécissements cancéreux ou autres par les voies naturelles.

L'anus est dilaté tout d'abord. Après cette opération préliminaire, le rétrécissement est saisi avec des pinces de Museux, abaissé, le rectum incisé circulairement au-dessus du rétrécissement, puis décollé, invaginé dans le segment inférieur, sectionné au-dessus des lésions et finalement suturé à la peau de l'anus. Au bout de quelques jours, les fils ayant coupé les tuniques rectales, l'intestin remonte. « Mais, dit l'auteur du procédé, le foyer opératoire est déjà fermé et à aucun moment l'on n'a à se préoccuper de le suturer au bout inférieur. »

Hueter avait la prétention de conserver intacte la région sphinctérienne en taillant un lambeau à base postérieure comprenant l'anus et ses sphincters et un peu de la graisse des fosses ischio-rectales.

Le rectum était complètement détaché de ce lambeau qui était renversé en arrière. Une incision en U circonscrivait ce lambeau, les deux côtés de l'U se terminaient à 1 centimètre en arrière de l'anus, l'arc qui unit les deux branches passait à l'union du sphincter externe et du bulbe caverneux.

Le cancer extirpé, on abaisse le bout supérieur, le lambeau est ramené dans la position qu'il occupait primitivement et suturé par ses bords, après fixation de l'intestin à l'anus.

Enfin, il est loisible d'utiliser la voie sacrée.

Tous ces moyens tendent à réaliser une indication qui est de conserver l'appareil constricteur du rectum situé au-dessous de l'intestin, et en état de parfaite intégrité.

Cependant, on ne les appliquera point indifféremment. Ainsi le procédé d'ablation vagino-périnéal ne peut être qu'un procédé d'exception. On ne peut avoir la tentation de l'employer que dans les cas où la paroi vaginale est envahie.

Le procédé de Hueter me paraît franchement mauvais. Voici pourquoi : quand on a la prétention de conserver un muscle, il faut ménager ses nerfs. Or, par les incisions destinées à circonscrire et à détacher le lambeau, on sectionne de chaque côté le nerf sphinctérien qui innerve la majeure partie du sphincter externe, et tous les filets qui vont au sphincter interne.

La conservation de l'appareil sphinctérien par le procédé de Hueter est absolument illusoire, et comme cette conservation était sa seule raison d'être, il n'y a pas lieu aujourd'hui d'y avoir recours, puisque l'on a beaucoup mieux.

Par contre, on pourrait utiliser un procédé qui serait précisément l'inverse de celui de Hueter et qui consisterait à tailler un lambeau à base antérieure. Avec un peu de soin, on ménagerait parfaitement les nerfs du sphincter externe.

Le procédé décrit par M. Hartmann me paraît excellent, contrairement à celui de Hueter. Quand le cancer est bien limité et situé un peu bas, il est certainement bien préférable à une intervention sacrée. Je n'en ai pas encore d'expérience sur le vivant. Sur le cadavre, il est d'une exécution très facile.

Je l'ai exécuté expérimentalement sur plusieurs chiens chez lesquels j'avais déterminé des rétrécissements du rectum par des destructions circulaires de la muqueuse au thermocautère.

Il donne, chez ces animaux au moins, des résultats bien meilleurs que ceux de toutes les interventions par la voie sacrée pour des cas analogues.

D'une façon générale, la méthode sacrée doit être réservée aux cancers haut situés.

Il est plus facile de comprendre que d'expliquer ce qu'il faut entendre par un cancer haut situé.

A partir de quelle hauteur un néoplasme doit-il être rangé dans cette catégorie? Il nous semble qu'il faut considérer comme tels les cancers qui siègent au-dessus des 8 ou 10 premiers centimètres du rectum, en partant de l'anus. Ils sont toujours plus ou moins au-dessus du cul-de-sac péritonéal et leur ablation est difficile sinon impraticable par la voie périnéale. Il y a lieu de distinguer encore, parmi ces cancers, ceux qui sont situés dans la partie supérieure du rectum libre et mobile dans la cavité péritonéale, et supportée par un long méso, de ceux qui occupent la portion fixe de cet intestin. Les premiers sont des tumeurs abdominales. On sait quelles variétés présente ce « côlon pelvien » qu'on voit très souvent remonter dans l'abdomen, jusqu'à l'épigastre quelquefois. La voie sacrée n'a rien à faire ici. De deux choses l'une : ou bien la tumeur sera reconnue d'assez bonne heure pour que le chirurgien puisse intervenir par la laparotomie et réséquer l'intestin malade ; ou bien il reconnaîtra par le seul examen clinique, ou après l'ouverture de l'abdomen, l'inutilité d'une tentative d'extirpation, et s'il est temps encore de faire quelque chose pour son malade, il se bornera à pratiquer un anus contre nature. On voit donc que l'opération de Kraske ne saurait constituer un mode de traitement général des cancers du rectum, et tout d'abord ne convient ni à ceux de la partie inférieure, proche de l'anus, ni à ceux de la partie toute supérieure proche du côlon iliaque. Précisément à cause de la disposition, actuellement bien connue du côlon pelvien, je crois que, s'il y a lieu d'opérer pour certains cancers tout à fait proches de l'S iliaque, l'indication n'est pas d'intervenir par la voie sacrée, et si j'y insiste, c'est que plusieurs chirurgiens, et du plus grand mérite, puisque parmi eux je dois citer M. Guérin, ont signalé ces cancers comme relevant de la méthode de Kraske.

Ainsi cette dernière n'est véritablement applicable qu'aux néoplasmes de la portion du rectum qui s'étend de la deuxième ou de la troisième sacrée à la partie moyenne du coccyx. Mais il y a encore bien des réserves à faire. Le chirurgien qui a du bon sens ne s'attaquera point à ces cancers qui ont franchi les limites du rectum, envahi le tissu cellulaire pelvien, les ganglions, les anses intestinales qui peuvent se trouver dans le petit bassin, ou encore la vessie, les vésicules séminales, la prostate ou l'utérus. Quand toute l'excavation pelvienne est remplie de cancer, l'interventlon est stérile, quand elle n'est pas immédiatement préjudiciable au malheureux opéré.

A part quelques regrettables exceptions, les chirurgiens français sont d'accord pour ne point toucher à ces cas qui ne comportent en effet aucune indication opératoire.

« Nous ne sommes point partisans des opérations faites en désespoir de cause, et, quelque affligeant que soit cet aveu, nous ne balançons pas à reconnaître et à proclamer l'impuissance de l'art » (1).

A l'étranger, il n'en va pas ainsi, et l'on voit des opérateurs auxquels certains insuccès auraient pu ouvrir l'entendement, se livrer à de véritables éviscérations pelviennes.

De pareilles interventions ne peuvent rien prouver, ni pour, ni contre la méthode, et signifient simplement que leurs auteurs ne sont pas très soucieux de la vie de leurs malades, et ne se préoccupent pas extraordinairement d'agir avec sagesse, prudence et modération.

Cependant, nous voyons de temps à autre des chirurgiens qui ont de l'expérience, qui n'opérent point pour le plaisir d'opérer et qui prennent le temps d'examiner leurs malades, intervenir assez mal à propos pour des cancers adhérant quelque peu à la vessie, à la prostate ou ailleurs. C'est qu'en effet, il est bien facile d'être induit en erreur, de méconnaître les connexions du néoplasme; tel épithélioma, qui paraissait mobile et sans

(1) *Compendium.*

propagations ganglionnaires appréciables, se révèle tout autre au cours de l'opération, quand on veut faire la dissection du segment cancéreux de l'intestin.

En outre, il y a des cas limites devant lesquels on hésite avant de prendre une détermination. C'est précisément dans de pareilles circonstances qu'on se trouve placé « entre deux écueils, celui d'une prudence excessive, ou celui d'une excessive témérité » (1).

Pour se garer de l'un et de l'autre, il faut étudier son malade avec beaucoup de soin, et à diverses reprises.

Il faut pour cela user surtout du toucher rectal, qui reste encore notre seul bon moyen de connaître l'étendue du mal et l'état des organes circonvoisins. Mais il y a toucher et toucher.

En France, on a toujours méconnu un procédé d'exploration du rectum, dont on a par contre quelque peu abusé en Allemagne, et qui consiste à y introduire la main en totalité ou en partie.

Cette manière de faire paraît au premier abord un peu barbare, et l'expérience a prouvé qu'elle pouvait être très dangereuse.

Mais, dans le cas particulier, il ne s'agit point d'aller à une très grande profondeur dans l'intestin, comme on l'a fait pour le diagnostic des tumeurs de l'abdomen.

Cette pratique est alors inutile et même répréhensible. Mais ce n'est pas de cela qu'il s'agit. Les cancers dont nous nous occupons en ce moment sont situés à la partie supérieure de l'ampoule rectale, ou plus haut. Souvent, le doigt arrive à peine à les sentir distinctement. Dans ces conditions, il est parfaitement légitime d'introduire la main dans l'ampoule rectale pour étudier de plus près le néoplasme. L'ampleur de l'intestin, à ce niveau, l'extensibilité considérable dont il est susceptible, permettent sans danger cette introduction. Pour qu'elle soit pratiquable, il faut et il suffit que le malade soit préalablement anesthésié et l'anus dilaté.

L'examen à l'aide d'un spéculum rectal ou de bougies fournira des renseignements beaucoup moins nets, et, généralement, il vaut mieux s'en abstenir.

Chez la femme, il ne faut pas omettre de pratiquer, à titre d'exploration complémentaire, le toucher vaginal.

Dans ces conditions, on arrive à déterminer assez bien les limites d'un cancer, principalement quand il est petit et mobile. C'est précisément

(1) *Compendium.*

quand il se présente avec ces deux caractères qu'il faut faire l'opération de Kraske. Alors, on pourra espérer des succès et des succès durables. Autrement, on ne se prépare que déboires et désillusions.

La propagation ganglionnaire est-elle une contre-indication ?

Il faut s'attendre à rencontrer toujours des ganglions engorgés et malades. C'est une règle que les ganglions soient toujours suspects, quand un cancer s'est développé dans le territoire lymphatique qui leur appartient. La voie sacrée aura même cet avantage de permettre la recherche des ganglions échelonnés le long des hémorrhoïdales supérieures et leur ablation, pour peu qu'on ait des doutes sur leur intégrité.

Quand les ganglions sont très volumineux et adhérents, ce que l'on peut reconnaître quelquefois en examinant le malade, il vaut mieux s'abstenir de toute grosse intervention, et renoncer à l'opération de Kraske. A plus forte raison quand on sentira, au-dessus du promontoire et le long de la colonne lombaire, de grosses masses ganglionnaires secondaires.

Mais si l'exploration rectale a révélé seulement un ou deux ganglions de volume appréciable, mais encore mobiles, il ne faut pas voir là une contre-indication. Seulement quand on en trouve deux à l'examen du malade, au cours de l'opération on en rencontre bien davantage, et en définitive le cas n'est pas très bon au point de vue de la récidive ultérieure.

Quand il s'agit d'une opération aussi grave, il faut apporter un soin scrupuleux à l'examen des viscères et de l'état général du sujet. Le foie sera tout d'abord interrogé : s'il est augmenté de volume et bosselé, on peut être bien sûr qu'il contient des noyaux secondaires. Cela suffit pour contre-indiquer toute opération, à part l'anus artificiel quand il y a des signes d'obstruction.

Chez un sujet âgé, ou très profondément cachectisé, c'est à peine si l'on peut discuter l'opportunité de l'opération. J'ai vu une fois M. Richelot opérer avec succès d'un cancer du rectum un diabétique qui expulsait par ses urines d'énormes quantités de sucre. Malgré cet exemple, je ne suis pas convaincu qu'on doive intervenir dans de pareilles conditions.

Harrison Cripps cite un malade qui était porteur de deux cancers, un de l'estomac, un du rectum, et celui-ci était petit et mobile. Il ne faudrait pas se laisser induire en erreur par des cas semblables, infiniment rares très heureusement. De même dans celui que mentionne encore le même auteur, où un cancer de l'estomac avait été pris pour un cancer du rectum, parce que rien n'appelait l'attention du côté de l'estomac et que le malade rendait par l'anus du sang rouge et rutilant.

Dans quelques auteurs, je vois mentionner la voie sacrée comme une voie exploratrice. Sans doute, il est permis de se tromper dans l'exacte appréciation de l'étendue des lésions et de reconnaître leur complexité seulement quand on les touche du doigt, et alors au lieu de tenter quand même une extirpation inutile et dangereuse, de s'arrêter, de refermer la plaie en déplorant son erreur. Mais il ne faudrait pas systématiquement ouvrir le bassin par la voie sacrée, simplement pour être fixé sur l'étendue des lésions, remettant à ce moment les décisions à prendre sur la manière de se comporter vis-à-vis de l'intestin. Cette façon de procéder serait tout à fait mauvaise : elle donnerait au chirurgien une sécurité illusoire et encouragerait certaines tendances à ne pas examiner le malade à fond pour tirer de l'exploration pré-opératoire tout ce qu'elle peut donner.

La méthode sacrée ne saurait être comparée à la laparotomie exploratrice qui doit rester dans la pratique pour certains cas exceptionnellement difficiles. L'incision de la ligne blanche, faite par un chirurgien propre, ne saurait influer sur la destinée du malade ; et en outre, elle permet une exploration facile et parfaite de la tumeur en litige. Il n'en est pas de même de la voie sacrée, qui nécessite un délabrement osseux, compromet le plexus hypogastrique, ouvre quantité d'artérioles et de veines et fait toujours perdre au malade une notable quantité de sang, et ne permet de reconnaître l'étendue d'un néoplasme qu'après des recherches pénibles, après des manipulations toujours longues de la masse morbide. Il faut l'avoir disséquée dans la plus grande partie de son étendue pour être sûr que la tumeur n'est pas opérable. L'exploration sacrée constitue donc déjà par elle seule un acte opératoire sérieux et même grave. Cela suffit pour la repousser presque absolument. On dit encore que dans les cas où le chirurgien n'est pas bien sûr de pouvoir exécuter complètement l'opération de Kraske, c'est-à-dire de pouvoir suffisamment mobiliser le bout supérieur pour le coudre à l'inférieur, il doit néanmoins intervenir et fixer ce bout supérieur dans la région sacrée. Certains chirurgiens, que les nécessités opératoires avaient forcés de prendre cette détermination, se sont efforcés de prouver la supériorité de l'anus sacré sur tous les autres anus contre nature.

Or les bienfaits de l'anus sacré sont très discutables. Le sort des malades que j'ai pu observer ne m'a pas semblé beaucoup plus enviable que celui des pauvres gens qui portaient un anus iliaque. J'ai même acquis la conviction que ce dernier était préférable à plusieurs points de vue. Facile à établir, il fonctionne généralement bien, et ne manifeste aucune tendance à se rétrécir. De plus, le malade peut avec facilité le surveiller et en nettoyer les environs. Quand il ne peut pas le faire lui-même, les personnes qui l'entourent ont leur tâche singulièrement facilitée quand l'anus est situé à la partie antérieure, ce qui dispense de retourner fréquemment le malade. Quand il ne peut plus bouger du lit, il n'est que trop fréquent de voir la peau du sacrum s'excorier, puis se sphacéler. Le voisinage immédiat de l'anus artificiel n'est pas fait pour favoriser la guérison de ces « eschares » sacrées. Les pansements, souillés constamment par les déjections, deviennent illusoires, et après quelques minutes n'ont plus rien d'antiseptique. Quand par hasard le malade revient temporairement à la santé, il est beaucoup plus difficile de maintenir sur cet anus l'appareil obturateur ou le pansement qui, le cas échéant, doit protéger son linge et ses vêtements. L'anus sacré est donc un affreux pis-aller, et il ne faut pas multiplier les occasions de procurer aux malades cette si triste et affligeante infirmité. Il va sans dire qu'il faut faire la part des circonstances, que le chirurgien n'a pas toujours l'embarras du choix, et qu'en présence d'un bout d'intestin qu'il ne peut faire descendre jusqu'à l'endroit voulu, il est bien obligé de le fixer où il peut. Je dirai ultérieurement comment on peut, jusqu'à un certain point, pallier les principaux inconvénients de cet anus.

Mais il ne faut point considérer l'établissement de cet anus comme une terminaison souhaitable de l'opération, et au besoin le faire entrer dans son programme.

On a tort, pour défendre cette pratique à laquelle on est, je le répète, obligé d'avoir recours de temps à autre, on a tort de la comparer aux autres anus artificiels, car elle ne supporte pas la comparaison.

Par contre, il y a un excellent argument à invoquer en sa faveur. En intervenant, le chirurgien dote son malade d'un assez mauvais anus, mais aussi n'a-t-il pas extirpé les tissus morbides et par cela même laissé quelques chances de guérison durable. Je citerai moi-même des exemples où « la trêve du cancer » (1) a été d'assez longue durée. Je dirai seulement que c'étaient des cas *favorables* où l'épithélioma était mobile et de médiocre volume, un peu trop haut situé, voilà tout. Dans d'autres conditions, on enregistre presque invariablement des morts rapides ou de promptes récidives.

(1) VERNEUIL.

Ainsi donc, les indications de l'opération de Kraske seront fort restreintes.

Elle est applicable aux cancers petits, mobiles et trop élevés pour être commodément enlevés par la voie périnéale. Elle a pour raison d'être la très réelle facilité qu'elle donne pour atteindre le rectum sur une grande hauteur, et théoriquement au moins la conservation de l'appareil constricteur de l'anus.

2° Traitement pré-opératoire

L'intervention décidée, il faut, dans la mesure du possible, instituer tout d'abord un traitement pré-opératoire destiné à la rendre moins grave et à augmenter les chances de succès. Il y a deux choses dont il faut surtout se préoccuper dans cette préparation du malade ; relever l'état général, qui n'est jamais satisfaisant, tant s'en faut, au moment où les patients nous arrivent ; en second lieu, diminuer la septicité de l'intestin.

Il faut plusieurs jours pour obtenir ces résultats ; mais le chirurgien doit néanmoins prendre le temps de cette préparation. Ce n'est point du temps perdu, puisque l'omission de ce traitement préliminaire peut avoir les plus funestes conséquences. Cependant, on a peut-être un peu trop compliqué les mesures à prendre. Or il faut savoir ici se contenter du strict nécessaire et ne rien exagérer, car le mieux, dans l'espèce, est quelquefois l'ennemi du bien.

Tout d'abord, il faut bien se persuader qu'il est extraordinairement difficile d'aseptiser le tube digestif. Il est inutile de se payer de mots en affirmant que la désinfection *absolue* de l'intestin est une chose réalisable dans la pratique. Il faudrait, pour que cela fût, placer dans une étuve l'intestin du malade, ou le faire traverser pendant des heures par de puissants antiseptiques. Ces procédés n'étant pas encore utilisables, on est dans la nécessité d'avoir recours à des moyens infiniment plus doux qui ont pour principal mérite d'être applicables à l'homme vivant, mais qui ne donnent point une complète sécurité. Il faut être « possibiliste dans le bon sens du mot », disait M. Verneuil, et ne pas demander à la thérapeutique plus qu'elle ne peut donner.

Cette réserve faite, je m'empresse de répéter après bien d'antres qu'il serait peu prudent d'opérer sans s'y être pris plusieurs jours à l'avance pour diminuer la teneur en microbes de la cavité rectale. C'est surtout aux publications de Volkmann et de Bardenheuer que nous sommes redevables d'avoir appelé l'attention sur la technique de l'antisepsie dans l'extirpation du rectum. Kœnig insiste longuement sur la nécessité de cette antisepsie. Nos traités classiques en parlent tout à fait incidemment. C'est à peine si l'on trouve çà et là, dans les thèses et monographies, quelques détails sur la manière dont le malade a été préparé à subir l'opération et, comme le fait remarquer M. Baudoin, on se contente généralement d'affimer que « toutes les précautions antiseptiques ont été prises ».

A la vérité, la formule est assez élastique et signifie simplement que le chirurgien a fait l'antisepsie comme il la comprenait et quelquefois d'une façon très différente de celle du voisin.

M. Mazet, dans une thèse sur l'asepsie et l'antisepsie, donne quelques renseignements sur le sujet, de même que Gangolphe, de Lyon, dans son Traité de petite chirurgie.

M. Baudoin expose avec beaucoup de soin la pratique de M. Terrier, et donne d'excellents et minutieux conseils auxquels on peut faire le reproche d'être un peu théoriques, de ne pas tenir un compte suffisant des conditions où se trouvent habituellement le chirurgien et son malade.

Les cancéreux nous arrivent dans un état de dénutrition qui ne permet guère de les soumettre pendant « quinze jours au moins », au régime très rigoureux que leur prescrit M. Baudoin.

Je veux établir immédiatement une distinction entre les malades atteints de cancer du rectum et ceux qui ont un rétrécissement non cancéreux. Ces derniers, on peut sans grand inconvénient les soumettre à un régime aseptisant pendant une assez longue période pré-opératoire. Ce sont des individus relativement jeunes, dont l'état général est mieux conservé et qui offrent une résistance plus grande. Leur rétrécissement, quelle que soit l'hypothèse étiologique à laquelle on se rattache, évolue comme une maladie locale. Il n'y a généralement pas de péril à attendre quelques semaines. Pour les cancéreux, ce n'est plus la même chose, leur affection fait des progrès chaque jour, et il n'est pas indifférent de les opérer, par exemple, trois semaines plus tôt ou plus tard. En outre, leur état général, si précaire, offre peu de crédit. Les médicaments, ingurgités dans un but d'aseptisation intestinale, ont quelquefois le tort d'être mal supportés par l'estomac et de diminuer l'appétit déjà médiocre. Les purgations par trop répétées affaiblissent, et beaucoup, des malades qui certes n'en ont pas besoin. J'insiste à nouveau sur la nécessité de les tonifier, de leur donner de nouvelles forces pour leur permettre de supporter un acte opératoire forcément très grave.

Cela est bien plus important encore que d'assurer l'antisepsie du tube digestif. La mortalité immédiate de l'opération de Kraske est considérable et le « choc » est responsable du plus grand nombre de ces morts rapides. Il ne faut donc rien sacrifier de la résistance du sujet. Il me semble que cinq ou six jours de préparation suffisent très amplement. On recommande d'instituer dès le début le régime lacté. Rien de mieux, quand le malade peut boire du lait en suffisante quantité, trois ou quatre litres par jour. On en rencontre qui ne l'acceptent qu'avec répugnance et prennent seulement deux ou trois verres dans les vingt-quatre heures. Ce serait un contresens de se montrer très rigoureux, et de les condamner quand même à ne prendre que du lait. Ils sont très insuffisamment nourris, puisqu'ils en boivent fort peu et cependant ils auraient besoin d'être suralimentés. Il faut, outre le lait, leur donner des œufs à la coque en aussi grand nombre qu'il se pourra, leur prodiguer le bon vin généreux, l'alcool. On y joindra une potion contenant de l'extrait de quinquina (1 à 3 gr. d'extrait mou).

Il est indispensable d'administrer un ou deux purgatifs. Je crois qu'au seul point de vue de l'antisepsie, il y aurait avantage à les multiplier; mais, comme je l'ai déjà dit, ils affaiblissent le malade, ce qu'il faut éviter pardessus tout.

Les purgations agissent bien plus efficacement pour nettoyer l'intestin que toutes les préparations affectées à l'antisepsie du tube digestif.

Il est indiqué cependant de prescrire du naphtol B et du salicylate de bismuth, mais il n'est pas utile d'en donner de fortes doses.

Par contre, on ne saurait trop insister sur l'antisepsie de la cavité rectale. Les micro-organismes fourmillent à la surface plus ou moins ulcérée du néoplasme; le calibre de l'intestin est généralement fort diminué à ce niveau, et les matières fécales s'accumulent au-dessus, et quelqufois les purgatifs ne réussissent point à faire franchir aux scybales déjà un peu anciennes cette zone rétrécie. Il y a lieu d'assurer tout d'abord l'évacuation des masses fécales qui pourraient se trouver au-dessus du rétrécissement; en second lieu, d'agir antiseptiquement contre les micro-organismes qui pullulent dans le futur champ opératoire.

On obéit aux deux indications en pratiquant des irrigations rectales fréquentes et prolongées et soigneusement administrées. Le chirurgien ne devrait confier qu'à des aides instruits et dévoués le soin de ces manœuvres. Il faut que le liquide de l'injection soit porté très haut dans le rectum au-dessus du rétrécissement. Si ce dernier est étroit et très haut situé, il peut être très difficile, sinon tout à fait impossible de le franchir. La canule ne trouve pas sa voie au milieu des masses néoplasiques qui obstruent la lumière de l'intestin et le doigt ne peut pas la guider. Quand le cancer est à quelques centimètres de l'anus, il suffit d'avoir à sa disposition une canule de verre comme celles dont on use pour les injections vaginales. S'il est est profondément situé, on usera d'une longue canule en caoutchouc rouge. Ces canules, dans l'intervalle des irrigations, doivent être immergées dans une solution antiseptique. Comme le recommande M. Baudoin, il vaut mieux se servir d'un grand « bock » que de tout autre instrument pour ces injections. La canule, préalablement enduite de vaseline iodoformée ou boriquée, sera introduite dans le rectum et poussée au delà du rétrécissement, guidée au besoin sur le doigt indicateur. Si cette intromission est douloureuse, un peu de cocaïne calmerait bien vite les souffrances du malade.

Le liquide de l'injection ne doit pas être un antiseptique puissant. La muqueuse du gros intestin absorbe rapidement et il pourrait en résulter des intoxications. On injectera de l'eau boriquée ou une solution faible d'acide salicylique ou d'acide phénique. On a recommandé le sublimé, mais l'usage n'en est pas très prudent, même avec une solution faible. A mon sens, l'eau très chaude, à 45° ou 50°, est encore le meilleur comme le plus simple.

Pour ramollir les scybales, il vaut mieux l'additionner de glycérine les deux ou trois premiers jours.

Ces injections devraient être pratiquées deux fois par jour, de préférence après les selles.

Après l'injection, on déposera à l'aide de la canule au niveau ou au-dessus du rétrécissement un peu de glycérine iodoformée.

Tous ces préparatifs supposent que le chirurgien n'est pas absolument pressé par les circonstances. Mais s'il est appelé auprès d'un malade qui présente des phénomènes d'obstruction intestinale, quel parti prendre? S'il temporise, le malade peut mourir; s'il fait l'opération de Kraske, il la fait dans de mauvaises conditions, d'abord parce que le malade est déjà dans un état grave, ensuite parce qu'il ne peut en aucune façon tenter l'antisepsie préalable du rectum, et surtout évacuer les matières fécales retenues au-dessus du cancer. Il a l'absolue certitude de ne pas obtenir la réunion des bouts intestinaux, et des chances de perdre son opéré. Dans un cas pareil, il n'y a qu'à pratiquer immédiatement l'anus iliaque ; quand les accidents d'obstruction seront dissipés, on jugera de ce qu'on peut faire contre le cancer lui-même. S'il est étendu et peu mobile, il n'y a qu'à laisser fonctionner l'anus artificiel ; s'il est encore possible de l'extirper, l'anus servira à détourner le cours des matières. En outre, par des injections réitérées dans le bout inférieur, d'eau chaude, de solutions antiseptiques, faibles, mais en grande quantité, on travaillera à la désinfection du rectum.

Quand le rétrécissement néoplasique est aussi difficilement franchissable, il n'y a guère d'autre moyen de nettoyer la portion sus-jacente du rectum.

3° De l'anus iliaque préliminaire de l'extirpation du rectum

Tous les chirurgiens qui ont pratiqué l opération de Kraske ont vu, malgré tous leurs soins, se produire des désunions, au moins partielles, de la ligne de suture, des abcès et des fistules. Dans presque toutes les observations publiées, on note des accidents de ce genre, et il m'a suffi de rechercher les anciens opérés de Kraske pour les voir tous porteurs de fistules sacrées. Dans beaucoup de cas, les malades ont succombé à des péritonites, à des cellulites pelviennes, et Kraske avait lui-même renoncé à la suture circulaire totale qui ne réussissait presque jamais, avant d'adopter le procédé de Hochenegg.

Il est certain que le malade peut être à la merci d'une selle précoce et que les matières fécales constituent un gros embarras. Elles agissent d'abord d'une façon mécanique ; poussées avec violence dans les efforts de la défécation, elles vont heurter les lignes de suture, et d'une façon d'autant plus dangereuse qu'elles sont plus dures. Elles tiraillent les sutures, quand elles ne les font pas sauter, et produisent à coup sûr des déchirures dans une cicatrice à peine formée. En outre, les matières sont septiques, quoi qu'on ait pu faire pour les désinfecter. En passant sur la ligne de suture, elles ne manquent point d'y laisser nombre de micro-organismes qui compromettent singulièrement la réunion des bouts intestinaux. Il a paru si difficile d'empêcher l'action malfaisante du bol fécal, que les chirurgiens, en désespoir de cause, ont pratiqué d'une façon systématique l'anus artificiel préliminaire. De cette façon, les matières sont déversées à l'extérieur sans qu'il y ait à s'en préoccuper pour la plaie rectale. Cet anus préliminaire répond encore à une indication déjà soulignée dans le précédent chapitre : il permet de travailler plus efficacement à l'aseptisation de l'intestin terminal.

Cette idée de dérivation des matières dans l'extirpation du rectum est antérieure à l'opération de Kraske.

Pollosson, chirurgien de Lyon, paraît avoir le premier préconisé cette manière de faire. Il fit sur ce sujet une courte communication à la Société de médecine de Lyon, le 5 mai 1884. Ses idées furent développées dans la thèse de M. Laguaite (Lyon 1884).

M. Pollosson n'avait pas eu l'occasion de mettre lui-même en pratique la méthode qu'il conseillait de suivre. Mais dans la thèse de son élève, figure une observation de Létiévant. Acceptant la manière de voir de M. Pollosson, il pratiqua sur une femme l'anus artificiel dans l'intention de procéder ultérieurement à l'amputation du rectum. L'anus fonctionnait très régulièrement; mais quand il fallut songer à l'opération proprement dite, l'état général de la malade était si peu satisfaisant qu'elle fut jugée inutile.

A la vérité, on avait déjà pratiqué un bien grand nombre de colotomies pour cancer du rectum ; l'intérêt de celle-ci est qu'elle était pratiquée comme opération préliminaire pour permettre d'extirper le cancer lui-même dans des conditions d'asepsie suffisante, et non comme opération palliative. Peu importe que le programme opératoire n'ait pas été complètement réalisé. Ce qu'il faut retenir, c'est l'idée qui avait guidé le chirurgien.

En dérivant le cours des matières dans leur totalité, on pouvait, comme l'avait dit M. Pollosson, transformer une tumeur du rectum en une tumeur du petit bassin, et par suite opérer comme on le fait ordinairement, avec les résultats sûrs que donne l'antisepsie bien faite.

Durante, qui peut-être avait connaissance de la communication de Pollosson, pratique, vers la fin de 1885 ou le commencement de 1886, une extirpation de cancer du rectum précédée d'anus iliaque. Il a fait connaître son observation à la Société de chirurgie italienne (Rome, avril 1886). Voulant opérer un cancer fort étendu, adhérant à la prostate, et redoutant pour son malade l'infection stercorale, il créa un anus artificiel et quelques jours après fit l'amputation du rectum au thermocautère. Les résultats furent excellents, affirme le chirurgien.

König a pratiqué de même l'anus préliminaire dans des conditions analogues.

Il était tout naturel d'appliquer cette méthode de dérivation préalable des matières à l'opération de Kraske. C'est ce que fit Schede, de Hambourg (1887). On dit quelquefois le procédé de Schede. Au début, au moins, il pratiquait le même jour les deux opérations. L'anus ne servait donc point à la désinfection préalable, mais empêchait seulement les ennuis que pouvait causer le bol fécal.

La méthode s'est généralisée. Heinecke et divers chirurgiens allemands l'ont adoptée. Chez nous, elle est surtout en honneur auprès des chirurgiens bordelais. M. Demons, entre autres, établit d'ordinaire un anus iliaque quelques jours avant l'opération de Kraske. Un de ses élèves, M. Labordère, a consacré la meilleure partie de sa thèse à exposer la pratique de son maître, et cite trois cas qui lui paraissent démontrer incontestablement les avantages de cet anus préliminaire.

A Paris, on s'habitue assez difficilement à cette idée de faire précéder l'ablation du néoplasme rectal d'une opération préliminaire qui est déjà par elle-même une opération sérieuse.

M. Chaput, cependant, se range parmi les partisans de la dérivation des matières et considère que l'anus établi par le « procédé des pinces », est si simple, si rapide, si peu grave, et en même temps si utile qu'il n'y a pas lieu d'hésiter à l'établir.

En Amérique, on a déjà eu recours, à diverses reprises, à la colotomie quelques jours avant l'ablation du rectum cancéreux, mais on y pratique fort peu d'opérations de Kraske, et je ne crois pas qu'on y ait eu recours dans les cas publiés. Par contre, Swinfords Edwards, chirurgien de Saint-Mark, à Londres, ayant à faire un Kraske, a pratiqué tout d'abord une *colotomie inguinale*. Mais pour lui, l'anus ainsi créé ne paraît pas être une infirmité temporaire, et il ne manifeste en aucune façon l'intention de le refermer.

Ainsi, parmi les chirurgiens qui croient à la nécessité d'une voie dérivative pour empêcher l'infection de la plaie, il faut distinguer tout d'abord ceux qui considèrent l'anus comme une mesure de précaution essentiellement transitoire, de ceux, en petit nombre, il est vrai, qui veulent en faire un état définitif. Pour ces derniers, l'essentiel est d'enlever la masse cancéreuse dans sa totalité, et de guérir le malade rapidement. Peu importe le rétablissement fonctionnel du rectum. Bien évidemment pour ces derniers, la conservation des sphincters est un point très accessoire de la méthode de Kraske ; elle n'a d'avantageux que cette facilité plus grande qu'elle donne pour enlever les tissus morbides.

Cette conception peut se défendre. Quand on opère un cancéreux, il est surtout question de lui procurer une survie plus ou moins longue. Il y a bien des cas où il ne faut pas songer sérieusement à une restauration fonctionnelle parfaite. On pourrait se contenter de l'anus artificiel. Mais l'ablation des parties malades est encore possible à la faveur de cet anus qui rend l'opération moins grave. Pourquoi ne pas tenter cette extirpation. Celle-ci faite, en rétablissant le cours des matières, on rendra peut-être un mauvais service à son malade. Au lieu d'expulser ses matières par un bon anus iliaque, il les expulsera par un orifice plus ou moins rétréci, au fond d'un vaste infundibulum cicatriciel, toujours plus ou moins excorié, dans une région où il pourra difficilement être surveillé, où il sera presque impossible de faire tenir un appareil sur l'orifice intestinal. Si l'on joint à cela la difficulté que l'on éprouve quelquefois à fermer l'anus de la région iliaque, on comprend très bien qu'on ait la tentation de laisser les choses en l'état où elles sont, et qu'on prenne facilement ce parti quand il s'agit d'individus débilités, atteints d'une maladie qui ne pardonne pas souvent et chez lesquels il ne faut pas multiplier les actes opératoires.

Les chirurgiens qui font de la dérivation des matières une mesure temporaire peuvent eux-mêmes se diviser en deux groupes : ceux qui pratiquent l'anus artificiel immédiatement avant ou immédiatement après l'opération de Kraske, et ceux qui l'établissent plusieurs jours auparavant. Les premiers ont pour but de protéger leurs sutures contre les matières fécales, la création de cet anus ajoute si peu de chose à la gravité de l'opération qu'il n'y a pas lieu de se refuser cette précaution bonne à prendre ; les autres obéissent, si je ne me trompe, à deux mobiles. Tout d'abord il y a certaines circonstances où il vaut mieux fractionner l'acte opératoire et faire des « opérations successives » (1), qui seront mieux supportées qu'une intervention totale, à la fois plus longue et plus grave. En outre, empêcher les matières d'avoir accès dans le rectum, constitue une excellente condition pour désinfecter ce conduit, et il ne peut être qu'avantageux de s'y prendre un peu à l'avance pour faire plus complètement l'antisepsie préopératoire.

Ainsi, pour les uns, l'anus servirait à empêcher l'infection post-opératoire ; pour les autres, il aurait encore pour indication de permettre une sérieuse désinfection du tube rectal avant l'opération.

Cette considération me paraît d'une grande importance, et s'il doit y

(1) Verneuil.

avoir un anus préliminaire, je crois qu'il devrait être utilisé pour travailler efficacement à l'antisepsie préopératoire.

Nous avons vu que dans un certain nombre de cas où le malade nous arrive avec des signes d'obstruction, ou bien quand il y a impossibilité absolue de nettoyer par les voies naturelles l'intestin au-dessus du rétrécissement, il y a lieu d'établir un anus préliminaire.

Mais je ne peux pas croire que cette pratique doive se généraliser. Voici pourquoi : quand on pratique l'anus en deux temps (c'est le procédé qu'on recommande le plus habituellement), on laisse passer trois, quatre jours avant d'ouvrir l'intestin, puis dix, quinze, vingt avant d'entreprendre l'opération.

Je répète tout d'abord qu'un laps de temps de trois semaines est un trop long délai ; les cancéreux ne doivent pas attendre ; quand il s'agit d'une opération curative, les conditions locales peuvent être moins bonnes après quelques jours, et l'état général surtout peut décliner rapidement. Ce qui est arrivé à M. Letiévant doit évidemment s'observer de temps à autre. Quand il a voulu extirper le cancer du rectum, le cas, qui était opérable lors de l'établissement de l'anus, avait cessé de l'être. Il n'y a pas seulement cette question de temps, les chirurgiens qui n'ont pas encore la foi en la cocaïne, chloroformisent leurs malades pour pratiquer l'anus (ou le premier temps de l'anus, quand on le fait en deux temps). Or, chloroformiser un malade, c'est l'exposer, pendant un jour ou deux, à vomir, à peu ou pas manger pendant plus longtemps. La fixation de l'intestin à la paroi n'est pas sans déterminer quelques tiraillements et douleurs qui empêchent le patient de goûter un sommeil réparateur. Tout cela est peu de chose, quand l'acte opératoire doit se borner là. Mais tout cela n'a certes pas contribué à relever l'état général du cancéreux. L'obligation de garder le lit n'est pas non plus pour lui donner des forces. Bref, la grosse opération le surprend avant qu'il ne soit revenu à son état normal et le trouve encore dans un état de moindre résistance.

Les chirurgiens qui pratiquent l'anus le jour même où ils font l'opération de Kraske, épargnent au malade la chloroformisation, les douleurs, et les quelques jours d'hospitalisation préventive. Mais d'abord, ils se privent de l'anus en tant que moyen d'antisepsie ; de plus, il n'est pas démontré pour moi que le fait d'ouvrir le péritoine, puis l'intestin, et de le fixer à la paroi soit un acte inoffensif et incapable d'influer sur les suites immédiates de l'opération.

Quoi qu'il en soit, je suppose le malade guéri de son Kraske, et même parfaitement guéri, il faut songer à refermer l'anus. Or, ce n'est point une chose facile, il n'est pas rare d'être obligé de s'y reprendre à trois, quatre et cinq fois.

Dans la thèse de M. Labordère, on trouve entre autres l'observation de Guillaume D..., cultivateur, opéré par M. Demons. Ce malheureux dut subir cinq tentatives d'entérorrhaphie, et après la cinquième, « les matières ne sortaient presque plus par l'anus artificiel ». En vérité, il n'y a de quoi tenter ni le chirurgien, ni le malade. Cinq entérorrhaphies sous le chloroforme, c'est beaucoup pour un pauvre cancéreux qui a 90 chances sur 100 de voir son néoplasme rectal repulluler rapidement. On ne voit pas ce qui aurait pu arriver de pire, s'il n'y avait pas eu d'anus préliminaire. Sans doute, tous les cas ne sont pas comparables à celui-là, mais ces mécomptes se produisent assez souvent pour qu'il y ait lieu de toujours y regarder à deux fois avant d'ouvrir l'intestin iliaque.

Le chirurgien ne peut malheureussment pas beaucoup attendre avant de refermer l'anus artificiel. Tout le bout inférieur condamné au repos fonctionnel diminue rapidement de calibre; il y a là d'abord une source de difficultés opératoires pour l'entérorrhaphie, et ensuite une cause d'insuccès de l'opération, les matières venant heurter les sutures précisément au point où elles passent de la partie large dans la portion rétrécie.

En outre, si le tube rectal diminué par le repos est susceptible d'ampliation par l'usage, il n'y en aura pas moins une période difficile avant que l'intestin ait retrouvé son calibre normal. Le rectum a toujours une tendance marquée à se rétrécir au niveau de la suture des deux bouts. Les matières fécales, si dangereuses pour la réunion primitive, ont par contre cet avantage de dilater l'intestin à ce niveau, au moment de leur passage et de corriger cette tendance fâcheuse à la sténose. Dans le cas d'anus artificiel, le rétrécissement se constitue quelquefois très vite sans que rien vienne troubler son évolution. Il y a encore une bonne raison pour tenter d'une façon précoce l'entérorrhaphie. Si l'on s'est donné tant de mal pour conserver au malade un rectum et des sphincters susceptibles de fonctionner, il faut bien qu'il en jouisse pour quelque temps, et comme la trêve du cancer ne sera peut-être pas très longue, il faut sans tarder le remettre dans les conditions de la vie normale.

Or, en voulant fermer l'intestin, on ne réussit pas toujours du premier coup, bien loin de là, il faut recommencer, deux, trois, quatre, cinq fois sur un malade qui a subi tout récemment l'opération de Kraske, précédée déjà d'une autre opération sur un cancéreux déjà en état de dénutrition et chaque fois qu'on voudra faire l'entérorrhaphie, il faudra encore le chloroformiser, le condamner au repos absolu, lui imposer une diète sévère, etc.

Quand donc on a pratiqué cet anus préliminaire pour mieux réussir son Kraske, on ne fait qu'ajourner la période des ennuis, et, somme toute, le malade y gagne fort peu de chose, sinon rien du tout. On n'aura pas à compter avec les matières fécales, au moment de la résection du rectum, mais au moment de fermer l'anus, on ne pourrait en éviter les inconvénients qu'en créant un autre anus sur le côlon transverse, par exemple. Quelquefois l'anus préliminaire crée une difficulté opératoire dans le Kraske. On a alors beaucoup de peine à abaisser le bout supérieur. Voici en effet ce qui arrive. Le côlon pelvien distendu par des gaz et des matières fécales, dans le cas de rétrécissement rectal, abandonne le petit bassin quand il n'y est pas retenu par des adhérences pathologiques, et sa partie gauche vient se placer au-devant ou en dedans du côlon iliaque. Il arrive que le côlon pelvien se présente le premier au doigt ou à l'œil du chirurgien après l'ouverture du péritoine. Or, on ne va généralement pas plus loin, et sans s'inquiéter de la portion du gros intestin qui se présente on la fixe à la paroi, et on établit sur elle l'anus contre nature.

Quand le côlon pelvien est ainsi fixé à la paroi abdominale, on a les plus grandes difficultés à abaisser le bout supérieur, si même cela n'est pas tout à fait impossible. C'est probablement une des raisons pour lesquelles Ceci (1) recommande de placer l'anus artificiel sur la terminaison de l'iléon, à 12 ou 20 centim. du cæcum. Pour d'autres raisons, cette manière de faire me paraît devoir être repoussée. Ainsi, je vois à l'anus préliminaire temporaire beaucoup moins d'avantages que d'inconvénients. « Les règles de la saine pratique doivent être fondées en raison », dit Hévin (2). Celle-ci ne me paraît point raisonnable et l'expérience ne prouve pas qu'on doive la conserver. Quelques malades ont heureusement guéri, malgré cette complication du manuel opératoire, mais je pense avec Sabatier « qu'il n'est pas d'opération, quelque vicieuse qu'elle soit, qui ne puisse compter quelques succès en sa faveur ».

Cependant, j'ai entrepris sur des chiens quelques expériences de chirurgie expérimentale pour éclairer encore ma religion sur ce point parti-

(1) Ceci. *Bullettino della Acad. Medica di Genova*.
(2) *Académie de chirurgie*.

culier. Six chiens ont subi une résection du rectum par la voie sacrée après un anus contre nature pratiqué sur le gros intestin et ouvert sur la ligne blanche ou dans le flanc gauche. Chez ces animaux peu dociles, il faut fixer solidement l'intestin à la paroi par des sutures multipliées. Tous ceux auxquels j'ai voulu faire un anus artificiel en deux temps sont morts de péritonite ou d'étranglement de l'intestin hernié. Ils déchirent les pansements, lèchent l'intestin, se frottent contre la terre, et dans les efforts qu'ils font, expulsent souvent de longs bouts de leur intestin.

J'ai établi l'anus tantôt un peu avant, tantôt au moment même du Kraske. Un courant d'eau tiède ou boriquée, allant de l'anus vrai vers l'anus artificiel, vidait absolument le rectum, et le nettoyait à fond. Dans ces conditions, j'ai pu faire, pour ainsi dire, une antisepsie extemporanée du rectum.

Malgré la précaution que j'avais prise de laisser une longueur assez grande d'intestin au-dessous de l'anus artificiel, j'ai éprouvé une difficulté assez grande pour abaisser le bout supérieur, quand l'anus avait été établi plusieurs jours à l'avance. C'est qu'en effet, non seulement la portion d'intestin qui ne fonctionne pas diminue rapidement de calibre, mais elle diminue en longueur avec la même rapidité. Après la résection rectale (dont je n'ai pas à décrire le manuel pour le moment), le rectum était bourré d'un linge stérilisé enduit de pommade boriquée ou salicylée et la plaie cutanée couverte de collodion iodoformé. On obtient assez régulièrement la réunion *per primam* à condition de museler le chien pour l'empêcher d'enlever le collodion et les sutures. Ce résultat mérite d'être noté, car il est infiniment rare de l'obtenir chez le chien sans cet anus.

Je n'ai jamais eu le temps de refermer l'anus artificiel. Ces chiens ne se remettaient point de l'opération, ils mangeaient peu ou point, demeuraient tristes, et malgré tous mes soins, n'ont pas cessé de maigrir régulièrement et sont tous morts finalement trois semaines ou un mois après l'opération.

A l'autopsie : on trouve le péritoine parfaitement sain, l'intestin revenu sur lui-même et à peu près vide ; le rectum très court, s'étendant en ligne droite de l'anus contre nature à l'anus vrai, et d'un calibre très exigu. Au niveau de la suture des deux bouts intestinaux, un rétrécissement déjà très sensible, un rétrécissement très mince, en forme de diaphragme. C'est tout ce que donne l'examen cadavérique.

Ne pouvant m'expliquer cette mort constante au bout d'un laps de temps toujours le même, et indépendamment de toute complication attribuable à la résection rectale, j'ai, sur une autre série d'animaux, pratiqué l'anus contre nature, sans autre chose, et j'ai tenu ces animaux en observation. Après s'être graduellement affaiblis et cachectisés, ils sont tous morts dans un état d'affreuse maigreur. En ouvrant leurs cadavres, j'ai trouvé, comme dans les cas précédents, la portion d'intestin allant de l'anus artificiel à l'anus vrai très diminuée de longueur et de calibre, mais pas autre chose.

Chez ces animaux, l'établissement de l'anus contre nature avait suffi pour déterminer la mort. Ce fait était indubitablement mis en lumière par cette série d'expériences.

Il est bien évident que, dans la série précédente, la mort était due à la création de l'anus, et non à l'opération principale. Mais comment cette infirmité, qui peut être parfaitement tolérée pendant de longs mois chez l'homme, peut-elle chez le chien amener la mort dans un temps relativement court? Cela tient sûrement aux fonctions du gros intestin chez cet animal. Le rôle de ce boyau ne doit pas être comparable dans les diverses espèces de la série animale. Chez nous, dans les dernières parties de son trajet au moins, il sert presque exclusivement de réservoir. Chez le chien, dont l'intestin est court, il est probable qu'il joue encore un rôle important dans l'absorption des substances alimentaires, et même que la suppression de cette absorption rectale est incompatible à la vie.

Ces expériences ne peuvent, bien entendu, être assimilées à des observations faites sur l'homme sain ou malade, précisément à cause des différences que nous venons de signaler. C'est pour cela que je ne les ai pas fait intervenir tout à l'heure dans la discussion sur l'opportunité de l'anus artificiel avant l'extirpation d'un épithélioma du rectum.

Elles me paraissent cependant confirmer certains points de notre argumentation, la possibilité de faire cette antisepsie rapide extemporanée du rectum, sans purgatifs, sans médicaments pris à l'intérieur, et aussi la facilité relative d'obtenir une réunion par première intention quand on a pratiqué un anus préliminaire. Par contre, elles montrent bien la tendance de la portion de l'intestin située au-dessous de l'anus contre nature à s'atrophier rapidement, à diminuer de volume et de longueur, et la rapidité avec laquelle se constitue un rétrécissement cicatriciel au niveau de l'ancienne ligne de sutures.

Elles laissent absolument en réserve la question de l'entérorrhaphie.

4° Préparatifs de l'opération

Le jour même de l'opération, le malade sera baigné, savonné, rasé, quand il sera porteur de poils au voisinage de l'anus, lavé à l'alcool, au sublimé comme pour toute opération sérieuse. Il subira en outre une soigneuse irrigation rectale.

S'il s'agit d'une femme, il faudra savonner le vagin, y faire des lavages prolongés avec une solution de sublimé et finalement tamponner cette cavité avec des linges iodoformés, ou du coton saupoudré d'une poudre antiseptique. Ces dernières précautions ne doivent pas être négligées. D'abord on est toujours exposé à ouvrir le vagin. De plus, le chirurgien sera quelquefois obligé d'y introduire le doigt au cours de l'opération. Enfin, s'il n'a pas à s'en occuper pendant l'acte opératoire, il n'y aura rien de superflu, car il aurait fallu le faire après l'opération, pour empêcher les liquides vaginaux de couler jusqu'à l'anus et d'infecter le rectum.

Il est très essentiel que rien ne vienne augmenter inutilement la longueur de l'opération. Avant de commencer l'anesthésie, on s'assure qu'il ne manque aucun des instruments dont on aura besoin. Il vaut mieux naturellement en avoir trop que pas assez. Il y aura, outre les instruments ordinaires, les pinces hémostatiques en très grand nombre, des instruments destinés aux résections osseuses : ciseaux, pince de Liston, scie, des pinces spéciales à longs mors et à pression douce pour l'intestin, des aiguilles minces enfilées à l'avance de soies très fines, et en nombre suffisant pour que le chirurgien ne soit pas exposé à perdre du temps pendant l'opération. Il faut même prévoir les malheurs, et se prémunir de sondes pour le cas où la vessie serait ouverte, de fines bougies ou sondes pour le cas où il faudrait faire une suture de l'uretère.

Les jambes et les cuisses seront entourées de ouate maintenue par une bande, comme on fait aux malades qui doivent subir de longues opérations abdominales.

5° Manuel opératoire

Nous étudierons successivement le manuel opératoire de Kraske, et les modifications apportées, soit à la résection osseuse, soit à la manière de traiter les bouts intestinaux.

Les résultats ont toujours été si médiocres que chacun a cédé plus ou moins au désir de les améliorer en ajoutant quelque chose à la méthode. Mais « la perfection semble s'éloigner à proportion qu'on fait des efforts pour en approcher » (1).

Manuel opératoire de Kraske. — Voici le procédé qu'employait Kraske dans ses premières opérations.

Le malade est couché sur le côté droit, les cuisses fléchies sur le bassin. On fait sur la ligne médiane une longue incision partant de l'anus, suivant la rainure interfessière, et aboutissant sur la crête sacrée, à peu près au milieu du sacrum.

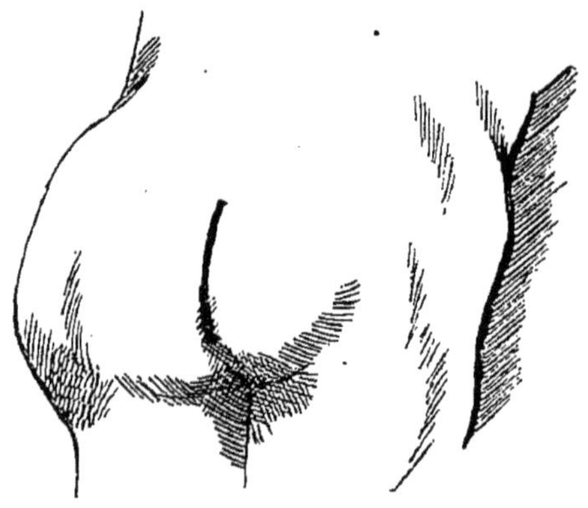

Fig. 25. — Incision de Kraske.

La peau incisée, on a sous les yeux le plan fibreux qui revêt la face postérieure du coccyx, et ferme l'hiatus sacro-coccygien.

En disséquant un peu les lèvres de la plaie, on aperçoit de chaque côté les fibres du grand fessier. Celles du côté gauche sont détachées des tissus fibreux sous-jacents et repoussées en dehors. La partie gauche du sacrum est mise à nu. Le coccyx est désarticulé, puis, à coups de ciseau et de marteau, on enlève une portion de l'aile gauche du sacrum. La ligne qui circonscrit le fragment enlevé est courbe à concavité externe : elle passe au-dessous du troisième trou sacré, contourne en *dedans* le quatrième, et vient se terminer sur la partie tout inférieure du bord du sacrum tout près du corps vertébral de la cinquième sacrée.

On se préoccupe fort peu des branches postérieures des nerfs sacrés, aussi bien que des branches antérieures des quatrième, cinquième et

(1) Louis. *Mém. Ac. de Chirurgie.*

sixième sacrés. Kraske fait déjà remarquer qu'il faut ménager le troisième sacré, qui, lui, n'est pas sans importance physiologique. Tout ceci constitue une opération préliminaire. L'intestin est devenu accessible. Il s'agit maintenant de le mettre à nu, de le libérer, et d'en supprimer la portion cancéreuse. Le malade, qui était couché sur le côté, est placé sur le dos, le bassin très élevé, les cuisses ramenées sur le ventre. Le rectum est isolé avec soin, attentivement disséqué ; l'hémostase est assurée au fur et à mesure, en plaçant autant qu'il en faut des pinces hémostatiques.

Quand on peut éviter l'ouverture du péritoine, cela n'en vaut que mieux, mais s'il se déchire il n'y a pas lieu de s'en inquiéter outre mesure.

D'ailleurs, cette ouverture facilite l'abaissement de l'intestin. Celui-ci est sectionné au-dessus et au-dessous de la masse néoplasique et après suppression de celle-ci, on rétablit la continuité du canal intestinal. Tantôt le bout inférieur est laissé dans son intégrité, tantôt verticalement fendu en arrière.

Reste la suture des deux bouts. Kraske les réunissait par des points séparés ou par un surjet sur toute leur circonférence. Cette suture circulaire complète lui procura des mécomptes ; les deux bouts s'étant désunis dans un certain nombre de cas, il perdit des malades de péritonite, il eut en outre à déplorer des phlegmons périrectaux et des fistules consécutives. Aussi, renonçant à les réunir complètement, il se contenta de les suturer l'un à l'autre par leur partie antérieure, laissant de parti pris l'intestin ouvert en arrière. Il se résignait ainsi à la formation d'un anus sacré. De cette façon, l'opéré était moins exposé aux graves complications, mais il fallait ultérieurement fermer cet anus, ce qui était bien loin d'être toujours facile.

Quand le rectum avait été fendu verticalement en arrière (la section verticale allait parfois jusqu'à l'anus, en comprenant les sphincters) il était de règle de reconstituer en arrière le cylindre ano-rectal par une ou deux rangées de sutures.

Le procédé de Kraske a surtout le mérite d'être le premier en date. Mais il est loin d'être le plus mauvais. Il sacrifie, somme toute, une petite portion du squelette et cependant donne un jour assez large. La portion du sacrum qui est réséquée est celle qui se trouve en dehors du canal sacré. Cependant c'est une erreur de croire qu'en agissant ainsi on n'ouvre pas ce canal. Il se prolonge au delà de la jointure sacro-coccygienne, et il n'y a absolument pas moyen de désarticuler le coccyx sans « ouvrir le canal sacré ». Quelques jeunes auteurs ont l'air d'attacher quelque importance à la résection du filum terminal, pratiquée par Kraske, au cours d'une opération par la voie sacrée, dans laquelle il s'était vu forcé de faire une destruction du sacrum plus étendue qu'à l'ordinaire. Je ne vois pas bien l'intérêt que peut présenter la suppression de cet organe parfaitement insignifiant. Par contre, on ne peut qu'approuver la modération qu'apporte Kraske dans les sections nerveuses. Il détruit seulement les quatrième, cinquième et sixième nerfs sacrés, et encore d'un seul côté.

Bien évidemment le point délicat est d'assurer la soudure du bout supérieur au bout inférieur.

C'est là qu'on échoue presque régulièrement avec le procédé de Kraske comme avec les autres. Quand on pratique sur le cadavre ou sur des animaux, l'opération par ce procédé, la suture circulaire totale terminée, si l'on introduit le doigt dans le rectum, on sent que e calibre de cet intestin est notablement rétréci au niveau de la ligne de sutures. Au-dessus de ce point rétréci il s'est formé une sorte de rainure circulaire. On constate la même chose sur l'homme vivant quand, l'opération terminée, on peut faire l'exploration du rectum. Or le mucus, plus ou moins chargé de microbes de la cavité intestinale, et les matières fécales auront à cause de cette disposition de la tendance à séjourner à ce niveau et à infecter les sutures. En outre, les matières fécales dures agissant mécaniquement sur ce point rétréci, la feront sauter presque inévitablement.

Il y aurait encore autre chose pour expliquer ces insuccès. M. Desprès, à la Société de chirurgie (octobre 1889) après avoir déclaré « qu'il n'aurait pas conçu cette opération, et qu'il ne comprend pas que d'autres aient pu la concevoir », avance que les sutures de l'intestin ne peuvent donner de résultats qu'en tant qu'elles adossent deux surfaces séreuses, et que les points placés sur les tuniques musculeuses et muqueuses ne tiennent point.

En théorie, il n'y a pas de raison pour que les sutures placées sur la muqueuse et surtout sur la musculeuse ne tiennent point. Il suffirait pour cela qu'elles soient maintenues aseptiques : mais c'est précisément ce qu'il est difficile d'obtenir dans le cas particulier. Ce qui est certain, c'est que les surfaces séreuses adhèrent l'une à l'autre avec une prodigieuse rapidité, et que cette salutaire propriété de s'unir facilement et très vite permet de tout tenter sur l'intestin avec espoir de succès. Le rectum dépourvu de revêtement séreux dans une bonne partie de son étendue diffère beaucoup par cela même du reste de l'intestin dans sa manière de se comporter vis-à-vis des sutures.

Il arrive qu'après avoir réséqué un segment un peu élevé du rectum, on adapte un bout supérieur entouré de péritoine à un bout inférieur dépourvu de séreuse.

Je ne saurais trop dire ce qui se passe dans ces cas-là chez l'homme, mais l'expérimentation sur des animaux m'a montré que, toutes choses égales d'ailleurs, la réunion s'effectuait moins facilement dans ces conditions que si l'on mettait en présence deux bouts d'intestin l'un et l'autre dépourvus de séreuse. D'ailleurs un fait très général, qui ressort d'expériences dont je ne peux donner ici le détail, c'est que les surfaces séreuses mises en contact avec du tissu cellulaire, ne se fusionnent que très difficilement avec ce tissu.

Quoi qu'il en soit, Kraske a bien compris lui-même que la technique pouvait être avantageusement modifiée, au moins pour la suture des deux bouts. Des insuccès lui ont montré combien infidèle et dangereuse était cette suture circulaire totale, et il a été le premier à l'abandonner.

Il y a deux choses principales dans l'opération de Kraske, la résection osseuse donnant un jour nécessaire pour aborder les portions élevées du rectum, la conservation de l'appareil constricteur du rectum, et son adaptation au bout supérieur de cet intestin. Sa technique a été plus ou moins modifiée par différents chirurgiens. Les uns se sont attachés surtout à découvrir des moyens faciles et sûrs de franchir en arrière l'enceinte pelvienne; d'autres se sont occupés exclusivement du mode de sutures qui convenait au rectum. Autour de ces questions maîtresses gravitent une série de détails de technique, sur lesquels chacun a donné son avis.

De là sont nés toute une série de procédés que nous allons passer en revue. Ce qui complique un peu cet exposé, c'est que la méthode sacrée est tombée très vite entre les mains des gynécologues, et qu'un certain nombre de ces procédés sont principalement destinés aux opérations sur l'utérus et ses annexes. Je pourrais attendre pour les décrire le moment où nous étudierons l'hystérectomie sacrée. Mais d'abord tous ont été plus ou moins utilisés pour réséquer le rectum. Il me semble en outre qu'il y a intérêt à rapprocher les unes des autres les diverses manières de franchir la paroi pelvienne postérieure, d'abord pour ne pas s'exposer à d'inutiles répétitions, ensuite parce que l'exposition sera plus aisée et plus claire, et qu'il sera plus facile de montrer leurs points de contact et les différences qui les séparent.

Il est bien entendu toutefois qu'il ne saurait être question de décrire en totalité les procédés applicables aux opérations sur l'utérus et les annexes, mais seulement le temps préliminaire, la création de la brèche pelvienne. Encore, deux ou trois seront-ils ici complètement passés sous silence, n'ayant jamais été utilisés pour la chirurgie rectale. Je pourrais énumérer les différents tracés d'incision de la peau, puis les divers modes de résection osseuse, etc., comme l'ont fait certains auteurs, et en particulier M. Tornu. Il me semble qu'il vaut infiniment mieux ne pas créer d'inutiles divisions, et suivre à peu près l'ordre chronologique, nous arrêtant sur la pratique de chirurgiens qui se sont plus spécialement occupés de ce sujet, et de rappeler la manière de procéder de chacun d'eux.

Bardenheuer, au lieu de la petite résection parcimonieuse conseillée par Kraske, coupe transversalement le sacrum, immédiatement au-dessous du troisième trou sacré. Il est certain que de cette façon on a une facilité plus grande pour aller à la recherche de l'intestin, exécuter les manœuvres nécessaires à la suppression de la partie cancéreuse.

Débarrassé du sacrum et du coccyx, le chirurgien a devant lui, en faisant récliner les parties molles, presque tout l'espace qui sépare une épine sciatique de l'autre, et toute la cavité pelvienne lui devient accessible.

C'est en utilisant cette voie très large que Bardenheuer a pu extirper des cancers extrêmement étendus. Il est même certain qu'il a dépassé la mesure, et qu'il a mérité jusqu'à un certain point les reproches qu'on lui adresse d'opérer hors de propos et sans merci. Ce n'est pas une raison pour repousser son mode de résection du sacrum, on peut abuser des meilleures choses. Les vaisseaux sont plus commodément saisis, plus rapidement liés que dans le procédé de Kraske, car on évolue dans un espace plus grand, et pour la même raison, on a des chances de mieux placer et serrer les fils de suture.

Si l'hémostase des parties profondes est ainsi moins malaisée et plus sûre, la tranche saignante qui résulte de la section du sacrum est bien plus étendue ; par suite, l'hémorrhagie en nappe par les capillaires osseux est assez abondante, ennuyeuse et gênante pour l'opérateur.

Heureusement elle s'arrête par la compression.

Ce qui est plus grave, c'est que la section transversale au-dessous du troisième trou sacré, détruit la quatrième paire sacrée des *deux côtés*. J'ai déjà dit par ailleurs qu'en réséquant le sacrum immédiatement au-dessous du troisième trou sacré, il fallait certaines précautions pour ne pas blesser ou couper la branche antérieure du troisième nerf sacré. Ce serait un très grand malheur de couper cette branche des deux côtés à cause des conséquences funestes que pourrait avoir cette section au point de vue des fonctions de l'appareil constricteur du rectum, et malheureusement on y est exposé. C'est déjà trop de sacrifier des deux côtés le quatrième nerf sacré.

Kraske n'avait point suturé le cul-de-sac péritonéal ouvert au cours de l'opération. Il pensait qu'il n'y avait pas à s'en préoccuper beaucoup, et que mieux valait ne pas prolonger l'acte opératoire. Le péritoine, en effet, a une grande tendance à se fermer spontanément. Au bout de quelques heures, des adhérences se forment qui protègent la cavité de la séreuse.

Nous voyons constamment dans l'hystérectomie vaginale pratiquer dans le péritoine pelvien de larges solutions de continuité que personne ne songe à réunir par la suture. Ces lacunes de la séreuse péritonéale sont abandonnées à elles-mêmes, et même dans des conditions antiseptiques imparfaites, on ne voit point qu'il en résulte souvent des accidents fâcheux.

Rapidement la communication entre la cavité péritonéale et le vagin est interceptée par la formation d'adhérences entre les bords de l'ouverture péritonéale, l'épiploon, la vessie, le rectum et la production de pseudo-membranes.

Pourquoi n'en serait-il pas de même pour la brèche très analogue faite à la même séreuse, dans la résection du rectum.

Bardenheuer n'était point d'avis de fermer, mais de drainer le péritolne pelvien.

Schede, au contraire, ferme au catgut le cul-de-sac péritonéal ouvert. Si la plaie péritonéale est de peu d'étendue, si son oblitération exige seulement quelques points de suture et ne demande que peu de temps, il y a intérêt à la fermer immédiatement, à condition d'être absolument sûr que des liquides septiques, la muqueuse de l'intestin, ou la matière cancéreuse n'ont pas été en contact avec la surface séreuse.

Mais il arrive qu'on soit obligé d'ouvrir très largement le péritoine pour attirer le bout supérieur du rectum. Alors, pour fermer la séreuse, on est obligé de coudre le pourtour de la déchirure péritonéale à l'intestin lui-même sur toute sa circonférence. Cette suture est longue et pénible ; en outre, l'intestin aura pu se déchirer ou bien des débris cancéreux auront souillé plus ou moins le péritoine pelvien. Alors, mieux vaut ne pas réunir.

Il n'y a qu'à nettoyer le péritoine, et pour peu qu'on ait quelque crainte de ne l'avoir pas suffisamment désinfecté, il faut établir un bon drainage.

Suturer dans ces conditions, c'est enfermer dans le péritoine des micro-organismes qui auront toute latitude pour y pulluler à l'aise.

Schede ne fend pas le rectum sur la ligne médiane postérieure, entre le sphincter et la masse épithéliomateuse. On ne peut pas dire qu'il ait raison ou tort. En fendant l'intestin, on voit mieux les limites du mal; on découvre quelquefois au voisinage de la tumeur principale de petites traînées cancéreuses qui peut-être auraient passé inaperçues sans cette section qui permet d'étaler l'intestin et d'en inspecter soigneusement la cavité. Cependant, il n'est pas sûr que l'extirpation elle-même en soit beaucoup facilitée, et si l'on réfléchit à l'ennui de reconstituer l'intestin, au temps que nécessite cette suture, et aux chances de désunion qu'elle présente, on hésitera à pratiquer cette section.

La suture circulaire complète du bout supérieur au bout inférieur es conservée par Schede, qui sur ce point n'a rien changé à la technique de Kraske. Mais pour assurer le succès de cette suture, il a recours à l'anus artificiel.

Il n'y a pas à revenir ici sur cette pratique longuement discutée dans un précédent chapitre.

Heinecke propose la résection temporaire du sacrum et du coccyx. C'est la première fois qu'on s'occupe de conserver les fragments osseux déplacés dans la création de la brèche pelvienne pour les remettre ensuite dans leur situation primitive, au lieu de les supprimer purement et simplement. Il propose de fendre longitudinalement le coccyx, de couper ensuite obliquement le sacrum et de récliner latéralement le fragment de sacrum avec la moitié gauche du coccyx. Heinecke, analysant et critiquant l'opération de Kraske, établit qu'elle doit principalement viser à la conservation de la solidité du plancher pelvien et de l'intégrité fonctionnelle de l'anus. Le néoplasme réséqué, il attire le bout supérieur dans la plaie pour le suturer à la peau. Il crée de cette façon un anus sacré. Tout le bout inférieur est fendu sur la ligne médiane postérieure, l'anus compris. Ultérieurement, il pratique une opération complémentaire assez compliquée, pour refermer la partie inférieure du rectum et l'anus véritable, et établir leur continuité avec le bout supérieur. Quant à la fermeture du cul-de-sac péritonéal au moment de l'opération, il ne s'en préoccupe point. La coudure qu'on imprime à l'intestin en le fixant à la peau de la région sacrée, facilite l'accolement des feuillets séreux, en même temps que l'ouverture à l'extérieur de l'intestin écarte tout danger d'infection de la cavité péritonéale.

Ce procédé est sans-doute un peu bien compliqué.

Cependant, il faut bien reconnaître qu'il donne à l'opérateur une sécurité relative. Dans la suture circulaire complète, si la désunion se fait en avant et de bonne heure, le malade peut mourir de péritonite ; si elle se produit en arrière ou sur les côtés, et il est superflu d'insister encore sur la fréquence entière de ces désunions, il est exposé à des phlegmons, à des cellulites pelviennes, etc. Ici, rien de semblable, au moins dans la majorité des cas. L'anus sacré déverse, s'il y a lieu, le contenu de l'intestin à l'extérieur de la plaie, sans danger sérieux pour le péritoine.

Il y a quelque chose d'étrange à voir un même auteur établir la nécessité de conserver intact l'appareil sphinctérien, et recommander ensuite de le couper. On ne saisit pas bien la nécessité de cette section. L'obligation où l'on se trouve de faire ultérieurement une sérieuse opération autoplastique pour restaurer le rectum, ne serait point pour arrêter le chirurgien s'il était démontré que le résultat final fût constamment meilleur que par les autres procédés. Beaucoup d'opérateurs ont renoncé à guérir leurs malades par une seule opération. Schede établit un anus iliaque, Schede, imité par beaucoup d'autres, anus qu'il faut refermer plus tard. Kraske, dans sa deuxième manière, crée d'emblée un anus sacré qui nécessite ultérieurement une ou deux interventions pour l'obturer. Mais je ne vois point la supériorité de la manière de faire de Heinecke sur celle de Kraske.

Procédé de Hochenegg. — Le malade est couché sur le côté *gauche*, les cuisses fléchies sur le bassin. C'est à peu près la position dans laquelle Kraske plaçait ses opérés au début de l'opération, pour en exécuter le premier temps. Seulement il les couchait sur le côté *droit*. Le malade reste pendant toute l'opération sur le côté gauche. Cette position aurait l'avantage absolument théorique de rendre la tumeur plus accessible. Elle serait, en vertu de la pesanteur, entraînée à *gauche*. Or, le rectum étant déjà situé un peu à gauche, le chirurgien a dû choisir ce côté pour l'aborder.

Au lieu de l'incision droite sur la ligne médiane dont se servait Kraske, Hochenegg fait une incision curviligne dont la concavité est tournée du côté gauche. Elle commence à la partie moyenne de l'articulation ilio-sacrée, gagne la ligne médiane en s'arrondissant, coupe très obliquement la ligne médiane, se dirigeant vers le bord droit du coccyx, et suit ce bord jusqu'à la pointe du coccyx, qu'elle dépasse même un peu.

Hochenegg estime que la voie sacrée répond à presque toutes les tentatives d'extirpation de cancers du rectum, et entre autres aux cancers un peu étendus de la région ano-rectale. Dans ce cas, l'incision, au lieu de s'arrêter au voisinage de la pointe du coccyx, est prolongée jusqu'à l'anus où elle se bifurque donnant naissance à deux incisions complémentaires, curvilignes, qui entourent l'anus et se réunissent à sa partie antérieure.

La même incision facilite la création d'un anus sacré (quand il y a lieu),

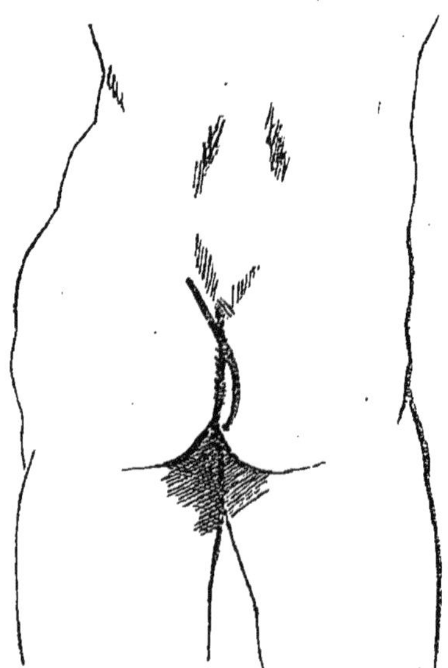

FIG. 26. — Incision de Hochenegg.

et surtout permet de le placer dans une position plus favorable qu'avec l'incision médiane.

Pour la résection osseuse, Hochenegg n'adopte ni la manière de Kraske, ni celle de Bardenheuer, le fragment du sacrum qu'il enlève est circonscrit par une ligne courbe qui passe immédiatement au-dessous du troisième trou sacré, franchit la ligne médiane, et vient aboutir au sommet du sacrum, mais du côté droit. Cette résection donne plus de jour que celle de Kraske, sans détruire le quatrième nerf sacré du côté droit, comme celle de Bardenheuer.

Il adopte la suture incomplète des deux bouts de l'intestin comme Kraske, il ne fait point la réunion en arrière. On ne peut pas dire qu'en publian son premier travail, Hochenegg ait sérieusement amélioré l'opération de Kraske. C'est peut-être l'homme qui a le plus écrit sur la *méthode sacrée* et certainement un de ses partisans les plus convaincus. Nous aurons plus d'une fois à reparler de ses travaux.

Bœckel. — Il place son malade sur le côté droit, et non sur le côté gauche. L'incision qu'il adopte est à peu près semblable à celle de Hochenegg, et le reste de l'opération ne présente non plus rien de bien particulier.

Procédé de Lœvy. — Lœvy a décrit en 1889 un procédé de résection

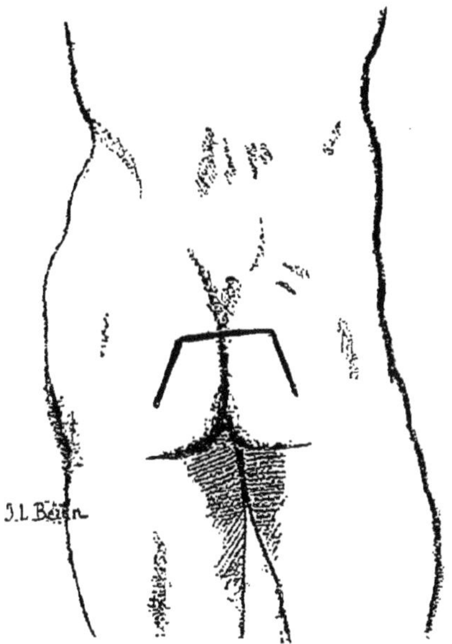

Fig. 27. — Incision de Lœvy.

temporaire du sacrum et du coccyx. Bien qu'il ait de nouveau écrit sur ce sujet, et que ses élèves y soient revenus à différentes reprises, nous pouvons décrire ici complètement la pratique de ce chirurgien, qui ne s'est pas sensiblement modifiée.

« Nous pouvons, dit Lœvy, mettre à nu le rectum dans toute son étendue, et par conséquent traiter ses tumeurs malignes, quel que soit leur siège »..... « Nous demandons à la méthode de résection de conserver les fonctions de l'anus que l'incision de la tumeur ne doit pas entraver... Nous pourrions rendre un très grand service aux malades si nous possédions, en effet, une méthode qui répondrait à cette indication. Nous pourrions les guérir plus ou moins complètement sans qu'ils aient ultérieurement les inconvénients de l'incontinence des matières. »

Lœvy ne croit pas qu'on obtienne ce résultat par les procédés de Kraske et de Bardenheuer, et s'ils ont l'un et l'autre la conviction d'avoir laissé à leurs malades un sphincter fonctionnant d'une façon normale, c'est, dit-il, que « ces deux observateurs n'ont considéré l'état des malades qu'au moment de leur sortie de l'hôpital ou peu de temps après ».

Pour lui, le reproche capital qu'on doit adresser aux procédés de ses prédécesseurs, est de ne point respecter suffisamment la solidité du plancher pelvien.

Le plancher pelvien représente à peu près « un cône dont la base répond au pourtour osseux du bassin ».

La portion sous-péritonéale du rectum est enveloppée par le muscle élévateur de l'anus. Or, pour aborder la partie supérieure du rectum, on a toujours « perforé la paroi du cône ». Ce reproche peut s'adresser non seulement à Kraske et à Bardenheuer, mais encore à Heinecke, etc.

Il veut se frayer une voie en passant par-dessus le bord supérieur du cône. Son but est : 1° de laisser intact le sphincter externe, c'est-à-dire de conserver ses faisceaux musculaires, ses insertions et ses nerfs ; 2° de garder le coccyx, point d'appui des parties molles du bassin, de ne point affaiblir le muscle releveur de l'anus.

Le releveur est innervé par le quatrième nerf sacré, il ne faut point couper le sacrum au-dessus du quatrième trou sacré. Dans son premier mémoire, Lœvy disait simplement que l'incision transversale du sacrum devait être pratiquée à un travers de doigt des cornes coccygiennes. Il a avoué, dans une communication ultérieure, qu'il n'avait pas été assez « précis » et insiste à nouveau sur la nécessité de bien déterminer le quatrième trou sacré pour ne point détruire le nerf correspondant. « Je considère, ajoute-t-il, comme un point essentiel de ma méthode de *ne point compromettre les fonctions du releveur de l'anus.* »

Voici comment il décrit lui-même son procédé :

« Je fais une incision en arc sur l'extrémité inférieure du sacrum. Le milieu de l'incision répond à peu près à un travers de doigt au-dessus du sommet de la corne coccygienne, que l'on peut souvent sentir avec netteté par la palpation à travers la peau. Latéralement, l'incision est parallèle à la direction des fibres du grand fessier, et s'arrête à peu près à 5 centim. de la tubérosité de l'ischion. L'incision, dans toute son étendue, intéresse seulement la peau de l'aponévrose superficielle. En partant de la crête sacrée, on va à la recherche du quatrième trou sacré postérieur. Avec un peu d'expérience on le trouve en piquant légèrement la face postérieure du sacrum avec une aiguille ou la pointe du bistouri. On incise transversalement les parties molles qui couvrent la face postérieure du sacrum...

« Sur les parties latérales, on sépare les faisceaux du grand fessier, et l'on met à nu le grand ligament sacro-sciatique. Ce ligament est incisé sur la sonde cannelée, sur le prolongement de l'incisien tracée sur le sacrum. Cela fait, des deux côtés, on peut alors facilement détacher les parties molles de la face antérieure du sacrum... Le sacrum est scié transversalement avec la scie à chaîne, ce qui se fait rapidement et sans perte de sang notable.

« Si l'on tire vers l'anus, avec un crochet solide, le bord inférieur de la plaie, c'est-à-dire tout le lambeau osseux sacro-coccygien, on obtient une place suffisante pour pratiquer la résection du rectum. Si les ligaments sacro-sciatiques sont par trop gênants quand on veut abaisser le lambeau osseux, il faut faire de petites incisions sur ces ligaments ainsi que sur le muscle ischio-coccygien. Ces incisions seront faites parallèlement au bord du sacrum, et tout près de ce bord. Si l'on n'obtient pas encore assez de jour, il faudra détacher au ciseau une partie du fragment supérieur du sacrum. Lorsque la tumeur présente des adhérences à la vessie, on élargit le champ opératoire par une autre incision qui part du milieu de l'incision en arc, et descend vers l'anus; le lambeau osseux est coupé dans toute son épaisseur. »

Lœvy assure que, si l'on applique son procédé sur le cadavre, et qu'on dissèque soigneusement le bassin, on constate que le nerf du releveur est demeuré intact. L'opération terminée, le lambeau était immédiatement remis en place dans le procédé primitif. Lœvy a reconnu ultérieurement avec Schlange qu'il valait mieux attendre quelques jours avant de le réappliquer. Il n'y aurait pas à craindre la nécrose du lambeau osseux. C'est aussi l'avis de Schlange qui a adopté le procédé de Lœvy.

Schlange affirme qu'avec de l'antisepsie, on n'a rien à craindre en exécutant ce procédé et que « l'antisepsie est toujours la moindre des choses dans des mains habiles ».

Il faut, après l'opération, que le malade soit couché sur le côté pour éviter toute pression sur le sacrum.

L'étude de ce procédé soulève tout d'abord la grosse question des résections temporaires. On a aujourd'hui une tendance de plus en plus grande à renoncer à cette pratique, et il est possible que l'on ait tort. Il vaudrait mieux sans doute laisser au releveur ses insertions naturelles. Lœvy insiste, et il a bien raison, sur l'importance de ce muscle et la nécessité de le conserver.

Je répéterai, à ce propos, ce que j'ai eu l'occasion d'établir dans une autre partie de ce travail, que le releveur fait partie de l'appareil constricteur du rectum et que la suppression de son attache postérieure ou son énervation, sont de nature à compromettre gravement les fonctions de l'anus.

Mais Lœvy affirme que, si l'opération de Kraske a donné d'assez médiocres résultats, c'est que l'on a fendu le « cône musculaire pelvien », c'est-à-dire coupé le muscle releveur de l'anus.

Il n'est pas douteux que ce muscle soit sectionné dans une bonne partie de sa hauteur, et d'autre part, je ne conteste point les mauvais résultats dont parle Lœvy, et qui ne sont que trop communs.

Mais la simple section d'un muscle n'est point pour compromettre définitivement son rôle physiologique, surtout quand la section est pratiquée tout près de l'une des insertions de ce muscle, comme c'est précisément le cas, quand on ouvre par la voie sacrée le « cône musculaire pelvien ». Le muscle est susceptible de retrouver, avec de nouvelles insertions, sa puissance primitive, quand on a bien ménagé les nerfs. Or, si dans les suites de l'opération de Kraske on note trop souvent un retour fonctionnel très imparfait, ce résultat doit être attribué à l'énervation du muscle. Je crois donc indispensable d'assurer, en ménageant ses nerfs, son bon fonctionnement ultérieur; mais on ne peut guère admettre l'absolue nécessité de ne point toucher du tout au releveur et de le conserver tout entier en nature.

On ne saurait assimiler à ce point de vue la suppression définitive du coccyx et d'une partie du sacrum à une simple section du cône musculaire pelvien. Cela équivaut tout d'abord à une section bilatérale. On supprime complètement le point d'appui postérieur des releveurs. Ces deux muscles sont relâchés dans leur totalité, ainsi que les ligaments sacro-sciatiques et les aponévroses pelviennes. Il se forme plus tard une bande cicatricielle postérieure qui sert de point d'attache, de squelette fibreux et qui peut suffire dans un certain nombre de cas.

Mais pour peu que cette réparation soit lente, qu'elle se fasse après de longues suppurations, il doit arriver ce qui arrive pour les autres muscles quand ils sont privés d'une de leurs insertions. Le triceps de la cuisse perdant son insertion tibiale à la suite d'une fracture de la rotule, s'atrophie rapidement et ne retrouve qu'avec difficulté et lenteur, et souvent d'une façon incomplète, la faculté d'étendre la jambe. L'arrachement du tendon d'Achille entraîne la diminution de volume, la parésie, la dégénérescence du triceps sural qui, dans un bon nombre de cas, reste à jamais frappé d'impuissance quand on n'a pu obtenir la réunion du tendon arraché au calcanéum. Or ici il doit en être de même. La perte de leur insertion postérieure entraîne l'atrophie et la faiblesse physiologique des releveurs. En outre, les aponévroses pelviennes sont bien moins tendues et par suite les organes pelviens plus mal soutenus. Le rectum en particulier se trouve privé de moyens d'attache précieux, et d'un support très important. Ce ne sont point des vues théoriques, et je pourrais citer plusieurs exemples de complications et de résultats éloignés défectueux attribuables à la perte d'une portion du squelette sacro-coccygien, et au relâchement des muscles pelviens. C'est pourquoi il ne faut point de parti pris repousser les tentatives de résection temporaire du sacrum et du coccyx. Ce serait l'idéal, aussitôt l'opération terminée, de reconstituer le squelette pelvien ostéo-ligamenteux. Il est toujours pénible de sacrifier complètement des parties saines, simplement pour une opération préliminaire, et il faut s'y résoudre seulement quand on ne peut faire autrement.

C'est pourquoi nous retrouvons un peu partout, dans la chirurgie, cette tendance aux résections temporaires. Ainsi, la magnifique conception opératoire de Hugnier qui, pour aborder les polypes naso-pharyngiens déplaçait temporairement le maxillaire ; ainsi la section de la mâchoire pour faciliter l'ablation de la langue, dans le procédé de Roux-Sédillot ; ainsi la résection temporaire des os du crâne, la section de l'acromion ou d'une malléole pour pénétrer dans les jointures de l'épaule et du cou-de-pied, suivies de la remise en contact des surfaces correspondantes, après le curage des articulations, le sciage de la rotule reconstituée plus tard par la suture, dans l'arthrectomie du genou. La voie sacrée, elle-même, dans sa période embryonnaire, avait déjà vu naître un procédé qui doit être considéré comme le germe des méthodes actuellement décrites de résection temporaire du sacrum et du coccyx. En 1873, M. Polaillon fit connaître à la Société de chirurgie l'histoire d'un petit enfant qu'il avait opéré pour une imperforation de l'anus. Il avait fendu le coccyx sur la ligne médiane et récliné latéralement les deux moitiés, et, bien que ce ne fût pas l'avis de Giraldès, rapporteur de cette observation, il est certain qu'il n'avait eu qu'à se louer de cette modification du procédé de M. Verneuil.

Il ne suffit pas de montrer que cette reconstitution du bassin est avantageuse et souhaitable, il faut examiner jusqu'à quel point elle n'est pas chimérique.

On a reproché à ces lambeaux osseux d'être mal nourris, d'être exposés à la nécrose, et, somme toute, de se prêter mal à la réunion, et de constituer un danger en fermant d'une façon trop complète une plaie bien rarement aseptique. Ce dernier reproche est seul fondé. La difficulté de faire tenir les sutures intestinales est le grand embarras. On est toujours exposé à la « déhiscence » des sutures. Alors l'opercule osseux rabattu sur l'intestin, formant en arrière comme une barrière à l'inflammation, l'empêchant de se faire jour rapidement à l'extérieur en gagnant la ligne de sutures cutanées, la rendra plus étendue dans les parties profondes et aussi plus grave. D'autre part, les germes septiques infecteront les fragments osseux et c'est alors que leur nutrition est compromise, qu'ils sont exposés à la nécrose. Une fois infecté, un fragment d'os devient tout à fait impropre à la réunion avec un fragment voisin, et il n'est pas facile de détruire les micro-organismes qui l'ont pénétré. Lœvy a reconnu lui-même ce danger, et il remet en place le lambeau ostéo-cutané seulement plusieurs jours après l'opération.

On a dit que les parties latérales de l'incision recommandée par Lœvy pouvaient rencontrer et sectionner des vaisseaux importants. Il dit bien qu'il faut passer entre les faisceaux du grand fessier, les séparant avec un instrument mousse.

Mais si l'on peut éviter de cette façon la majeure partie des artères situées dans l'épaisseur de ce muscle, on coupe cependant de toutes façons les vaisseaux qui cheminent dans l'épaisseur du grand ligament sacro-sciatique, qui sont d'un assez gros calibre et qu'il est parfois difficile de saisir avec des pinces.

On peut reprocher surtout au procédé de Lœvy de ne point donner un espace suffisant. On opère à travers une fente étroite, quand on aurait besoin de se mettre à l'aise pour faire avec soin l'hémostase, disséquer le néoplasme, et suturer l'intestin.

Procédé de Roux (de Lausanne). — M. Roux fait une longue incision de 10 centim., en suivant le bord droit du sacrum et du coccyx. En bas, cette incision est prolongée au-dessous du coccyx, sur la ligne médiane jusqu'au voisinage de l'anus où elle se dévie à droite. En haut, à peu près au niveau de l'articulation sacro-iliaque, elle est recourbée vers la ligne médiane, qu'elle dépasse même un peu. Le sacrum est coupé transversalement, immédiatement au-dessous du troisième trou sacré. On désinsère les parties musculaires et aponévrotiques qui s'attachent au bord droit du sacrum et du coccyx, et le fragment est rejeté à gauche. La ligne qui marque supérieurement la limite de ce fragment est la même que dans le procédé de Bardenheuer.

« D'une manière générale, je rabats le volet que je fixe par un point à la fesse opposée. J'excise ou non l'os *après* l'opération. J'ai cru devoir l'exciser pour guérir plus vite mes malades; mais, à mesure que j'ai été plus habitué à la technique, j'ai reconnu la possibilité de le conserver avec une guérison presque aussi prompte.

« J'y reviens donc (à la réapplication du lambeau osseux) *sans avoir observé le moindre inconvénient à l'excision* de cet os dans le résultat définitif. J'excise l'os seulement à la fin de l'opération, parce que j'utilise la traction sur le bord du volet osseux comme levier pour économiser un aide (le fil prend moins de place et ne mérite aucun reproche). Je n'ai jamais eu de troubles fonctionnels appréciables » (1).

Hegar et Wiedow ont décrit un procédé de résection temporaire du sacrum, mais je ne crois pas qu'il ait été utilisé pour le traitement chirurgical du cancer du rectum.

Procédé de Jeannel (de Toulouse). — M. Jeannel a proposé en 1890 (*Gaz. hebdom. de méd. et de chir.*), un procédé très intéressant de résection temporaire du sacrum à double volet. Depuis, il a eu l'occasion de l'appliquer sur le vivant, et il en a obtenu de beaux succès.

Il consiste : 1° à pratiquer deux incisions transversales, l'une supérieure, d'un bord sacré à l'autre, aussi haut que possible, au niveau du fond de l'échancrure sciatique, ou au moins en face des troisièmes trous sacrés, et une inférieure, parallèle à la première, étendue d'une corne sacrée à l'autre.

2° Incision médiane le long de la crête sacrée, réunissant les deux incisions transversales.

(1) M. Roux. Communication personnelle.

3° Dénudation prudente et mesurée des bords sacrés, de façon à pouvoir loger le tranchant d'un ostéotome dans la suture sacrée correspondant aux troisièmes trous.

4° Ostéotomie transversale du sacrum.

5° Désarticulation inter-sacro-coccygienne.

6° Ostéotomie médiane du sacrum.

7° Les deux lambeaux ostéo-cutanés sont relevés en dehors avec une érigne.

« La cavité pelvienne est ainsi largement ouverte sans qu'aucun ligament sacro-iliaque ou ischiatique, ni aucun muscle pelvi-trochantérien, ni aucun vaisseau ou nerf ait pu être blessé. » A part M. Jeannel, personne à ma connaissance n'a employé ce procédé.

Sur le cadavre, il est d'une exécution plus facile qu'on ne le croirait au premier abord.

On arrive assez aisément à pratiquer l'ostéotomie transversale et la section médiane du sacrum, sans blesser les gros nerfs sacrés.

On remarquera que ces nerfs sont d'autant plus faciles à éviter qu'on opère sur une région plus élevée du sacrum, car les nerfs, plus volumineux, sont plus faciles à reconnaître.

En outre, en procédant avec prudence, avec l'ostéotome et non avec la scie ou la pince coupante, on voit assez bien ce que l'on fait au fond de la plaie osseuse. Toutefois, il m'a semblé difficile de ne blesser *aucun* vaisseau ou nerf. J'avoue qu'il m'est arrivé assez régulièrement de détruire le cinquième nerf sacré et le nerf coccygien. Je crois que sur le vivant on doit s'estimer tout à fait heureux quand il n'arrive rien de pis.

A priori, il est assez étrange que le sacrum coupé en morceaux donne une hémorrhagie nulle, que l'artère sacrée moyenne ne soit pas exposée à donner du sang; et, d'autre part, il n'y a aucune raison pour que les vaisseaux profonds, ceux qui vont au rectum, ne saignent point tout autant que dans un procédé quelconque. De plus, quand on récline de chaque côté les volets osseux, n'est-il pas possible que les nerfs sacrés soient un peu tiraillés, élongés et meurtris? Il faut reconnaître que, ces lambeaux écartés, on pénètre assez bien dans le bassin, et qu'à ce point de vue il n'y a rien à dire. Mais quel est l'avenir de ces volets osseux? Comment se comportent les nerfs sacrés au voisinage du foyer traumatique, et comment se fait la réparation?

M. Jeannel a seul, là-dessus, quelque expérience. Extirpant un cancer du rectum très haut situé, chez une femme très grasse, « fort de ses expériences sur le cadavre », il n'a pas hésité à recourir au procédé à double volet qu'il avait conseillé. Il n'a eu qu'à s'en féliciter. « Foyer opératoire large et lumineux dans tous les sens, hémorrhagie nulle, éloignement de tous les nerfs à ménager, issue quasi-spontanée de la tumeur intestinale, véritablement déféquée par la malade à travers la brèche sacrée, manœuvres de sutures profondes faciles, tels sont les grands avantages et les grandes commodités que j'ai trouvés et cela chez une malade dont l'obésité réalisait les plus mauvaises conditions pour l'exécution de l'opération. »

La suture intestinale n'a pas tenu, et il y a eu infection de la plaie, « mais on m'accordera bien, dit M. Jeannel (et il n'y a pas lieu en effet de le contester), qu'il n'y a rien là qui soit imputable au procédé, et j'ai même plaisir à noter que les lambeaux osseux bien nourris, ont conservé leur vitalité au milieu de ce foyer septique.

« Les lambeaux osseux restèrent intacts et finirent par se réunir par seconde intention, comme il advient dans une fracture compliquée qui suppure . »

Mais la malade eut de la névrite de ses plexus sacrés et souffrit de très vives douleurs dans les fesses et les cuisses sur le trajet des sciatiques. En outre, pendant près d'un mois, elle eut de la rétention d'urine.

M. Jeannel pense que la névrite n'aurait pas eu lieu si le foyer était demeuré aseptique. Mais c'est précisément ce qu'on n'observe point fréquemment, puisque dix-neuf fois sur vingt la suture intestinale ne tient pas.

Grâce à des soins très assidus, cette malade guérit « après deux entérotomies à travers la fistule qu'elle avait gardée, et une rectotomie interne à travers l'anus ».

Au début, la marche était facile, mais la station assise, surtout en position inclinée sur le dos d'un fauteuil, provoquait de la douleur dans le sacrum. Mais peu à peu, cette douleur s'est amoindrie pour disparaître totalement.

Aujourd'hui, la région sacrée et le plancher pelvien sont aussi solides et indolores que si aucune brèche chirurgicale ne les avait jamais entamés.

L'impression qui me reste est surtout celle des dangers courus par cette pauvre malade, et des souffrances qu'elle a endurées et, somme toute, cela n'engage pas trop à risquer pareille aventure. On est plutôt porté à croire que l'opérée a guéri malgré le procédé, et dans tous les cas, la supériorité de celui-ci n'est pas prouvée d'une façon bien nette par la lecture de cette observation.

Au point de vue du cancer, le résultat est tout à fait excellent, car il n'y a pas encore eu de récidive. M. Jeannel a eu la bonté de me renseigner sur son état actuel.

« Je la suis de très près, me dit-il. Elle marche et s'asseoit bien, avec un peu de sensibilité cependant lorsqu'elle s'étend en appuyant le dos et le sacrum sur le dos d'un fauteuil. Elle mène la vie active d'une directrice d'une des grandes écoles primaires municipales de T... Elle éprouve parfois un peu de gêne et même de douleur pendant la défécation, le rectum étant un peu rétréci au niveau de la cicatrice. Pas de douleurs dans les cuisses, pas d'affaissement du plancher pelvien. Aspect de la cicatrice parfait. »

Ce résultat est un des meilleurs que l'on ait obtenus, tant sont rares les cas d'opérations de Kraske où le malade ait eu une survie un peu longue, où il ait pu retourner pour quelque temps à la vie normale. Mais dans l'appréciation de ce cas particulier, il y a plusieurs éléments qu'il ne faut point confondre. La durée déjà longue de la survie sans récidive n'est pas attribuable au procédé; par tout autre, on aurait pu arriver à une survie assez longue, en créant une brèche assez large pour extirper le néoplasme, avec le même soin que M. Jeannel a mis à le faire. D'autre part, on note un rétrécissement cicatriciel qui n'a rien à voir non plus avec le procédé.

Mais on note un peu de gêne et même de douleur dans la station assise. Ceci est rarement observé à la suite d'interventions par la voie sacrée. Enfin, il y a ici une conservation parfaite du plancher pelvien, qui doit être raisonnablement attribuée au procédé employé. Si j'insiste sur ce procédé, c'est qu'il est extrêmement ingénieux, que l'auteur, contrairement à tant d'autres chirurgiens, s'est préoccupé de la conservation aussi parfaite que possible des muscles, des ligaments et des nerfs. Malheureusement les cas ne sont pas encore assez nombreux pour qu'il soit permis d'en juger définitivement. Il est possible que les résultats soient moins bons entre les mains d'autres chirurgiens que M. Jeannel.

Le procédé est un peu compliqué et il nécessite une étude préalable sérieuse de l'anatomie de la région et des exercices cadavériques répétés.

Procédé de Moulonguet (d'Amiens). — M. Moulonguet a lu, le 2 juillet 1890, à la Société médicale d'Amiens, un travail sur le traitement des cancers du rectum, où il préconise une nouvelle manière d'ajuster le bout supérieur de l'intestin au bout inférieur, après suppression de la portion épithéliomateuse. Il ne s'occupe point du mode de résection osseuse. « La première partie de cette opération (de Kraske), incision et résection osseuse, est facile. Elle est sans danger, son utilité est reconnue par tout le monde ; elle donne tout le jour dont on a besoin ; elle permet de respecter le sphincter. »

On n'en peut dire autant de la suture intestinale qui est, au contraire, pénible et laborieuse autant qu'aléatoire. « Si on la fait totale, elle rompt souvent. Si l'on se contente de suturer la paroi antérieure de l'intestin, on s'expose aux fistules, et pas plus que dans le cas précédent, on n'est à l'abri des phlegmons stercoraux et des péritonites. »

« Je crois, ajoute-t-il, qu'il existe un moyen simple de parer en grande partie à ces accidents, et qu'on peut avec avantage renoncer à la suture des deux bouts de l'intestin. »

Moulonguet place d'abord le malade dans le décubitus latéral droit et exécute les premiers temps de l'opération comme le veut Kraske. On le met ensuite dans le décubitus dorsal, les cuisses fléchies sur le bassin, comme le faisait encore Kraske, et alors « on se met en mesure de sacrifier le bout inférieur du rectum, bien qu'il soit indemne. On disséquera l'anus et le bout inférieur en ayant soin de ne pas intéresser les fibres du sphincter anal, et on continuera la dissection de l'intestin par la voie sacrée largement ouverte jusqu'à ce qu'on arrive au-dessus des limites du cancer. A ce niveau, on sectionnera transversalement l'intestin, et on enlèvera toute la masse cancéreuse ».

« Attirant alors le bout supérieur de l'intestin, on l'invagine de haut en bas dans l'orifice sphinctérien. Cet abaissement est facile, car au cours de la dissection il a fallu désinsérer le péritoine pour dépasser le cancer. L'introduction du bout intestinal dans l'orifice sphinctérien est plus délicate, car le sphincter a conservé toute sa tonicité ; de plus, il faut prendre la précaution de laisser à l'intestin sa situation normale, de ne pas le tordre sur lui-même... Il ne reste plus qu'à suturer avec grand soin le bout intestinal au pourtour avivé de l'anus. »

M. Moulonguet estime qu'il vaut mieux suturer le péritoine bien qu'il n'ait pas grand'chose à craindre. Son procédé lui paraît mettre à l'abri des phlegmons et des fistules puisque l'intestin s'ouvre à l'extérieur.

« En somme, cette manière d'agir nous ramène aux anciens procédés d'extirpation du rectum alors qu'il n'était pas question de conserver le bout inférieur et de faire une suture intestinale. »

M. Moulonguet n'a pu malheureusement essayer son procédé que dans un seul cas et ce cas fut un insuccès. Le malade mourut quelques heures après l'opération. Il faut reconnaître avec lui que la mort ne peut être attribuée au procédé, mais aux circonstances particulièrement défavorables dans lesquelles avait eu lieu l'intervention.

La suture pure et simple des deux bouts de l'intestin donne de si mauvais résultats qu'il était légitime de chercher autre chose. Le problème serait bien simplifié si nous pouvions aseptiser convenablement l'intestin, mais cela est malheureusement presque impossible. Il ne faudrait pas trop se laisser induire en erreur là-dessus par des considérations optimistes, mais absolument théoriques. Quand on suture complètement l'un à l'autre les deux bouts en présence, quand le malade ne meurt point du choc ou de péritonite ou d'autre chose, il reste porteur d'une ou deux fistules sacrées. Quand on réunit partiellement, on établit d'emblée une large fistule très difficile à fermer. On ne peut sortir de ce cercle vicieux qu'en permettant aux matières de se déverser librement à l'extérieur; et pour obtenir ce résultat, il faut de toute nécessité créer un anus contre nature, ou bien avoir recours à une manœuvre analogue à celle de M. Moulonguet.

Il est regrettable que son procédé, qui au premier abord est assez séduisant, n'ait pas été appliqué plus souvent; l'unique observation de son auteur ne suffit point à nous édifier sur ses indications et sur ce qu'on en peut attendre.

M. Moulonguet estime avec raison qu'il préconise un retour vers les anciennes méthodes où l'on sacrifiait la partie inférieure du rectum, même quand elle n'était pas malade. A diverses reprises, on note même dans de vieux auteurs la tendance à conserver une partie du muscle sphincter externe. Mais il est juste d'accorder à M. Moulonguet que, dans ces cas, on fendait le muscle en arrière, et que c'était là une condition défectueuse pour la restauration fonctionnelle de l'anus. Mais cette division devait-elle fatalement entraîner l'abolition du pouvoir constricteur du sphincter?

Non, évidemment. La réunion *primitive* des deux lèvres de la plaie échoue presque régulièrement (et c'est une pratique à laquelle on a renoncé généralement). Mais la réunion secondaire est susceptible de s'effectuer. C'est même ce qui arrive le plus ordinairement, et le muscle sphincter retrouve assez vite la faculté de fermer l'anus. Ce fait est d'observation courante dans l'opération de la fistule à l'anus. Le résultat est plus aléatoire dans l'opération de Kraske, mais cela tient à plusieurs causes : étendue considérable de la plaie, section de filets nerveux, rétraction de tous les tissus de la paroi pelvienne postérieure et du petit bassin à la suite de la suppression du point d'appui sacro-coccygien, et des suppurations étendues et prolongées. En outre, le sphincter n'est pas seul compromis ; le releveur de l'anus l'est aussi, le releveur, élément si important de l'appareil constricteur du rectum, l'est également dans ses attaches, dans son innervation et par suite dans ses fonctions. Il faut tenir compte de ce facteur.

Il est bien évident toutefois que le sphincter doit être conservé, quand sa section n'est pas indispensable, pour la raison indiscutable qu'il vaut mieux respecter son intégrité, que d'avoir à attendre sa réparation. Si l'on était obligé d'inciser en arrière, c'est que précisément on n'avait pas d'autre ressource pour disséquer un peu commodément le néoplasme.

En agissant par la voie sacrée, il est possible de l'aborder en respectant scrupuleusement le sphincter quand il y a lieu de n'y point toucher. Mais pour supprimer le bout inférieur de l'intestin comme le conseille M. Moulonguet, il faut que ce bout inférieur soit très court, ou que le bout supérieur soit très complaisant, très facile à abaisser. Quand le néoplasme est très élevé, quand il existe entre lui et l'anus une assez longue portion de rectum, il faut sûrement pour amener à l'anus la portion saine sus-jacente à l'épithélioma, il faut exercer des tractions assez violentes, sacrifier les artères hémorrhoïdales supérieures, détruire les nerfs qui vont au rectum, compromettre en somme la vitalité du segment d'intestin qu'on a la prétention d'amener à l'anus. D'ailleurs, il ne faut pas croire que dans ces conditions on pourrait obtenir facilement le résultat voulu. Le rectum a de la tendance à remonter, il tire constamment sur les sutures, et les fils ont bientôt fait de couper les tuniques intestinales, et l'on doit obtenir précisément le contraire de ce que l'on cherchait, l'infection de la plaie, les fistules consécutives, la production d'une zone cicatricielle dans la région anale. Ces cas de cancer haut situés ou très étendus ne sont donc point favorables à l'application du procédé. Restent les petits cancers, situés un peu bas, pour lesquels, il doit être excellent. Mais dans ces cas, au lieu d'agir par la voie sacrée, on peut avec quelques avantages agir par l'anus en le dilatant fortement. Nous avons vu que M. Hartmann, au dernier Congrès de chirurgie, avait recommandé cette manière d'aborder les rétrécissements cancéreux ou non cancéreux de la partie inférieure.

Il y a entre les deux procédés d'abord cette différence que dans l'un on agit par la voie sacrée, et dans l'autre par la voie anale ; et cette autre que dans le premier, on extirpe tout le bout inférieur du rectum, tandis que dans le second, on enlève la seule partie malade, et on fait glisser le bout supérieur dans le bout anal qu'on ne détruit point. En outre, dans la première, on fixe définitivement le bout supérieur à la peau de la région anale ; dans l'autre, les sutures coupées, il remonte jusqu'à la partie la plus élevée du bout inférieur.

J'entre dans ces détails parce que, dans une lettre que M. Moulonguet a bien voulu m'adresser à ce sujet, il paraît admettre que son procédé « a été repris » par M. Hartmann.

Le manuel opératoire décrit par ce dernier rappellerait bien plutôt la manière de Hochenegg (2e procédé). Il m'a semblé qu'à défaut d'observations sur l'homme, la chirurgie expérimentale pouvait m'aider dans l'appréciation de ce procédé. Je l'ai exécuté sur cinq chiens de forte taille, qui avaient été préparés à l'opération par deux ou trois purgations et autant de grandes irrigations rectales. Sur le chien, il n'est pas nécessaire de faire de résection osseuse pour aborder facilement le rectum, et je me suis toujours contenté d'une incision parasacrée, du côté gauche. Après avoir traversé la peau, le tissu cellulaire, coupé avec prudence le ligament sacro-sciatique (tout petit chez le chien), tranché le muscle ischio-coccygien et le releveur de l'anus, j'ai saisi le rectum, plongé dans un tissu cellulaire lâche, je l'ai attiré facilement dans la plaie, libéré en repoussant le péritoine. Dans deux cas, je me suis borné à enlever un anneau de deux centimètres et demi de hauteur, il m'a été possible de ne pas ouvrir le péritoine. Pendant qu'un aide maintenait le bout supérieur hors de la plaie, j'ai attaqué par l'anus le bout inférieur. Après sa destruction, le bout supérieur fut saisi par une pince introduite par l'anus jusque dans la plaie parasacrée, et attiré à l'extérieur à travers l'anus, puis fixé par une douzaine de crins de Florence à la peau de la marge de l'anus. L'opération terminée, l'anus était un peu plus déprimé qu'à l'état normal ; il était évident que l'intestin avait de la tendance à remonter et exerçait une légère traction sur les sutures. Les lèvres de l'incision parasacrée furent réunies après une désinfection soignée de la plaie et suture au catgut du releveur de l'anus, puis une épaisse couche de collodion iodoformé fut appliquée sur les sutures. Or dans un cas, j'ai obtenu la réunion complète et totale, avec intégrité des fonctions de l'anus. Dans l'autre, les sutures anales ont coupé un peu trop vite en arrière, et à ce niveau la muqueuse s'est réunie à la peau par seconde intention.

De plus, l'animal, qui n'avait pas été muselé, a déchiré le collodion qui protégeait la plaie parasacrée et, à force de la lécher et de la frotter un peu partout a réussi à l'infecter. Il a fallu attendre trois semaines la guérison complète. Chez lui, l'intestin est entouré de masses inodulaires dans ses trois derniers centimètres et un peu rétréci. L'anus a d'ailleurs conservé ses fonctions d'une façon à peu près complète.

Des trois autres chiens qui composent cette série, l'un avait déjà subi une opération de Kraske, les deux autres étaient intacts.

Au lieu de leur supprimer seulement une très petite portion de l'intestin, comme à ceux dont je viens de relater l'histoire, je leur ai fait subir, à ceux qui n'avaient encore rien eu, la résection d'un segment beaucoup plus considérable (10 centim.).

J'ai dû ouvrir largement le péritoine, couper l'hémorrhoïdale supérieure et abaisser péniblement le bout supérieur. Je pus constater que ce dernier exerçait sur la peau de l'anus une traction qui ne présageait rien de bon. Ces deux chiens moururent, l'un d'eux succomba dans la nuit qui suivit l'intervention. A l'autopsie, je trouvai le ventre plein de sang. Il était évident que cette hémorrhagie considérable avait causé la mort de l'animal. En effet, la veine ischiatique avait été blessée au cours de l'opération, et j'avais omis de jeter une ligature sur ce vaisseau avant d'enlever la pince qui était restée à demeure sur la plaie veineuse pendant l'opération. Ne voyant nulle part dans la plaie d'écoulement sanguin notable, j'avais suturé purement et simplement. Le sang avait coulé en toute liberté dans le péritoine largement ouvert, sans que rien à l'extérieur ait pu faire soupçonner l'hémorrhagie. L'autre chien a vécu près de huit jours. Ce que j'avais prévu se réalisa ; il y eut du sphacèle du rectum dans ses deux derniers centimètres, infection de la plaie, et, par l'intermédiaire de celle-ci, infection du péritoine. Chez les chiens, ces inflammations péritonéales évoluent avec une lenteur relative, et presque sans symptômes. Le ventre n'est pas ballonné, l'animal ne vomit pas ; il est triste, refuse tout aliment. La mort se fait attendre sept, huit, dix jours, et davantage. A l'autopsie, on trouve dans le péritoine une sérosité louche, ou du pus, mais pas de fausses membranes, ni d'adhérences. Les anses intestinales ne sont pas distendues, mais plutôt revenues sur elles-mêmes et vides.

Le cinquième chien avait subi par la voie parasacrée une résection de

4 centim. d'intestin. Il avait conservé une fistule, et cette fistule était entretenue par un rétrécissement cicatriciel qui s'était produit au niveau de l'ancienne suture. Je lui ai appliqué le procédé de M. Moulonguet.

L'opération fut extraordinairement laborieuse. Je réussis toutefois à lui suturer le bout supérieur à la peau de la marge de l'anus. Ce chien n'a pas eu d'accidents opératoires à proprement parler, sauf une petite désunion postérieure de la suture. Je lui avais fait un anus artificiel dans le flanc gauche. Il est mort vingt jours après la dernière opération et j'attribue sa mort à la présence de cet anus artificiel.

La dernière expérience ne peut entrer en ligne de compte de même que la troisième. Mais les trois autres apportent un appui sérieux aux arguments que j'invoquais tout à l'heure, et justifient jusqu'à un certain point ma conclusion que le procédé, tel qu'il est présenté par M. Moulonguet, difficile quand le cancer est élevé ou la résection étendue, et ne donnant dans ces cas qu'une sécurité illusoire, est excellent dans les conditions opposées lorsque le néoplasme est petit, situé un peu bas, et qu'on ne supprime qu'un segment très limité de l'intestin, mais qu'alors, il vaut mieux utiliser la voie anale.

M. Perron (de Bordeaux) (1), ne voulant point détruire la portion saine du rectum, que l'on extirpe dans le procédé de Moulonguet, propose une modification qui n'a pas encore été appliquée sur le vivant, à ma connaissance du moins. On enlève par la voie sacrée la tumeur cancéreuse. Le bout inférieur est retourné, amené en dehors, totalement éversé de façon que sa surface muqueuse soit à l'extérieur, la surface celluleuse en dedans, et la surface de section qui le termine tout à fait hors de l'anus. Il forme ainsi une sorte de doigt de gant dont la cavité est limitée par la couche celluleuse externe de l'intestin. Dans ce doigt de gant, dans cette cavité à paroi celluleuse, on introduit, on invagine le bout supérieur, on le fait descendre par des tractions jusqu'à ce que sa surface de section soit au même niveau que celle du bout inférieur. On a aussi deux tubes concentriques, les membranes sont pour ainsi dire tout affrontées, et il est facile de faire une bonne suture, bien régulière et bien solide. Les derniers fils posés, il semble qu'il y ait un véritable prolapsus du rectum ; on réduit doucement ce prolapsus, et l'on procède aux derniers temps de l'opération. A vrai dire, tout cela n'a qu'un rapport assez éloigné avec le procédé de M. Moulonguet. Le manuel opératoire proposé

(1) *Gaz. hebdom. des sciences médicales de Bordeaux*, 1890.

par M. Perron ne peut en aucune façon être comparé à celui de M. Moulonguet.

Il y a entre les deux un seul point commun, c'est qu'une partie de l'opération s'exécute par l'anus. C'est une question de technique de deuxième ordre. Ce qui est particulier à la manière de faire de M. Moulonguet, c'est qu'il supprime le bout inférieur, que M. Perron tient expressément à conserver. La suture de ce dernier est, en somme, la suture circulaire complète de Kraske, mais plus soigneusement et plus sûrement faite, et son procédé qui n'en est pas un à proprement parler dérive bien de celui de Kraske.

Ce mode de suture serait très recommandable s'il était toujours possible, car il n'est pas douteux qu'il permette d'affronter avec beaucoup de soin les deux bouts, de les réunir avec régularité, et de les mettre en somme dans les meilleures conditions pour faciliter leur réunion complète.

Quand le bout inférieur est d'une longueur notable, la manœuvre qui consiste à invaginer le bout supérieur dans le segment anal de l'intestin, est loin d'être aisée. Il faut d'abord, pour « mettre à l'envers » le bout inférieur, le disséquer, le libérer, et l'on m'avouera que cet isolement qui détruit les connexions et les vaisseaux ne vaut rien à l'intestin ; il faut ensuite, pour abaisser le bout supérieur, le libérer aussi sur une grande étendue, ou bien exercer sur lui des tractions assez énergiques. Or, dans ces cas-là, précisément, on aurait pu faire dans la plaie, sans trop de peine, une assez bonne suture, à cause de la longueur plus grande du bout inférieur, et l'on aurait pu se dispenser de détruire assez inutilement en somme des connexions qui ne sont pas sans importance au point de vue de l'avenir de l'intestin. Mais si le bout inférieur est tout petit, s'il n'existe pour ainsi dire pas, le chirurgien étant obligé de couper l'intestin, immédiatement au-dessus de l'anus, en agissant par la plaie, on fera une suture pénible, médiocre sinon mauvaise (à moins de fendre le sphincter en arrière), dont le succès est infiniment douteux.

Tout au contraire, en opérant par l'anus, on aura la plus grande facilité pour faire rapidement des sutures qui laisseront au chirurgien quelque espoir de guérir son malade sans infiltration stercorale et sans fistule. Il suffira d'écarter un peu l'anus, d'attirer la muqueuse avec une pince. On atteindra sans peine le niveau de la section qui sera pincé et tiré au dehors. C'est là la véritable indication de ce mode de suture qui de cette façon rendra peut-être de grands services.

J'ai essayé sur deux chiens de suturer ainsi l'intestin. Chez l'un, j'ai laissé un long bout inférieur, il a fallu ouvrir le péritoine et peiner quelque peu pour abaisser le bout supérieur. Ce chien est mort de péritonite.

L'autre, auquel la grande brièveté du bout anal avait permis de faire sans difficulté la suture hors de l'anus, a guéri. Il a conservé cependant une petite fistulette parasacrée qui n'a pu se fermer qu'après une opération autoplastique et en outre un rétrécissement cicatriciel en forme de diaphragme s'est produit au niveau de la ligne de sutures.

Deuxième procédé de Hochenegg. — Hochenegg n'avait point eu à se louer de la suture circulaire bout à bout des deux extrémités intestinales. Il avait perdu plusieurs opérés et les résultats étaient en somme fort peu satisfaisants. Aussi, renonçant à ce mode de suture, a-t-il pendant quelque temps fait comme Kraske une suture partielle, laissant en arrière un anus sacré.

Mais lassé de faire des opérations autoplastiques pour oblitérer cet anus, il a adopté une technique nouvelle pour le rétablissement du canal intestinal interrompu par l'ablation du néoplasme.

Il a communiqué ce procédé au Congrès des naturalistes allemands à Halle (septembre 1891). Il n'a modifié ni son incision, ni sa manière de réséquer le sacrum. Mais dans le bout inférieur laissé intact, et en place, il invagine le bout supérieur, le fait descendre jusqu'à l'anus et le fixe à la peau. Quelques jours après, on coupe les sutures et le bout supérieur, abandonné à lui-même, remonte à la place qu'il doit occuper. Pendant ce temps, la plaie s'est organisée, ses parois se sont accolées et les dangers d'infection sont bien moindres. Kraske a déclaré qu'il n'agissait plus autrement et qu'il s'en trouvait bien, les résultats étant infiniment meilleurs.

Ce procédé est devenu d'un usage très général, et il a été adopté par la majorité des chirurgiens. Je l'ai vu exécuter plusieurs fois et il m'a semblé que c'était dans beaucoup de cas ce que nous avions encore de moins mauvais.

Cependant, pour qu'il soit exécutable dans de bonnes conditions il faut, comme dans tous ces procédés qui nécessitent la locomotion du bout supérieur dans le bout inférieur, il faut que le cancer soit petit et pas très haut situé.

Il est possible que l'opération exécutée de cette façon soit moins grave que par les procédés du début. Il est du moins probable que les morts par péritonite sont devenues plus rares, et il est certain que le choc est moindre parce que la suture à la marge de l'anus est très vite terminée, au lieu que la suture lente et minutieuse qu'il fallait exécuter dans le procédé primitif constituait de beaucoup le temps le plus long de l'opération.

Mais ce n'est pas à dire que les complications ne s'observent point à la suite des opérations de Kraske exécutées suivant le procédé de Hochenegg, et que les résultats fonctionnels soient supérieurs à ceux que l'on obtient par d'autres. Les fistules sacrées, par exemple, sont tout aussi fréquentes chez les opérés survivants.

Je n'ai pas omis de répéter sur des cadavres et sur des animaux l'invagination de Hochenegg. Les études cadavériques sont, dans l'espèce, d'une importance secondaire.

On constate seulement qu'il faut disposer d'une certaine longueur d'intestin pour exécuter commodément l'invagination, et qu'avec les tumeurs haut situées, les seules pour lesquelles la méthode sacrée a véritablement sa raison d'être, parce qu'alors on n'en peut employer d'autre, on n'a pas toujours à sa disposition un intestin assez complaisant, assez facile à abaisser pour que sa vitalité ne soit point compromise, que les sutures ne coupent pas trop vite, et même pour que l'opération soit matériellement possible.

L'intestin est surtout maintenu dans ses parties supérieures par le péritoine, par l'artère mésentérique inférieure, et accessoirement par un système de travées celluleuses qui l'attachent au sacrum. Pour l'abaisser, il faut détruire ces productions celluleuses, ce qui est facile, ouvrir largement le péritoine, lier et couper les hémorrhoïdales ou même la mésentérique un peu au-dessus de sa bifurcation. Alors, on peut en quelque sorte dérouler le côlon pelvien. Mais cette anse pelvienne présente de grandes variétés de longueur et il se peut qu'elle soit très brève. Alors, il n'est pas possible d'abaisser beaucoup le rectum à moins de l'étirer et de le déchirer, car il est fixé d'une façon presque immuable dans la fosse iliaque gauche.

Les expériences sur les animaux nous renseignent sur la destinée de l'intestin invaginé et les conséquences immédiates et éloignées de l'opération. J'ai donc appliqué sur six chiens l'invagination de Hochenegg. L'un est mort de péritonite. Les cinq autres ont conservé une fistule. Examinant de plus près les causes de ces petites infections, j'ai vu que le bout inférieur tout entier se raccourcissait considérablement et avec une grande rapidité, mais que la muqueuse se rétractait bien moins vite que la musculeuse; qu'elle dépassait celle-ci par en haut en s'éversant au-dessus du cylindre musculaire qui la contenait, et cette éversion constituait un sérieux obstable à l'union des deux bouts; que les sécrétions muqueuses s'accumulaient entre l'intestin invaginé et la gaine que lui formait le bout inférieur, et que, ne pouvant trouver une issue à la partie inférieure où l'intestin est solidement uni à sa gaine par des sutures, elles refluent ver la partie supérieure de la plaie. Ainsi se trouve réalisée l'infection qu'on s'est donné tant de peine à éviter.

Le bout supérieur remonte quand on a coupé les sutures qui le retenaient ou plus souvent quand les sutures ont coupé les tuniques intestinales, ce qui arrive d'autant plus tôt qu'il a fallu abaisser davantage l'intestin. Or, il est exceptionnel qu'il remonte juste assez haut pour que son bord inférieur se trouve au niveau de la circonférence supérieure du bout anal. Tantôt il s'arrête en chemin, tantôt il remonte plus haut; dans les deux cas, les chances d'infection sont plus grandes, et la réunion, s'effectuant avec lenteur, un rétrécissement se produit d'une façon presque fatale. Il se constitue d'autant plus sûrement que le bout supérieur remonté n'est plus du tout apte à s'unir régulièrement à l'inférieur. Il est déchiqueté par les petites sections des points de suture. Très souvent, il s'est sphacélé par endroits. Aussi, il est inexact de dire que la plaie est complètement protégée, et que cette invagination met à l'abri des complications habituelles. La clinique ne confirme que trop bien là-dessus les résultats de l'expérimentation.

Procédé de Rose. — Maas, assistant de Rose, a fait connaître en 1891 la pratique de ce dernier dans les interventions sacrées.

Rose n'attache aucune importance à l'étendue de la résection osseuse et aux sections nerveuses, se préoccupant uniquement d'opérer au grand jour. Le patient est couché dans le décubitus latéral gauche, les cuisses fléchies à angle droit sur le bassin. On fait une grande incision courbe à concavité tournée à gauche. Elle commence à peu près au niveau de l'épine iliaque postéro-inférieure, se porte en dedans et un peu en bas, traverse la ligne médiane, la dépasse à droite de trois travers de doigt, et se recourbant toujours, gagne la rainure interfessière, la pointe du coccyx et l'anus, s'arrête au sphincter externe. Les parties molles sont décollées du squelette, les ligaments sacro-sciatiques désinsérés des bords du sacrum. La face antérieure de cet os est libérée, et l'on pratique la section transversale du sacrum au niveau du fond de la grande échancrure sciatique. On coupe l'os et les nerfs qui le traversent à l'aide d'une forte pince coupante En deux ou trois coups, cette section est achevée sans perte de sang, dit Rose, à cause du mode d'action de la pince qui aplatit les aréoles osseuses. Cet instrument aurait encore l'avantage de rapprocher les parois du canal sacré, de le préserver ainsi des infections ultérieures.

Il paraît que les opérés de Rose se trouvent bien de cette large résection, qu'ils n'éprouvent pas dans la majorité des cas de troubles fonctionnels sérieux et durables. A priori, cela est douteux. Cette manière de traiter le sacrum paraît un peu bien barbare et brutale, et je ne pense pas qu'en France personne ait envie de l'adopter. Elle donne bien évidemment toute facilité pour opérer dans le bassin. En sectionnant suivant une ligne passant par le fond des deux échancrures sciatiques, j'ai pu souvent sur le cadavre préparer les viscères du petit bassin, leurs vaisseaux, les plexus hypogastriques. Ce n'est pas une raison suffisante pour se livrer sur le vivant à ces délabrements. On n'a pas besoin de tant de jour pour opérer les cancers *opérables*, et les nerfs sacrés méritent sans aucun doute d'être traités avec ménagement. Quant à la pince coupante, elle a du bon, mais dans le cas particulier le ciseau, s'il n'est pas « hémostatique », a l'avantage d'être plus facile à manier et de respecter les troncs nerveux quand il est sagement conduit. Il est vrai que c'est le moindre souci du professeur Rose. Quant à l'obturation du canal sacré et de la dure-mère par la seule action de la pince coupante, elle est contestable. Je suis stupéfait de la sollicitude de Rose pour le canal vertébral de la dure-mère, quand il vient de traiter avec un pareil mépris les nerfs sacrés.

Procédé de Villar. — Dans la thèse de M. Labordère (Bordeaux, 1891), figure la description d'un procédé de suture intestinale dû à M. Villar, chirurgien à Bordeaux. Je tiens de M. Villar lui-même que ce procédé n'a jamais été appliqué sur le vivant, et qu'il a été imaginé d'après des études purement cadavériques.

Les rétrécissements cicatriciels sont extrêmement fréquents à la suite de l'opération de Kraske.

Il est très difficile de lutter efficacement contre ces coarctations, et certes il y a lieu de se préoccuper d'en empêcher la formation.

Au lieu de réunir les deux bouts par une suture circulaire simple, M. Villard propose de les réunir de la façon suivante. On pratique sur chaque bout une incision médiane postérieure, longue de 2 ou 3 centim. Les deux lèvres de chaque fente s'écartant un peu, on a ainsi quatre lambeaux triangulaires flottants, deux supérieurs, deux inférieurs. Avec les ciseaux, on enlève la pointe, l'angle de ces lambeaux, on arrondit ces derniers; puis la muqueuse est abrasée sur une hauteur d'un centimètre, sur tout le pourtour des bouts supérie urs et inférieurs. Ils sont ensuite rapprochés l'un de l'autre, puis on les fixe par deux rangées de sutures, l'une tout près de la muqueuse, l'autre au bord libre de la musculeuse. On obtient de

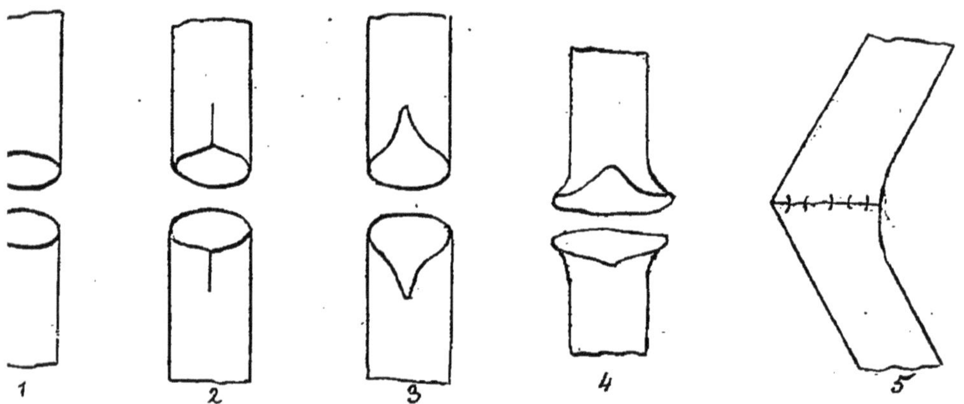

Fig. 28. — Procédé de Villar.

cette manière une ampliation considérable de l'intestin. Cette augmentation dans le diamètre du rectum au niveau de la ligne de sutures, rendrait tout d'abord moins grandes les chances d'infection et de désunion. En outre, s'il survient une rétraction inodulaire, elle ne serait jamais assez grande pour rétrécir le rectum au delà de ses dimensions normales.

Les deux bouts intestinaux forment un angle obtus ouvert en arrière ; il est vraisemblable que cette coudure de l'intestin n'aurait pas de suites fâcheuses, à cause même du diamètre plus grand que l'on vient de donner à l'intestin.

Ce procédé de suture dérive bien évidemment de celui de M. Chaput pour l'intestin grêle. Toutefois, appliqué au rectum dans l'opération de Kraske, il constitue presque un procédé original. Pour le rectum qui est dépourvu de *péritoine*, la suture des deux bouts, par adossement de leur surface externe, n'a pas la même valeur que pour la portion intrapéritonéale du tube digestif. On la fait là par habitude, mais il n'y a aucune raison de la considérer comme un procédé de choix.

Appliquer l'une à l'autre les tuniques musculaires des bouts supérieur et inférieur par leur face externe, comme on a coutume de le faire, ou par leur face interne comme le propose M. Villard, c'est au fond la même chose, puisque dans les deux cas les surfaces mises en contact sont de même nature et jouissent des mêmes propriétés. Le nouveau mode de suture présente cet avantage incontestable, non seulement de ne pas rétrécir la cavité du rectum, mais encore de la rendre plus vaste. Mais on peut lui faire un très grave reproche. Il faut, pour qu'il soit praticable, disposer de 3 centim. d'intestin pour le bout supérieur, de 3 centim. pour le bout inférieur. C'est beaucoup. Sur le cadavre, on peut agir à sa guise ; sur le vivant, après résection d'une partie du rectum, on ne doit pas trouver souvent assez d'étoffe (qu'on me passe l'expression) pour exécuter ce mode de suture ; et c'est peut-être pour cela que personne n'a encore été tenté de l'employer.

Quant à la coudure de l'intestin, on pourrait aisément la supprimer ; il suffirait de fendre un des bouts de l'intestin en avant et l'autre en arrière.

Sur six chiens, j'ai essayé la suture de M. Villar. Deux sont morts de péritonite, deux ont eu une fistule, et les deux derniers ont guéri rapidement. J'ai conservé ces animaux pendant un certain temps. Ce qu'il y a de plus intéressant dans leur histoire, c'est qu'ultérieurement, ils ont *eu tous les quatre* un rétrécissement cicatriciel et même assez sérieux.

Au cours de l'opération, j'avais remarqué, ce qu'il est facile de vérifier même sur le cadavre, qu'il ne fallait pas faire une résection bien étendue de l'intestin pour que la suture soit possible.

Procédé de Brown. — W. H. Brown F. R. C. S. a employé dans un cas, un seul, un procédé qui est peut-être le plus mauvais du genre. Il taille un lambeau cutané carré de 10 centim. de large sur 10 de long.

La base du lambeau est en haut, l'incision qui circonscrit son bord libre est à 5 centim. de l'anus. Ce lambeau est disséqué au ras de l'os et relevé au-dessus du sacrum. Cet os est scié en travers au niveau de la quatrième vertèbre sacrée. Le coccyx et la partie inférieure du sacrum sont rabattus du côté de l'anus. Le rectum est sectionné juste au-dessus du sphincter interne libéré jusqu'au-dessus de la tumeur. On le fend dans le sens de sa longueur pour bien s'assurer qu'on a dépassé les limites de la lésion et on le coupe avec les ciseaux à un centimètre au-dessus du cancer. L'opérateur croyait pouvoir suturer le bout supérieur à l'inférieur. Mais il ne put y parvenir et, en désespoir de cause, il fallut le fixer dans l'angle supérieur

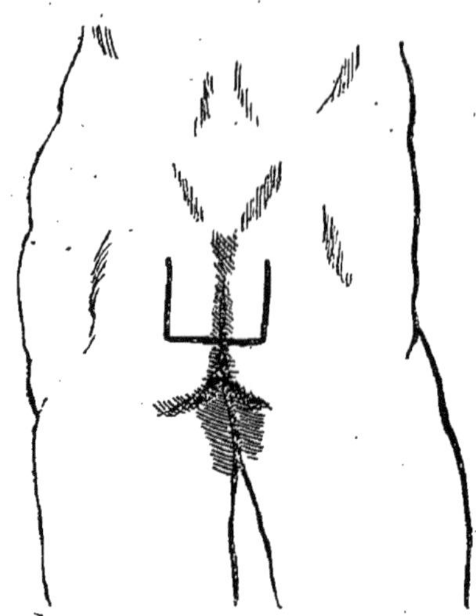

FIG. 29. — Incision de Brown.

gauche de la plaie. Le fragment relevé en bas fut remis en place, le lambeau cutané rabattu et suturé.

Procédé de Rydigier. — Voici le manuel opératoire que recommande Rydigier, un partisan de la résection temporaire (*Centralblatt für Chirurgie*, 1893). L'incision cutanée commence un peu au-dessous de l'épine iliaque postéro-supérieure gauche, descend obliquement du côté gauche du sacrum, se tenant toujours à 1 centim. en dehors du bord de l'os, pour qu'après résection, la peau recouvre encore complètement ce dernier. A partir du sommet du coccyx, l'incision suit la ligne médiane ; on la prolonge autant qu'il le faut vers l'anus. Après rétraction de la peau, on coupe dans la partie supérieure de la plaie les parties molles jusqu'à l'os, on coupe les ligaments grand et petit sacro-sciatiques.

On coupe transversalement le sacrum, suivant une ligne droite passant au-dessous du troisième trou sacré, à peu près à deux travers de doigt au-dessus de l'interligne sacro-coccygien.

Le sacrum est coupé avec le ciseau et le marteau, et l'on fait en sorte de ne pas blesser les nerfs qui sortent par les trous sacrés du côté droit. Après cette section, tout le lambeau triangulaire se laisse avec facilité récliner de gauche à droite.

Dans des cas exceptionnels, on peut, si cela est nécessaire, couper le sacrum au-dessous du deuxième trou.

Rydigier fait remarquer que Rose a pu réséquer plusieurs fois le sacrum à cette hauteur sans inconvénients consécutifs et que par son procédé on a bien plus de chances d'éviter ces accidents puisque d'un côté au moins on ne touche pas aux nerfs.

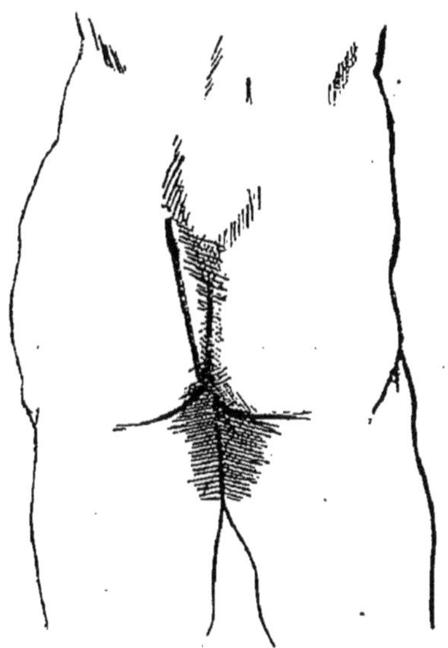

FIG. 30. — Incision de Rydigier.

Après résection et suture du rectum, on fait le tamponnement de la cavité à la gaze iodoformée et on rabat le couvercle osseux. « J'ai laissé, dit le chirurgien, toute la plaie ouverte pour plus de sûreté. » Le couvercle reprit graduellement et de lui-même une situation satisfaisante.

Rydigier trouve à sa méthode plusieurs avantages.

La nécrose du fragment osseux n'est pas à craindre parce que sa nutrition est largement assurée. Les liquides de la plaie trouvent une issue facile à l'extérieur. L'opération est beaucoup moins compliquée que la résection ordinaire.

L'hémorrhagie est peu considérable parce que les parties molles ne sont pas séparées de l'os. Les ligaments et les nerfs ne sont coupés que d'un seul côté.

On peut réséquer très haut le sacrum, puisque précisément on ne sacrifie que les nerfs du côté gauche.

Enfin, Rydigier considère comme un avantage de son procédé sur les autres résections temporaires qu'on peut toujours commencer par l'incision de Wölfler, et s'en tenir là, si elle peut suffire à mener l'opération à bonne fin. On a toujours la ressource de détacher d'un coup de ciseau la partie inférieure du sacrum aussitôt qu'on a besoin d'un champ opératoire plus étendu.

Ce procédé est en effet un des meilleurs que l'on ait proposés, car il est d'une application facile et il est véritablement commode.

Le lambeau ostéoplastique rappelle beaucoup celui de Roux, mais ici les nerfs sont mieux ménagés.

Encore le quatrième et souvent le troisième nerfs sacrés sont-ils sectionnés du côté gauche.

Il est certain qu'il vaudrait mieux éviter ces sections, aussi bien que celle du releveur.

Je ne peux qu'approuver le conseil donné par M. Rydigier de ne point réunir la plaie. C'est une erreur de fermer hermétiquement, comme on le fait souvent, les bords de cette large perte de substance, dont l'asepsie est déjà plus que douteuse et dans laquelle on laisse un intestin suturé dont les sutures ne tiendront pas, neuf fois sur dix. Pour que la méthode de résection temporaire puisse demeurer dans la pratique, il ne faut pas avoir la prétention de remettre immédiatement en place le fragment déplacé. La présence de cet opercule est alors plus nuisible qu'utile dans la majorité des cas.

On remarquera que la vitalité des fragments mobilisés dans les résections temporaires est surtout sous la dépendance de l'état de la plaie. Quand celle-ci est infectée et suppure, les os, dont les aréoles fraîchement ouvertes communiquent librement avec le foyer septique, s'enflamment, leur vitalité est compromise et ils ont une tendance fâcheuse à se nécroser. Il en est tout autrement quand la plaie est aseptique, ou du moins quand celle-ci est dans de bonnes conditions pour être facilement drainée et nettoyée. C'est peut-être pour cela que dans le procédé de Rydigier le lambeau osseux est resté bien vivant, bien plus peut-être qu'à cause de la conservation des parties molles environnantes.

Ce grand nombre de procédés prouve d'abord et surtout qu'il est très difficile de réussir l'opération de Kraske.

Il m'a semblé qu'ils avaient tous du bon et du mauvais, mais qu'il est encore permis d'en proposer un autre. De tout ce qui a été dit plus haut, il résulte qu'il y a inconvénient à sacrifier les nerfs troisième et quatrième sacrés, à détruire définitivement le squelette pelvien postérieur, à sectionner les ligaments sacro-sciatiques, le releveur de l'anus, le sphincter. Et cependant, je considère volontiers tout cela comme secondaire, le point important étant de placer sur l'intestin de bonnes sutures.

Je rappelle qu'à mon sens, les cancers petits, mobiles et accessibles sans trop de peine, sont seuls justiciables de l'opération de Kraske.

Voici le manuel opératoire que j'ai fini par adopter après de très nombreux exercices cadavériques et quelques essais sur les animaux.

Pour ne léser aucun nerf important, aucune artère sérieuse, ne désinsérer aucune fibre des ligaments sacro-sciatiques et ne pas toucher au releveur, je n'ai trouvé qu'un moyen : fendre la paroi pelvienne postérieure sur la ligne médiane traversant successivement la peau et le squelette.

Le sujet est couché sur le dos, les cuisses extrêmement fléchies sur le bassin, ce dernier soulevé par un coussin ou un billot ou une alèze roulée placée au niveau des tubérosités iliaques. Les cuisses sont maintenues par des aides ou des supports métalliques. Toute la paroi pelvienne postérieure se trouve bien en face du chirurgien. Il vaut mieux que ce dernier soit assis, comme pour une hystérectomie vaginale, en face de la région où il doit opérer. Pour bien faire, il faut être bien éclairé ; le malade sera placé en face d'une fenêtre.

On reconnaît la pointe du coccyx, les articulations sacro et médio-coccygiennes, les cornes sacrées, la proéminente sacrée. On incise sur la ligne médiane depuis 1 centim. en arrière de l'anus jusqu'au delà des cornes sacrées puis de la proéminente.

L'incision met à nu le plan fibreux rétro-coccygien, elle sépare les deux lames de l'appareil suspenseur du pli interfessier.

Entre l'anus et le coccyx, on coupe en deux moitiés l'attache coccygienne du sphincter externe, puis on sépare l'un de l'autre les deux releveurs.

On incise en outre le plan fibreux qui ferme l'hiatus sacro-coccygien.

La pointe du coccyx est mise à nu. Avec une pince coupante ou un bistouri à résection, ou de forts ciseaux, on coupe le coccyx en deux moitiés dans le sens de la longueur jusqu'à sa base. Il faut encore couper la dernière sacrée.

Si l'on est gêné pour manœuvrer la pince coupante, il faut faire usage

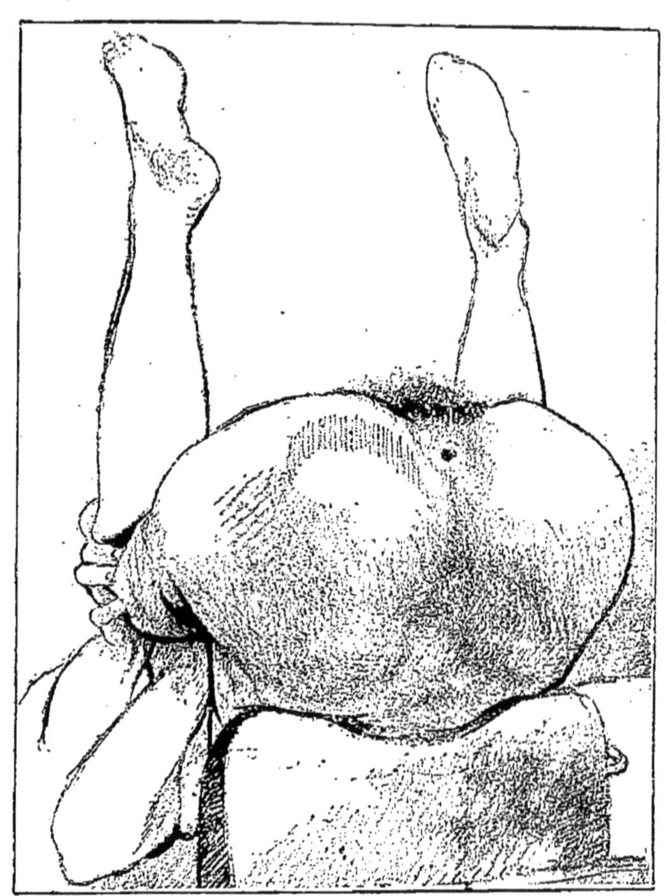

FIG. 31. — *Position du ou de la malade.* — Le bassin est extrêmement élevé soulevé par un coussin dur et épais, placé sous les régions lombaires et les tubérosités iliaques. Les cuisses sont fléchies à l'extrême, l'anus regardant presque directement en haut.

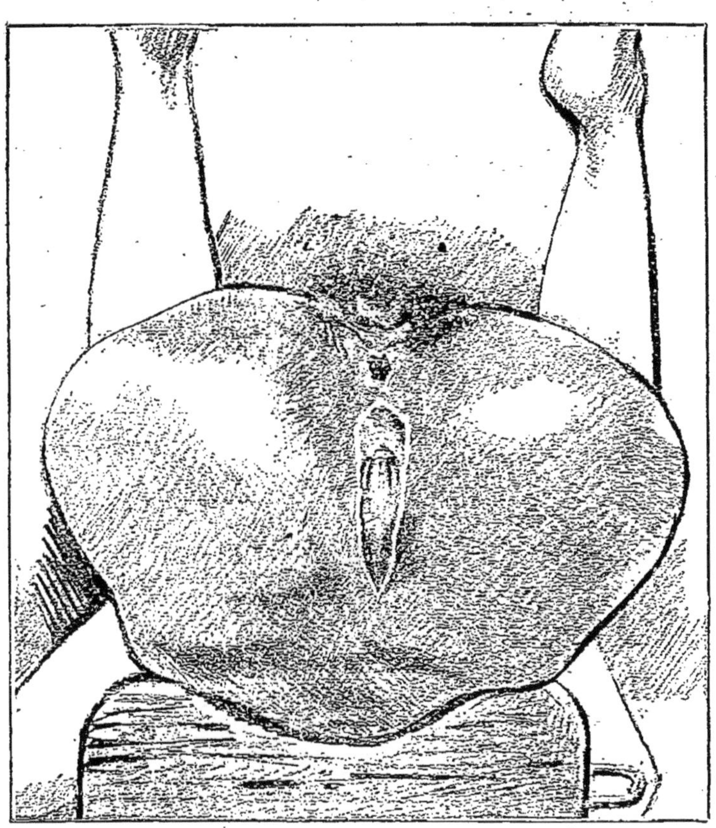

FIG. 32. — Incision des parties molles depuis le voisinage de l'anus jusqu'à la proéminence sacrée. On voit au fond de la plaie le coccyx recouvert par le plan fibreux sacro-coccygien.

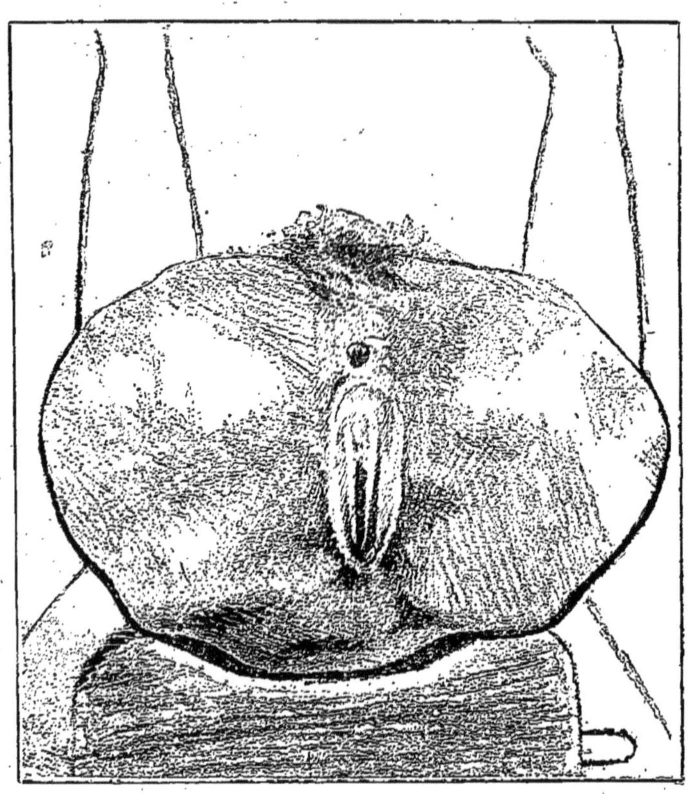

FIG. 33. — Section sur la ligne médiane du coccyx et de la dernière vertèbre sacrée.

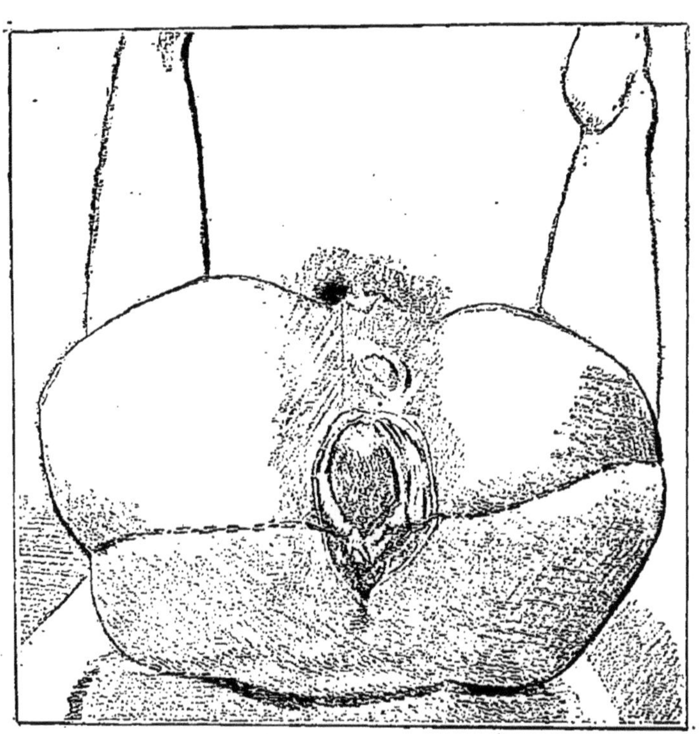

Fig. 34. — Les volets osseux sont réclinés. Au fond de la plaie largement béante apparaît le rectum.

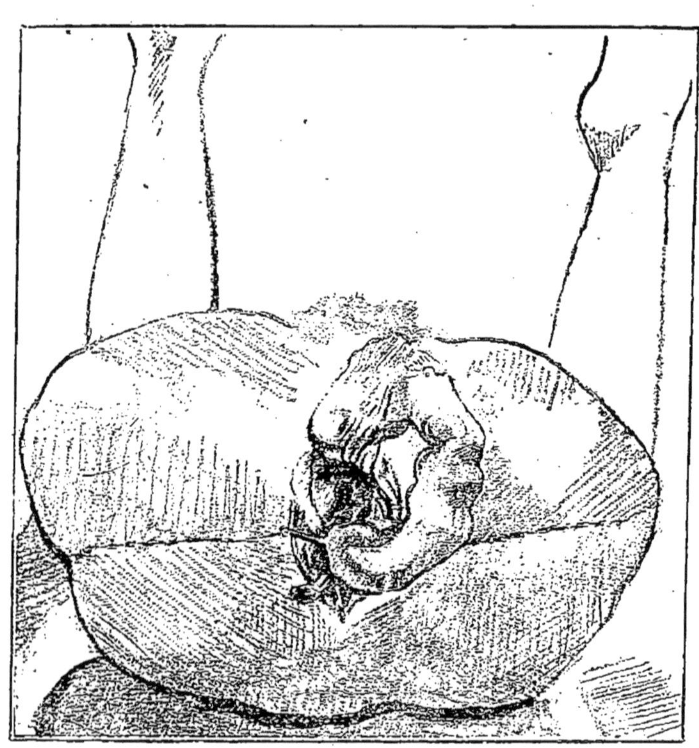

Fig. 35. — Le rectum libéré est attiré à l'extérieur sur une très grande longueur, après ouverture du péritoine et section des hémorrhoïdales.

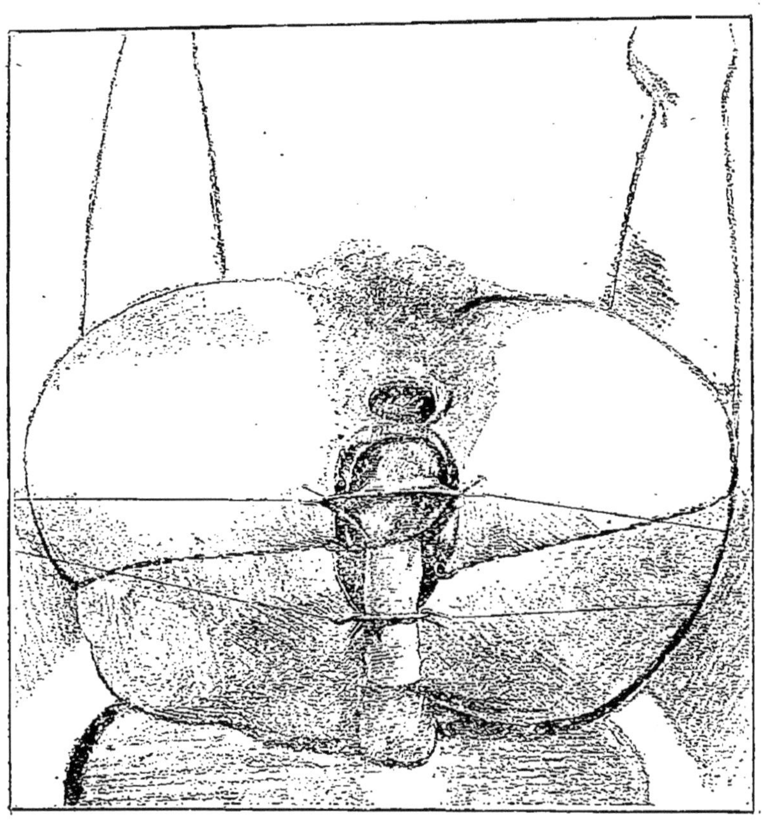

Fig. 33. — Bouts supérieur et inférieur préparés pour la suture. Sur le bout inférieur on a conservé une manchette muqueuse ; sur le supérieur une manchette musculeuse. Ces deux manchettes sont soulevées par des crochets.

de l'ostéotome prudemment manié et maintenu bien exactement dans le plan médian. La cinquième sacrée coupée dans toute sa hauteur, on imprime à l'ostéotome des mouvements de latéralité, et finalement, se servant de l'instrument comme d'un levier, on appuie sur une des lèvres de la plaie osseuse pour détacher du reste du sacrum et luxer en dehors l'autre moitié. On y réussit sans grand effort. Appliquant alors l'ostéotome sur la base du fragment qui vient de servir de point d'appui, on le sectionne. Sur chacune des lèvres de la plaie, on place un solide écarteur. Le rectum est cherché, reconnu et saisi au fond de la plaie. Il est quelquefois noyé dans la graisse et la recherche est mal commode. Pour peu qu'on ait quelque difficulté, le doigt d'un aide introduit dans l'intestin (ou le doigt du chirurgien revêtu d'un gant de caoutchouc qu'il ôtera immédiatement après) aidera à trouver celui-ci.

Le rectum est attiré dans l'aire de la plaie, disséqué avec lenteur et minutie. Il faut, pour réussir dans cette besogne, arriver tout d'abord à le contourner en un point. On le trouvera de suite et sans difficulté en le cherchant dans l'angle inférieur de la plaie.

On remonte jusqu'au néoplasme, et ce dernier sera saisi par une ou deux pinces de Museux. Un aide maintient ces pinces, donnant ainsi à l'opérateur un point d'appui qui facilitera beaucoup les manœuvres sur l'intestin.

Immédiatement au-dessous de la masse cancéreuse, on cherche à isoler l'intestin, à le contourner. Il faut aller avec beaucoup de prudence dans cette manœuvre. On a vu plusieurs fois pénétrer dans le rectum pendant qu'on s'efforçait de l'isoler. On tâchera de reconnaître ses fibres longitudinales, d'une coloration rosée, en s'aidant des ciseaux de gagner les parties latérales, puis avec le doigt sa partie antérieure. Il ne faut point hâter l'ouverture du péritoine, mais quand elle se produit, l'isolement de l'intestin en sera bien simplifié. Le doigt, introduit dans le cul-de-sac de Douglas, le soulève comme le ferait un crochet conducteur pour en reconnaître aisément les limites.

Une fois l'intestin contourné en un point, que ce soit au-dessous du péritoine ou en passant à travers le péritoine, la dissection devient aisée ; un doigt passant sous la face antérieure du rectum lui donne de la fixité, le tend par une légère traction, pendant que l'index droit le décolle sans violence. Toutes les fois qu'on sent la moindre résistance, il faut éponger, regarder, reconnaître l'obstacle à la descente et ne couper qu'après avoir placé des pinces.

Quand on a commencé la dissection au-dessous du péritoine, on peut le décoller sur une certaine étendue, souvent beaucoup plus haut qu'on ne croirait, ce qui prouve, entre autres choses, que la distance à l'anus du cul-de-sac péritonéal, sur laquelle on a tant discuté, a dans l'espèce une importance très relative.

Il y a deux obstacles principaux à l'abaissement du rectum : le péritoine, l'artère mésentérique inférieure.

Il vaut quelquefois mieux aller derrière le rectum, chercher profondément la partie supérieure des deux hémorrhoïdales, ou même la terminaison de la mésentérique, lier et sectionner ces artères.

On réalise de cette façon une économie de temps, car le néoplasme s'abaisse alors avec une grande facilité, et parce que l'hémostase profonde se trouve ainsi du premier coup presque complètement réalisée. Autrement, tous les 3 ou 4 millim., on sectionne de chaque côté une des petites artérioles qui se détachent de l'hémorrhoïdale pour pénétrer dans la paroi du rectum. (Ces artères, qui sont appliquées directement sur le rectum distendu, en sont à 2 centim., 2 centimètres et demi, 3 centim. dans son état de vacuité, et c'est ainsi qu'il se présente généralement dans le cas qui nous occupe, exception faite pour la région occupée par le néoplasme lui-même ; l'intestin augmenté de volume par la tumeur se comporte vis-à-vis des artères comme s'il était distendu par des matières fécales.) Quand on prévoit la nécessité d'abaisser beaucoup le bout supérieur, il faut commencer toujours par cette section de la corde mésentérique qui suspend le côlon pelvien et le rectum. Ils descendront toujours avec facilité, et l'on pourra se dispenser de les disséquer complètement, cette opération exposant à détruire en grande partie les plexus hypogastriques.

Il faut redoubler de minutie dans la dissection du néoplasme lui-même. On usera surtout le doigt, le moins dangereux des instruments quand on agit dans la profondeur. Il ne faut point le couper, le morceler, ouvrir l'intestin dans la zone néoplasique. C'est s'exposer sans profit au danger de souiller et d'infecter la plaie. Quand le cancer sera isolé, je conseille avant de faire la résection d'explorer les parties postérieures du bassin pour rechercher et extirper les ganglions. Il vaut mieux se débarrasser tout de suite de cette partie de l'opération.

Une pince à pression douce est placée sur l'intestin au-dessus de la tumeur pour empêcher l'issue intempestive de gaz ou de liquides intestinaux, puis on a soin de garnir le fond de la plaie avec de petites éponges montées ou des compresses. De deux coups de ciseaux, on sectionne le rectum, au-dessus et au-dessous de la tumeur. Il est bon de ne pas trop raser le néoplasme, de laisser par exemple une marge de 10 ou 15 millim. entre lui et le point de section.

Voici comment je conseille de réunir les deux bouts :

Le bout supérieur est attiré dans la plaie, sa muqueuse saisie, détachée de la musculeuse, sur une hauteur de 12 millim., et coupée circulairement à ce niveau (A).

La musculeuse persiste, formant comme une manchette au-dessous de la muqueuse (B).

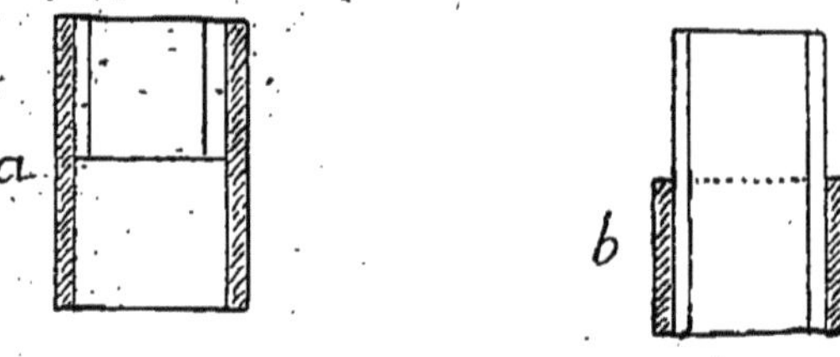

Fig. 37.

Pour le bout inférieur, on fait une préparation inverse, c'est-à-dire que l'on détruira la musculeuse sur une certaine étendue en ménageant la muqueuse.

Il faut enlever moins de musculeuse au bout inférieur qu'on n'a supprimé de muqueuse au bout supérieur.

Il reste à emboîter pour ainsi dire les deux bouts intestinaux ainsi préparés. On retroussera la manchette formée par la musculeuse du bout supérieur, et on suturera circulairement la muqueuse des deux bouts. Cette suture sera pratiquée avec une très fine aiguille, une *aiguille à coudre* ordinaire, enfilée de soie très fine. On fera un surjet ou des points séparés. Le surjet, quand on en a l'habitude, a le grand avantage de demander fort peu de temps. Il aurait, si l'on n'y prenait pas garde, le grand inconvénient de rétrécir le calibre de l'intestin.

Cela n'arrive point quand on fait le « point anglais » ou quand on « arrête le fil » tous les deux points. Cette suture muco-muqueuse terminée, la manchette musculeuse est rabattue. On fait un nouveau surjet réunissant la circonférence de cette manchette à la circonférence de la musculeuse du bout inférieur. Ce surjet doit être exécuté avec beaucoup de légèreté et n'intéresser que la *tranche de section* des tuniques musculeuses. Il faut comme précédemment arrêter le fil tous les deux points. Enfin on pourra faire une troisième suture en surjet ou des points séparés appliquant alors la face externe du bout supérieur à la face externe du bout inférieur. J'affirme que tout cela peut être bien et rapidement fait à condition de se servir d'une aiguille très fine et d'une aiguille que l'on puisse manœuvrer avec aisance sans l'aide d'un porte-aiguille, sans avoir besoin d'un assistant, etc.

Multiplier les plans de suture est une condition essentielle de succès. Je crois qu'en plaçant à des hauteurs différentes les sutures muqueuses et musculeuses, on rendra moins grandes les chances de désunion.

Enfin, j'estime qu'il ne faut point laisser l'intestin isolé, comme on le fait d'habitude, dans le grand espace qu'on a créé autour de lui. Il faut fermer le péritoine quand on est *sûr* de ne point l'avoir infecté, le drainer toutes les fois qu'on a des doutes ; si l'on peut envelopper l'intestin avec la face externe du péritoine pelvien, comme cela est possible bien souvent, il ne faut point négliger de le faire. C'est un soutien de plus pour la suture.

J'ai vu si souvent des désastres à la suite des réunions complètes que je conseille de ne point refermer la brèche pelvienne, mais d'en profiter pour drainer l'espace rétro-péritonéal. Les longues mèches de gaze iodoformée, de gaze dont on puisse répondre, seront introduites de chaque côté du rectum, lui formeront un appui provisoire, empêcheront les suintements ou les guideront à l'extérieur.

Ce mode de suture m'a paru satisfaisant. Si je me permets de le recommander, ce n'est pas seulement pour l'avoir exécuté sur le cadavre, mais parce qu'il m'a presque constamment réussi chez le chien : huit fois sur dix expériences. Or l'intestin du chien est encore plus difficile à désinfecter que celui de l'homme ; son rectum est moins souple, les sutures le déchirent facilement et les conditions sont encore plus défectueuses que chez l'homme.

Je n'ai pas la prétention d'empêcher un rétrécissement *cicatriciel* de se développer ; mais, prévenu de la fréquence de cette complication, on peut prendre ses mesures, et par un traitement approprié, intervenir dès le début pour arrêter ses progrès.

Je trouve à la position que j'ai indiquée plusieurs avantages (1) : au

(1) J'ai eu récemment, grâce à l'amabilité de M. Prengrueber, l'occasion d'extirper un cancer du rectum à un malade de l'hôpital Dubois et je n'ai eu qu'à me louer d'avoir placé mon opéré dans cette position.

point de vue de la chloroformisation qui est plus facile et plus sûre, et du chirurgien qui peut placer le champ opératoire en pleine lumière, manœuvrer le ciseau avec facilité, et faire écarter les lèvres de la plaie sacro-coccygienne sans être en aucune façon gêné par ses aides. Mais tout cela dépend un peu des préférences de chacun. Il est possible même qu'on se trouve mal à l'aise, si l'on veut suturer l'intestin dans cette position. Rien ne serait plus simple que de placer alors son malade dans le décubitus latéral gauche. Mais avec une fine et courte aiguille, on n'en aura pas besoin.

Je crois ce procédé suffisant pour tous les cas où l'*opération* de Kraske n'est pas inutile, et je considère que ces cas ne sont pas communs. On en rencontre peut-être un sur vingt cancers du rectum.

Il va sans dire que chaque opération présentera quelques indications spéciales dont il ne saurait être question ici. « Les règles générales, quelle qu'en soit la solidité, sont presque toujours susceptibles de quelques modifications suivant la diversité des cas où elles doivent être appliquées. » (*Louis.*)

Je crois bon de placer dans le rectum, au-dessus de la suture, un tampon iodoformé que traverse une sonde en caoutchouc rouge (une sonde œsophagienne). Elle servira à évacuer les gaz. Le tampon qui l'entoure, et qui doit être au-dessus de la suture, a pour indication d'arrêter les liquides intestinaux, au moins pendant les premières heures. La sonde traverse tout le pansement. Elle est fermée par une pince que l'on ouvre de temps à autre.

On remplira toute la partie inférieure du rectum de tampons très petits retenus par un fil, pour qu'on puisse les ôter avec facilité. Ce pansement sec est probablement ce qu'il y a de meilleur.

On a recommandé, dans les opérations sur le rectum, l'*irrigation continue goutte à goutte*.

C'est une méthode préconisée par Adrien Schucking et par Volkmann. Je ne sais pas si on l'a appliquée à l'opération de Kraske, mais il me semble que le malade n'en peut retirer qu'un bénéfice médiocre, et qu'il vaut mieux ne rien faire de semblable.

6° Traitement post-opératoire

Le malade rapporté dans sont lit, sera couché *sur le côté* pour éviter toute pression sur la région sacro-coccygienne.

Il sera entouré de linges chauds, de boules, et si son pouls accuse la moindre défaillance, on pratiquera sans tarder des piqûres d'éther, de caféine. Il faut veiller à ces détails, puisque 30 p. 100 des opérés meurent de choc.

Mais il ne faut point hésiter, au bout de quelques heures, à lui injecter de la morphine pour calmer ses douleurs et l'empêcher de sortir de l'immobilité.

On a un peu discuté pour savoir comment il fallait se comporter au point de vue des fonctions de l'intestin. Faut-il retarder ou provoquer les premières garde-robes ? M. Richelot laisse à l'intestin du malade le soin de décider cette question et s'abstient d'influer sur lui dans un sens ou dans l'autre. Hochenegg donne de l'opium pendant deux jours et le troisième un purgatif.

Bœckel provoque la constipation pendant quatre ou cinq jours.

M. Baudoin conseille le régime lacté, le naphtol et l'opium.

Je crois qu'il faut être d'une excessive prudence dans l'alimentation. Les malades peuvent être laissés sans rien prendre pendant les deux premiers jours, si ce n'est un peu de champagne ou de punch, ou d'eau alcoolisée, ou quelques cuillerées de lait bouilli. Pendant la première semaine, ils ne prendront guère que du lait bouilli, en petite quantité, des œufs à la coque, de l'alcool et du bon vin. Je me range très résolument du côté de ceux qui retardent les selles le plus possible. Je conseille donc d'administrer de l'opium, principalement sous forme de laudanum, 15 à 18 gouttes par jour en deux ou trois fois, dans un peu d'eau sacrée.

Vers le *dixième* jour, il sera temps de provoquer la première selle. Mais cet évènement mérite toute la sollicitude du chirurgien. Il enlèvera lui-même avec prudence les tampons laissés dans le rectum s'ils ont pu être tolérés jusque-là. Si la sonde ne s'est pas dérangée, on s'en servira pour pousser le plus loin possible dans le gros intestin un peu d'eau glycérinée (100 gr.).

On enduira toute la partie accessible du rectum de vaseline aseptique additionnée d'un peu d'acide borique finement pulvérisé, d'iodoforme et de chlorhydrate de cocaïne. On recommence une heure après l'injection de 100 gr. d'eau glycérinée (glycérine 15 gr., eau 85 gr.), puis de demi-heure en demi-heure jusqu'à ce qu'on obtienne une garde-robe. Ces injections successives ont pour but de ramollir les matières fécales. Si l'évacuation se fait trop attendre, il faudra pousser par la canule très profondément introduite un grand lavement d'huile d'olive. Toutes ces substances ont pour but de ramollir les matières, de les rendre glissantes, de faciliter leur locomotion et de simplifier leur évacuation. La première selle obtenue, il faut, dès le lendemain ou le surlendemain, administrer un léger purgatif, et commencer à nourrir son malade. Tous les jours le chirurgien pratiquera une irrigation du rectum et enduira cet intestin de pommade antiseptique.

Les Anglais se servent, pour faire des pansements, intrarectaux d'un instrument très commode qui serait assez de mise en cette circonstance. A défaut de cet appareil, l'index chargé de pommade enduira soigneusement la surface interne du rectum et en particulier la région de la suture. Il doit être extrêmement rare d'obtenir la réunion complète de la muqueuse, il doit y avoir çà et là de petits points mortifiés sur la circonférence, et à ce niveau il y a de petites plaies qui granulent et se réunissent par deuxième intention. J'ai observé cela sur mes chiens, et il n'y a pas de raison pour qu'il n'en soit pas de même chez l'homme.

Dès la troisième semaine, il faudra songer à prévenir le rétrécissement, en laissant chaque jour pendant quelques minutes dans le rectum une grosse bougie en caoutchouc rouge. Cette manœuvre sera répétée tous les jours, puis tous les deux ou trois jours, pendant trois ou quatre mois.

Opérations par la voie sacrée pour le cancer ano-rectal.

Il arrive qu'un cancer de la région ano-rectale remonte un peu trop haut pour être extirpé par la voie périnéale, et qu'il y ait lieu de se donner du jour en arrière. Il est bien entendu que le cancer est opérable, dans le sens raisonnable du mot, qu'il n'adhère pas trop aux organes circonvoisins, et qu'il est mobile. Dans ces conditions, on peut intervenir en utilisant quelque peu la voie sacrée. On fait une intervention par la voie sacrée, mais pas une opération de Kraske proprement dite. Dans ces cas encore, je conseille, après avoir cerné l'anus par deux incisions curvilignes, d'inciser sur la ligne médiane de l'anus jusqu'à l'extrémité inférieure du sacrum, de séparer l'un de l'autre les deux releveurs et de fendre le coccyx en deux moitiés. Il faut ménager le releveur autant que possible. S'il en est besoin, il faut fendre la dernière vertèbre sacrée et mobiliser ses deux moitiés, comme il a été indiqué précédemment. L'extirpation terminée, on pourra peut-être abaisser l'intestin jusqu'au coccyx. On le fixera alors immédiatement au-dessous du coccyx en le faisant passer entre les deux releveurs. On pourra rapprocher ces deux muscles en avant de l'intestin par un ou deux points de suture profonds. Ainsi sera reconstituée une sorte d'appareil constricteur autour de l'anus nouveau.

Si l'intestin ne veut point s'abaisser jusque-là, il faudra extirper les deux moitiés du coccyx, en libérant à la rugine les deux faces de ces fragments et placer l'anus au-dessous du sommet du sacrum. On fera au-dessous de l'anus une sorte de périnéorrhaphie postérieure en rapprochant les bords de l'excavation laissée par l'ablation du rectum.

Il sera prudent de ne pas trop serrer les fils et même de drainer quelque peu, si l'on ne veut point s'exposer à des malheurs.

Des sphincters artificiels.

Quand on ne peut conserver la région ano-rectale, il ne faut point renoncer à faire un bon anus. Bien que les fonctions de l'intestin soient quelquefois à peine troublées par l'absence de l'appareil sphinctérien, on doit se préoccuper toujours, quand cela est possible, de reconstituer autour de l'orifice terminal de l'intestin un nouvel appareil constricteur, susceptible jusqu'à un certain point de remplacer l'ancien. Nous venons de voir comment on peut, à l'aide des deux muscles releveurs, former à peu de frais un véritable sphincter autour de l'anus sous-coccygien. Mais cette adaptation n'est plus possible quand on est obligé de supprimer le coccyx, ou bien quand l'anus artificiel siège plus haut encore, dans la région sacrée.

Or il y aurait au moins deux autres procédés pour « sphinctériser » ces anus. L'un d'eux appartient à Willems. Il est vrai qu'il ne l'a jamais appliqué que sur des cadavres, n'ayant pas encore eu l'occasion d'en faire bénéficier aucun vivant.

Il s'est inspiré d'une proposition de Von Hacker pour remédier aux inconvénients des fistules gastriques. Pour empêcher le contenu de l'estomac de s'écouler constamment au dehors, Von Hacker a proposé d'ouvrir le ventre en passant à travers le muscle droit, parrallèlement à ses fibres.

Or M. Willems pense qu'on pourrait faire pour le rectum quelque chose de tout à fait analogue, en s'adressant au grand fessier, pour avoir les faisceaux musculaires indispensables.

Voici comment il se propose d'agir.

Le sujet sera placé dans la position de la taille. Quand on n'a enlevé qu'une portion peu étendue de l'intestin, il est facile de l'abaisser. On fait au-dessus de la tubérosité de l'ischion une incision oblique, parallèle aux fibres du fessier. On traverse ce muscle, en s'aidant d'une sonde cannelée et d'une pince, à un travers de doigt environ de son bord inférieur. On fait passer l'intestin par cette fente et on le suture à la peau.

Quand on en est réduit à fixer l'intestin dans la région sacrée, on couche son malade sur le côté; on incise toujours parallèlement aux fibres, mais cette fois beaucoup plus haut. On divise les ligament grand et petit sacro-sciatiques et comme précédemment l'intestin est attiré à travers la fente musculaire jusqu'à la plaie cutanée où on le suture.

« Quand après avoir pratiqué cette opération sur le cadavre, on introduit un doigt dans la lumière de l'intestin, on éprouve la sensation que donnerait le contact d'un anneau musculaire enserrant le doigt. » Je cite textuellement, mais j'avoue n'avoir rien constaté de semblable « sur le cadavre », et je croirais bien volontiers que, pour éprouver la sensation dont parle M. Willems, il faut être doué d'une imagination assez vive. Mais, à priori, l'idée n'a rien d'absurde, et nous devons examiner dans quelle mesure on doit appliquer au vivant les conceptions opératoires de M. Willems. Je ferai d'abord remarquer qu'au seul point de vue des risques qu'elles font courir au malade, et des dangers qu'elles ajoutent à l'extirpation du rectum, ces deux opérations complémentaires ne sont point du tout comparables : l'une est insignifiante, l'autre est sérieuse.

Pratiquer une fente à travers le grand fessier, à un doigt de son bord inférieur, constitue une manœuvre parfaitement inoffensive. Mais à 4 ou 6 centim. plus haut, ce n'est plus la même chose. Pour ne pas aller à l'aventure, il faudra faire une longue incision au lieu de la petite ouverture de tout à l'heure, couper les ligaments sacro-sciatiques dans une grande étendue, c'est-à-dire sectionner toutes les artères et veines qui cheminent dans l'épaisseur du grand sacro-sciatique, ou rampent à sa surface. Je suis persuadé que cette incision, parallèlement aux fibres des ligaments, sera tout à fait insuffisante à laisser passer l'intestin et qu'il faudra débrider en haut et en bas pour laisser passer l'intestin. Il me parait très possible de léser, au cours de toutes ces manœuvres, l'ischiatique ou sa veine, le nerf honteux, etc. Somme toute, perte de sang notable, manœuvres compliquées et durée plus longue de l'acte opératoire. Il y a de quoi aggraver beaucoup le pronostic, et l'on n'a peut-être pas encore le droit de faire courir à un cancéreux des risques sérieux, pour une restauration fonctionnelle hypothétique. Pour ma part, je repousse cette pratique comme contraire au bon sens, dans les cas où, le chirurgien ayant extirpé le rectum par la voie périnéale, il faut une nouvelle et assez dangereuse opération pour faire passer le rectum à travers le grand fessier.

Mais je crois parfaitement légitime de tenter quelque chose d'analogue dans les cas d'interventions par la voie sacrée, qu'il faut terminer par un anus sacré. Dans ces cas, on a sous les yeux la partie postérieure du grand fessier. On peut le traverser sans trop de peine et sans prolonger notablement l'acte opératoire. Je dis que cela est légitime, mais je ne saurais le conseiller toujours. Le grand fessier, avec la graisse qui le sépare de la peau et les plans fibreux sous-jacents, forme une épaisseur de 4 à 5 centim. chez un sujet maigre, mais de 5 à 10 chez les femmes grasses. Ira-t-on faire traverser cette épaisseur à l'intestin? Il y aurait à discuter sur la situation de l'anus. M. Willems le place sur la fesse, dans beaucoup de cas où l'on aurait pu le laisser dans la rainure interfessière. Toutes choses égales, d'ailleurs, cette situation est infiniment préférable à cause de la facilité plus grande d'y placer un tampon obturateur ou un appareil, et supérieur aussi au point de vue plastique.

Ces derniers arguments seraient d'un ordre tout à fait secondaire, s'il était démontré que l'anus fessier soit susceptible de fonctionner à peu près comme l'anus normal, et il resterait toujours indiqué d'avoirs recours au premier procédé de M. Willems auquel nous reconnaissons la simplicité et la bénignité.

Pour être fixé sur son efficacité, je n'ai pas voulu, comme M. Willems, me contenter de faire quelques tentatives de chirurgie cadavérique. Il m'a paru indubitable que l'expérimentation pouvait intervenir ici tout à fait à propos.

Ce qu'il faut étudier, c'est le résultat obtenu en plaçant la terminaison du rectum dans des conditions telles qu'il soit soumis à des pressions musculaires capables d'en rapprocher les parois. Ce fait pourrait être démontré avec n'importe quel muscle à fibres parallèles, et le grand fessir n'est point du tout le seul qu'on pourra choisir pour cette expérimentation. Il n'est point nécessaire d'insister là-dessus.

Chez les animaux en général, et chez le chien en particulier, le muscle grand fessier est bien loin d'être aussi volumineux et aussi étendu que chez l'homme. Celui des chiens dépasse à peine la tubérosité de l'ischion ; on ne peut pas du tout s'adresser à lui.

Mais bien peu importe, puisqu'un peu plus haut nous trouvons un puissant muscle s'insérant d'une part à l'iléon et au sacrum et de l'autre au fémur, un muscle qui doit être l'analogue du moyen fessier. Ce muscle recouvre le pyramidal, les vaisseaux honteux et ischiatiques. Il est séparé du ligament sacro-sciatique par un tissu cellulaire lâche. Son bord inférieur dépasse un peu ce ligament et vient former en partie la paroi externe de la fosse ischio-rectale. Deux ou trois filets nerveux pénètrent par sa face profonde, l'un d'eux s'enfonçant dans le muscle à 1 centim. de son bord inférieur, à égale distance de l'iléon et du sacrum. Nous verrons que ce détail n'est pas inutile pour la « critique expérimentale » (1).

J'ai consacré *dix* chiens à cette étude. Trois avaient déjà subi l'extirpation de l'extrémité inférieure dn rectum et des sphincters; les autres étaient intacts.

Pour tous, j'ai opéré à peu près de la même façon, pratiquant une incision en raquette dont l'anneau entourait l'anus, et dont la queue remontait dans la région fessière gauche, croisant le ligament sacro-sciatique et le muscle destiné à l'expérimentation. Les deux bords de l'incision étant disséqués, j'ai fendu l'aponévrose du muscle à un travers de doigt du bord inférieur, puis traversé complètement le muscle, en passant entre ses faisceaux, décollé ensuite du ligament sacro-sciatique la bande musculaire comprise entre le bord inférieur du muscle et la fente que je venais de pratiquer.

J'avais ainsi préparé l'orifice musculaire dans lequel devait passer l'intestin. Ce premier temps effectué, l'extrémité inférieure du rectum était isolée, le péritoine repoussé autant que possible. Il fut ouvert deux fois cependant chez les chiens qui étaient intacts, et constamment chez ceux qui avaient déjà subi une ablation de la partie inférieure du rectum. J'ai noté chez ces derniers un fait qu'on doit aussi observer chez l'homme dans les mêmes circonstances. Le péritoine abaissé avec le rectum est à une distance insignifiante de la peau; il est adossé à la face profonde de l'anneau cicatriciel qui entoure l'anus. Après suppression de ses derniers centimètres, le rectum saisi par une pince, passé dans la boutonnière musculaire est fixé à la peau. Tout le reste de la plaie était soigneusement réuni par des sutures, et recouvert d'une couche de collodion iodoformé.

Quand on introduit le doigt dans l'anus artificiel, on sent une constriction très appréciable.

Le premier chien est mort à cause d'une imperfection de technique. J'ai trouvé à l'autopsie que l'intestin s'était coudé sur le ligament sacro-sciatique, et qu'il en était résulté un obstacle au cours des matières, un obstacle si difficile à franchir qu'au-dessus de lui le rectum s'était considérablement distendu, et que le chien était mort d'occlusion intestinale. C'est

(1) Claude Bernard.

pourquoi j'ai pratiqué sur tous les autres la section du ligament sacro-sciatique. Un autre a succombé à une *invagination intestinale*, invagination qui siégeait sur l'*intestin grêle*, quelques jours après l'opération.

Ces deux cas ne peuvent en aucune façon servir à juger la question.

Il faut encore éliminer un troisième chien qui est mort dans des circonstances assez bizarres. Je lui avais enlevé une assez grande hauteur de rectum. Ce chien qui était énorme n'a pas cessé de maigrir. Il est mort dix-huit jours après l'opération. Je lui ai trouvé la vessie prodigieusement distendue, remplissant presque tout le ventre, les uretères dilatés, les reins affectés d'hydronéphrose. Il n'y avait cependant aucun obstacle le long de l'urèthre; en pressant sur la vessie, on faisait couler l'urine par le méat, et d'ailleurs l'examen minutieux de l'urèthre ne m'a montré aucune diminution du calibre du canal. Il y avait eu paralysie complète de la vessie, et je ne peux expliquer ce fait que par la destruction d'un grand nombre de filets des deux plexus hypogastriques.

Des sept qui ont guéri de leur opération, trois ont conservé une incontinence à peu près complète des matières et des gaz. En compulsant leurs observations, je trouve notée chez deux de ces chiens la section du petit nerf qui va à la partie inférieure du muscle, et je suis tout à fait porté à croire qu'il en a été de même pour le troisième. La bande musculaire à laquelle il se distribuait, privée de l'influence nerveuse, s'est atrophiée et le bénéfice de l'opération a été pour ainsi dire perdu. Je ne vois pas pourquoi les choses ne se passeraient pas de la même façon chez l'homme dans certains cas.

Pour les quatre derniers, j'ai obtenu un bon résultat. L'anus est parfaitement régulier, il s'en échappe à intervalles variables des matières fécales parfaitement moulées. Le doigt introduit dans l'orifice perçut toujours la constriction musculaire.

Une seule chose paraît un peu défectueuse. L'appareil constricteur du rectum, entre autres propriétés, possède celle de *couper* la coulée fécale quand la volonté intervient pour le faire contracter au moment de la défécation, et de vider l'anus. Ici, soit que le sphincter ne soit pas assez puissant, soit plutôt parce qu'il est beaucoup moins bien disposé pour cela, cette particularité fonctionnelle ne s'observe pas très bien. Le mode d'action de ce sphincter artificiel est loin d'être absolument comparable à celui de l'appareil constricteur ordinaire. Ce dernier, non seulement resserre l'anus, mais le déplace en même temps, de bas en haut et d'arrière en avant, au lieu que l'artificiel évolue toujours dans le même plan. En outre, il procède par aplatissement d'un côté à l'autre de l'intestin, au lieu qu'autour de l'anus vrai il y a des faisceaux musculaires qui exercent une constriction circulaire.

Enfin, je considère la continuation directe de la muqueuse à la peau sans une zone de transition comme une condition un peu défectueuse pour obtenir le résultat fonctionnel cherché. Mais, en définitive, je vois dans ces expériences un encouragement à pratiquer sur l'homme vivant le premier procédé de M. Willems.

Ces tentatives ne sont pas les seules que nous ayons à enregistrer. Nous devons à M. Gersuny (1) un procédé tout différent. Au lieu d'emprunter l'élément musculaire constructeur aux parties avoisinantes, il s'adresse aux propriétés de la paroi intestinale elle-même.

M. Gersuny a décrit, il y a quelques années, une opération dirigée contre l'incontinence d'urine, opération qui consistait à mettre à nu l'urèthre, à le tordre sur lui-même de façon à ce qu'il fût contourné en pas-de-vis. Le canal opposait *de cette façon* une certaine résistance à l'écoulement de l'urine. M. Gersuny avait prêché d'exemple et obtenu plusieurs beaux succès. C'est ce qui l'a décidé à essayer pour l'incontinence fécale d'un procédé du même genre pour deux malades opérés de cancer du rectum avec envahissement de la région anale. Après l'extirpation des parties malades, il fut possible d'abaisser le bout supérieur jusqu'à l'incision cutanée. Au lieu de le fixer à la peau, purement et simplement, ce bout saisi par des pinces à griffes, aux deux extrémités de son diamètre, a été tordu autour de son axe, jusqu'à ce qu'un doigt introduit dans le canal ne pût plus franchir celui-ci qu'au prix d'un certain effort. Alors seulement il a été suturé à la peau. Dans les deux cas, la guérison a été obtenue rapidement et sans que les fils des sutures aient cédé. Chez l'une des opérées, la faculté de retenir les matières a été parfaite tant que la malade est restée à l'hôpital. Chez l'autre, il y a eu une incontinence temporaire pour les matières liquides.

Chez ces deux malades, on a pratiqué l'exploration rectale peu de temps avant leur sortie. Or le toucher révélait de grandes modifications. Au début, l'intestin plissé dans le sens longitudinal allait en se rétrécissant progressivement en entonnoir. Or, à la dernière exploration, le doigt se heurtait à une sorte de sphincter saillant, situé à environ 2 ou 3 centim. au-dessus de l'orifice anal. Pour franchir ce sphincter, le doigt était

(1) GERSUNY. *Centralblatt für Chirurgie*, 1893.

obligé de vaincre une certaine résistance élastique comparable à celle que le sphincter de l'anus oppose au doigt explorateur dans les circonstances normales. Au-dessous de cet anneau, l'intestin avait une forme cylindrique. Immédiatement au-dessus, il avait un calibre normal.

Gersuny espère que le « résultat se maintiendra indéfiniment ».

M. Moulonguet recommandait de bien faire attention pour ne pas tordre l'intestin. Gersuny conseille donc précisément le contraire.Les deux observations sont pleines d'intérêt. Cette manœuvre simplifierait merveilleusement la conduite du chirurgien. Si le résultat devait en être aussi constamment heureux, ce serait un grand pas de fait dans la chirurgie rectale. La conservation de l'anus véritable et de son appareil constricteur deviendrait une préoccupation secondaire, puisqu'on aurait toujours à sa disposition la ressource de tordre l'intestin.Malheureusement,il n'en va pas ainsi,et les recherches sur les animaux ne confirment point d'une facon absolue les assertions de Gersuny.Il y a une chose très exacte dans ce qu'il dit,c'est que la torsion amène immédiatement la formation d'une zone où l'intestin est diminué de calibre un peu au-dessus de sa terminaison.

Cette distance est un peu variable avec les circonstances dans lesquelles s'effectue la torsion, et principalement avec la *mobilité plus ou moins grande* de l'intestin ; elle est suivant le cas à 3, 4, 6, 8, 10 centim. de l'anus. Il se produit d'abord un fait mécanique. Quand on imprime à un tube creux quelconque un mouvement de torsion suivant son axe, il se produit dans son intérieur une série de plis spiroïdes. Les plis sont orientés en direction inverse, suivant qu'on les considère en partant d'une extrémité du tube ou en partant de l'autre. Les uns et les autres se rencontrent dans un point où le calibre est plus rétréci que partout ailleurs. Pour peu que le tube ait quelque élasticité, ce point où la torsion est à son maximum sera susceptible de laisser passer le doigt, en opposant une résistance que la pression arrive à vaincre.

Ici, ce sont surtout les propriétés élastiques du tissu musculaire qui sont mises en jeu.

Quoi qu'il en soit, il se forme bien positivement une sorte de sphincter artificiel, à quelque distance de l'anus. Mais cette disposition est-elle susceptible de se maintenir, de se modifier, de remplir d'une façon durable le rôle d'un véritable sphincter ?

Or voici ce que donne l'expérimentation.

Sur six chiens, j'ai réséqué les quatre derniers centimètres du rectum et fixé à la peau le bout de l'intestin, en lui imprimant un mouvement de torsion comme l'indique Gersuny. Quand l'intestin est tordu deux fois sur lui-même, il n'est presque plus possible d'y introduire le doigt. La torsion poussée à un pareil degré est excessivement dangereuse. Un tour suffit pour obtenir le résultat cherché. En introduisant le doigt dans l'intestin, immédiatement après l'opération, on sent en effet la zone rétrécie.

Au-dessus et au-dessous de cette zone, l'intestin présente une disposition en entonnoir, et sur les parois de ces deux entonnoirs, les plis spiroïdes de l'intestin. Pour franchir la zone rétrécie, il faut vaincre une certaine résistance. Il s'agit, bien entendu, d'un sphincter passif en quelque sorte, absolument soustrait à la volonté. Il est incapable de se relâcher complètement. C'est un obstacle mécanique qu'il faut surmonter pour expulser même dans la défécation volontaire le contenu de l'intestin. L'impossibilité de relâcher cet anneau élastique apporterait une certaine gêne dans la défécation de matières dures en masses volumineuses. Mais, à tout prendre, si les choses demeuraient en l'état, le malade y aurait encore tout avantage.

Sur les six chiens, trois ont suppuré, les sutures ont coupé les tuniques intestinales, et l'extrémité du rectum s'est trouvée isolée, flottante et libre, pendant quelques jours. La torsion s'est effacée rapidement, et au bout de peu de temps ces trois animaux se sont trouvés exactement dans la situation des animaux qui avaient subi la simple extirpation du rectum, sans aucune manœuvre pour créer un sphincter. Il n'est pas téméraire d'affirmer qu'un pareil résultat pourrait tout aussi bien s'observer chez l'homme, la réunion par première intention, dans les cas d'ablation de la partie inférieure du rectum, n'étant pas encore la règle commune.

Les trois autres ont guéri sans suppuration notable, et j'ai pu suivre pas à pas les modifications qu'ont subi leur intestin. Au bout d'une semaine, les *plis* s'étaient effacés. Mais il persistait une sorte d'anneau élastique, obturant en partie l'intestin, formant une sorte de diaphragme, mais susceptible de se laisser dilater par le doigt ou les matières. Cet état a persisté pendant dix ou quinze jours. Mais, en pratiquant le toucher rectal tous les quatre ou cinq jours, j'ai constaté que le diaphragme persistait toujours, mais qu'il devenait de moins en moins élastique. Au bout de deux mois, il était purement fibreux, ne se laissait plus du tout traverser par l'index et paraissait avoir une tendance de plus en plus grande à rétrécir l'intestin.

En même temps, j'observais chez ces chiens des signes fonctionnels évidemment liés à ce rétrécissement rectal, maigreur extrême, efforts considérables pour la défécation, expulsion des matières étirées à la filière.

J'ai sacrifié deux de ces chiens. Leur rectum présentait de la façon la plus nette un rétrécissement annulaire et extrêmement résistant. Au microscope, on ne trouve presque plus de fibres musculaires, la muqueuse adhérente à la musculeuse, ou plutôt les deux tuniques fusionnées, profondément modifiées, et constituées par du tissu presque exclusivement fibreux.

Tout cela n'est guère encourageant. Je ferai remarquer que M. Gersuny a publié bien hâtivement ses résultats, les malades ayant à peine quitté l'hôpital; ce n'est pas suffisant.

Mes chiens, après avoir vécu quelque temps avec un sphincter, ont fini par avoir un rétrécissement.

Il est donc bien possible qu'en appliquant la méthode de M. Gersuny, on n'ait rien à gagner, mais beaucoup à perdre.

1° Suites et complications des interventions par la voie sacrée pour le cancer du rectum.

« La méthode sacrée n'est pas sans présenter quelques inconvénients », dit M. Mosès.

« La méthode sacrée présente quelques inconvénients », répète fidèlement M. Tornu. Ceci est un euphémisme, car la liste en est passablement longue de ces « inconvénients, » dont quelques-uns sont des accidents de la pire gravité. Et cependant, on est bien loin d'avoir publié tous les cas où l'intervention chirurgicale a été plus nuisible qu'utile. Là, comme ailleurs, « les chirurgiens n'ont pas apporté à l'aveu de leurs fautes le même empressement qu'ils mettent à vanter leurs succès » (1).

Le nombre si grand de procédés et procéduncules que nous avons dû mentionner est le meilleur indice de l'incertitude des résultats. Quarante pour cent à peu près des opérés succombent de mort rapide, après l'opération. Quelques-uns s'éteignent à peine rapportés dans leur lit, d'autres vivent quelques heures, une nuit, une journée. Il ne faut pas attacher aux chiffres une importance exagérée. Je suis bien plus frappé par l'étude des résultats éloignés que des suites immédiates. Toutes les grandes opérations ont eu une période de début, où la mortalité très élevée impressionnait péniblement.

Faut-il rappeler les débuts de l'ovariotomie, de l'hystérectomie, de la gastro-entérostomie.

S'il était bien démontré qu'un certain nombre de malades, après avoir subi l'opération de Kraske puissent vivre longtemps et bien guéris, on pourrait passer outre et la considérer néanmoins comme excellente malgré sa gravité.

Cette gravité est très réelle puisqu'entre les mains de chirurgiens très habiles, rompus à toutes les difficultés des interventions dans le petit bassin, la mortalité immédiate est considérable. On est véritablement étonné qu'elle ne soit pas plus grande en songeant à l'importance de l'acte opéra-

(1) *Compendium.*

toire, à sa durée, à la quantité de sang perdue par le malade, à la destruction d'une bonne partie des plexus hypogastriques, aux manœuvres longues et minutieuses sur le gros intestin, toujours imparfaitement désinfecté, et si près du péritoine. Tout cela sur un cancéreux quelquefois âgé et souvent épuisé.

Sans doute le choc n'est pas un accident spécial à la méthode sacrée, mais il faut avouer qu'il n'y a guère d'opération qui y prédispose davantage par les grands délabrements et surtout les lésions nerveuses qu'elle entraîne.

Mais je suis absolument persuadé qu'en n'opérant que des cancers petits et mobiles, en se plaçant dans de bonnes conditions, en agissant avec rapidité, et réduisant les sacrifices au strict nécessaire, on pourrait réduire et de beaucoup le chiffre des cas malheureux.

Au contraire, en intervenant quand même dans les cas étendus adhérents, on s'expose toujours au chagrin de perdre son opéré. On peut ainsi presque à volonté noircir la statistique sans rien prouver ni pour ni contre l'opération, sans rien prouver sinon que l'on n'aura pas su poser les indications opératoires.

Il y aurait en outre à faire la part du procédé dans l'application de la méthode. Quelques-uns doivent être particulièrement meurtriers.

La mort rapide « par choc » est donc fréquemment observée à la suite des grosses interventions par la voie sacrée. Souvent l'opéré ne reprend pas connaissance. Il demeure assoupi, le pouls s'affaiblit en même temps qu'il devient plus rapide, la température s'abaisse un peu, 36°,4, 36°; le facies est pâle, souvent couvert d'une sueur froide et l'opéré s'éteint tranquillement.

Il faut sans doute distinguer de ces cas où le cancéreux est comme foudroyé par l'acte opératoire, ceux dans lesquels la mort arrive après trente, trente-six, quarante-huit heures et qui sont probablement des infections suraiguës.

Le choc mis à part, le choc qui n'est pas une complication ni même un « inconvénient », pour parler le langage de M. Mosès et de M. Tornu, mais la fin naturelle d'une opération disproportionnée à la résistance du malade, il reste toute une série d'accidents qui peuvent compromettre le succès de l'intervention et l'avenir du malade.

Pour mettre un peu d'ordre dans leur énumération, nous les diviserons en accidents opératoires, accidents de la période post-opératoire, et accidents tardifs.

1° **Accidents opératoires.** — Les difficultés que présente l'extirpation de certains néoplasmes, explique certains malheurs éprouvés par des chirurgiens dont l'habileté manuelle ne saurait être mise en doute. Mais quelques-uns sont attribuables exclusivement à des procédés vicieux.

Je considère, pour ma part, comme un accident et un malheur pour l'opéré, de détruire le troisième nerf sacré, et une regrettable pratique de détruire une grande étendue du sacrum. Il faut savoir se montrer parcimonieux. Un bon chirurgien n'aura véritablement pas très grand besoin de faire une brèche énorme. On a appris à pratiquer l'hystérectomie par le vagin; pourquoi ne pas se contenter ici de l'ouverture pelvienne nécessaire et suffisante.

L'*ouverture du péritoine* a pendant bien longtemps passé pour le plus grave accident qui puisse arriver dans l'extirpation du rectum. Les temps ont marché, fort heureusement, et nous n'en sommes plus à tant redouter l'ouverture même très large de cette séreuse.

Elle est souvent indispensable dans l'opération de Kraske; dans bien des cas, il n'y a pas moyen de faire autrement. M. Mosès écrit : « On fera hardiment cette ouverture sans crainte de *péritonite ultérieure.* » Ce membre de phrase est singulièrement exagéré; il serait très souhaitable que les chirurgiens fussent délivrés de cette crainte. L'infection de la séreuse n'est pas encore une chose très rare.

La *blessure de l'intestin grêle* a été observée, de même que celle du *côlon pelvien* au-dessus de la zone malade.

L'ouverture de la vessie est tantôt un accident survenu au cours de l'opération, en dehors de la volonté du chirurgien, et malgré les précautions qu'il a prises pour l'éviter; tantôt, mais plus rarement, il le fait de parti pris pour ne rien laisser d'un néoplasme ayant envahi la paroi vésicale.

Weimlechner rapporte un cas où il enleva la paroi postérieure de la vessie dans presque toute son étendue. Malgré la suture immédiate et soigneuse, le malade mourut.

Hochenegg fit à peu près la même chose, il n'y a pas très longtemps; son malade mourut aussi.

L'*uretère* a été coupé par le même Hochenegg. D'autres l'ont compris dans une ligature, mais cela se voit surtout à propos de l'hystérectomie sacrée.

La blessure de la prostate n'a pas la même importance, non plus que celles des vésicules séminales. Elles sont commandées quelquefois par les circonstances. Mais alors, on fait d'assez mauvaise chirurgie, et il vaudrait mieux ne pas toucher à ces cancers, si l'on pouvait prévoir ces adhérences. Encore faut-il savoir s'arrêter à temps, et ne pas ouvrir l'urèthre. On ne signale point la blessure des canaux déférents, mais il est certain qu'ils ont dû être intéressés dans certaines opérations, en même temps que les vésicules séminales et l'uretère.

Enlever une portion de la paroi vaginale est quelquefois une nécessité. L'ouvrir quand la paroi n'est pas envahie constitue une maladresse, sans conséquence heureusement, quand on a bien soigneusement lavé, irrigué et tamponné cette cavité.

On est forcé de ranger dans les accidents opératoires certaines hémorrhagies assez fâcheuses, comme la section d'une des grosses artères ou veines de la paroi pelvienne.

J'ai été témoin des ennuis causés à deux chirurgiens par la section des branches importantes de l'ischiatique. Dans un autre cas, il fallut renoncer à lier la sacrée moyenne qui était anormalement volumineuse, et qui donna beaucoup de sang pendant et après l'opération, malgré les tentatives les plus variées de compression.

2° **Accidents de la période post-opératoire.** — Je désigne ainsi les accidents qui se produisent pendant les deux ou trois premières semaines qui suivent l'opération. On a vu des malades mourir d'hémorrhagie, le jour même ou le lendemain, quand un fil mal serré abandonne une artère, ou bien quand un vaisseau n'a pas été lié parce qu'il ne saignait plus au moment des ligatures. L'artère mésentérique intérieure, une fois coupée, se rétracte très haut et il est difficile quelquefois de lier correctement le vaisseau, surtout quand on se sert d'un catgut. M. Ricard a perdu de cette façon, à l'Hôtel-Dieu, un malade auquel il avait fait subir l'opération de Kraske. Tout s'était bien et rapidement passé, et l'on pouvait légitimement espérer un beau succès. Mais l'opéré mourut le lendemain. A l'autopsie on trouva deux litres de sang dans le péritoine. Rien n'avait transsudé à travers la plaie extérieure exactement fermée. Le sang avait librement coulé dans le péritoine par l'ouverture très large pratiquée à cette séreuse qu'on avait jugé inutile de refermer. Sans doute, on n'aurait pas eu à se repentir d'avoir chez ce malade suturé la déchirure péritonéale. Peut-être en aurait-il été quitte pour un gros hématome pelvien, comme je l'ai vu pour un autre opéré.

Il n'est pas rare de voir survenir dans la nuit qui suit l'opération, ou le lendemain, de petites hémorrhagies ou des suintements très abondants.

Je vois, là encore, une raison de fermer le péritoine, au moins quand la plaie a été laissée béante ou largement drainée. Ces liquides refluent dans le péritoine, et quand la plaie a été infectée, ils se chargent, en lavant celle-ci, de germes qu'ils entraînent jusque dans la séreuse.

Dans tous les cas, je vois dans ces hémorrhagies et suintements, une raison (il y en a d'autres) de tamponner la plaie avec de la gaze et de laisser celle-ci ouverte.

Rétention d'urine. — Il n'est guère d'opération sur le petit bassin, après laquelle on ne puisse observer cette complication. On la rencontre fréquemment à la suite de l'opération de Kraske. Si elle n'est pas plus souvent notée dans les observations, c'est précisément parce qu'on la considère volontiers comme un accident banal et sans importance. Mais, fait très intéressant, la rétention qui se manifeste après l'opération de Kraske, a quelquefois de la tendance à se prolonger. Elle a duré *un mois* chez une malade de M. Jeannel, quinze jours dans un cas de Bœckel, etc.

J'attribue ces rétentions d'urine qui durent longtemps à la destruction de filets vésicaux du plexus hypogastrique, ou à un retentissement médullaire déterminé par le traumatisme sacré. Je rappelle à ce propos l'histoire du chien qui mourut de *rétention d'urine*, à la suite d'une extirpation du rectum, dans laquelle on avait sacrifié un long bout d'intestin et détruit une grande partie du plexus hypogastrique.

Il n'est que trop fréquent d'observer l'infection de la plaie, à tous les degrés. Les micro-organismes pathogènes peuvent venir de la vessie, de l'urèthre, du canal déférent du vagin, mais surtout de l'intestin lui-même.

L'infection peut se développer d'emblée dans le péritoine, quand il est contaminé pendant l'opération, ou dans les heures qui suivent, quand il l'est par l'intermédiaire de la plaie.

Il y a quelques années, beaucoup d'opérés succombaient ainsi à une péritonite. « Aujourd'hui, ces craintes ne sont plus justifiées, dit M. Mosès. L'infection stercorale est à peu près impossible avec l'invagination de Hochenegg. » Je répète que je n'ai pas de raisons pour partager cet optimisme, et qu'à mon sens, si l'invagination de Hochenegg diminue les chances de péritonite, elle n'en met pas complètement à l'abri.

J'ai fait l'autopsie d'une opérée de M. Ricard, morte de péritonite, malgré le procédé de Hochenegg. Les expériences citées plus haut établissent que les faits de ce genre n'ont rien de très étonnant. Je me rappelle un malade de M. Richelot, dont je n'ai pas pu faire l'autopsie, mais qui avait le ventre très douloureux et ballonné, des vomissements verdâtres, une vive douleur à l'épigastre, en même temps qu'un pouls très rapide et une faible élévation de température, et qui a succombé le troisième jour.

En lisant à travers les observations, on reconnaît que beaucoup d'opérés sont morts en réalité de péritonite, dont on attribue la mort au choc, à la congestion pulmonaire, ou à autre chose. Il y a des péritonites qui évoluent sans grands symptômes et qui ne laissent pas de traces très faciles à reconnaître à une autopsie grossière.

On trouve les anses intestinales un peu rouges, avec quelques petites fausses membranes. Ailleurs, le péritoine paraît terne et comme dépoli ; mais il n'y a pas de pus ni de fausses membranes épaisses et répandues dans toute la cavité péritonéale. C'en est assez pour que l'honneur soit sauf, et que le malade ne soit pas mort de péritonite.

La séreuse a été protégée au cours de l'opération et soigneusement refermée, ou bien des adhérences protectrices arrêtent et limitent toute inflammation venue de la séreuse ; celle-ci se développera dans le tissu cellulaire pelvien. Ce dernier a pu être ensemencé au moment même de l'opération, ou bien il s'infecte par désunion partielle ou totale de la suture. Cette désunion se produit ou bien par infection, ou bien mécaniquement par l'arrivée trop brusque d'une masse fécale trop dure et volumineuse. A l'Hôtel-Dieu, il y a quelques mois, un lavement donné inintelligemment a conduit au même résultat. La cicatrice trop jeune s'est déchirée dans les manœuvres nécessitées par l'introduction de la canule et le contenu de la seringue a passé dans le tissu cellulaire du bassin. Il en est résulté d'abord une très violente cellulite pelvienne, et « subsidiairement » la mort du malade. L'inflammation commence généralement dans l'espace pelvi-rectal supérieur, gagne très vite le creux ischio-rectal (cette propagation se fait avec une grande facilité quand les deux espaces cellulo-graisseux communiquent largement ensemble, après section du releveur) et le tissu cellulaire sous-cutané au voisinage de la suture.

A côté des cellulites pelviennes généralisées, qui sont en somme l'exception, on observe des cas où tout se borne, après désunion de la partie postérieure de la suture, à une inflammation très localisée, se terminant par un tout petit abcès. Il y a, bien entendu, tous les intermédiaires.

Cette complication se manifeste, tantôt dès le deuxième jour, tantôt plus tard, vers le quatrième, le cinquième, le sixième jour ; quel que soit son degré, elle se traduit tout d'abord par une élévation de température ; mais le thermomètre n'indique habituellement que 38°, 38°,5, 39°. En même temps, le malade accuse de la douleur dans la région opérée. La douleur est un signe très précieux d'inflammation, à la suite de toutes les opérations.

Quand un opéré souffre beaucoup, après les deux ou trois premiers jours, il faut toujours suspecter l'état de la plaie et craindre quelque suppuration. Cette règle trouve ici son application.

Quand les choses doivent bien marcher, l'opéré souffre peu, et ne souffre presque plus au bout du troisième ou du quatrième jour.

La douleur est loin de se présenter chez tous avec la même intensité et de la même façon. Quelques-uns accusent une douleur sourde et gravative ; chez d'autres, elle est pulsative, parfois lancinante, souvent avec des irradiations dans la partie postérieure des cuisses et le périnée.

Quand la suppuration est de quelque importance, le malade est souvent très abattu, et il est à remarquer que, dans les cas les plus graves, il se plaint relativement peu. La langue saburrale, quand l'accident est limité, devient rapidement sèche et comme rôtie quand l'inflammation s'est largement diffusée et que le sujet est très infecté.

Il présente quelquefois de petits frissons, du délire ou du sub-delirium.

Localement, on ne constate tout d'abord que d'insignifiantes modifications, mais quand on détermine profondément une vive douleur en pressant du bout du doigt sur la région ischio-rectale ou sur les parties inférieures et postérieures de la fesse, il faut mal augurer du succès de l'opération, et si la peau est un peu rouge et tendue au niveau de la ligne de sutures, on peut être certain que le tissu cellulaire est enflammé et va suppurer. On en a bientôt des preuves plus manifestes. Le tissu cellulaire superficiel s'œdématie, la peau devient franchement rouge, les lèvres de la plaie présentent comme un liséré d'un jaune grisâtre. Les téguments soulevés par la phlegmasie s'étranglent sous chaque crin de Florence, formant des reliefs dans les intervalles des points de suture. Quand on coupe les fils, on voit les lèvres de la plaie s'écarter dans toute leur étendue, quand l'inflammation est vive, étendue, et qu'elle a marché vite. Les parois de l'excavation paraissent tapissées d'une couche grisâtre ou d'un gris jaunâtre, et il s'écoule un pus mal lié, grisâtre et d'odeur infecte. Le rectum peut se trouver tout à fait isolé dans cette cavité : cela se voit généralement dans les cas mortels. La solution de continuité de l'intestin laisse passer les matières fécales, qui se déversent à l'extérieur en passant à travers la plaie.

Quand le malade ne meurt point, on voit peu à peu la plaie se déterger et se combler, des « écheveaux » de tissu cellulaire mortifié sortent baignés dans le pus et les matières fécales ; peu à peu les bourgeons charnus s'élèvent de toutes parts, diminuent la profondeur de cette vaste perte de substance et forment une surface rouge, vermeille et granuleuse ; mais la plaie ne se referme pas complètement, et il persiste toujours une ou deux fistules excessivement rebelles. Pendant toute la période d'élimination des eschares, l'opéré a encore de la fièvre, il garde son facies de malade infecté ; peu à peu il revient à un état général satisfaisant. On note souvent de la diarrhée, surtout à la période d'élimination.

Toutes les suppurations ne se présentent point avec cet appareil inquiétant. Plus tardive est l'infection, plus la suppuration est lente à se produire, mieux elle se limite et moins grande est sa gravité. Il arrive souvent qu'il se forme un abcès, pas plus gros qu'une noix, à la partie postérieure du rectum. La peau s'enflamme dans une étendue restreinte. Quelquefois la peau est déjà complètement réunie quand cet abcès se constitue et fait saillie à l'extérieur. Il évolue sans grands phénomènes locaux, et sans que l'état général soit très altéré. Mais que l'abcès s'ouvre spontanément, ou que le chirurgien y fasse une incision, il se forme une fistule presque aussi difficile à guérir que si l'inflammation avait été étendue et grave.

Quelle doit être la conduite du chirurgien ?

J'estime qu'il faut avant toute chose se préoccuper par avance de ces suppurations trop fréquentes, et constituer en quelque sorte un traitement préventif. Quand on a des doutes sur l'asepsie de la plaie, il faut au moins drainer. C'est de la prudence élémentaire. En drainant largement, je crois qu'on évitera presque toujours les très graves accidents. Il vaut peut-être mieux encore ne suturer la plaie qu'en partie (ou même pas du tout quand l'incision est médiane et pas très longue), et la bourrer mollement de gaze iodoformée.

A la première ascension de la température, quand on ne trouve pas par ailleurs la très nette explication de ce mouvement fébrile, il faut défaire le pansement et inspecter soigneusement la région opérée ; à plus forte raison quand de vives douleurs appellent l'attention vers le bassin.

Au moindre indice, il faut enlever quelques-unes des sutures quand on a réuni complètement, et disjoindre avec une sonde cannelée les lèvres de la plaie.

Il faut se hâter d'enlever tous les fils quand toute la région est rouge et œdématiée, d'évacuer le pus, de nettoyer avec des tampons montés sur des pinces l'intérieur de la plaie, de soumettre le malade à de longues pulvérisations phéniquées; changer fréquemment le pansement et empêcher autant que possible toute stagnation du pus ou des matières fécales dans la cavité de l'abcès pelvien.

Ces suppurations tiennent sous leur dépendance la nécrose des lambeaux osseux, la suppuration du canal rachidien, la névrite des nerfs sacrés.

La *nécrose des fragments osseux* réclinés dans les résections temporaires a été plus d'une fois observée. Quand le périoste et les parties molles ont été conservés autour de ces fragments, quand ils sont bien nourris, ils peuvent être conservés dans leur totalité, comme le prouve le cas de M. Jeannel, même au milieu d'un foyer suppurant; mais pour peu que leur vitalité soit déjà compromise, on les voit se mortifier.

Encore y a-t-il des degrés. Quelquefois, après élimination de quelques parcelles osseuses, les surfaces de section qui limitent le lambeau sacrococcygien se couvrent de bourgeons charnus et l'on observe quelquefois leur réunion secondaire avec les surfaces opposées. Mais cette réunion peut ne pas s'effectuer et le fragment garder indéfiniment sa mobilité.

Dans certains cas, peut-être plus rares, la portion d'os réclinée se mortifie complètement et s'élimine au bout d'un temps variable, quand le chirurgien n'en fait pas lui-même l'ablation.

Pour prévenir tout accident de ce genre, il faut d'abord que l'os réséqué temporairement soit entouré de son périoste et de parties molles et que sa nutrition soit assurée; en second lieu ne pas suturer complètement les fragments osseux. La réunion immédiate a presque toujours donné ici de détestables résultats; et tous ceux qui parlent encore de résection temporaire ont soin de s'en abstenir.

La *suppuration du canal sacré* peut être ou non accompagnée de méningite. Ce n'est certes point le cas ordinaire, car le cul-de-sac des méninges se trouve situé très haut relativement, et il n'est pas ouvert dans les résections du sacrum, si étendues qu'on les fasse dans l'opération de Kraske.

La suppuration des graisses du canal sacré ne se produit que dans les inflammations étendues et surtout précoces. Au bout de quelques jours, le canal sacré est oblitéré par des bourgeons charnus et efficacement protégé contre l'infection. Au reste, cette complication ne présente point de symptômes bien particuliers. Dans un cas qu'il m'a été donné d'observer, et dans lequel j'ai pu faire l'autopsie, aucun signe, et en particulier aucun trouble médullaire n'avait attiré l'attention de ce côté. Il est possible que l'infection du canal rachidien soit assez fréquente chez les malades qui meurent dans les premiers jours de la période post-opératoire, emportés par les phlegmons pelviens. La suppuration du canal sacré est un phénomène assez accessoire à côté des autres lésions. Il faut dire aussi que trop souvent on néglige l'autopsie du canal rachidien.

La *névrite des nerfs* sacrés ne peut guère se produire que dans les procédés du genre de celui de M. Jeannel. Une de ses opérées a éprouvé pendant un mois de très violentes douleurs dans les fesses et dans la partie postérieure des cuisses. Elles disparurent heureusement pour ne plus revenir. M. Jeannel pense que, dans une plaie aseptique, il ne se serait produit rien de semblable.

Gangrènes. — On observe plus souvent qu'on ne le dit généralement la mortification de la partie inférieure du rectum, ou le sphacèle des bords de la plaie, ou encore la production d'eschares dans la région fessière.

Bardenheuer avait vu survenir chez un de ses opérés la gangrène de l'extrémité inférieure du rectum. Schwartz a perdu un malade dont le rectum s'était sphacélé dans une grande étendue. Maunoury (de Chartres) a vu mourir un de ses opérés dans les mêmes conditions.

Dans un cas de Bœckel, où la mort survint dans le marasme cinq ou six semaines après l'opération, il s'était développé des plaques gangreneuses au niveau du sacrum et des trochanters. M. Terrier a de même vu survenir chez un malade du sphacèle de la muqueuse rectale avec lenteur extrême de la cicatrisation ; une autre fois une eschare de la région trochantérienne, et chez une femme hystérectomisée par la voie sacrée, une mortification étendue de la peau au voisinage de la plaie.

Leprévost (du Havre) a beaucoup insisté sur ces gangrènes consécutives aux résections sacro-coccygiennes. Il a fait sur ce sujet une très intéresante communication au Congrès de chirurgie d'avril 1892, où il en relate trois cas survenus en peu de temps dans sa pratique. Il attribue ces gangrènes aux lésions nerveuses, non sans fournir de bonnes raisons à l'appui de son hypothèse. On n'a généralement accepté ni l'explication donnée par Leprévost, ni les indications opératoires qu'il en a tirées.

Je crois qu'on peut diviser en trois groupes les accidents gangreneux observés à la suite des résections sacro-coccygiennes et distinguer :

Des gangrènes par ischémie ;

Des gangrènes d'origine septique ;

Et des gangrènes d'origine nerveuse.

L'intestin est certainement très exposé à la mortification par ischémie, quand l'abaissement a été laborieux et pénible et quand il a fallu sacrifier un grand nombre des vaisseaux nourriciers. Dans une région quelconque de l'organisme, l'arrêt prolongé de la circulation entraîne la mort du territoire ischémié. Il n'est pas étonnant qu'on ait à déplorer de temps à autre des accidents dans le genre de celui qui arriva à Bardenheuer.

J'ai montré qu'on pouvait impunément lier chez le chien l'artère mésentérique inférieure. Je suis sûr que, dans la majorité des cas, les choses se passeraient chez l'homme de la même façon. Mais il faut pour cela que l'intestin soit dans d'assez bonnes conditions pour que la circulation puisse se rétablir. Or la surface extérieure du rectum est isolée du tissu cellulaire ambiant et son extrémité mettra plusieurs jours avant de contracter des connexions vasculaires avec le bout inférieur. Pour que le sang revienne par la seule voie qui lui soit ouverte, par les anastomoses intrapariétales de l'intestin et arrive jusqu'à la terminaison du bout supérieur jusqu'au niveau des sutures, il faut que la portion isolée de ce bout supérieur ne soit pas trop longue, qu'il n'ait pas été trop tiraillé, pincé et manipulé, enfin et surtout qu'il soit laissé dans l'état de repos et de relâchement et qu'il n'y ait pas de traction exercée sur les sutures. La tension, même faible, constitue une condition très défavorable au retour de la circulation, l'allongement de l'intestin aplatit ses vaisseaux et les rend moins perméables au sang.

Le sphacèle est souvent fort limité, quelques petites portions de la muqueuse sont seules éliminées. Par contre, le cylindre intestinal peut se mortifier dans toute son épaisseur, et sur une hauteur de 1, 2, 3, 4 centim. Mais il faut beaucoup d'attention pour ne pas méconnaître cette complication. L'intestin gangrené verse dans le tissu cellulaire le contenu intestinal, et le phlegmon qui en résulte masque l'accident primordial.

La gangrène de l'intestin peut coïncider avec celle de la peau. On doit en effet rapprocher de la gangrène par ischémie de l'intestin certains sphacèles par compression des téguments de la région sacrée, sphacèles qui peuvent se développer isolément ou accompagner celui du rectum.

La peau, privée par la dissection de son pannicule adipeux dans une trop grande étendue, et trop fortement appliquée contre la saillie osseuse irrégulière que forme la portion restante du sacrum, soit par la traction trop forte exercée par les sutures, soit par un pansement trop compressif, soit encore par la seule position du malade couché dans le décubitus dorsal, se mortifie dans une étendue variable. On observe une eschare grande comme une pièce de cinquante centimes ou d'un franc, quelquefois plus grande. Ces eschares s'expliquent sans qu'il soit besoin de faire intervenir un élément infectieux, ni un trouble des fonctions de la moelle. Il n'y a rien là qu'on ne puisse retrouver partout ailleurs dans l'économie. Cela doit surprendre d'autant moins qu'on connaît la faible vitalité des téguments sacrés, et leur tendance à se mortifier.

Le chirurgien peut, dans une large mesure, prévenir tous ces accidents de gangrène par ischémie et compression en se préoccupant d'en écarter les causes en traitant l'intestin avec de grands ménagements, en régularisant autant que possible la surface de section du sacrum, en ne réunissant pas la plaie dans sa totalité, et enfin en obligeant le malade à demeurer après l'opération dans le décubitus latéral.

Les gangrènes septiques sont les plus communes. Elles peuvent, comme les précédentes, amener la mortification du bout intestinal, mais par un autre mécanisme. Il est certain d'ailleurs que les causes qui suffisent dans les cas que nous venons d'envisager à amener la mortification, constituent dans le groupe dont nous nous occupons actuellement des causes prédisposantes qui favorisent singulièrement le développement de la gangrène. Mais elle ne se limite jamais à l'intestin, et envahit les bords de la plaie, les téguments.

Sur quatre opérations par la voie sacrée M. Le Dentu a vu trois fois survenir des accidents gangreneux de cet ordre ; deux des opérés succombèrent et le troisième fut en très grand péril.

Quand cet accident doit se produire, on voit la température s'élever un peu, les téguments au pourtour de la plaie présenter un aspect rouge, violacé ou brun, puis sur les lèvres mêmes de l'incision apparaissent de petites plaques d'un gris noirâtre, ou d'une « couleur citronnée ». Les plaques s'étendent rapidement. Quand on coupe les sutures, il s'écoule peu ou pas de pus, mais les parois de la plaie sont d'un jaune verdâtre ou grisâtre et mortifiées dans une profondeur d'un demi-centimètre, 1 cent., quelquefois davantage. Généralement, les opérés meurent. Quand ils résistent, c'est-à-dire quand on est intervenu à temps, et que le sphacèle n'était pas très étendu, on assiste à la lente élimination des eschares et à la réparation plus lente encore des pertes de substance. La mort survient par la violence du processus gangreneux, ou par l'ouverture suivie d'infection du péritoine, ou bien encore le malade succombe pendant la période d'élimination des eschares. Quand il guérit, il conserve toujours des fistules stercorales.

Les gangrènes d'origine nerveuse sont les plus rares, bien que Leprévost ait soutenu le contraire. Elles sont caractérisées par l'absence de tout phénomène préliminaire, par la précocité de leur début, la rapidité de leur évolution, et, jusqu'à un certain point, par leur siège.

Comme le fait remarquer Leprévost, « habituellement quand elles sont d'ordre passif, et résultat d'un décubitus prolongé, les eschares du siège sont précédées d'une rougeur érythémateuse qui les annonce et permet quelquefois de les prévenir ». Ici la marche est tout autre ; soudain apparaissent, le lendemain ou le surlendemain de l'opération, de larges phlyctènes au voisinage de la plaie, dans la région fessiére, au niveau du trochanter. Quand on les presse, il s'en écoule une sérosité roussâtre. Le lendemain de son apparition, on ne retrouve plus la phlyctène, mais à sa place une eschare arrondie, grisâtre, de même étendue que la phlyctène. Les zonès mortifiées s'agrandissent, pendant que l'état général devient mauvais, que le malade s'affaiblit rapidement.

M. Leprévost rapproche ces eschares de celles qu'on trouve dans les lésions traumatiques de la moelle, en particulier dans les fractures et luxations du rachis. « De nombreux faits de ce genre,rapportés par Bright,Brodie, Jeffreys, Olivier (d'Angers), Laugier, Gurlt et quelques autres, montrent avec quelle rapidité ces eschares sacrées peuvent se produire en pareil cas. » C'est d'ailleurs un fait aujourd'hui bien connu de tous les chirurgiens. Il résulterait en outre, « d'après la statistique de J. Askhurst, que les troubles de nutrition deviennent plus fréquents à mesure que la lésion descend plus bas ».

« Mes observations, ajoute Leprévost, tendent à prouver que les lésions de la région sacrée n'échappent pas à cette complication. »

Pour lui, la lésion des cinquième et sixième sacrées, suffirait à expliquer certains cas de gangrène. Je ne sais si les conseils que donne M. Leprévost suffiraient à prévenir les accidents gangreneux. Il faut, dit-il, prévenir la commotion de la moelle et la contusion des nerfs sacrés, couper les nerfs avec un instrument tranchant quand on doit les sacrifier. Ces accidents doivent être spéciaux à certains individus prédisposés, car alors, comment expliquer qu'on ait pu pratiquer tant d'opérations par la voie sacrée sans observer plus souvent ces gangrènes d'origine nerveuse.

Les cas en sont fort rares, et je crois même que des trois cas de M. Leprévost, un seul doit être rangé dans ce groupe.

Il faut encore signaler dans les complications de cette période l'*urémie*, observée quelquefois à propos de l'opération chez des individus dont les reins étaient malades.

J'ai vu dans un cas se produire la *rupture du rectum et de la cicatrice.* Je n'en connais pas d'autre exemple. Une femme de la campagne, opérée par M. Ricard, et heureusement guérie malgré la désunion d'une partie de sa plaie, fit, *trois semaines* après l'opération, une longue marche en portant un lourd fardeau. Quand elle arriva, dans un dernier effort en voulant se décharger de son fardeau, la cicatrice se rompit. Il y eut un léger écoulement de sang. Elle souffrit médiocrement, et ne s'inquiéta sérieusement qu'en constatant dans la région sacrée la présence d'une grosse masse rouge, visqueuse et fort gênante. On put constater bientôt qu'il s'agissait d'un prolapsus du rectum qui s'était développé très rapidement. Le bout supérieur du rectum était resté attaché à l'inférieur par une assez large bande ; toute la partie postérieure avait cédé en même temps que la cicatrice cutanée se déchirait dans presque toute son étendue.

Il faut encore citer les complications pulmonaires parmi celles qui peuvent mettre en danger la vie du malade, pendant la période post-opératoire. On les observe presque toujours chez des individus prédisposés, chez des individus qui ont de la bronchite chronique, de la dilatation des bronches, de l'emphysème pulmonaire. Outre qu'ils sont davantage exposés aux accidents chloroformiques, on voit fréquemment se développer chez eux des congestions pulmonaires, des broncho-pneumonies. J'ai vu mourir de catarrhe suffocant, au troisième jour de son opération, un malade de M. Richelot, à l'hôpital Tenon.

Suites éloignées. — L'opéré de Kraske qui n'a pas succombé à l'opération, ni aux complications malheureusement si fréquentes de la période post-opératoire, peut-il espérer une survie assez longue ?

On ne peut pas dire qu'il soit commun d'observer des malades qui soient demeurés guéris de leur cancer pendant un certain nombre de mois. On en voit cependant. « Si nous pouvions suivre nos anciens opérés de Kraske, nous aurions bien des désillusions », écrivait Schlange.

Un élève de Lœvy, Baron, a étudié dans sa thèse les résultats éloignés de ces interventions, et il a montré combien peu ils étaient satisfaisants. Lœvy estime que ces résultats franchement mauvais doivent être attribués à des procédés défectueux, le sien ne pouvant donner que des succès.

J'ai recherché moi-même avec patience les anciens opérés de Kraske. J'ai pu retrouver la trace d'un certain nombre d'entre eux, et en examiner plusieurs. Je suis forcé de dire que je n'ai vu de mes yeux qu'un seul opéré parfaitement guéri, sans fistule, avec sphincters fonctionnant régulièrement. Tous les autres étaient affligés d'*infirmités plus ou moins supportables*.

Prolapsus du rectum. — Par exemple, j'ai vu quatre fois se développer peu de temps après l'opération des *prolapsus du rectum*. La fréquence de cet accident ne saurait surprendre.

Dans beaucoup de cas, on crée des conditions tout à fait propres à en favoriser le développement. Les moyens de fixité du rectum sont le plancher pelvien, les tractus celluleux sacro-rectaux, les vaisseaux, le péritoine. Or on détruit toujours les tractus celluleux, on coupe souvent les vaisseaux, on déchire la toile aponévrotique qui double le péritoine du petit bassin et on met le plancher pelvien dans le relâchement. Cet accident est favorisé par la désunion de la partie inférieure de la plaie, quand on a prolongé celle-ci jusqu'à l'anus en coupant la zone sphinctérienne. Il ne faut pas seulement incriminer la section du sphincter dans la pathogénie de cet accident, mais aussi sa paralysie et celle du releveur de l'anus. J'ai pu m'assurer dans deux cas qu'ils avaient complètement perdu la faculté de se contracter. Dans trois cas sur quatre, les malades avaient été opérés par le procédé de Hochenegg. Je n'en veux tirer aucune conclusion, je me borne à signaler les faits.

Le quatrième s'est produit dans des circonstances un peu particulières et que j'ai déjà eu l'occasion de raconter. La cicatrice s'était rompue et peu de jours après le prolapsus s'était constitué.

Les opérés qui ont beaucoup et longtemps suppuré ne m'ont jamais présenté de prolapsus, et je m'explique très bien la fréquence moins grande de cet accident dans cette catégorie de malades. Chez eux, en effet, il s'est formé tout autour de la partie inférieure du rectum du tissu inodulaire.

L'intestin se trouve solidement uni par des adhérences fibreuses à la peau de la région sacrée, au sacrum, à la prostate, etc.

En outre, le calibre du rectum est rétréci la plupart du temps, et au niveau du rétrécissement, la muqueuse adhère solidement à la musculeuse, toutes causes défavorables à la production du prolapsus.

On a bien cité des prolapsus causés par des rétrécissements; mais il s'agissait de rétrécissements haut situés. Les efforts nécessités par la défécation avaient amené le prolapsus, et ce dernier était constitué par la partie du rectum sous-jacente au rétrécissement.

Mais ici, il n'y a rien de semblable; le rétrécissement est à la partie inférieure du rectum, tout près de l'anus; la portion du rectum qui pourrait se prolaber est située au-dessus, et la portion rétrécie s'oppose d'une façon efficace à son invagination et à son issue à l'extérieur. Ce fait ne pourrait se produire sans déterminer immédiatement de très graves accidents d'occlusion intestinale, et encore faudrait-il, pour que la chose soit possible, que le rétrécissement fût relativement large. Et alors on tourne dans un cercle vicieux. Si le rétrécissement est large, il n'apporte qu'un obstacle insignifiant à la défécation, et par conséquent on ne peut attribuer le prolapsus à la gêne apportée dans cet acte et aux efforts qu'il nécessite.

Le rétrécissement cicatriciel et la production de masses inodulaires autour du rectum s'opposent donc efficacement à l'invagination et au prolapsus de l'intestin.

Il y aurait une différence à établir entre les malades chez lesquels il a fallu se résoudre à terminer l'opération par un anus sacré, et ceux chez qui on a pu l'exécuter régulièrement et d'une façon complète.

A priori, les premiers paraîtraient plus prédisposés à cet accident. Il n'en est rien cependant, et voici les raisons qu'on en peut donner.

L'intestin fixé dans la région est toujours coudé au voisinage de sa terminaison en contournant la tranche sacrée, et il contracte à ce niveau des adhérences solides avec le squelette : il trouve ainsi un point d'appui qui lui permet de résister aux causes qui le sollicitent à se porter à l'extérieur. Ce n'est pas tout. Quand on a fixé l'intestin dans la région sacrée, c'est qu'il était absolument impossible de le faire descendre plus bas. C'est donc qu'il est efficacement soutenu et maintenu par des attaches supérieures, et dès lors il n'est pas exposé au prolapsus. Tout au plus, peut-il y avoir un peu d'éversion de la muqueuse, et c'est ce qu'on observe en effet très communément.

On ne saurait ranger dans la même catégorie que les précédents malades l'opérée de M. Ricard qui a présenté du prolapsus rectal. Chez elle, le rectum avait pu descendre jusqu'à l'anus, il était susceptible d'une certaine mobilité. La rupture de la cicatrice ouvrant largement le rectum en arrière, et créant une sorte de solution de continuité dans la paroi pelvienne postérieure, constituait une circonstance tout à fait particulière.

Les causes que nous avons admises ne sont en définitive que prédisposantes. Il faut, en outre, des causes déterminantes, et ces causes, nous les trouverons dans les efforts répétés et énergiques, dans tout ce qui peut augmenter la pression intra-abdominale. Il est exceptionnel de noter des efforts aussi violents que ceux auxquels dut se livrer la femme dont il vient d'être question. Il est habituel, au contraire, de voir le prolapsus se développer chez des individus constipés, chez lesquels la défécation est laborieuse et lente, et exige des efforts sinon considérables, du moins fréquemment répétés.

Plus rarement il faut incriminer la toux quinteuse et opiniâtre. Chez un de mes malades, vieillard très âgé et atteint de bronchite chronique, cette cause s'alliait à la constipation. Une femme que j'ai pu observer chez M. Richelot, et qui avait un énorme prolapsus consécutif à une résection du rectum par la voie sacrée, portait une grosse tumeur utérine, un fibrome qui prenait chaque jour du développement. Faut-il faire jouer un rôle à cette grosse tumeur abdominale dans la production du prolapsus? Il est possible qu'en augmentant la pression abdominale, elle y ait un peu contribué.

Mais, d'autre part, la tumeur remontée très haut dans l'abdomen maintenait très élevé le col de l'utérus et le fond du vagin, et à cause des adhérences du rectum au vagin, les chances de prolapsus de l'intestin auraient pu être écartées dans une certaine mesure.

Le relâchement du plancher pelvien, en même temps qu'il favorise la chute du rectum, doit favoriser celle de la matrice. Chez deux femmes qui avaient été opérées non pas pour des cancers, mais pour des rétrécissements, j'ai pu constater un abaissement de l'utérus qui descendait jusqu'à la vulve.

L'une de ces femmes avait déjà un peu de cystocèle et d'abaissement de l'utérus; mais tout cela avait considérablement augmenté, si peu de temps après l'opération qu'on était conduit à supposer que celle-ci avait influé sur le déplacement utérin, en modifiant les conditions anatomiques du plancher pelvien. Et, en effet, on ne pouvait plus percevoir ni dans le vagin, ni dans le rectum, les contractions du releveur de l'anus, et il était évident que ce muscle était paralysé.

L'autre n'avait jamais eu d'enfant. J'avais eu l'occasion de l'examiner très complètement avant l'opération. L'utérus se trouvait dans une situation absolument normale, et il n'y avait pas le moindre relâchement des parois du vagin. Or, deux mois après, le col de l'utérus était tellement descendu qu'il affleurait à la vulve quand la malade était debout et faisait le moindre effort.

Toutefois, je n'ai pas encore pu observer, à la suite de l'opération de Kraske, de coïncidence du prolapsus utérin avec le prolapsus du rectum, et, à ma connaissance au moins, il n'en est fait mention dans aucune observation.

Le volume du prolapsus rectal est évidemment très variable; dans un cas il était un peu plus gros qu'un œuf de poule, dans un autre son volume était celui d'une grosse orange, dans le troisième, il dépassait celui du poing.

Dans ce dernier cas, j'ai pu constater la présence de l'intestin grêle dans la tumeur, il y avait *hédrocèle.*

L'orifice intestinal était rejeté à la partie postérieure de cette tumeur.

Ce prolapsus ne va point sans déterminer des symptômes fort désagréables. Outre que la tumeur est gênante pour marcher et s'asseoir, la muqueuse rectale toujours irritée suinte en grande abondance. Le malade dont la tumeur était si volumineuse se plaignait de cet inconvénient plus que de toute autre chose, car ses vêtements étaient constamment souillés. En outre, la muqueuse éversée saignait assez facilement.

On peut beaucoup pour ces malades affligés d'un prolapsus à la suite de l'opération. Les appareils suffisent quelquefois pour que l'infirmité soit tolérable.

Mais si le malade en est trop incommodé, si l'inutilité de l'appareil est devenue manifeste, le chirurgien dispose encore de plusieurs ressources opératoires pour soulager son malade. Il ne devra intervenir toutefois que si rien ne peut faire soupçonner une récidive prochaine, et s'il n'y a pas de contre-indication tirée de l'état général. On pratiquera alors la résection du rectum prolabé, ou la colopexie, ou la rectopexie.

Si quelques opérés ont de la chute du rectum, un bien plus grand nombre sont atteints de rétrécissements cicatriciels post-opératoires. A différentes reprises, j'ai déjà eu l'occasion de parler de ces rétrécissements et de citer bon nombre d'expériences entreprises à ce propos.

Quel que soit le procédé mis en usage, il est très fréquent de voir un rétrécissement se développer au point d'union des deux bouts mis en présence. Ce rétrécissement se constitue très rapidement et évolue très vite.

Il est le plus souvent en forme de diaphragme, ou en forme de valvule ; mais on peut le voir présenter une hauteur de 1 ou 2 centim., former une véritable virole, irrégulière.

Au-dessous du rétrécissement, le rectum est à peu près sain. Mais au-dessus, il présente *toujours* des lésions de rectite, et secrète un mucus glaireux ou puriforme qui s'échappe par l'anus ou par les fistules, plus ou moins mélangé aux matières fécales.

Au bout d'un certain temps, le rétrécissement peut demeurer stationnaire ; mais s'il est abandonné à lui-même, il est plus commun de le voir progresser sans cesse jusqu'à rendre le calibre de l'intestin excessivement étroit et complètement infranchissable. Sur des chiens, j'ai pu observer jour par jour la formation de ce rétrécissement et suivre son évolution dans toutes ses phases.

Le début peut passer longtemps inaperçu, quand on n'a pas la précaution de pratiquer souvent le toucher rectal. Le rétrécissement peut être méconnu surtout quand le malade a de la diarrhée, ce qui n'est pas très rare dans ces cas-là, et d'autant mieux méconnu que le rétrécissement peut coïncider avec la paralysie du sphincter et du releveur.

Tout d'abord, l'incontinence fécale paraît seule en cause, et ce n'est qu'au bout d'un certain temps qu'on arrive à soupçonner et rechercher le rétrécissemennt. J'en ai eu sous les yeux plusieurs exemples.

On ne peut guère citer de malades opérés de Kraske qui n'aient conservé plus ou moins longtemps une ou plusieurs *fistules sacrées*.

De ces fistules, les unes datent de la période opératoire, les autres s'établissent plus tardivement. Les premières résultent des suppurations ou des gangrènes qu'on observe dans les premiers jours de l'opération ; les autres sont secondaires à celles-là. De petits abcès se forment au voisinage des trajets primitifs, et viennent s'ouvrir à la peau, à une distance plus ou moins grande de la ligne d'incision.

Ces fistules sont entretenues d'abord par le rétrécissement. C'est une notion déjà ancienne que les rétrécissements tiennent sous leur dépendance certaines fistules qui deviennent rebelles tant qu'on ne s'est pas adressé à la coarctation qui en est la cause première.

Cette règle se trouve ici de tous points confirmée. Mais en outre, voici ce qu'on observe.

Les fistules sont en nombre variable, 2, 3, 5, 6 et davantage; mais en les explorant avec le stylet, on reconnaît une ou deux fistules principales, maîtresses, les seules dont la guérison soit véritablement difficile, les autres sont secondaires et ne communiquent généralement pas avec l'intestin. Or cette fistule principale, il y en a plus souvent une que deux, présente une disposition qui, indépendamment du rétrécissement, suffirait à expliquer les difficultés que l'on éprouve à la fermer. Elle occupe un point quelconque de la cicatrice opératoire, on la trouve d'habitude immédiatement au-dessous de la tranche de section du squelette. L'orifice fistuleux se trouve au fond d'un infundibulum cicatriciel. Quand on pratique le toucher rectal, on constate que la cavité du rectum forme une sorte de diverticule infundibuliforme au niveau de la fistule. Le trajet fistuleux est très court. L'infundibulum cicatriciel et l'infundibulum rectal se continuent pour ainsi dire par leurs sommets, et présentent un aspect en sablier.

Ces fistules sont généralement larges. La surface extérieure de l'infundibulum rectal est entourée de tissu fibreux et adhère étroitement au sacrum. Beaucoup de malades supportent assez bien la présence d'une fistule sacrée, mais chez un plus grand nombre elle constitue une assez désagréable infirmité. Les gaz intestinaux, les matières fécales liquides et les sécrétions rectales sortent par cet orifice, la peau du voisinage est rouge et excoriée et souvent le siège d'atroces démangeaisons. Enfin, il se forme souvent des abcès et des fistules secondaires et alors l'état de l'opéré devient fort triste.

Ces fistules n'ont jamais aucune tendance à se fermer spontanément ; au moins, elles ne se ferment jamais d'une façon durable. L'orifice extérieur se rétrécit quelquefois au point de devenir presque imperceptible, mais c'est pour se rouvrir bientôt.

Il faut absolument traiter ces fistules ; tant qu'elles persistent, le malade est un infirme et quelquefois son infirmité l'empêche de vivre de la vie commune.

La simple dilatation du rétrécissement suffit quelquefois à amener la guérison des trajets fistuleux. C'est donc à lui qu'il faudra s'adresser tout d'abord.

On fera même bien de commencer par un traitement préventif du rétrécissement peu de temps après l'opération de Kraske, aussitôt que le rectum pourra supporter sans danger un corps dilatant. On peut voir dans ces conditions des fistules post-opératoires guérir spontanément ou sous l'influence de quelques lavages ou d'attouchements irritants avec la teinture d'iode ou le nitrate d'argent.

Toutes les fois que le malade se présentera avec des fistules sacrées consécutives à des opérations de Kraske, il faut d'abord et *avant tout*, s'inquiéter du rétrécissement cicatriciel, et rétablir le calibre du rectum; sans cela, toutes les tentatives dirigées contre les fistules sont d'avance frappées d'insuccès. Il faut donc dilater le rétrécissement en y apportant la douceur nécessaire. Quand il est étroit, on se trouvera bien d'y introduire des laminaires ou des faisceaux de laminaires. C'est un moyen excellent de le dilater vite et sans douleurs.

On pourra parachever cette dilatation avec de grosses bougies de caoutchouc rouge.

Mais, dans certains cas, où le rétrécissement opposera une grande résistance à la dilatation, on aura recours à la rectotomie.

Tant que dureront ces manœuvres, on devra veiller avec un soin scrupuleux aux lavages antiseptiques du rectum.

L'intestin ayant retrouvé son calibre normal, si ces fistules ne guérissent pas d'elles-mêmes, ce qui est le cas le plus commun, il faut bien l'avouer, on pourra tenter d'obtenir leur oblitération par la cautérisation ignée. J'ai vu ce moyen réussir dans un cas où la fistule était petite, étroite et simple. On y introduira la pointe d'un thermocautère, une pointe effilée.

On est obligé quelquefois d'avoir recours à des opérations complexes et délicates pour obturer ces fistules.

Le simple avivement suivi de sutures échoue régulièrement.

Peut-on songer à sectionner la portion du rectum comprise entre l'anus et la fistule ?

Si l'on abandonne alors les choses à elles-mêmes, comme on le fait volontiers après l'opération de la fistule anale, on n'obtient pas un résultat satisfaisant. Le bout inférieur sectionné ne se reforme point, il y a réunion secondaire de la muqueuse à la peau sur les deux lèvres de l'incision; mais ces deux lèvres ne se fusionnent pas entre elles.

L'anus demeure très vaste et se trouve rejeté en arrière vers la région sacrée. Il est possible que la situation du malade en soit améliorée.

Mieux vaut peut-être cette terminaison que la persistance du rétrécissement et des fistules. Mais on a le droit d'espérer mieux.

La section longitudinale du bout inférieur depuis l'anus jusqu'à l'orifice fistuleux, suivie de l'extirpation du trajet fistuleux, et de sutures soigneusement faites sur deux ou trois places doit donner de meilleurs résultats. Cependant, j'ai vu échouer cette tentative de restauration entre les mains de M. Richelot.

Voici un procédé dont Kraske s'est servi pour former la large fistule sacrée qu'il laissait autrefois de parti pris à ses opérés.

On prend un lambeau sur chaque fesse. Chacun d'eux, après rétraction, doit être un peu plus grand que l'orifice qu'on se propose d'oblitérer. On les taille de façon que l'un puisse être rabattu sur l'orifice, sa face épidermique tournée vers la cavité du rectum, sa face cruentée tournée vers l'extérieur; sur cette face cruentée vient reposer la face cruentée de l'autre lambeau. Des sutures soigneusement faites les fixent dans cette position.

Ce procédé échoue souvent. Il y a presque toujours une désunion partielle; il persiste une ou deux petites fistules et tout est à recommencer.

On peut lui reprocher de ne pas tenir compte de cet infundibulum muqueux, diverticule de la cavité rectale qui constitue un sérieux obstacle à la guérison de la fistule.

L'autoplastie par double plan de lambeaux est ici extrêmement rationnelle et ne doit pas être abandonnée. Ce n'est d'ailleurs qu'une application au rectum d'une méthode qui trouve d'innombrables indications dans la chirurgie réparatrice des cavités muqueuses et qui peut donner de magnifiques résultats.

H. Bircher (1), d'Aarau, a opéré de la manière suivante dans un cas de large fistule sacrée persistant après un Kraske

La fistule était à 12 centim. de l'anus. Une incision fut d'abord tracée sur la ligne médiane depuis la fistule jusqu'à l'anus intéressant la peau et les parties qui la séparent de l'intestin, puis deux incisions latérales qui passaient en dehors de la fistule et se prolongeaient aussi jusqu'à l'anus. Ces deux incisions latérales symétriquement placées de chaque côté de la ligne médiane se réunissaient en ogive au-dessus de la fistule.

En partant de ces incisions, on disséqua la peau de dedans en dehors et sur une largeur d'environ 2 centimètres et demi, de façon à mettre à vif de chaque côté une surface d'une certaine étendue.

Un triple étage de sutures fut exécuté. Celles du premier étage réunissent les deux lèvres internes des incisions latérales. La surface épidermique comprise entre la ligne médiane et ces incisions fut de cette manière

(1) *Centralblatt für Chirurgie*, 1893.

renversée vers la cavité de l'intestin et contribua à former sa paroi. Celles du deuxième étage traversaient la partie moyenne de la surface avivée et enfin celles du troisième réunissaient les lèvres externes des deux incisions latérales.

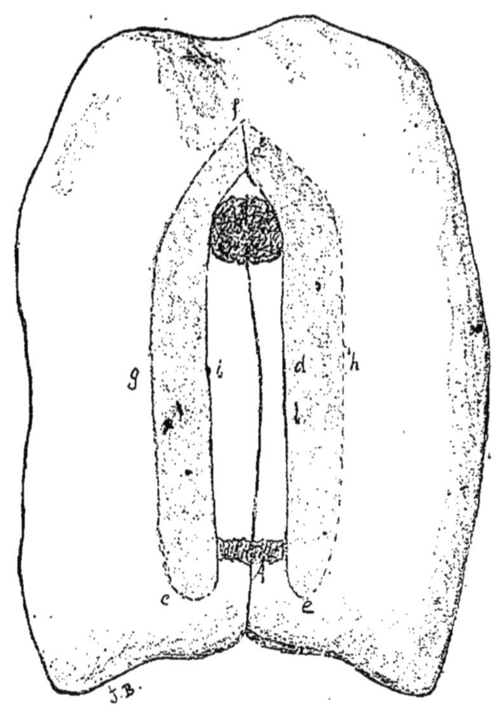

Fig. 38.— Opération pratiquée par Bircher, d'Aarau, pour la cure d'une fistule sacrée.

A. Anus. — F. Fistule sacrée.

La surface couverte de hachures représente la surface avivée par la dissection des lèvres internes *abc* et *adc* des deux incisions latérales.

Le rectangle cutané compris entre F et A et les deux lignes *abc* et *adc*, est divisé en deux parties égales par l'incision médiane. Ces deux moitiés seront renversées en dedans. Bircher a suturé : 1° *abc* et *adc*, 2° les deux surfaces avivées, 3° *fg* et *fhe*.

Cette figure est la reproduction scrupuleuse de celle du *Centralblatt*.

Le succès fut loin d'être irréprochable, car il se produisit une fistule à la partie moyenne de la ligne de sutures extérieures et une autre plus grande à la partie supérieure.

La petite s'oblitéra à la suite de quelques cautérisations au nitrate d'argent. Quant à l'autre, il fallut pour la fermer se livrer à une nouvelle opération, inciser, gratter les bords de l'orifice, et la refermer par des points de suture. Encore cette opération fut-elle insuffisante. Il fallut attendre encore plusieurs semaines pour que la guérison fût complète.

Cet exemple ne paraît pas fort concluant. On dit bien qu'après l'opération, l'incontinence fécale que présentait le malade cessa complètement et que son sphincter se remit à fonctionner d'une façon normale. Cela est possible, mais au point de vue de la fistule le cas de M. Birscher est tout au plus un échec.

Après avoir essayé différents procédés sur les chiens porteurs de fistules parasacrées, je me suis arrêté pour la cure de ces fistules au procédé suivant qui m'a donné les meilleurs résultats et qui doit réussir tout aussi bien chez l'homme. Pour que l'opération ne soit pas inutile, il faut, je le répète, que le calibre de l'intestin soit redevenu normal.

L'intestin est préparé à l'opération par de grands lavages bi-quotidiens à l'eau chaude pendant quatre ou cinq jours et par deux ou trois purgations.

Deux petites incisions curvilignes circonscrivent l'orifice fistuleux; passant à 4 ou 5 millim. de cet orifice, elles se réunissent en ogive au-dessus et au-dessous. De leurs points de réunion supérieur et inférieur, on fait partir deux autres incisions, dans le prolongement l'une de l'autre, sur l'ancienne cicatrice, l'une se dirigeant en haut, l'autre en bas.

On dissèque la peau de chaque côté de façon à la mobiliser et à ouvrir plus largement la plaie.

En se guidant avec une sonde cannelée, on isole l'infundibulum rectal qui correspond au très court trajet fistuleux, et autour de cet infundibulum, on libère un peu la paroi rectale.

Il faut alors faire toute une série de plans de sutures; *multiplier les plans est une condition essentielle de succès.* On suture tout d'abord les lèvres de l'orifice fistuleux; les sutures doivent porter sur la petite bordure cutanée conservée autour de cet orifice. Puis cette portion est refoulée du côté de la cavité rectale, repoussée en dedans, et l'on fait *deux plans* successifs de sutures sur la paroi rectale, en arrière de la première suture. La première porte sur la paroi de l'infundibulum qui est retourné de façon que son *sommet proémine* à l'intérieur du rectum (il forme un cône au lieu d'un entonnoir); la seconde sur la base de cet infundibulum. On fait ensuite deux plans de suture sur la paroi pelvienne postérieure, un sur la couche fibro-musculaire, un dernier sur la peau. J'ai toujours fait les sutures de l'intestin avec une petite aiguille à coudre ordinaire enfilée de soie fine. Cela simplifie et abrège considérablement l'opération.

Je n'ai envisagé que le cas simple, celui où le trajet fistuleux n'existe pour ainsi dire pas, où l'infundibulum cicatriciel et l'infundibulum rectal arrivent presque au contact. C'est la disposition la plus fréquente.

Quand les fistules sont doubles, ou triples, ou multiples, on s'aperçoit très souvent qu'elles communiquent avec l'intestin par le même orifice.

Je crois qu'il y a intérêt à les simplifier avant de tenter une opération réparatrice. Tous les trajets seront incisés et curetés, ce qui peut se faire sans anesthésie. Ce sera une sorte d'opération préliminaire. On redoublera ensuite de soins antiseptiques, et comme on aura eu soin de maintenir la dilatation du rectum, il ne se produira plus de trajets nouveaux.

On pourra alors pratiquer l'opération décrite plus haut; mais, la guérison obtenue, il faut surveiller pendant longtemps encore le rétrécissement et habituer le malade à se passer des bougies en quelque sorte indéfiniment.

Incontinence fécale. — Quand on examine avec soin les anciens opérés de Kraske, on en retrouve bien peu qui aient conservé un appareil constricteur véritablement utile. *Presque toujours*, on constate que l'anus est paralysé. Le doigt introduit dans le rectum ne sent point la résistance que l'on rencontre normalement au niveau de l'anus.

Encore y a-t-il bien des variétés. Chez les malades que j'ai pu examiner, il y avait deux fois paralysie du sphincter seul, presque toujours il y avait aussi, sinon une paralysie, du moins une impotence fonctionnelle du releveur de l'anus. Quand les selles sont liquides, le malade ne peut les retenir ; elles sont expulsées au fur et à mesure qu'elles se présentent.

Il y a des malades qui expulsent leurs matières régulièrement, presque à heures fixes, qui n'ont aucune des incommodités de l'incontinence fécale, et qui cependant ont *le sphincter et le releveur parfaitement paralysés*. A un examen superficiel, on pourrait croire au bon fonctionnement et à l'intégrité de leur appareil constricteur.

J'ai remarqué, chez plusieurs de nos anciens opérés, l'absence de cette sensation prémonitoire qui constitue le besoin de déféquer.

Il suffit quelquefois de modifier le régime et de mêler aux aliments des poudres inertes, de désinfecter le gros intestin par de grands lavages pour modifier et améliorer beaucoup l'état des malades qui présentent de l'incontinence fécale à la suite de Kraske.

Après l'avoir constaté nombre de fois sur le chien, j'ai pu le vérifier sur un homme et sur une femme opérés il y a quelques mois.

Instituer un régime propre à augmenter la densité des matières fécales, et à régulariser les fonctions de l'intestin est encore la seule bonne ressource dont nous puissions disposer contre l'incontinence fécale.

Il est fréquent de voir coïncider celle-ci avec un rétrécissement du rectum et une ou plusieurs fistules. L'état du malade est alors infiniment triste, et l'on peut se demander si on lui a rendu service en prolongeant sa vie dans de telles conditions.

Cependant, il ne faut point désespérer de la chirurgie devant ces résultats lamentables. On peut beaucoup pour remédier au rétrécissement et aux fistules comme je l'ai, je l'espère, établi plus haut. On peut de même lutter efficacement contre l'incontinence des matières.

Tout ceci prouve que la conservation de l'appareil constricteur de l'anus est encore presque toujours illusoire. Je ne dis pas que ce soit une idée chimérique, mais pour la réaliser, il faudrait restreindre les indications du Kraske, détruire le moins possible de la paroi pelvienne, et apporter dans la suture intestinale les soins les plus minutieux.

Occlusion intestinale. — Quand le rétrécissement du rectum est très étroit, les malades sont exposés aux complications propres à ce rétrécissement et en particulier à l'*occlusion intestinale.* M. Richelot a perdu ainsi une de ses opérées un an après l'opération.

Conséquences au point de vue de l'accouchement. — Puisque les délabrements sont quelquefois assez étendus au cours des interventions par la voie sacrée, et que l'état du plancher pelvien est presque toujours quelque peu modifié, on doit se préoccuper de l'avenir des malades, au point de vue obstétrical. Or les documents sont excessivement peu nombreux, et cela se comprend si l'on réfléchit que les femmes opérées pour des cancers du rectum sont presque toujours des femmes mûres ou âgées, que leur guérison est lente, retardée par mille accidents fâcheux et que la survie n'est jamais bien longue.

Celles qui subissent des interventions sacrées pour rétrécissement non cancéreux du rectum sont à peu près dans les mêmes conditions, à cela près qu'elles sont généralement plus jeunes.

Cette dernière considération toutefois doit faire espérer qu'on trouvera plus particulièrement dans cette dernière catégorie de malades des exemples qui permettront de donner plus tard à ce chapitre intéressant les développements qu'il comporte.

On cite toujours la malade de Liholtski qui avait subi une opération de

Kraske, et accoucha cependant d'un enfant à terme, sans accident ni incident digne d'être noté.

Sur cette observation, on a admis généralement sans conteste que la mécanique pelvienne n'était en aucune façon troublée par les interventions sacrées, et qu'il n'y avait pas lieu de se préoccuper du côté obstétrical.

On a peut-être jugé d'une façon un peu sommaire et prématurée d'après ce fait unique.

D'abord, il n'est pas sûr que le mécanisme de l'accouchement ne soit pas contrarié, dans une certaine mesure, chez quelques malades.

Mais, indépendamment de cette question, il y a lieu de se préoccuper de la façon dont la grossesse évolue chez les femmes opérées par la voie sacrée et des suites de l'accouchement.

Or, précisément à cause des complications si fréquentes qui suivent les résections du rectum, il est légitime de craindre que la grossesse soit troublée et que les suites de couches soient traversées par des accidents infectieux ou autres.

D'abord l'opération peut être pratiquée pendant une grossesse. Celle-ci est facilement méconnue quand elle est tout au début. Il est possible que la congestion de tout le système pelvien rende la perte de sang plus considérable et l'opération plus grave.

En outre, le traumatisme opératoire peut provoquer l'avortement. La grossesse continuant à évoluer malgré l'opération ou commençant après celle-ci, constitue un obstacle au *traitement des complications*. C'est ainsi qu'on ne pourra tenter avant la fin de la grossesse la cure opératoire des fistules sacrées, et qu'il ne faudra agir qu'avec les plus grands ménagements sur les sténoses rectales.

D'autre part, les infections si communes à la suite de l'opération, les gangrènes, influeront de la façon la plus fâcheuse sur la grossesse.

De même, les efforts répétés et énergiques de défécation dans certains cas de rétrécissement suffiraient à provoquer un avortement.

Mais en outre, l'accouchement terminé, les suppurations de la région sacrée, l'incontinence des matières apporteront certaines difficultés dans la désinfection du vagin et de l'utérus, et sans aucun doute, ces pauvres femmes seront infiniment plus exposées que les autres. La fréquence des fistules sacrées et de l'incontinence, du rétrécissement, est si grande qu'on est bien forcé d'en tenir compte dans cette question.

J'ai recueilli une observation qui est bien loin d'être aussi rassurante que celle de Liholtzki. Une jeune femme fut opérée le 17 décembre 1891, à l'hôpital Tenon, par M. Richelot, pour un rétrécissement du rectum. Elle était au début d'une grossesse qui fut méconnue. Les suites immédiates furent assez simples et la malade quitta le service dans un état satisfaisant, à cela près qu'elle conservait la presque inévitable fistule postérieure.

Les signes de la grossesse devinrent bientôt manifestes; la malade revint de temps à autre à l'hôpital. Mais, comme de juste, on attendait qu'elle fût accouchée pour remédier à la fistule.

L'accouchement eut lieu à la Maternité de Tenon, dans le service de M. Champetier de Ribes, le 11 juin 1892.

Il fallut faire une application de forceps pour lenteur du travail et « défaut de rotation ».

Dans les jours qui suivirent, il s'écoula en abondance par l'orifice fistuleux du pus et des matières fécales, et l'antisepsie devint presque impossible. Les voies génitales furent infectées. Malgré l'irrigation continue, la température resta élevée. La pauvre femme fut renvoyée chez M. Richelot où elle mourut quelques jours après.

8° De la récidive après l'opération de Kraske

La trêve du cancer est bien rarement de longue durée. C'est pourquoi il faudrait autant que possible ne faire sur les cancéreux que des opérations dont ils puissent se rétablir assez vite, pour avoir quelque temps l'illusion de se croire guéris. On ne peut ranger l'opération de Kraske parmi ces interventions qui procurent presque immédiatement le bénéfice que l'on en peut attendre: la récidive vient trop souvent surprendre le malade avant qu'il ne soit guéri des accidents post-opératoires, ou bien quand il vient à peine d'en être débarrassé. On peut dire que dans beaucoup de cas, les suppurations, les fistules ont éternisé son séjour à l'hôpital, qu'il a consacré le meilleur de sa survie à subir un traitement complémentaire pour remédier à ces diverses complications, et que c'est à peine s'il a eu le temps d'oublier sa maladie.

Il faut bien l'avouer, les résultats habituels ne sont pas faits pour encourager, et l'on se lasserait bien vite de cette chirurgie décevante, si l'on ne retrouvait de temps à autre un malade dont l'opération ait prolongé la vie dans des conditions supportables et auquel le chirurgien ait véritablement rendu service.

J'ai déjà eu l'occasion de citer la malade de M. Jeannel, opérée au mois d'octobre 1891, et actuellement bien vivante et sans récidive.

M. Reclus a lu à la Société de chirurgie, le 28 mai 1891, l'observation d'un malade auquel il avait fait subir, un mois auparavant, l'opération de Kraske. Aujourd'hui encore il est parfaitement guéri. Il n'a point de récidive et continue à exercer sa profession de notaire.

J'ai vu récemment une femme, opérée par M. Ricard il y a deux ans, et qui n'a pas encore de récidive.

Un vieillard opéré par le même chirurgien est encore vivant, à peu près en bonne santé et sans récidive.

M. Le Dentu fit, en 1890, sur un homme déjà âgé, atteint d'épithélioma rectal, une très laborieuse intervention par la voie sacrée. Il quitta le service peu de temps après, ayant supporté cette grave opération beaucoup mieux qu'on n'aurait osé l'espérer. La récidive paraissait si probable qu'on ne doutait point de sa mort très prochaine. On écrivit récemment au maire de sa commune pour savoir la « date de sa mort ». Il est venu lui-même nous porter la réponse ; son cancer n'avait pas récidivé.

Une autre malade de M. Le Dentu, opérée rue de la Santé, en 1890, est morte tout récemment d'une affection étrangère à son épithélioma. Elle a été examinée au commencement de cette année 1893, et il n'y avait encore rien de suspect du côté du rectum.

M. Chaput recevait tout récemment la visite du dommé Ch..., auquel il fit en 1890 l'opération de Kraske. Il est aujourd'hui pensionnaire de Bicêtre, et paraît guéri de son cancer.

Des malades de M. Richelot ont vécu plusieurs mois, un an, deux ans, sans récidive.

L'opérée de M. Routier est restée guérie pendant deux ans.

J'en trouverais facilement d'autres exemples, mais ne voulant rien avancer dont je ne sois parfaitement sûr, j'ai dû me borner aux cas recueillis dans la sphère chirurgicale où il m'a été permis d'observer.

Mais à côté de ceux-là, combien d'autres où la récidive est survenue, le malade à peine sorti de l'hôpital, et encore incomplètement guéri. On s'illusionne quelquefois sur la durée de la survie, parce qu'il est très difficile de suivre et de retrouver les malades. M. Walther opéra le 25 septembre 1891, à l'Hôtel-Dieu, M. J. Cl... N'ayant pas de nouvelles de Cl..., qui avait quitté l'hôpital en bon état à cela près qu'il portait une petite fistule, et qui avait formellement promis de revenir s'il avait le moindre accident, M. Walther le croyait encore guéri. Or, après avoir recherché longtemps ce malade, j'ai appris qu'il était mort en Bourgogne au *commencement de* 1892, après avoir végété plusieurs mois, sans qu'on puisse dire qu'il se soit bien porté plus de trois mois.

Dans la thèse d'Aubert, figurent deux observations de M. Gérard-Marchant. Je me suis informé de ce qu'étaient devenus les malades. M. Gérard-Marchant a bien voulu me renseigner à ce sujet. « Ses deux opérés n'ont pas vécu plus de six mois. »

Un boucher de 53 ans fut opéré par M. Richelot, le 17 avril 1891, à l'hôpital Tenon. Le cas était relativement favorable. Malgré quelques petits accidents post-opératoires, il quitta Tenon le 22 mai dans un état satisfaisant. Or le 23 *juillet* il était en pleine récidive. La mort survint six mois après l'opération.

Mme Lucot, 66 ans, fut opérée le 6 novembre 1891 à l'hôpital Tenon. Elle quitta l'hôpital au mois de janvier 1892, ne présentant plus qu'une petite fistule postérieure. J'ai revu récemment cette pauvre femme, qui depuis plus de six mois a récidivé et qui est aujourd'hui à la veille de mourir.

L'opérée de M. Pozzi, Mlle B..., est morte de récidive quelques mois après l'opération.

Je ne peux pas citer tous les cas qui sont parvenus à ma connaissance. D'après les documents que j'ai eus entre les mains, je crois qu'on peut fixer à huit ou dix mois la durée moyenne de la survie sans récidive.

Ce n'est guère, pour une intervention dont la gravité immédiate est considérable et dont les suites éloignées sont si généralement malheureuses.

Cependant, il faut établir des distinctions, car ces chiffres, qui résument brutalement l'histoire d'une série de malades très dissemblables, n'ont qu'une valeur contestable.

On observe :

1° Des récidives in situ, précoces ou tardives;

2° Des récidives ganglionnaires ou viscérales;

3° Exceptionnellement, le développement du cancer dans un organe éloigné n'ayant aucun rapport avec le précédent.

Je ne connais qu'un exemple de cette « métastase cancéreuse » après l'opération de Kraske. Une femme que j'ai pu examiner grâce à l'obligeance du Dr Delthil, est demeurée guérie depuis deux ans d'un épithélioma rectal.

Elle porte actuellement un squirrhe du sein droit avec volumineuse adénopathie axillaire. Est-ce une simple coïncidence? La suppression du foyer rectal est-elle pour quelque chose dans le développement de ce cancer du sein? Je ne crois pas à cette dernière hypothèse, mais je ne veux point discuter ici ce fait très intéressant au point de vue de la pathologie générale.

Les récidives viscérales ne sont pas des récidives à proprement parler. Ce sont des noyaux secondaires qui ont passé inaperçus au moment de l'opération et se développent ultérieurement.

Il en est de même probablement dans la majorité des cas des récidives ganglionnaires. Quand le cancer envahit l'anus, il est très facile de s'assurer de l'état des ganglions correspondants. La palpation du pli de l'aine renseigne parfaitement à cet égard. Mais les voies lymphatiques du rectum peuvent infecter non seulement les ganglions de la concavité sacrée, mais encore des glandes très haut situées au-devant de la colonne vertébrale, et leur envahissement peut passer inaperçu.

Mais dans tous ces cas le développement de ces noyaux secondaires se fait rapidement après l'opération et devient bientôt manifeste.

Il est plus difficile d'expliquer les cas de récidives ganglionnaires survenues longtemps après l'opération, comme il arriva pour la malade de M. Routier.

Il est probable qu'alors les ganglions ont été envahis à la suite d'une récidive intestinale, ce foyer de récidive, fût-il encore extrêmement petit.

Pour les récidives in situ, il faut séparer celles qui se produisent d'une façon précoce de celles qui se montrent tardivement. Pour les premières, on peut dire que la maladie continue plutôt qu'elle ne récidive, et il est à supposer que l'opération n'a pu dépasser les véritables limites du mal.

Les autres s'observent chez des malades dont on a pu enlever largement la tumeur, c'est-à-dire chez ceux dont le cancer était petit et mobile. Ainsi le chiffre de la survie moyenne ne convient à proprement parler à aucune des catégories de malades. Il est infiniment trop élevé pour les premiers malades, et bien loin de convenir aux derniers. La conclusion qu'il faut tirer de tout ceci est donc encore une fois que le chirurgien ne saurait être trop sévère dans les indications, et qu'il s'expose à faire œuvre absolument stérile quand il intervient pour des cancers qui ne sont point très largement opérables.

La récidive survenue, il est bien rare qu'on puisse songer de nouveau à une intervention curative. A moins que par un hasard très heureux, mais exceptionnel, on se trouve en présence d'une récidive très limitée, il vaut mieux en général se contenter d'un traitement palliatif approprié aux circonstances. On sera quelquefois obligé d'avoir recours à l'anus iliaque.

9° Pronostic

De tout ce qui vient d'être dit sur l'opération de Kraske il résulte que son pronostic immédiat est fort grave, et que jusqu'à présent elle n'a pas donné au point de vue des suites éloignées les résultats sur lesquels on avait cru pouvoir compter.

La mortalité immédiate est considérable. C'est un fait non douteux.

Stierlin, assistant de Krönlein, l'évaluait à 20 p. 100 dans les débuts de la méthode.

Daniel Iversen (de Copenhague) a réuni et publié en 1890, 74 cas d'opérations de Kraske, et, d'après lui, la mortalité s'élève à 57 p. 100.

Il n'est pas sûr que cette effrayante mortalité soit actuellement beaucoup moindre.

Je crois absolument qu'il est impossible de donner à ce propos des chiffres exacts, parce qu'il y a un nombre considérable d'opérations de Kraske terminées par la mort, et dont les observations n'ont pas été publiées ; ensuite parce que les cas connus appartiennent à des chirurgiens qui n'ont ni la même valeur, ni la même expérience, ni la même habitude de ce genre d'opérations ; qui ont compris quelquefois d'une manière très différente, le traitement pré-opératoire et dont les procédés ne se ressemblent point, et enfin parce que les cas eux-mêmes ne sont point du tout comparables, les uns étant fort mauvais, d'autres très favorables.

Le pronostic est fait de tous ces éléments pour chaque cas particulier. Malgré tout il reste grave, à cause de la longueur de l'acte opératoire, de la perte de sang qu'il nécessite, des désordres pelviens qui en sont la conséquence. Mais néanmoins, il est susceptible de s'améliorer beaucoup, par le choix judicieux des cas *opérables*, les soins minutieux pré et post-opératoires, et par le perfectionnement de la technique.

On en peut dire autant du pronostic pour l'avenir du malade ; à l'heure actuelle, il est encore peu rassurant, mais se modifiera sans doute et deviendra moins sombre.

II. — Rétrécissement non cancéreux du rectum.

Comme nous avons déjà eu occasion de l'établir dans un précédent chapitre, il y a fort déjà longtemps que l'on a préconisé l'extirpation des rétrécissements du rectum, puisque Delpech (de Montpellier) et Dieffenbach la recommandaient déjà au commencement de ce siècle. Mais c'est Bardenheuer qui proposa d'en faire l'ablation par la voie sacrée. Celle-ci trouvera là « sa meilleure indication », dit le chirurgien, « ce sera le triomphe de la méthode ».

M. Richelot est, je crois, le premier, en France tout au moins, qui ait pratiqué cette opération pour un rétrécissement syphilitique. Dans un travail lu à la Société de chirurgie, M. Richelot en a publié l'observation pour légitimer cette proposition, que « la méthode nouvelle rend plus facile et plus précise l'extirpation des rétrécissements syphilitiques ».

Dans la discussion qui a suivi, on a cité d'autres exemples de rétrécissements du rectum traités par l'extirpation. Mais comme il arrive souvent, la discussion avait un peu dévié ; on s'était occupé de l'ablation des rétrécissements en général, mais on ne citait pas d'autre cas d'intervention par la voie sacrée pour cette variété d'affections.

Or, si je ne me trompe, c'était bien là le principal intérêt de ce point particulier du travail de M. Richelot, et la raison pour laquelle l'observation avait été publiée.

M. Quénu, M. Terrier, M. Segond, M. Berger citent des cas où ils avaient opéré par la voie périnéale, avec des résultats plus ou moins satisfaisants.

Bref, on demeure d'accord que les rétrécissements devaient être extirpés, qu'il n'y avait guère d'autre moyen de les guérir. M. Richelot avait dit : « J'admets, sans avoir le loisir de le discuter à fond, que la dilatation de ces rétrécissements ne vaut rien, que les résultats de la rectotomie postérieure sont précaires, et que le traitement de choix est l'ablation pure et simple des tissus indurés et rétractiles. » Cette opinion ne parut point exagérée ; personne ne prit la parole pour s'élever contre cette affirmation et les chirurgiens qui donnèrent leur avis dans la discussion ont confirmé cette manière de voir. Les exemples cités n'étaient peut-être pas tous absolument concluants. Mais, disait M. Richelot, « l'imperfection des résultats obtenus par M. Berger et par M. Terrier, tient sans doute à la méthode périnéale employée par tous deux. C'est justement en prenant la voie sacrée, comme j'en ai donné le conseil, qu'on pourra opérer avec plus de précision, enlever tous les tissus malades et reconstituer parfaitement la région anale ».

Dans sa thèse, M. Mosès rapporte plusieurs cas d'opérations de Kraske pour rétrécissement; il écrit : « Si tous les cancers ne sont pas opérables, il n'en est pas de même des rétrécissements non cancéreux. » Il ajoute un peu plus loin : « Ces cas comportent à notre sens la meilleure indication de l'opération de Kraske. »

M. Mosès a l'air de dire que tous les rétrécissements du rectum doivent être opérés par la voie sacrée. Il me semble, pour ma part, qu'il ne saurait en être ainsi, et qu'il faut, comme nous l'avons fait pour le cancer du rectum, chercher les indications et contre-indications, n'étant point convaincu qu'une même méthode puisse répondre à tous les cas.

Les temps approchent peut-être où ce groupe des rétrécissements non cancéreux sera démembré. Il comprend des variétés qui ne sont point comparables au point de vue de leur origine, de l'étendue et de la nature des lésions, et de leur marche. Le traitement qui doit être logiquement déduit de toutes ces circonstances ne saurait non plus être identique. Il faut faire de la « thérapeutique étiologique ». Ici ce n'est pas toujours possible, car il arrive un moment où la physionomie du rétrécissement s'efface en quelque sorte, surtout aux périodes ultimes où les complications qui sont à peu près les mêmes masquent en grande partie certains signes particuliers, qu'il aurait été plus facile de reconnaître à une époque moins avancée.

Mais alors même, il y a lieu de tenir compte du siège de la lésion, de son étendue, de ses connexions, afin d'appliquer à chaque cas le traitement qui lui convient, et non de s'astreindre à appliquer dans un esprit de système toujours la même règle. On ne saurait être exclusif; ce qui convient à l'un ne vaut rien à l'autre. Nous allons essayer d'établir dans quels cas il convient de pratiquer l'extirpation et, en particulier, l'extirpation par la voie sacrée.

Ces cas ne sont pas nombreux, mais aussi, ils peuvent fournir au chirurgien des succès qu'il n'obtiendrait d'aucune autre manière.

Je ne peux guère m'occuper ici du côté pathogénique de la question, ne voulant pas allonger sans mesure ce travail. J'écrirai bientôt, j'espère, un autre mémoire sur ce point particulier. Je n'ai aucune envie de fournir une nouvelle théorie de la formation des rétrécissements; je crois fermement, d'après les malades qu'il m'a été donné de voir dans les hôpitaux et ce que j'ai pu lire dans les auteurs, qu'il n'y a pas lieu d'adopter *une théorie*, mais qu'il faut de toute nécessité en admettre plusieurs, ou, si l'on veut, que les divers rétrécissements ne sont point comparables.

Et ce n'est point seulement pour le plaisir d'être éclectique, mais parce que c'est une vérité qui saute aux yeux quand on a spécialement et minutieusement étudié un certain nombre de malades atteints de rétrécissement du rectum. Depuis longtemps, on connaît le rétrécissement cicatriciel et les rétrécissements congénitaux, mais il y en a d'autres sur lesquels on n'est pas d'accord, le rétrécissement musculaire ou spasmodique, par exemple, ou encore et surtout les rétrécissements dont la cause primitive ne peut être facilement reconnue et qu'on appelle habituellements : rétrécissements vénériens ou syphilitiques. Bref, « l'étiologie de la sténose rectale, dit Harrison Cripps, est peut-être plus confuse et moins satisfaisante que celle de toute autre maladie d'une gravité et d'une importance égales ». Je crois qu'on peut admettre :

A. — Des rétrécissements congénitaux dont nous pourrions nous occuper seulement au chapitre des anomalies du rectum.

B. — Des rétrécissements d'origine inflammatoire.

C. — Des rétrécissements cicatriciels ou consécutifs à des plaies, à des pertes de substance et à des ulcérations.

Dans les rétrécissements d'origine inflammatoire, on peut décrire : *a*) Les rétrécissements musculaires ou spasmodiques sous la dépendance d'une inflammation rectale légère, ou d'une ulcération ou d'une phlegmasie, ou encore d'une phlegmasie périrectale ; *b*) les rétrécissements par inflammation de voisinage, par propagation aux tuniques du rectum, des inflammations périrectales pelviennes ou périnéales ; *c*) les rétrécissements causés par les inflammations spécifiques du rectum : le rétrécissement blennorrhagique, le rétrécissement causé par la syphilis à son début, excessivement rare, il est vrai. Dans les rétrécissements cicatriciels, on doit faire rentrer, outre les rétrécissements consécutifs à des plaies, à des pertes de substance chirurgicales ou accidentelles, ceux qui sont consécutifs à des ulcérations ; ainsi, le rétrécissement dysentérique, ceux qui peuvent suivre des ulcérations chancrelleuses ou tuberculeuses, *peut-être* enfin des rétrécissements consécutifs à des gommes syphilitiques.

Entre les deux dernières classes (B C) intermédiaires aux inflammations et aux ulcérations, on peut ranger le syphilome ano-rectal, accident tertiaire, infiltration d'apparence gommeuse des parois rectales avec production fréquente de véritables gommes autour du rectum ou à la surface de sa muqueuse.

Dans cette énumération, j'ai passé sous silence les rétrécissements imaginaires et les rétrécissements inventés par des spécialistes peu scrupuleux. En France, cela ne se voit pas encore, mais à une certaine époque, ce pseudo-rétrécissement était, paraît-il, infiniment commun en Angleterre. « Vous n'ignorez probablement pas, dit Henry Smith, qu'il y a quelques années, le rétrécissement du rectum était considéré comme la plus fréquente des maladies et qu'un praticien qui avait une grande expérience de la chirurgie rectale avait la réputation de gagner de grosses sommes en traitant avec succès les cas nombreux qu'il avait à soigner... Vous connaissez peut-être l'amusante histoire de ce mari dont la femme avait fait appeler ce spécialiste très connu pour le rectum et avait été traitée par la bougie pour cette prétendue maladie. Furieux qu'on eût pris de pareilles libertés avec sa femme, il alla chez le praticien avec une cravache, se proposant de le châtier d'importance pour la façon dont il l'avait traitée. Mais l'histoire raconte que l'entrevue se termina non par l'exécution des voies de fait qui avaient été projetées, mais par la soumission pacifique du mari lui-même à l'introduction d'une bougie dans son propre rectum, tant était grande la puissance de suggestion du chirurgien en question, quand il voulait persuader à ses malades qu'ils souffraient d'un rétrécissement du rectum. »

A. **Rétrécissements congénitaux.** — Les rétrécissements congénitaux se présentent sous des formes différentes. Ce sont des arrêts de développement. Les uns confinent à l'imperforation de l'anus, il existe un tout petit orifice pour le passage des matières. Ces malades « ont échappé tout juste à l'imperforation du rectum », suivant l'expression d'Allingham. Les uns ont le rectum rétréci sur une grande hauteur ; d'autres n'ont au contraire qu'une mince bande semi-circulaire ou annulaire « qui donne au toucher la sensation d'en étranglement par une corde entourant l'intestin », suivant une comparaison parfaitement juste d'Allingham (1).

(1) ALLINGHAM. *On diseases of the rectum.*

Il arrive, et peut-être plus souvent qu'on ne le croit généralement, qu'il existe une simple petite bride congénitale à la partie postérieure de l'intestin, à peu près au niveau du bord supérieur de la zone sphinctérienne. M. Tillaux, et son interne Garsaux, ont spécialement attiré l'attention sur cette variété très souvent méconnue et qu'on reconnait seulement quand il se produit autour de l'anus des abcès et des fistules dont la cause première est la présence de cette bride. Quand le rétrécissement est excessivement étroit ou bien quand il s'étend sur une grande hauteur, l'état défectueux de l'intestin se révèle de très bonne heure, ou quand il est méconnu peut amener la mort de l'enfant dans les premiers jours qui suivent la naissance. Mais dans un grand nombre de cas, on voit des rétrécissements véritablement congénitaux se révéler seulement au moment de l'adolescence, même des rétrécissements relativement serrés et étendus. On peut se demander si pour une cause ou pour une autre la zone rétrécie n'a pas été à ce moment le siège d'une inflammation qui a provoqué une coarctation plus grande et donné lieu à la manifestation de symptômes plus accusés. Ce ne sont point des rétrécissements à proprement parler tant qu'ils demeurent dans leur état primitif. Il n'y a pas de modification dans la nature des tissus qui composent la paroi rectale ; il n'y a point de tissu fibreux inodulaire et rétractile. Mais, quand ils sont modifiés par l'inflammation, ils se transforment et secondairement peuvent devenir fibreux. Nous pouvons considérer au moins quatre cas différents dans ces rétrécissements congénitaux, nous demandant pour chacun d'eux ce que peut la méthode sacrée.

1° Le rétrécissement est cylindrique et d'une certaine hauteur; presque toujours il commence très bas, à 2, 2 1/2, 3 centim. de l'anus. Le doigt peut ou non le dépasser. Les signes fonctionnels sont ceux de tout rétrécissement. Que faire? On ne doit pas extirper d'emblée ces rétrécissements *qui peuvent guérir par la simple dilatation*. Il y en a des exemples cités surtout dans les auteurs anglais. Ils guérissent par la dilatation *bien et prudemment faite*, quand ils ne sont point complètement modifiés par l'inflammation dont ils ont été le siège. On doit toujours prendre le temps nécessaire pour cette dilatation avant de saisir le bistouri. Si elle échoue, si la nature du rétrécissement a changé complètement, si de simple arrêt de développement, il s'est transformé en un anneau ou un cylindre fibreux, et si la tendance à la récidive rapide constante, désespérante est bien démontrée, il y a lieu de l'extirper purement et simplement. Mais alors, la voie sacrée n'a rien à voir ici, car le rétrécissement siège assez bas et généralement son étendue n'est pas très considérable.

(Autrement, il aurait été incompatible avec l'existence, et l'individu qui en est porteur serait mort dans la première enfance. Toutefois, il faut faire quelque réserve pour certains cas, la zone rétrécie étant susceptible d'occuper une étendue plus grande que celle qu'elle avait primitivement.) Il n'y a absolument pas de raison d'ouvrir une brèche postérieure quand on peut agir avec facilité par les voies inférieures et alors on peut utiliser une incision médiane allant de l'anus au coccyx, intéressant les sphincters et le rétrécissement lui-même, comme l'ont fait M. Terrier et M. Berger avec extirpation consécutive de la partie malade et suture à la peau des bords de l'incision et à la muqueuse saine de la région anale, de celle qui était sus-jacente au rétrécissement. Ou bien encore, ce qui est de beaucoup préférable, dilater largement l'anus, faire l'ablation du segment rétréci, et suturer le bout supérieur au bout inférieur (opération de Dieffenbach), ou à la peau de la marge de l'anus (procédé de M. Hartmann). On s'épargnerait ainsi les petits inconvénients qu'a présentés à M. Terrier et à M. Berger la grande incision postérieure. On ne réussirait peut-être pas toujours à obtenir d'emblée un résultat parfait. Mais celui auquel on arriverait ne serait sans doute pas inférieur à tout ce qu'on peut attendre de la voie sacrée.

2° Le rétrécissement est mince, tranchant, en forme de diaphragme ; il est alors situé presque toujours à la partie supérieure de la zone sphinctérienne. Le traitement est fort simple. Après quelques lavages soigneux du gros intestin, l'anus est dilaté, et le rétrécissement sectionné. On pourrait se contenter de la section simple en abandonnant ensuite les choses à elles-mêmes. Il vaut mieux couper le rétrécissement en deux, trois ou quatre points, les deux lèvres de chaque incision s'écartent l'une de l'autre et, au niveau de chacune d'elles, il se produit ainsi une sorte de losange cruenté ; la diagonale qui réunit ces deux angles latéraux marque l'écartement maximum des deux lèvres, la longueur dont la circonférence de l'intestin s'est trouvée agrandie à ce niveau. Pour que cette longueur soit conservée, pour qu'il n'y ait pas de rétraction, il suffit de suturer les côtés supérieurs du losange aux deux côtés inférieurs. Ainsi, le calibre de l'intestin se trouve très notablement agrandi et la réunion rapide facilitée par les sutures rendra le succès durable. Ceci est une méthode très générale de traiter les rétrécissements des organes membraneux ou les brides cicatricielles ou congénitales. Ici, c'est presque du superflu, la simple section en un ou plusieurs points peut suffire quand le diaphragme ano-rectal n'a pas subi de transformation scléreuse. Il s'agit en effet de tissus normaux médiocrement résistants. Il y a là quelque chose de très comparable à l'hymen qui ferme le vagin. Les lambeaux produits par sa déchirure ou sa section ne se réunissent pas les uns aux autres, et il n'y aucune tendance à la production d'un nouveau diaphragme.

3° Le rétrécissement est une bride semi-annulaire postérieure. Il n'y a qu'à pratiquer la section simple ou suivie de sutures d'après le mode précédemment décrit, et aussi à surveiller, soigner et guérir les fistules qui, presque toujours, ont signalé au chirurgien la présence de cette lésion.

4° Le rétrécissement est situé un peu haut, ce qui est rare, mais s'observe néanmoins de temps à autre. L'indication d'intervenir par la voie sacrée pourrait-elle se poser dans ces cas-là? Mais d'abord ces rétrécissements, d'après les exemples qui en ont été publiés, sont peu étendus en hauteur, et ne sont pas extrêmement serrés.

En outre, par la gêne qu'ils apportent dans la défécation, ils entraînent presque toujours, au dire de Bœckel (1), la production d'un prolapsus du rectum. Cette complication a même pour effet de les faire diagnostiquer, parce qu'elle devient une occasion de pratiquer un toucher rectal soigneux, de même qu'elle peut contribuer à les faire méconnaître quand on s'arrête à la simple constatation du prolapsus. Dans ces conditions, le point rétréci de l'intestin se trouve hors de l'anus, au sommet du prolapsus, qui, à cause de cela, prend une forme spéciale, conique, « en corne de bœuf » (Bœckel). La nature du rétrécissement rend la guérison presque assurée par des moyens simples, tels que l'application du « pessaire anal » de Bœckel (1).

Ainsi pour les rétrécissements congénitaux, la voie sacrée ne peut avoir que des indications infiniment rares.

B. **Rétrécissements d'origine inflammatoire.** — Les rétrécissements d'origine inflammatoire constituent une classe infiniment plus complexe. D'une façon générale, toute inflammation simple ou spécifique modifiant la paroi rectale, que cette inflammation prenne naissance à la surface de la muqueuse, ou qu'elle soit d'origine périrectale, peut déterminer la production d'un de ces rétrécissements.

(1) Bœckel. *Gaz. méd. de Strasbourg*, 1881, et *Rev. de chir.*, 1885.

a) Rétrécissements musculaires ou spasmodiques. — L'existence en est niée par beaucoup d'auteurs ; ceux qui l'acceptent en parlent généralement pour ne rien omettre, comme d'une curiosité si rare qu'il n'y a pas lieu de s'en préoccuper dans la pratique. Daniel Mollière, Trélat et Delens ne l'admettent point, et Leichtenstern (dans l'*Encyclopédie* de Ziemsenn) considère que « l'existence d'une semblable maladie ne demande pas une discussion sérieuse. »

Van Buren (1) pense que « ni dans les rétrécissements imaginaires ni réels du rectum, le spasme musculaire ne peut être un élément de quelque importance dans la pratique ». Un des principaux arguments invoqués par Van Buren est l'impossibilité physiologique de la contraction permanente des fibres lisses. « Un rétrécissement du rectum qui serait produit de toutes pièces par un spasme musculaire, dit Allingham, c'est ce que je n'ai aucune tentation de croire. Je ne nie point que cela puisse se rencontrer, mais cela me paraît très improbable, et je suis porté à croire que dans beaucoup de prétendus rétrécissements du rectum, il n'y a, en réalité, pas de rétrécissement du tout. Le chirurgien a été induit en erreur par l'arrêt de sa bougie dans un repli de l'intestin, ou contre le promontoire du sacrum. »

Cette question a été fort bien étudiée par Harrison Cripps. Il n'y a pas, dit-il, au moins au début, de rétrécissement musculaire permanent de l'intestin, et l'on a parfaitement raison de rappeler ce fait physiologique qu'un muscle ne peut être toujours contracté. Mais il se passe ici ce qu'on voit autour de certaines jointures. Les muscles se contractent à la moindre tentative de mouvement. « Mais, au bout d'un certain temps, les muscles subissent sans aucun doute un rétrécissement permanent par atrophie de leurs fibres musculaires et rétraction des tissus fibreux qui restent. Quand on arrive à cet état, il n'y a plus de contraction dans le vrai sens d'action musculaire, si bien que, même après la disparition de toute cause d'irritation, le raccourcissement persiste et devient permanent.... »

« ...... Raisonnant par analogie, il ne semblerait point improbable qu'une cause permanente d'irritation, comme celle qui proviendrait d'une ulcération chronique, puisse donner naissance à une contraction réflexe analogue dans un point du canal musculaire et que, se prolongeant, cette irritation puisse aboutir finalement à un raccourcissement définitif de ces éléments fibreux et produire alors un rétrécissement annulaire. »

(1) *American Journal of med. Sciences,* oct. 1879.

Mais Cripps se défend de procéder simplement par analogie. Il ne croit pas à l'existence de ces rétrécissements indépendamment de toute autre lésion. Mais il croit être en mesure d'affirmer, d'après certains cas qu'il a observés, qu'un spasme musculaire peut donner l'illusion d'un rétrécissement très serré, et qu'avec le temps, ce rétrécissement peut devenir définitif. Et il cite au moins un exemple assez concluant. Il avait eu l'occasion d'observer à Royal Free Hospital une malade qui avait un rétrécissement tout à fait insignifiant, mais que le spasme transformait en un rétrécissement très serré. Sous le chloroforme, le spasme disparaissait et l'intestin retrouvait presque sa largeur normale. Deux ans après, il put examiner cette femme, alors soignée par Lédiard (de Carlisle), mais si c'était bien la même malade « au rétrecissement demi-fantôme » (semi-phantom stricture) (1), l'état de son rectum avait bien changé, car le rétrécissement était devenu définitif et si serré qu'il fallut faire la colotomie.

Ball a accepté dans une grande mesure cette théorie et cité des exemples pour l'appuyer. J'ai moi-même observé à l'hôpital Necker, cette année même, un cas analogue à celui que cite H. Cripps. En introduisant l'index avec de grandes précautions, *on sentait se produire* le spasme musculaire qu'on sentait aussi disparaître si l'index était maintenu plusieurs minutes dans le rectum. J'ai revu cette malade sept mois et demi après, et ce rétrécissement était devenu définitif. Au premier examen, il n'y avait, en fait de rétrécissement véritable, qu'une sorte d'épaississement demi-circulaire à la partie postérieure de l'intestin, et auquel on avait attribué une origine traumatique (masturbation rectale avec une cheville de bois). Au deuxième, il y avait un véritable anneau d'un centimètre de hauteur et on ne pouvait constater aucune variation dans le diamètre de la zone rétrécie.

J'accepte donc bien volontiers la manière de voir de Cripps, en répétant toutefois qu'il s'agit de lésions qui ne sont point communes. Mais d'après tout ce que nous venons de dire, il est évident qu'il ne saurait être question d'intervenir ici par la voie sacrée tant que le rétrécissement est *spasmodique*. Il mérite quelquefois d'être dilaté ou sectionné, mais l'attention du chirurgien doit aller d'abord à la lésion initiale. Quand il est devenu fibreux et définitif, on usera de la rectotomie interne, à moins que l'on ne pratique l'extirpation du rétrécissement. Mais je ferai remarquer, que dans les cas connus, ce dernier siège très bas, au niveau de la partie supérieure de la

(1) *Diseases of rectum.*

zone sphinctérienne, et qu'alors l'intervention doit avoir lieu par la voie périnéale ou mieux par l'anus après dilatation préalable.

b) *Rétrécissements d'origine périrectale.* — Il ne s'agit point ici de rétrécissements par compression par les organes voisins déplacés, ou augmentés de volume, ou malades. Ces diminutions de calibre ne rentrent pas à proprement parler dans le cadre des rétrécissements, ceux-ci, par définition, ne comprenant que les cas dans lesquels la diminution de calibre de l'intestin est occasionnée par des modifications dans la structure de ses parois.

Ces inflammations propagées à la paroi rectale peuvent provenir de tous les organes avoisinants, du péritoine, de l'utérus et de ses annexes, de la prostate, du tissu cellulaire pelvien, ou bien encore celui des fosses ischio-rectales. Les inflammations du petit bassin de la femme, salpingite, ovarite, avec leur retentissement plus ou moins long et durable sur le péritoine pelvien et le tissu cellulaire sous-péritonéal sont particulièrement de nature à impressionner le rectum. Les inflammations aiguës et à marche rapide ne sont point en cause; il s'agit bien plutôt des salpingites chroniques, contractant des adhérences avec le rectum et déterminant toujours un retentissement imflammatoire plus ou moins étendu dans les tissus sous-péritonéaux. On peut dire que, plus lente est la marche de la phlegmasie, plus il faudra redouter la propagation au rectum de semblables lésions.

Harrison Cripps insiste sur le rôle de l'aponévrose pelvienne et des muscles releveurs de l'anus dans la production de ces rétrécissements.

« Pour montrer, dit-il, la manière dont la rétraction et le soulèvement du fascia pelvien peuvent affecter le rectum, on peut faire l'expérience suivante : « Si l'on ouvre un corps de femme à l'amphithéâtre, et si l'on tire fortement en haut le fascia pelvien ou le ligament large pendant que le doigt est introduit dans le rectum, on peut sentir nettement un resserrement et un soulèvement de l'intestin. Cette expérience montre clairement les connexions du fascia pelvien avec le rectum et fait comprendre en même temps comment les états morbides intéressant le fascia pelvien peuvent indirectement produire le rétrécissement du rectum. »

Cette cause de rétrécissement doit être beaucoup plus fréquente qu'on ne le croit généralement. J'ai eu l'occasion de faire une autopsie où un rétrécissement du rectum était sous la dépendance manifeste d'une vieille lésion des annexes, et sur une femme qui avait eu une salpingite double avec pelvi-péritonite, il m'a semblé sentir se constituer un rétrécissement du rectum à ses premiers stades, et, en relisant certaines observations, j'ai acquis cette conviction très ferme qu'un certain nombre des cas publiés devaient entrer dans ce groupe.

Il n'y a pas que l'aponévrose pelvienne supérieure qui puisse en se rétractant donner lieu à la production de sténoses rectales. On peut attribuer la même influence aux lames de l'aponévrose de Jarjavay, entre lesquelles est placé le rectum, et qui sont presque directement soumises à l'influence des inflammations péri-utérines. Ces derniers rétrécissements sont souvent haut situés et à ce titre il y aurait indication à aller les chercher par la voie sacrée. Or ils se constituent avec une lenteur généralement assez grande ; ils sont souvent partiels, localisés à la partie antérieure, et sont susceptibles de s'arrêter dans leur évolution, en même temps que la phlegmasie dont ils ne sont qu'une conséquence.

Je reconnais cependant que leur histoire ne peut encore être faite d'une façon définitive, et qu'il y a lieu de formuler certaines réserves au sujet de l'avenir de ces rétrécissements.

J'admets tout d'abord, sans qu'il soit besoin d'en donner ici la démonstration, que le toucher rectal doit toujours être pratiqué dans les maladies du petit bassin en général et des annexes de l'utérus en particulier, et qu'ainsi on pourra dans beaucoup de cas reconnaître l'affection à une période voisine de son début. Cela peut simplifier beaucoup le traitement. La marche de ces rétrécissements, subordonnée en grande partie à celle de la phlegmasie périrectale dont elle procède, doit sans cesse être présente à l'esprit du chirurgien. Ce qui prime tout, dans le cas particulier, c'est le traitement de cette phlegmasie. Quand il n'y a pas lieu d'employer les grands moyens, laparotomie, élythrotomie, on fera souvent disparaître les exsudats inflammatoires et les empâtements pelviens par l'irrigation chaude vaginale et *rectale*, et le massage pelvien.

Mais l'inflammation des parois rectales peut évoluer pour son compte, ne pas rétrocéder et aboutir à la formation d'un rétrécissement serré et susceptible de mettre en péril les jours de la malade. Alors il y a lieu de faire appel aux ressources de la chirurgie opératoire, si toutefois la dilatation par les bougies n'a rien donné. Si le rétrécissement est véritablement haut situé, il faut de toute nécessité recourir à la méthode sacrée, seule utilisable en pareil cas. Quand il siège non loin de l'anus, au niveau du « fascia pelvien », par exemple, on aura d'autres ressources, et il ne faudra recourir à l'extirpation qu'après avoir essayé de la rectotomie interne suivie de dilatation, et même alors cette extirpation sera pratiquée par la voie anale ou périnéale.

Parmi ces rétrécissements d'origine périrectale il faut encore insister sur les rétrécissements *consécutifs* aux abcès et fistules de la marge de l'anus. Nous sommes très habitués à voir des fistules compliquer des rétrécissements, mais il paraît que, dans certains cas, des abcès développés primitivement au voisinage de la partie inférieure du rectum et devenus fistuleux pourraient, par l'irritation qu'ils déterminent, occasionner la production de sténoses rectales, qui alors seraient *secondaires*.

C'est surtout Henry Smith qui a soutenu cette opinion. Dans ces cas, le rétrécissement serait souvent *au-dessus* de l'orifice interne de la fistule, et non au-dessous comme il l'est généralement. Cripps signale aussi cette cause de rétrécissements. « Quand on trouve une fistule compliquant un rétrécissement, généralement elle est plutôt le résultat que la cause de la sténose, bien qu'à l'occasion cet ordre puisse être renversé comme le démontre le cas suivant : une femme fut admise à l'hôpital St-Bartholomew, pour une simple fracture du tibia et du péroné. A l'exception d'hémorhoïdes, elle n'avait jamais souffert d'aucun trouble du côté du rectum. Une quinzaine de jours après son entrée, elle fut prise dans le bas ventre de grandes douleurs que suivit la formation d'un abcès. Elle passa douze semaines à l'hôpital, et quand elle le quitta, elle avait autour de l'anus plusieurs pertuis suppurants. Depuis ce temps, elle éprouva une gêne croissante en allant à la selle, et dix-huit mois plus tard, elle fut de nouveau admise à l'hôpital où l'on constata qu'elle souffrait d'un rétrécissement très serré. Il est étonnant que l'irritation causée par une fistule soit si rarement suivie par la production d'un rétrécissement. Je pense qu'on établira probablement que c'est seulement quand la fistule s'étend à une certaine hauteur entre les tuniques de l'intestin, avec tendance à la formation d'un abcès, que l'irritation est suffisante pour provoquer le rétrécissement. »

Le rétrécissement coïncidant avec les fistules, qu'il soit primitif ou secondaire, il est bien évident qu'il devient la lésion principale, dit H. Smith. Il conseille de commencer d'abord par dilater le rétrécissement pour s'occuper ultérieurement des fistules.

Si le rétrécissement est causé par la fistule, je crois qu'on n'a rien de mieux à faire que de pratiquer d'emblée la rectotomie linéaire en ouvrant dans toute son étendue le trajet fistuleux et en sectionnant ensuite le rétrécissement situé au-dessus. « L'opération de Verneuil », comme disent les Anglais, trouvera là une de ses meilleures indications. Quant à la voie sacrée, je ne crois pas qu'on trouve jamais à l'appliquer dans des cas de ce genre.

Allingham signale encore, comme origine de ces rétrécissements inflammatoires, l'irritation causée par un léger degré d'invagination et de prolapsus qu'on observerait chez quelques vieillards, ou encore la constipation prolongée. Dans ce dernier cas, la dureté et la sécheresse des matières irritent l'intestin, et cela suffisamment pour amener sa coarctation. Tout cela est bien hypothétique, et je ne peux que signaler ces vues de l'esprit, n'ayant aucune conclusion à en tirer au point de vue qui nous occupe.

c) Cooper et Edwards admettent que le « *catarrhe chronique de l'intestin* est la cause ordinaire du rétrécissement inflammatoire », sans s'expliquer autrement sur ce qu'il faut entendre par le « catarrhe chronique de l'intestin », et sans revenir au cours de leur description sur les signes particuliers que pourraient présenter ces rétrécissements. Au reste, je trouve que le chapitre qu'ils consacrent aux strictures du rectum est singulièrement bref et médiocrement clair.

Quel que soit le catarrhe chronique auquel ils font allusion, je ne peux pas croire qu'il soit la cause « ordinaire », mais j'admets sans difficulté que toute inflammation chronique peut déterminer la production d'un rétrécissement.

J'ai observé récemment, avec M. Gaucher, un malade chez lequel un rétrécissement du gros intestin, de la partie supérieure du rectum, s'est développé à la suite d'une côlite muco-membraneuse dont il souffre depuis de longues années. Il me semble que ces rétrécissements ne sont peut-être pas extrêmement rares, mais évoluent lentement et passent sans doute inaperçus pour la plupart. Ce sont des rétrécissements qui siègent plutôt sur les côlons transverse, descendant ou pelvien que sur le rectum. C'est pourquoi, s'il y a lieu d'intervenir, c'est par laparotomie qu'il convient de le faire le plus souvent. Toutefois, il n'est pas impossible qu'un rétrécissement de cette nature se développe sur le rectum en un point accessible par le toucher, et alors il reviendrait de plein droit à la méthode sacrée.

d) *Rétrécissement blennorrhagique.* — C'est à peine si, dans nos livres, on parle de la blennorrhagie comme facteur pathogénique des rétrécissements du rectum. Dans les livres anglais, il n'en est point question. Chez nous, on se borne à la mentionner comme cause hypothétique du rétrécissement vénérien. On lui consacre un membre de phrase, une ligne tout au plus. Or il me paraît maintenant certain qu'on ne peut pas attribuer à la syphilis tous les rétrécissements vénériens, pas plus qu'ils ne relèvent tous de la blennorrhagie, mais qu'il y a des rétrécissements syphilitiques et un rétrécissement blennorrhagique. Celui-ci est consécutif à la blennorrhagie rectale.

Il s'observe presque toujours chez des femmes encore jeunes et livrées à la sodomie. On a attribué à la sodomie certains rétrécissements qu'on fait rentrer dans le groupe des rétrécissements traumatiques. A moins de conditions tout à fait exceptionnelles, on ne conçoit guère que des traumatismes de ce genre puissent blesser la muqueuse, l'enflammer et déterminer la production du rétrécissement.

Ce qui, dans ces circonstances, occasionne une rectite et ultérieurement un rétrécissement, c'est l'infection directe du rectum par le pus blennorrhagique.

J'ai recueilli au moins deux fois, chez des professionnelles, des aveux absolument complets à cet égard. Au reste, on ne peut attribuer toujours, ni même dans la majorité des cas, cette origine honteuse au rétrécissement blennorrhagique. La vaginite blennorrhagique peut très bien infecter le rectum, les sécrétions s'écoulant de la vulve vers l'anus, et stagnant à son niveau, principalement pendant le sommeil. Chez les femmes peu soigneuses, qui évitent les ablutions répétées et ne suivent aucun traitement, on conçoit très bien que l'anus et le rectum puissent être envahis par les gonococques. Au cours de la blennorrhagie aiguë, certaines femmes se plaignent d'épreintes douloureuses, de ténesme anal, de démangeaisons au niveau de cet orifice, d'une sensation de pesanteur dans le fondement. Il est très possible que, dans beaucoup de cas, ce soient des signes d'une rectite blennorrhagique compliquant la vaginite. Il en peut être de même à la suite de blennorrhagie chronique chez les femmes qui ont des déchirures du périnée; la vulve se confond avec l'anus. On conçoit que l'infection en soit rendue plus facile. Au reste, cette infection d'un conduit s'ouvrant dans le voisinage immédiat d'une cavité suppurante n'a rien qui doive surprendre. Elle est tout aussi naturelle que celle de l'urèthre et des voies urinaires au cours de la vaginite et s'observerait bien plus souvent, si la muqueuse du rectum ne se défendait bien mieux contre les infections que celle de l'urèthre. Dans un cas que j'ai pu observer à Necker, il existait une vaginite blennorrhagique passée à l'état chronique, des végétations vulvaires et anales, l'anus était rouge et enflammé, le rectum atteint de rectite chronique et le rétrécissement commençait à se constituer au niveau du bord supérieur de la zone sphinctérienne. On suivait pour ainsi dire à la trace la marche de l'infection.

Je ne suis pas encore fixé sur la fréquence absolue de ces rétrécissements, mais je crois qu'ils ne sont pas très rares et qu'ils sont souvent méconnus, d'abord parce que, au bout d'un certain temps, la blennorrhagie chez la femme devient souvent difficile à mettre en évidence, et ensuite parce qu'on ne songe pas à cette cause de rétrécissement. Les sténoses du rectum sont souvent qualifiées de syphilitiques avec la plus extraordinaire facilité et dans beaucoup de cas, la lecture des observations ainsi étiquetées ne laisse aucun doute sur l'origine non syphilitique des rétrécissements mis en cause.

Harrison Cripps rapporte même que, compulsant les registres de Saint-Bartholomew's Hospital, il a trouvé sous la rubrique « rétrécissements syphilitiques du rectum » nombre d'observations où il était dit expressément que le malade n'avait jamais eu « aucune trace de syphilis, locale ou constitutionnelle ».

Le rétrécissement blennorrhagique a un siège d'élection. Il débute toujours au niveau du bord supérieur de la zone sphinctérienne. Que la rectite chronique blennorrhagique ait une localisation particulière, où elle se cantonne et s'éternise, cela ne saurait surprendre. L'uréthrite blennorrhagique se localise bien au cul-de-sac du bulbe. Le développement du rétrécissement se fait au point même où la phlegmasie a persisté à l'état chronique. Si les portions qui le séparent de l'orifice anal paraissent saines au moment où l'on constate le rétrécissement, c'est que la phlegmasie a disparu à ce niveau. Bien que la partie antérieure de l'urèthre ait été la route forcément suivie par l'infection du canal, elle est souvent indemne quand il existe déjà un rétrécissement serré au niveau du bulbe.

La localisation de la rectite à la partie tout inférieure de l'ampoule rectale s'explique par ce fait que la portion anale est d'abord revêtue d'un épithélium qui la rend moins propre à l'infection, ensuite cette portion est contractée, revenue sur elle-même ; au-dessus, le rectum se dilate, formant une ampoule ; les sécrétions morbides viennent s'accumuler, séjourner à la partie tout inférieure de cette ampoule. En outre, les matières fécales viennent s'engager à frottement dur dans l'orifice supérieur du canal anal. Cette cause rend plus difficile la guérison des inflammations développées à ce niveau.

La rectite blennorrhagique est rarement diagnostiquée, et chez l'immense majorité des femmes qui en sont atteintes, elle n'est jamais soignée. C'est précisément ce qui en fait la gravité.

A quelle période se constitue le rétrécissement? on ne saurait le dire d'une façon exacte, mais sa production doit être relativement assez rapide, au moins dans certains cas, six mois, un an, deux ans. Il est encore difficile d'être fixé à cet égard, à cause de la presque impossibilité de suivre les malades atteintes de blennorrhagie d'une part, et d'autre part de retrouver, en interrogeant les malades, l'époque, le nombre et la durée des vaginites dont elles ont été atteintes. Ce rétrécissement a quelques signes particuliers. D'abord il siège bas, au niveau du bord supérieur de la zone sphinctérienne.

Mais ce n'est pas là (je le reconnais) un signe caractéristique. Cependant il faudra, dans le diagnostic étiologique d'un rétrécissement haut situé, écarter la blennorrhagie. Il est annulaire ou semi-annulaire; quand il présente cette dernière forme, il siège à la *partie postérieure. Sa hauteur n'est jamais considérable*, il a 1 ou 2 centim. tout au plus. Cependant ce n'est jamais un rétrécissement *mince*, en diaphragme. La lumière de l'anneau rétréci peut être *centrale*, ou excentrique, et alors elle est généralement reportée *en avant*. Le rétrécissement est *lisse* ou légèrement irrégulier. Le processus phlegmasique n'a pas de tendance à dépasser la paroi intestinale, et à envahir le tissu cellulaire périrectal, comme il arrive si souvent, par contre, dans les rétrécissements syphilitiques. Au-dessus du rétrécissement, la muqueuse est généralement malade, mais les lésions ne remontent pas au delà *d'un ou deux centimètres*. Il n'y a pas d'ulcération à proprement parler, mais une rectite qui est bien plutôt un reste de l'ancienne infection qu'une complication du rétrécissement. Le canal est *sain* dans sa partie inférieure. A l'anus, on ne voit point de *condylomes*, mais quelquefois des *végétations simples*, ou encore de petites hémorrhoïdes ou des marisques.

L'anus peut être béant du seul fait du rétrécissement. C'est un fait commun dans les rétrécissements bas situés; mais son aspect infundibuliforme peut tenir aussi à des habitudes de sodomie.

La stricture progresse assez rapidement, et elle est susceptible de diminuer considérablement le calibre du rectum. Quand il y a des abcès, puis des fistules, ces fistules n'ont point l'aspect un peu particulier de celles qu'on observe dans la syphilis tertiaire du rectum; ce ne sont point de ces fistules *sèches* qui ont une grande tendance à s'épidermiser, et dont la sécrétion est insignifiante, mais des trajets qui sécrètent abondamment, et dont l'orifice est au milieu d'un petit bouquet de bourgeons charnus, et qui ne s'épidermisent point.

Ces rétrécissements ont la plus désespérante tendance à la récidive. Le traitement sera d'abord prophylactique ; aussitôt reconnus les signes de rectite blennorrhagique, on usera d'irrigations avec des antiseptiques appropriés et de pansements intrarectaux à l'aide de suppositoires et de pommades. Le rétrécissement donne lieu à différentes indications ; on s'expose à un échec thérapeutique en s'adressant d'emblée au traitement opératoire. Si le rétrécissement est très serré, il faut le dilater avec des laminaires, moyen tout à fait excellent préconisé par Schutzenberger auquel j'ai eu moi-même recours et qui peut donner en peu de temps des résultats très satisfaisants. On pourra compléter la dilatation avec des bougies. On fait souvent de graves reproches aux bougies rectales, mais c'est qu'en général on s'en sert assez mal. Il faut prendre *le temps nécessaire*, dilater avec lenteur et prudence, ne jamais introduire dans le rétrécissement une bougie qui passe à frottement dur ; la laisser plusieurs heures, quelquefois la nuit entière. Il ne faut jamais faire souffrir ni saigner le malade, mais surtout on s'occupera de la désinfection du rectum. La dilatation du rétrécissement facilite la guérison de la rectite. Si l'on opère avant qu'elle ne soit extrêmement améliorée, on rendra un bien médiocre service au malade. Les irrigations antiseptiques, répétées deux fois par jour, les pommades analgésiantes et désinfectantes, le régime lacté constitueront la base de ce traitement préopératoire. Quand on aura bien préparé le malade et le champ opératoire, on pratiquera une ou plusieurs rectotomies internes suivies de sutures, comme nous l'avons indiqué précédemment, ou bien encore l'ablation du rétrécissement. Mais je ne crois pas qu'il se présente un seul cas où l'intervention par la voie sacrée soit indiquée.

e) *Rétrécissements dus à la syphilis.* — Il n'est pas probable que tous les rétrécissements syphilitiques soient absolument identiques. Il m'a semblé qu'on pouvait distinguer les rétrécissements du *début* et des rétrécissements *tardifs* qui diffèrent par leur mode de production, leur marche, leur pronostic et qui ne sont pas justiciables du même traitement. Les partisans de l'origine syphilitique *du* rétrécissement du rectum, se sont divisés en deux catégories fort nettes : ceux qui admettent que le rétrécissement est une complication précoce de la syphilis, et ceux qui en font un accident de la période tertiaire ou même quaternaire. On a beaucoup écrit et discuté sur cette matière, mais dans les récentes publications on admet que les rétrécissements syphilitiques constituent l'immense majorité des rétrécissements du rectum, et l'on se range à la dernière opinion au point de vue de l'époque à laquelle ils apparaissent. Gosselin admettait qu'un chancre de l'anus pouvait déterminer une infiltration spéciale des tuniques du rectum, infiltration qu'il comparait à l'*œdème chancreux* de la grande lèvre ; à la suite de cet œdème, il se produirait une sorte de chéloïde sous-muqueuse intrarectale donnant lieu à un rétrécissement du rectum. Puisque Gosselin a vu cela, il n'y a pas lieu de mettre en doute ce que décrit un observateur aussi scrupuleux. Tout au plus peut-on admettre que ces faits sont rares. Un chancre induré peut s'observer dans le rectum. Des exemples en ont été cités par Ricord, Fournier et d'autres. D. Mollière admet que cela est possible, mais ne veut point convenir qu'il puisse y avoir là une cause de rétrécissement.

La conception de Gosselin ne paraît point invraisemblable si l'on se reporte à la comparaison qu'il fait avec l'œdème chancreux. On pourrait encore rapprocher les faits qu'il cite de certains œdèmes durs et longtemps prolongés dont le prépuce devient parfois le siège quand un chancre s'est développé à ce niveau. Il est vrai que cette comparaison n'est plus juste quand on considère la maladie constituée, l'œdème chancreux de la lèvre ou du prépuce ne se transformant point en un tissu fibreux rétractile.

L'opinion de Gosselin a été acceptée par très peu de chirurgiens. Erskine Mason, de New-York, l'a adoptée dans sa totalité. Plus récemment van Buren reconnaît que l'accident primitif siégeant à l'anus est une cause de rétrécissement rectal. Harrison Cripps estime qu'il peut bien se produire un rétrécissement du rectum à la suite d'un chancre anal, mais qu'il est dû à la rétraction permanente des fibres musculaires de l'intestin et du releveur de l'anus. Je croirais volontiers que l'état particulier du rectum dont parle Gosselin, ne suffit point à produire le rétrécissement, mais qu'il peut agir en favorisant le développement de manifestations intrarectales de la syphilis secondaire. En un mot, il préparerait en quelque sorte le terrain sur lequel évoluerait une rectite syphilitique secondaire qui, elle, donnerait fréquemment naissance à des rétrécissements. L'anus est, on le sait, un siège de prédilection pour les syphilides, mais en outre, on en peut observer dans le rectum, et de fait, on les constate souvent quand on veut se donner la peine d'y regarder. Il y a déjà longtemps que Desault avait signalé la présence dans le rectum de plaques muqueuses. Vidal croit à leur existence. M. Després avait incriminé les plaques muqueuses intrarectales comme cause du rétrécissement vénérien.

V. Baerensprung aurait constaté ces syphilides sur la muqueuse du rectum. Muron estime que la transformation de ces papules en tissu cicatriciel est une cause commune de rétrécissement. Lang (1), d'Innsbrück, a examiné le rectum de 110 malades (pendant la période éruptive de la syphilis); sur ce nombre, il y avait 45 hommes et 65 femmes. Il existait des plaques muqueuses sur la muqueuse rectale chez 3 hommes et chez 13 femmes.

Elles siégeaient pour la plupart sur la paroi postérieure, mais quelquefois sur les parties latérales. Dans trois cas, la circonférence entière était envahie, bien que beaucoup de ces papules fussent ulcérées; trois malades seulement se plaignaient de douleurs dans la défécation. Leurs selles étaient quelquefois mêlées de sang; dans un cas, il y avait du ténesme et une abondante sécrétion muco-purulente. Chez le plus grand nombre de ces malades, les syphilides de la marge de l'anus restaient séparées par un espace libre de celles qui occupaient le rectum. Chez d'autres, elles étaient pour ainsi dire en continuité. Des plaques muqueuses en grand nombre, réunies sur un petit espace, ulcérées, irritées par le passage des matières, sécrétant du muco-pus qui séjourne à la partie inférieure de l'ampoule rectale, voilà plus qu'il n'en faut pour déterminer un rétrécissement. Cette rectite spéciale aboutira d'autant mieux à ce résultat qu'elle aura été plus souvent méconnue, le médecin se contentant toujours d'explorer la marge de l'anus. Dans un cas de ce genre, M. Tillaux put assister pour ainsi dire à la formation du rétrécissement. Il avait diagnostiqué la nature de la rectite et prédit la formation du rétrécissement, ce que l'événement vint bientôt confirmer. « Je suis loin de prétendre, dit à ce propos M. Tillaux, que tous les rétrécissements syphilitiques du rectum se développent ainsi. Il est certain qu'ils peuvent apparaître très tardivement sous forme de dépôts gommeux, mais il est non moins certain qu'ils peuvent être contemporains de la période secondaire et précéder même l'apparition des plaques muqueuses. » Sur ce dernier point, je crois qu'il faut faire des réserves, étant pour ma part bien convaincu que, dans le cas de M. Tillaux, les phénomènes de rectite étaient dus à une éruption de plaques muqueuses intrarectales.

Ce sont des rétrécissements de cette nature qu'on observe chez des individus *jeunes*, peu de temps après leur chancre, des syphilides papuleuses s'observent quelquefois sur différents points de leur économie pendant que la lésion rectale se constitue. Cette coïncidence, nettement constatée dans un certain nombre de cas, suffirait à établir que tous les rétrécissements ne

(1) Vorlesungen über Pathologie und Therapie der Syphilis.

sont point tertiaires. Le rétrécissement constitué coïncide presque toujours avec les lésions particulières de l'anus désignées sous le nom de condylomes; des sortes de crêtes résistantes, dures, s'élèvent de l'orifice de l'anus jusqu'à la zone du rétrécissement. Celui-ci est plus ou moins étroit, plus ou moins étendu, au-dessus du rétrécissement la surface de la muqueuse est irrégulière et comme granuleuse. Très souvent il existe une ulcération qui s'élève parfois très haut. Les sécrétions muco-purulentes sont très abondantes et quelquefois mêlées de sang. La zone rétrécie peut être régulière et lisse, mais il n'en est pas toujours ainsi. Les abcès et les fistules surviennent fréquemment, mais ces fistules n'ont ici *rien de particulier*. Ces rétrécissements siègent d'habitude à la partie tout inférieure de l'ampoule rectale, mais ils peuvent aussi se rencontrer un peu plus haut. Or, quel traitement appliquer? A part les cas que nous venons de mentionner, ces sténoses ne relèvent pas bien évidemment de la voie sacrée. Il est indispensable d'essayer tout d'abord d'un énergique traitement spécifique qui dans les débuts peut donner quelque chose. Il est indiqué ensuite de désinfecter soigneusement le rectum, de faire l'ablation des condylomes, de dilater le rétrécissement, et si besoin en est de l'extirper ou de le fendre par la rectotomie linéaire de Verneuil. Quant à ceux qui sont situés un peu plus haut que le siège habituel, on peut dans certains cas en faire l'ablation par la voie sacrée *si les lésions de l'anus et du rectum au-dessous de la zone rétrécie ne contre-indiquent pas cette intervention*. On conçoit qu'il serait inutile de conserver un bout inférieur en mauvais état. Malheureusement, c'est ce que l'on voit le plus habituellement. Dans tous les cas, il ne faut se livrer à aucune extirpation avant d'avoir épuisé les petits moyens, administré pendant plusieurs semaines un sérieux traitement mercuriel et ioduré et s'être assuré que le rétrécissement est *peu étendu et mobile*.

Les rétrécissements *tardifs*, ceux de la période tertiaire ou quaternaire ne constituent peut-être pas la majorité des rétrécissements. Ce seraient cependant les plus communs d'après le plus grand nombre des auteurs.

Il y a bien longtemps que les rétrécissements sont considérés comme des accidents d'une syphilis avancée. C'était l'opinion de Morgagni, c'était aussi celle de Desault.

Ricord pensait que dans beaucoup de cas la stricture était causée par des dépôts gommeux qui s'ulcéraient.

Fournier a affirmé d'une façon beaucoup plus positive qu'il s'agissait communément d'un accident tertiaire. Il propose de dénommer cette affection : le syphilome ano-rectal. M. Guérin, M. Verneuil, acceptent absolument cette opinion. M. Trélat considère les rétrécissements comme un accident toujours très tardif qui se manifesterait même après la période des accidents tertiaires et appartiendrait plutôt à une période *quaternaire.*

Les auteurs anglais et américains sont presque unanimes à admettre la nature tertiaire du rétrécissement syphilitique du rectum ; James R. Lane (1), ancien chirurgien de Lock Hospital, pense « qu'il s'agit toujours de syphilis constitutionnelle et déjà ancienne ».

On en peut dire autant de Smith, de Walter Coulson, de Cooper et Edwards, de Cristopher Heath (2), de Bryant (3), de Kelsey (4), de Cripps.

Ces rétrécissements pourraient apparaître deux, trois ans après le chancre, d'après M. Fournier. Ils se montreraient infiniment plus tard d'après Trélat. Pour ma part, je crois qu'il en est presque toujours ainsi et qu'on les observe en général huit, dix, douze, quinze ans après le chancre. Ces rétrécissements tertiaires évoluent d'une façon peut-être plus insidieuse et plus lente que ceux dont nous venons de nous occuper. Une chose nous intéresse particulièrement au point de vue de leur traitement : c'est l'*extrême étendue des lésions*. La zone rétrécie, elle-même, peut être haute de plusieurs centimètres. Elle commence habituellement à une petite distance de l'anus, mais elle peut commencer beaucoup plus haut. Le rétrécissement peut être double ou triple.

A ce niveau, l'épaisseur des parois rectales a considérablement augmenté, dans un très grand nombre de cas le tissu cellulaire qui entoure le rectum participe au processus qui a modifié la paroi de cet intestin. Il y a des cas où tout le tissu cellulaire de la partie postérieure du bassin est ainsi envahi et transformé. Il est dur, rigide, lardacé, très épaissi. Le rectum est immobilisé dans cette gangue scléreuse.

Les muscles releveurs de l'anus sont toujours plus ou moins envahis et dégénérés. La portion du rectum sous-jacente au rétrécissement présente des altérations variables. *Quelquefois* l'anus est *sain*, ce qu'on ne voit pour ainsi dire jamais dans les rétrécissements du début, mais souvent aussi, on y trouve des condylomes et dans le canal des crêtes épaissies et lardacées allant jusqu'au rétrécissement. La surface de ce dernier est lisse ou semée

(1) In ALLINGHAM.

(2) C. HEATH, prof. à University College. *Diseases of the rectum.*

(3) BRYANT. *Practice of surgery.*

(4) KELSEY. *Diseases of the rectum.*

de bosselures. L'intestin représente dans la zone rétrécie une sorte de canal quelquefois cylindrique, plus souvent avec des points resserrés séparant des espaces plus larges. Le doigt introduit dans le rectum sent la partie inférieure de la zone rétrécie faisant dans la cavité rectale une saillie dure, percée d'un orifice étroit et entourée d'une rigole circulaire donnant quelquefois d'une façon frappante la sensation du *col utérin*. Il faut pour cela que le rétrécissement siège un peu plus haut que la zone sphinctérienne. Quand le doigt peut être introduit dans la lumière du rétrécissement, on sent la paroi lisse et dure et comme ligneuse. Au-dessus du rétrécissement, on trouve *presque toujours*, dans ces cas tertiaires, la grande ulcération décrite par Gosselin, et s'il n'y a pas encore d'ulcération, une sorte de rectite proliférante qui remonte généralement très haut dans l'intestin. Au point de vue qui nous occupe, il est absolument nécessaire de signaler avec insistance la grande étendue du mal. Dans la thèse de Jacquinot, on trouve signalée une observation de M. Le Dentu où les lésions remontaient jusqu'à la limite inférieure de l'S iliaque. Un rétrécissement ano-rectal fut incisé et guéri. Mais il s'en produisit un autre ultérieurement à 15 centim. de l'anus. Le même auteur cite une observation de M. Letulle où « le rectum était ulcéré dans une surface de 10 centim. de haut, l'ulcération étant divisée en deux par le rétrécissement », où il y avait « de nombreuses fistules, des cavernes périrectales, surtout nombreuses au-dessous du rétrécissement », et enfin « une énorme infiltration du tissu cellulaire périrectal, infiltration scléreuse ayant rétracté et durci les masses adipeuses de l'espace pelvi-rectal supérieur », des traces de péritonite ancienne. Le même Jacquinot relate encore l'autopsie d'une malade soignée pendant onze ans par MM. Gosselin, Berger, Terrillon. Il y avait entre autres lésions une quantité énorme de tissu lardacé, criant sous le scalpel « qui agglomérait ensemble tous les organes du petit bassin, des lésions de la muqueuse à partir de 20 centim. au-dessus de la terminaison de l'intestin ». On en trouve bien d'autres exemples dans les auteurs étrangers. Dans un travail sur le traitement des ulcérations syphilitiques du rectum par la colotomie, Hahn en a cité un certain nombre. Dans un cas, le rétrécissement s'étendait jusqu'à 25 centim. de l'anus ; dans un autre presque usqu'à l'S iliaque. En outre, il en mentionne plusieurs où la muqueuse ne devenait saine qu'à 20 ou 25 centim. de l'anus.

Une malade de Kœnig se servait d'un tube d'un pied et demi de long pour atteindre la partie du rectum sus-jacente au rétrécissement qui cependant commençait au voisinage de l'anus.

M. Vénot a présenté à la Société d'anatomie et de physiologie de Bordeaux, le 16 mai 1892, le rectum d'une femme « qui était manifestement syphilitique ». On observait une série de rétrécissements échelonnés sur une longueur de 31 centim. Le point le plus rétréci siégeait à 3 centim. de l'anus. Tout autour de l'intestin existaient de grosses masses de tissu lardacé.

J'ai disséqué à l'École Pratique un cadavre d'homme qui présentait sur les deux jambes des cicatrices de lésions syphilitiques, et en outre un rétrécissement du rectum long de plusieurs centimètres. Tous les organes du petit bassin étaient noyés dans un tissu lardacé excessivement résistant. La paroi intestinale était si profondément modifiée qu'on ne pouvait en établir en dehors une limite nette. Les muscles releveurs étaient fibreux, transformés, et il fut *impossible de les isoler par la dissection*. Tout autour de la partie inférieure du rectum, il y avait des quantités de trajets fistuleux, *extrêmement compliqués*, dont la paroi était lisse et rigide. Ces trajets communiquaient les uns avec les autres. Ils contenaient seulement une matière muqueuse ou muco-purulente qui paraissait venir de l'intestin, plutôt que sécrétée par leurs parois. Au-dessus du rétrécissement, la muqueuse était profondément modifiée et en partie détruite. Toutefois, à cause de l'état de putréfaction très avancé du cadavre, je n'ai pas pu déterminer d'une façon exacte la nature et l'étendue de ces dernières lésions. Sur deux femmes que j'ai pu examiner, l'une à l'hôpital Broussais, l'autre à Necker, autant qu'on peut se fier à un examen clinique, les lésions paraissaient presque aussi diffuses et étendues. Tout le pourtour de l'anus était criblé de fistules qui s'ouvraient en outre à la vulve et dans le vagin, Ces fistules avaient bien les caractères qu'on attribue à celles qui compliquent ce genre de rétrécissements.

On peut admettre que les lésions passent par deux phases, une période d'infiltration et une période de sclérose. Celle-ci pourrait être évitée dans un certain nombre de cas si la maladie était reconnue à son début, et le traitement spécifique administré en temps opportun.

Il serait bien nécessaire de faire quelque chose pour les pauvres malades affligés de ces rétrécissements qui tôt ou tard les conduisent à la mort. Mais le moyen d'intervenir utilement par une opération radicale? Je crois qu'il faut y regarder à deux fois avant de tenter quoi que ce soit par la voie sacrée. Or, dans les cas que nous venons d'envisager, l'étendue des lésions, l'envahissement du tissu cellulaire pelvien rendent inutile et très dangereuse toute tentative d'extirpation.

Il reste l'administration du traitement mercuriel et ioduré, la dilatation, l'antisepsie rectale, la rectotomie linéaire, et enfin la colotomie. Celle-ci, pour le dire en passant, est une précieuse ressource, trop négligée peut-être en France. Il est possible que les lésions rétrocèdent dans une certaine mesure, et l'anus artificiel permet d'attendre ce moment pour tenter quelque chose, outre qu'il supprime de terribles souffrances et permet d'aseptiser le rectum.

Tous les cas de syphilomes ne sont point aussi graves, bien heureusement. On en trouve qui sont relativement peu étendus, et qui sont mobiles. Quand l'anus sera demeuré sain, il y aura lieu de les extirper par la voie sacrée après qu'un traitement préliminaire local et général aura préparé le succès de cette intervention.

C. **Rétrécissements cicatriciels.** — Toute perte de substance du rectum peut donner lieu à un rétrécissement cicatriciel. Ils sont traumatiques ou pathologiques. Les premiers sont accidentels ou chirurgicaux. Parmi ces derniers, il faut citer d'abord les rétrécissements dus à l'ablation d'hémorrhoïdes qui n'ont pas à nous occuper, car ils siègent toujours à l'anus ou dans son voisinage immédiat, et ensuite ceux qui sont consécutifs aux *résections du rectum par la voie sacrée* et qui ne sont que trop communs. Nous n'y reviendrons pas.

Au nombre des rétrécissements dus à des traumatismes accidentels, nous devons ranger une variété qui ne doit pas être très rare, et sur laquelle insistent surtout Curling, Allingham et Cripps, les rétrécissements dus aux violences exercées sur le rectum pendant l'accouchement, puis ceux qui reconnaissent pour cause les plaies, les déchirures du rectum par corps étrangers introduits par l'anus, ou ayant cheminé à travers le tube digestif, etc.

La seule variété qui mérite de nous arrêter est celle consécutive à l'accouchement. On peut assigner pour caractères à ces rétrécissements d'être bien limités, de siéger à la hauteur de l'extrémité inférieure du sacrum, de présenter une tendance médiocre à s'étendre en hauteur. Ils constituent une excellente indication d'intervenir par la voie sacrée.

Quant aux rétrécissements dus à des ulcérations, on peut décrire ceux qui relèvent d'ulcérations simples, chancrelleuses, ou tuberculeuses, ou dysentériques. Ces derniers seuls nous arrêteront. On n'est pas absolument d'accord sur la fréquence de cette complication de la dysenterie. Woodward, chirurgien chef de l'armée des États-Unis, rapporte qu'il n'y a pas un seul cas de sténose intestinale résultant d'ulcère dysentérique dans les annales de la guerre de la Rébellion, et que le musée médical militaire ne contient aucun spécimen de cette variété.

D'autre part, Joseph Ewart (1), qui a été professeur de médecine à Calcutta, dit que « si les ulcérations occupent une grande hauteur ou toute la circonférence, il peut se produire ultérieurement de dangereuses coarctations de l'intestin ».

Ces rétrécissements ne peuvent guère s'observer que dans les dysenteries *chroniques* et chez des individus ayant habité les pays chauds. C'est pourquoi on a rarement l'occasion de les *observer* en Europe. Ils siègent souvent très haut, et peuvent occuper un point quelconque de l'étendue du gros intestin. Ils sont souvent multiples ou compliqués. Mais dans certains cas, ils peuvent siéger assez près de l'anus et se présenter dans des conditions telles que la voie sacrée puisse convenir pour les aborder. Ainsi, après avoir passé en revue les différentes sortes de rétrécissements et recherché, à propos de chacune d'elles, les indications de la méthode sacrée, nous voyons que, somme toute, les cas sont assez rares où cette voie soit utilisable. Je ne peux donc pas croire que les rétrécissements du rectum et, en particulier, les rétrécissements syphilitiques constituent « la meilleure indication de l'opération de Kraske, et le triomphe de la méthode ». La plupart des rétrécissements siègent tout près de l'anus, et alors, ou bien il est presque impossible de conserver le sphincter, ou bien l'on arrive mieux et plus facilement à le conserver en opérant par la voie anale.

Pour ceux qui sont situés au-dessus de la zone des constricteurs, évidemment il y en a un certain nombre, mais un nombre, très restreint pour lesquels il est indispensable de recourir à la voie sacrée. Mais ma conviction très ferme est qu'il faut recourir à cette voie seulement quand il n'est pas possible de faire autrement.

Traitement préliminaire.

Avant d'intervenir, il est bien entendu qu'on a soumis le malade à un sérieux traitement préliminaire, traitement général d'abord quand il y a le moindre soupçon de syphilis, traitement local ensuite. Ce n'est pas comme pour le cancer, on peut prendre son temps pour désinfecter le rectum, et il faut le prendre largement.

(1) *Quain's Dictionnary of medicine*, art. Dysentery.

Il peut y avoir grand avantage à pratiquer l'anus contre nature préliminaire. Cela peut avoir quelques inconvénients, mais l'état du malade n'est pas comparable à celui d'un cancéreux. L'anus permettra, au contraire, de relever un état général défectueux, de soigner, modifier et même guérir l'ulcération sus-jacente au rétrécissement, au besoin de reconnaître l'extrémité supérieure de celui-ci, de désinfecter sérieusement le rectum. Pour empêcher ce dernier de revenir sur lui-même, on pourra le bourrer de gaze enduite de pommade antiseptique, ce qui aura en outre l'avantage de constituer un excellent pansement. La fixation de l'intestin à la paroi pourrait constituer un obstacle à son abaissement : aussi faut-il avoir soin de fixer le côlon iliaque lui-même, et non le côlon pelvien. Il ne faudra pas pratiquer l'opération, si le malade est sous le coup d'une complication *aiguë*. Ainsi la présence d'un *abcès* autour de l'intestin la contre-indiquer absolument. On l'ajournera encore si le malade a de l'occlusion intestinale. Il vaut mieux infiniment dans ce cas pratiquer l'anus artificiel et *attendre les événements*.

Le **manuel opératoire** est absolument le même que pour le cancer, le chirurgien est exposé aux mêmes dangers, il dispose des mêmes ressources, il traite le rétrécissement comme une tumeur, seulement la tumeur est de nature bénigne. Il n'a pas, bien entendu, à se préoccuper des ganglions. Il peut être moins minutieux dans l'extirpation des parties malades péri rectales. Néanmoins, il faudra faire l'extirpation large, les portions du rectum immédiatement sus et sous-jacentes au rétrécissement étant presque toujours assez mal disposées pour la réunion primitive.

Suites et résultats. — La mortalité immédiate est bien *moindre* que dans l'opération de Kraske pour cancer. Il n'y a pas eu de morts par *choc* dans les observations que j'ai eues entre les mains, et il n'y a pas lieu de s'en étonner, si l'on songe que la résistance du cancéreux est bien moindre. Les gangrènes, les larges suppurations sont aussi beaucoup plus rares. Mais tous les accidents que nous avons énumérés comme complications de Kraske pour cancer peuvent se retrouver ici.

Les suites éloignées sont aussi très comparables dans les deux cas. J'ai noté dans les observations, ou observé moi-même le *prolapsus du rectum*, les fistules sacrées, la paralysie du sphincter et enfin le *rétrécissement cicatriciel* annulaire du rectum au point de réunion des deux bouts de l'intestin. Somme toute, l'opération par la voie sacrée n'a point donné jusqu'à présent de résultats bien concluants, dans la cure des rétrécissements. Mais j'ai bon espoir qu'en choisissant bien les cas, en multipliant les précautions, en améliorant la technique, on pourra enregistrer des succès durables.

III. — **Difformités congénitales du rectum.**

Nous nous sommes occupés dans le précédent chapitre des rétrécissements congénitaux. Nous avons vu que la voie sacrée ne pouvait que bien rarement être utilisée dans la cure de ces rétrécissements ; mais elle trouverait son application dans certaines malformations congénitales du rectum.

Dans le cas d'absence d'anus, quand rien ne peut laisser soupçonner au chirurgien le point où se termine l'intestin, M. Delagenière (de Tours) (1) propose de faire la laparotomie pour reconnaître rapidement le gros intestin et le suivre jusqu'à sa terminaison. La dissection de six cadavres d'enfants, atteints d'imperforation de l anus, lui a montré que le rectum s'arrêtait alors souvent un peu au-dessous de la symphyse sacro-iliaque gauche. L'intestin reconnu, il fait une incision périnéale et paracoccygienne, abaisse jusque-là l'intestin qu'il fixe à la peau. M. Delagenière a fait deux fois cette opération. Il a failli avoir un succès. Ce n'est pas suffisant pour juger sa manière de faire. L'opération est toutefois un peu bien compliquée pour un nouveau-né, et il est probable que la mort sera sa conséquence habituelle. Rien encore ne vient encourager dans cette voie ; du moment que l'on se décide à une incision para-sacro-coccygienne, on peut ouvrir par là le péritoine et se livrer avec assez d'aisance à la recherche du bout intestinal sans qu'il y ait lieu de faire d'abord une laparotomie. Cette opération serait déjà fort grave elle-même. Somme toute, si l'on veut donner quelques chances de vivre à ces enfants, il faut que l'acte opératoire ne soit ni trop long ni trop compliqué. La résection du coccyx suffira le plus ordinairement à faciliter les recherches et permettra de trouver le bout intestinal. Si les recherches demeurent infructueuses par cette voie, on peut encore établir un anus artificiel par la méthode de Littré, ou bien abandonner l'infortuné petit malade à son triste sort, ce que beaucoup de chirurgiens considèrent comme plus humain que de le doter d'un anus iliaque.

La voie sacrée trouvera des indications beaucoup plus nettes dans les abouchements anormaux du rectum, dans la vessie, ou la partie supérieure du vagin.

(1) *Congrès de chir.*, 1893.

IV. — Fistules recto-vaginales élevées.

Bardenheuer avait signalé ces fistules comme une indication de la méthode sacrée. M. Terrier a pratiqué une opération de ce genre et j'ai reçu communication de deux cas analogues. Il est certain que cette méthode permet d'aborder certaines fistules presque inaccessibles par la voie vaginale et qu'on peut l'utiliser pour tenter cette cure très difficile. On rencontre des malades qui ont eu des suppurations pelviennes ouvertes à la fois dans le rectum et le vagin, qui expulsent des matières en grande quantité dans ce dernier conduit et chez lesquelles l'orifice intestinal du trajet fistuleux se trouve situé beaucoup plus haut que l'orifice vaginal. Ces fistules guérissent quelquefois spontanément ou après hystérectomie vaginale, mais je suppose que tout cela n'ait pas réussi ou que la dernière opération soit contre-indiquée ; quand, par exemple, les matières s'écoulent abondamment et presque sans aucune interruption dans le vagin, on est véritablement autorisé à intervenir par la voie sacrée.

III. — Opérations portant sur les organes génitaux internes de la femme.

1° Hystérectomie pour cancer.

C'est Hegar (de Fribourg) qui le premier eut recours à cette méthode pour aborder les organes génitaux internes de la femme. Le 27 novembre 1888, il intervint par la voie sacrée pour ouvrir un abcès pelvien. Le cas fut publié par Wiedow (1) qui avait assisté Hegar dans cette opération.

Mais avant cette intervention sur la femme vivante, Herzfeld et Hochenegg avaient publié les résultats de leurs recherches entreprises sur le cadavre pour étudier les indications de la méthode de Kraske dans les opérations gynécologiques (2).

Hochenegg (3) avait, au commencement de 1888, conseillé d'utiliser ce procédé pour aborder, non seulement le rectum, mais les autres organes pelviens. L'article était très court et sans aucun détail. Au moins d'août de la même année, Herzfeld (4), assistant du professeur Schauta, décrivit un article intitulé « Application de la méthode de Kraske » où il donne, un procédé d'extirpation de l'utérus différent de celui de Hochenegg.

Le 2 décembre 1888, par une assez bizarre coïncidence, Hochenegg, Gersuny, à Vienne et Hegar à Fribourg pratiquèrent les trois premières hystérectomies par la voie sacrée.

Les deux observations de Gersuny et Hochenegg furent publiées par ce dernier le 28 février 1889 dans *Wiener Klin. Woch.* Celle de Hegar fut publiée quelques mois plus tard par Wiedow (4) en même temps que celle

(1) Wiedow. Die osteplastich Resect. des Kreuzesteissbeiness zur Freilegung der Weiblichen sexuelorgane und Ausführung operativer ein Griffe. Berlin. *klin. Wochensch.*, 1889.

(2) *Allgemeine Wiener Med. Zeitung* et *Wiener klin. Woch.*, 1888.

(3) Hochenegg. *Wiener klin. Woch.*, 1888.

(4) Herzfeld. *Allgemeine Med. Zeitung*, août 1888.

(5) Wiedow. *Berliner. Klin. Woch*, 1889.

de l'abcès pelvien dont il a déjà été question, et par Bernhard v. Beck (1). Hegar avait fait une résection temporaire, Gersuny et Hochenegg, au contraire, une ablation osseuse définitive.

Emile Zuckerkandl (2), préconisant la voie pelvienne postérieure, déclare inutile de toucher au squelette ; d'après des études purement cadavériques, il conseille de faire simplement une incision parasacrée du côté gauche.

Wölfler (3) fit deux hystérectomies par la voie parasacrée, mais il incisa à droite et d'ailleurs se servit d'une incision différente. La même année, Roux (de Lausanne) (4) pratiqua deux hystérectomies sacrées en se servant d'un procédé de résection temporaire (mars et avril 1889) et Czerny (5) fit trois fois cette opération (juin, juillet, novembre 1889). Kufferath communiqua, en 1890, à la Société belge de gynécologie, un cas malheureux d'extirpation de l'utérus par la voie sacrée.

L'année suivante, Muller fit connaître trois cas de sa pratique et Jivopistzoff, trois autres opérés par Kni (Jivopistzoff étant son assistant).

Nombre de chirurgiens ont pratiqué maintenant ces opérations. M. Terrier en a communiqué deux observations au Congrès de chirurgie de 1891. Roux dit à ce propos qu'il en avait fait dix, indépendamment des deux cas déjà publiés.

On a longuement discuté la question de l'hystérectomie sacrée, en 1890, à la Société gynécologique de Vienne, où prirent la parole Zinsmeister, Herzfeld, Hochenegg, Dittel, Maydl ; et, au quatrième congrès de Pirogoff, en 1891, à propos des communications de Zaiadsky et de Solodnikoff, Solowieff, Soutouguine, Rein, D. Ott, Sklifossowsky donnèrent leur avis motivé. Il y a lieu de citer plus récemment l'important mémoire de MM. Terrier et Hartmann dans les *Annales de gynécologie* (1891), le travail de Herzfeld (1893) et la très longue et intéressante discussion qui eut lieu cette année même au congrès de la Société allemande de chirurgie, discussion à laquelle prirent part Czerny, Stheinthal, Schede et Gussenbauer. M. Michaux a fait, ces derniers mois, trois hystérectomies sacrées à l'hôpital Beaujon.

(1) BERNHARD V. BECK. *Zeitschrift für Geburtshülfe und Gynækologie*, 1890.
(2) E. ZUCKERKANDL. *Wien. klin. Woch.*, 1889.
(3) *Wiener klin. Woch.*, 1889.
(4) *Correspondenz-Blatt für Sch. A.*, 1889.
(5) CZERNY. *Beit. z. klin., Chir.* 1891.

En Angleterre, on n'a pas fait par cette voie d'extirpation de l'utérus; mais en Amérique, Langue en a fait trois en 1891 et Kammerer une autre. Somme toute, on trouve actuellement dans la science un peu plus de soixante cas d'intervention sacrée pour affection de l'appareil génital interne de la femme. Presque tous ont porté sur la matrice elle-même, à l'exclusion des annexes et ont été dirigées contre le cancer utérin. Nous commencerons donc par étudier l'hystérectomie sacrée.

INDICATIONS ET CONTRE-INDICATIONS

Jusqu'à présent, aux yeux des chirurgiens français, les indications de l'hystérectomie sacrée ont paru devoir être fort limitées. On s'habitue assez difficilement chez nous à cette idée d'extraire l'utérus en effondrant la paroi pelvienne postérieure. En Allemagne, au contraire, cette manière de pratiquer l'hystérectomie semble être assez facilement acceptée. Il est tout naturel que, dans son pays natal, la méthode sacrée jouisse d'une certaine faveur et qu'on ait de la tendance à l'utiliser de préférence à d'autres. Le génie particulier des chirurgiens allemands ne peut que favoriser cette inclination. Ouvrir une très large brèche en créant de grands délabrements ne leur répugne en aucune façon. Et au premier abord, cela peut paraître, en effet, plus simple d'opérer au grand jour, en se donnant tout l'espace nécessaire pour évoluer librement, au lieu de travailler quelquefois péniblement et avec lenteur dans le fond du vagin En outre, d'une manière générale, ils comprennent d'une autre façon que nous les indications opératoires, et ils interviennent assez volontiers dans certains cas de cancers très étendus, alors que les chirurgiens français jugent prudent de s'abstenir quand ils ne peuvent ni guérir ni soulager. Or la voie sacrée permet incontestablement d'enlever, avec d'immenses dangers, il est vrai, et des résultats tout à fait précaires, ces utérus cancéreux, fixés, adhérents, immobiles, qui ne sont plus du domaine de l'hystérectomie vaginale. Mais en outre, il n'est pas douteux que cette dernière opération ne soit infiniment mieux pratiquée chez nous que chez nos voisins, et qu'avec le morcellement et les pinces à demeure, nous ne puissions enlever par le vagin des utérus dont l extirpation leur semblerait praticable seulement par la voie sacrée. Il est juste de reconnaître qu'à « des mains différentes ne conviennent pas les mêmes procédés » et qu'il n'est pas extraordinaire que des chirurgiens vivant dans des milieux très dissemblables aient recours à des méthodes opposées.

Ainsi l'hystérectomie vaginale s'est tellement perfectionnée chez nous, étant devenue chose facile et simple et bénigne dans les cas favorables, qu'on se décidera difficilement à accepter toute autre méthode, si ce n'est à titre d'exception.

Il est possible cependant qu'il y ait lieu d'en appeler du jugement un peu sévère des chirurgiens français contre l'hystérectomie sacrée, et qu'il y ait profit à s'en servir un peu moins rarement.

On a réservé jusqu'à présent la voie sacrée à des cas tout à fait inopérables par les autres méthodes. C'est un peu pour cela qu'il est très difficile de la mettre en parallèle avec ces dernières. Au premier abord elle paraît fort grave, et il n'est pas douteux que les résultats en soient assez médiocres ; mais la lecture des observations montre que, dans les cas malheureux, l'opération s'était effectuée presque toujours dans des conditions extraordinairement défavorables. On en conclut immédiatement que pour s'éviter, dans la mesure du possible, le chagrin de perdre ses opérés, il ne faut pas toucher à certaines malades dont le cancer est vraiment trop étendu.

Mais s'il faut renoncer à ces excès absolument condamnables, doit-on recourir à la voie sacrée pour des cas simples et faciles, c'est-à-dire ceux où l'épithélioma est bien limité à l'utérus, où ce dernier est petit et mobile? Il n'est pas douteux qu'en opérant par cette méthode, on ne puisse dans ces derniers cas obtenir une très large proportion de succès, et améliorer singulièrement la statistique. Mais on peut dire qu'on obtiendrait alors les mêmes succès par toutes les méthodes, et en particulier par l'hystérectomie vaginale. Et alors, pourquoi recourir à une voie qui nécessite une mutilation préalable, quand on peut faire bien et rapidement l'extirpation par le vagin? En vérité, il n'y a pas lieu de discuter longuement là-dessus ; l'hystérectomie vaginale est tellement entrée dans nos mœurs qu'on s'adressera toujours à cette méthode de choix ; il y aurait cependant, à côté, des questions de facilité opératoire et de bénignité relative à se prononcer sur l'efficacité des méthodes mises en parallèle. S'il était démontré que, par l'hystérectomie sacrée, on obtienne des résultats meilleurs au point de vue de la récidive, il est bien certain qu'elle serait préférable à toute autre. Or les cas publiés ne sont pas encore en très grand nombre.

Les observations nous renseignent fort peu sur les suites éloignées, et, il faut bien le dire, les malades ont été opérées généralement dans des conditions si défavorables qu'il est bien mal commode de résoudre cette question. Cependant, en songeant aux différentes manières dont se produisent les récidives, on peut considérer : des récidives in situ sur la tranche vaginale, la partie la plus élevée du vagin, le péritoine pelvien ou les ligaments larges ; des récidives ganglionnaires et des récidives viscérales. Ces dernières ne sauraient entrer en ligne de compte. Mais pour les autres, il est possible que l'intervention sacrée puisse à la rigueur les empêcher ou les retarder dans une certaine mesure, puisqu'elle permet quelquefois l'inspection et l'extirpation des ganglions pelviens douteux ou sûrement néoplasiques, l'exérèse plus facile et plus large du dôme vaginal et des ligaments larges. Il pourrait donc y avoir quelque avantage à l'employer quand on a des doutes sur l'intégrité du vagin, du paramétrium, ou des ganglions. Qu'on remarque bien que, dans des conditions favorables, l'hystérectomie sacrée donnerait sans doute une mortalité très faible et que d'ailleurs son pronostic est appelé à devenir de moins en moins grave, à mesure qu'on se perfectionnera dans le manuel opératoire. L'hystérectomie vaginale a commencé par un nombre considérable d'insuccès, et maintenant ces échecs opératoires sont l'exception dans des mains habiles.

Mais, indépendamment des cas d'utérus mobiles, sans adhérences, sans grande infiltration péri-utérine, qu'on pourrait opérer par la méthode sacrée, aussi bien que par la méthode vaginale, il y en a d'autres où cette dernière présente certaines contre-indications. Les obstacles à l'hystérectomie vaginale peuvent dépendre d'abord de l'utérus lui-même, de son grand volume, de sa friabilité, de la brièveté du col ou de sa destruction ; ensuite de ses connexions, des adhérences qu'il peut avoir contractées au niveau de son corps, ou par l'intermédiaire de ses annexes ; en troisième lieu, de l'étendue du néoplasme qui a envahi le paramétrium et les ligaments larges ; enfin, de l'état du vagin qui peut être rétréci, scléreux, irrégulier, ou déformé, ou envahi dans une certaine étendue par le cancer. Tous ces obstacles sont loin d'avoir la même valeur au point de vue de la médecine opératoire. Dans plusieurs observations étrangères, le gros volume de l'utérus a déterminé le chirurgien à utiliser la voie sacrée. Nous savons maintenant qu'en les morcelant, on fait passer par le vagin des utérus énormes, et, qu'en particulier, les utérus cancéreux qui ne sont généralement pas extrêmement gros peuvent, sauf de très rares exceptions, être extirpés par cette voie.

De même, l'état pathologique des annexes, ainsi que les adhérences contractées par le fond de l'utérus, ne sauraient actuellement être considérés comme des contre-indications.

Il faut attacher une importance tout autre et prendre en très sérieuse considération l'état du vagin, la brièveté ou la destruction du col et l'étendue du néoplasme. Dans le premier cas, difficulté d'aborder l'utérus ou nécessité d'une dilatation pré-opératoire, ou d'une opération préliminaire si l'on tient quand même à opérer par le vagin. Dans le deuxième, difficultés opératoires considérables au début de l'opération (impossibilité de bien placer ses pinces à traction, d'avoir des prises solides, et nécessité quelquefois d'abandonner l'acte opératoire). Dans le troisième, certitude de laisser du cancer dans les ligaments larges et inutilité de l'opération. C'est alors que l'hystérectomie sacrée trouve ses meilleures indications. Sans doute, dans la majorité des cas de cancers qui ne sont pas facilement opérables, le mieux est de s'abstenir ; sans doute il est dangereux de tenter autre chose qu'un traitement palliatif quand l'extirpation totale serait trop laborieuse et trop grave et ne laisserait qu'un espoir chimérique de guérison ; mais il se présente à nous de temps à autre des femmes pour lesquelles nous regrettons bien vivement de n'avoir à notre disposition que l'hystérectomie vaginale ; elles viennent précisément de franchir la limite de l'opérabilité par cette voie vaginale. On sent, par exemple, une induration dans la base d'un ligament large, indice certain d'une propagation néoplasique de ce côté. Cependant, l'état général est encore presque satisfaisant, les douleurs commencent à peine. La malade mettra peut-être un an à mourir. Dans ces conditions, on a proposé et pratiqué l'hystérectomie vaginale *palliative*. Cette doctrine peut se défendre. Pendant quelques semaines au moins, la malade est soulagée de ses douleurs pelviennes en même temps que réconfortée au moral. Mais, par la voie sacrée, on peut faire un peu mieux et un peu plus, et extirper tous les tissus malades. Si les opérations sacrées ne sont indiquées que dans des cas très rares pour le cancer du rectum, on pourrait sans doute les appliquer un peu plus souvent qu'on ne le fait aux cancers utérins.

J'ai insisté sur l'envahissement des ligaments larges, contre-indication de l'hystérectomie vaginale, comme légitimant une intervention sacrée, parce que cette dernière seule permet de voir le ligament large et d'extirper le cancer sans couper infailliblement l'uretère. Mais en outre, la difficulté d'avoir de bonnes prises quand le col est complètement détruit, l'envahissement du cul-de-sac postérieur, la présence dans le vagin de brides cicatricielles indiquent absolument de recourir à la voie sacrée. Par contre, l'envahissement de la vessie contre-indique absolument toute tentative d'extirpation totale de la matrice par quelque voie que ce soit. On a fait de parti pris la résection de la vessie, dans ces cas d'envahissement secondaire. Cet exemple ne me paraît pas devoir être imité.

Quand on n'aura pas pu prévoir complètement les difficultés opératoires, ou quand un accident imprévu viendra entraver la marche régulière de l'opération, le chirurgien devra s'arrêter, s'il en est temps encore, ne pas pousser les choses à l'extrême, et renoncer à une extirpation totale quand celle-ci doit être si laborieuse et si grave qu'elle entraînerait presque sûrement la mort de la malade.

TRAITEMENT PRÉ-OPÉRATOIRE

Il est bon, pour assurer le succès de l'opération, de consacrer deux ou trois jours à désinfecter autant que possible l'utérus et le vagin. Cette cavité sera nettoyée très soigneusement chaque matin par le chirurgien ou par un aide sûr, savonnée, longuement irriguée, avec de la liqueur de Van Swieten ; les bourgeons épithéliomateux seront raclés ou encore fortement cautérisés avec le fer rouge ou des applications réitérées d'*acide chromique*. Après des applications quotidiennes de ce caustique pendant trois jours, la surface néoplasique sera bien près d'être nettoyée. Le tube digestif ne nécessite aucune préparation bien spéciale : un purgatif, un ou deux grands lavements suffiront très amplement.

MANUEL OPÉRATOIRE

Procédé de Hochenegg. — Je crois qu'il vaut mieux ici encore observer l'ordre chronologique, au lieu de classer les procédés d'après les incisions de la peau, ou d'après la résection osseuse. Ce qui fait un procédé, c'est généralement l'ensemble des manœuvres que l'on exécute et non un petit temps spécial.

En outre, les modifications apportées par les chirurgiens au manuel opératoire supposent l'étude des procédés antérieurs, leur critique, la mise en lumière de leur côté faible. C'est l'excuse du chirurgien qui propose un procédé nouveau, de bien connaître ceux de ses prédécesseurs. On ne saisit en aucune façon l'évolution du manuel opératoire et les circonstances qui ont amené ses changements, en étudiant les procédés autrement que dans l'ordre chronologique. Hochenegg fut le premier à formuler des règles pour l'ablation de l'utérus par la voie sacrée. A vrai dire, elles ne diffèrent point dans les temps préliminaires de celles que le même Hochenegg avait formulées pour atteindre le rectum. La malade est couchée sur le côté droit, la peau incisée suivant une ligne courbe, à concavité gauche, commençant immédiatement au-dessous et en dehors de l'épine iliaque postéro-supérieure gauche, croisant la ligne médiane pour aboutir au bord droit du coccyx. Cet os est dénudé et extirpé. Puis on enlève du sacrum un fragment limité par une ligne courbe passant immédiatement au-dessous du troisième trou sacré du côté gauche, et enant aboutir juste au-dessous et en dedans du quatrième trou du côté droit.

L'aponévrose pelvienne est alors effondrée, le rectum reconnu et récliné à droite, le cul-de-sac péritonéal ouvert, l'utérus saisi, attiré dans la plaie et enlevé après ligature des ligaments larges et des insertions du vagin.

On a reproché à l'auteur de ne pas prendre de précautions suffisantes pour protéger le péritoine pendant l'opération et de le laisser béant quand elle est terminée. Herzfeld lui reproche, en outre, à lui comme à beaucoup d'autres, de passer à gauche du rectum.

Procédé de Herzfeld. — La malade est couchée sur le côté gauche. On incise la peau suivant une ligne légèrement courbe commençant vers l'épine iliaque postérieure et supérieure *droite*, gagnant ensuite la ligne médiane, et suivant le pli interfessier jusqu'à un centimètre de l'anus. On incise au-dessous de la peau les parties molles jusqu'au squelette, de façon à mettre à nu les dernières vertèbres sacrées et le coccyx. En écartant les bords de la plaie, on en voit nettement le fond. On appuie sur le sommet mobile du coccyx pour tendre le ligament sacro-coccygien, reconnaître l'interligne de l'articulation sacro-coccygienne et pénétrer facilement dans cet interligne avec le bistouri. Le coccyx est alors libéré des parties molles et extirpées. Herzfeld pense que souvent on peut se contenter de la simple résection du coccyx, mais pour être plus à l'aise, il vaut mieux détacher encore avec l'ostéotome une partie de la dernière vertèbre sacrée sur une hauteur de un centimètre, après avoir préalablement sectionné les insertions des ligaments sacro-sciatiques. Assez souvent, on est obligé de remonter jusqu'au dernier trou sacré. En tout cas, il n'est pas nécessaire de recourir à une très large résection sacrée. L'aponévrose pré-vertébrale mise à nu, est chargée sur une sonde cannelée, et incisée dans toute la longueur de l'incision cutanée. *Le bord droit* du rectum devient visible. « La différence entre ma méthode et celle dont on se servait jusqu'à présent, dit M. Herzfeld, consiste essentiellement en ce que je limite la résection osseuse et que je pénètre du côté *droit* du rectum, c'est-à-dire que, pendant toute l'opération, cet intestin se trouve en dehors du champ opératoire. » Herzfeld assure, d'après ses recherches anatomiques, que dans son trajet par rapport au rectum, le vagin est un peu dévié à droite, surtout dans sa partie supérieure, et il compare les rapports de ces deux organes à ceux de la trachée et de l'œsophage. On voit donc, au fond de la plaie, et à droite du rectum, la paroi du vagin qui se distingue bien de la paroi rectale à cause de son aspect blanchâtre.

En outre, Herzfeld fait remarquer qu'en opérant du côté gauche, on est obligé de repousser à droite le rectum, qui, descendant de la fosse iliaque gauche, entoure et limite le champ opératoire et se trouve sans cesse exposé à être blessé. Il faut séparer patiemment avec les doigts, plutôt qu'avec les instruments, le rectum du vagin, surtout si l'on veut réséquer une portion de ce dernier organe. Le doigt d'un aide, introduit dans le vagin, en soulève le cul-de-sac postérieur, et l'opérateur, avec deux pinces, déchire le cul-de-sac de Douglas. L'ouverture du péritoine est prolongée *à droite*. Par cet orifice, on introduit le doigt que l'on recourbe en crochet. En passant par-dessus le fond de l'utérus, on atteint sa face antérieure, on accroche l'organe que l'on fait basculer de façon à l'amener au niveau de la plaie. On peut alors explorer les trompes, les ovaires, les ligaments larges, le cul-de-sac péritonéal vésico-utérin, les ligaments ronds, les artères utérines, et l'on sent nettement l'uretère.

La recherche du péritoine et son ouverture paraissent à Herzfeld extrêmement faciles, bien que tout le monde dise le contraire. « La solution de cette énigme est très simple, c'est qu'en opérant du côté gauche du rectum, et en réclinant cet organe à droite, on déplace le cul-de-sac du péritoine que la pression atmosphérique et la position de la malade font remonter encore et ramener en avant. »

Il faut procéder à la ligature des ligaments larges. En cas d'infiltration de ces ligaments, on peut, dit-il, placer des ligatures en dehors du pavillon de la trompe, sur le ligament infundibulo-pelvien, à l'aide d'une aiguille de Deschamps. On fait une ligature en chaîne, à 3 anneaux, dont le dernier descend jusqu'à l'insertion vaginale. On peut sentir avec la plus grande facilité les infiltrations cancéreuses qui pourraient se trouver au voisinage du col et les extirper. Avant d'ouvrir la cavité vaginale et d'enlever l'utérus, il faut s'occuper de fermer le péritoine. Pour cela on dissèque un véritable lambeau péritonéal sur la face antérieure de l'utérus, en ayant bien soin de ménager le cul de-sac vésico-utérin. Ce lambeau peut être rapproché de la lèvre postérieure de l'ouverture faite au cul-de-sac de Douglas, et fixé en outre à la paroi antérieure du rectum et aux deux pédicules latéraux. Ceux-ci peuvent même être laissés hors du péritoine, tournés vers le tissu cellulaire du bassin.

Donc, avant qu'on n'ait touché au cancer proprement dit, ni au vagin, le péritoine se trouve à l'abri de toute infection.

Il faut encore, avant de faire l'extirpation de l'utérus, rechercher, isoler et lier les troncs des artères et veines utérines pour éviter toute hémorrhagie. Si la vessie a été bien libérée et si l'opération a marché bien régulièrement, l'uretère se trouve hors du champ opératoire.

Mais il se peut qu'il soit plus ou moins fixé par des adhérences au voisinage du col. « Dans notre procédé, dit l'auteur, on sent très bien l'uretère et il devient parfaitement visible qu'on en déchire avec des pinces le tissu cellulaire. » Alors « on ne travaille plus dans les ténèbres »; de deux coups de ciseaux, on enlève l'utérus.

Le vagin est suturé.

La plaie représente alors une excavation en forme de cône dont le sommet regarde les sutures péritonéales et vaginales. Cet espace est bourré mollement de gaze iodoformée.

Le procédé de Herzfeld est presque excellent, il permet d'agir avec prudence et sécurité et donne le jour nécessaire pour mener à bien l'extirpation de la matrice. On l'a accusé pendant longtemps de n'avoir été appliqué d'une façon complète que sur le cadavre ; mais dans un travail récent, Herzfeld vient d'insister à nouveau sur ce procédé; et il cite trois observations où il a été appliqué à la lettre et chaque fois avec succès.

Procédé de Hegar. — J'ai longuement décrit le procédé de Herzfeld parce qu'il a été le premier à donner un manuel opératoire précis et détaillé et que ce manuel opératoire est très satisfaisant. En outre, il a été adopté, au moins dans ses grandes lignes, par un certain nombre de chirurgiens. Mais chacun a plus ou moins modifié à sa manière ce procédé ou celui de Hochenegg, et suivi un manuel opératoire particulier. Hegar fait une résection temporaire du sacrum et du coccyx. La résection temporaire fut proposée pour la première fois par Heinecke, mais il ne s'occupait que des opérations sur le rectum. Nous nous sommes déjà longuement occupés du travail de Heinecke, et il n'y a pas lieu d'y revenir ici.

Hegar, qui fut le premier à y recourir dans l'hystérectomie sacrée, a procédé de la façon suivante : il fait deux incisions symétriquement placées de chaque côté de la ligne médiane, qui commencent immédiatement au-dessous de la pointe du coccyx, et s'élèvent jusqu'au voisinage des épines iliaques postéro-supérieures, en suivant les bords du coccyx et du sacrum. On incise les parties molles jusqu'au squelette, on coupe de chaque côté les ligaments sacro-sciatiques, et l'on décolle le rectum de la face antérieure du sacrum. On scie le sacrum avec une scie à chaîne, de sa face profonde vers sa face superficielle, et suivant un trait oblique qui commence à droite entre le troisième et le quatrième trou sacré, et à gauche immédiatement au-dessous du quatrième.

On passe alors à droite du rectum, on accroche et renverse l'utérus, et l'on a bien soin de disséquer le péritoine de la face antérieure de l'utérus pour refermer la brèche faite au péritoine.

Le procédé de Hegar a été défendu récemment par Wietinger, à la Société médicale de Hambourg. Il a fait, par ce procédé, plus de dix opérations sur l'utérus ou ses annexes.

Gersuny fait une grande incision en arc à concavité tournée à droite, commençant au-dessous et en dehors de l'épine iliaque postéro-supérieure, et venant aboutir au-dessous de la pointe du coccyx. Le coccyx est libéré et extirpé et l'on résèque l'aile droite du sacrum jusqu'au troisième trou sacré.

Roux fait la résection temporaire du coccyx et de la portion du sacrum sous-jacente aux troisièmes trous sacrés, exactement comme pour aborder le rectum.

Au Congrès de chirurgie de 1891, M. Roux a déclaré qu'il n'agissait plus de la même façon, qu'il n'avait modifié ni les incisions cutanées, ni la résection osseuse, mais qu'après avoir conservé pendant l'opération le volet ostéo-cutané, dont on se servait comme d'un écarteur, et qui aidait à maintenir la plaie béante, au lieu de le réappliquer il faisait l'extirpation des portions osseuses contenues dans ce lambeau. Cependant M. Roux, qui a eu la bonté de me renseigner sur sa pratique actuelle, tend de plus en plus à revenir à son procédé primitif et à conserver, dans sa totalité, le lambeau ostéo-cutané.

Emil Zuckerkandl (qu'il ne faut point confondre avec Otto Zuckerkandl qui préconise la périnéotomie pour atteindre les organes génitaux internes) a conseillé en 1889 d'abandonner les résections osseuses pour aborder les organes pelviens (aussi bien le rectum que l'utérus ou ses annexes), et de se contenter d'une *incision parasacrée*. Il opère du *côté gauche*. La malade est couchée sur le flanc droit. L'incision commence au niveau de l'épine iliaque postéro-supérieure, et, suivant le bord gauche du sacrum, se termine dans le creux ischio-rectal, à égale distance de l'anus et de la tubérosité de l'ischion. On coupe le grand fessier, les ligaments sacro-sciatiques. L'aponévrose pelvienne reconnue et effondrée, on rencontre le rectum qu'on libère et qu'on récline du côté droit. On trouve plus profondément le cul-de-sac de Douglas que l'on ouvre. Il devient dès lors facile de se livrer aux manœuvres nécessaires pour extirper la matrice.

A. Wölfler conseille quelque chose de très analogue. Il ne touche pas non plus au squelette et se contente aussi d'une incision parasacrée, mais du *côté droit*. La malade est couchée sur le côté opposé. L'incision n'est pas tout à fait pareille à celle de Zuckerkandl. (C'est un acheminement vers la méthode de périnéotomie de Frommann.) Elle commence bien moins haut que celle de Zuckerkandl, au niveau de l'articulation sacro-coccygienne ou immédiatement au-dessous, à 15 ou 20 millim. en dehors de cette articulation. Elle devient un trajet curviligne encadrant la tubérosité de l'ischion du côté droit et vient se terminer tout près de là et en dehors de la commissure postérieure de la vulve. Ainsi cette incision est bien plus périnéale que paracoccygienne, et elle ne mérite pas, à proprement parler, son nom de parasacrée. On coupe successivement le grand fessier et les graisses du creux ischio-rectal, les ligaments sacro-sciatiques, l'ischio-coccygien et le releveur de l'anus dans la plus grande partie de son étendue. On ouvre ainsi très largement l'espace pelvi-rectal supérieur. La section du muscle releveur du côté droit permet de récliner le rectum à gauche avec une grande facilité. On reconnaît cet intestin, puis le vagin, on les sépare l'un de l'autre et l'on arrive au péritoine que l'on ouvre très largement. Dès le début de l'opération, toutes les fois qu'on le peut, on saisit le col utérin avec de solides pinces de Museux. Ces pinces sont laissées en place jusqu'à ce moment de l'opération. Alors un aide tire fortement sur les pinces pour abaisser l'utérus et le rendre plus accessible, et pendant qu'il le maintient ainsi abaissé, on procède à la ligature en chaîne des ligaments larges.

L'incision de Wölfler est plus commode et plus sûre que celle de Zuckerkandl; elle donne aussi un jour beaucoup plus considérable. Au lieu d'évoluer dans l'espace sacro-coccy-sciatique, relativement très étroit chez certaines femmes, le chirurgien se trouve véritablement très à l'aise pour pénétrer dans le bassin par cette voie, excepté à la partie toute supérieure de l'incision.

Cependant, on peut reprocher à cette incision : 1° de couper le grand fessier et le ligament sacro-sciatique en un point où tous deux sont extrêmement vasculaires; 2° de trancher le releveur de l'anus dans presque toute son étendue et de couper un grand nombre *des filets nerveux* qui innervent ce muscle; 3° de trancher aussi le nerf du côté droit du sphincter; 4° enfin, pour que l'opération soit menée à bien, il faut un utérus *mobile*. Or, quand l'utérus est mobile, et quand on peut faire de bonnes prises sur le col, ce qui est presque indispensable pour bien exécuter le procédé de Wölfler, on peut tout aussi bien faire l'hystérectomie vaginale.

L'incision de Wölfler, aussi bien que celle de Zuckerkandl, ne permet pas l'exploration complète des ligaments larges, et s'il était besoin d'en réséquer une partie, on n'aurait pas une commodité plus grande qu'en faisant l'hystérectomie vaginale. Je passe sur de menus détails qui pourraient encore entrer en ligne de compte, pour montrer la très réelle supériorité de cette dernière opération sur l'interventiou sacro-périnéale de Wölfler, tels que la présence d'une cicatrice, la création d'une plaie considérable pouvant mettre beaucoup de temps à se cicatriser, les dangers certainement plus grands pour le rectum et l'uretère.

Kufferath a fait une fois une opération du genre de celle de Wölfler, mais en exagérant beaucoup le procédé de ce dernier. Il fait une énorme incision, sectionnant toutes les parties molles comprises entre l'utérus et la peau. Son incision n'est d'ailleurs pas semblable à celle de Wölfler, ni à celle de Zuckerkandl. Elle commence sur le bord droit du sacrum, à 3 centim. au-dessus de l'articulation sacro-coccygienne, suit le bord du sacrum, puis celui du coccyx, et au-dessous du sommet de cet os, gagnant la ligne médiane, suit cette ligne jusque vers l'anus. A un centimètre de cet orifice, elle change de direction, le contourne en passant à un demi-centimètre et, du côté droit, décrit ainsi un demi-cercle ou une demi-ellipse, et revient de nouveau en avant de l'anus sur la ligne médiane. De là, elle est continuée jusqu'à la commissure postérieure de la vulve. Dans son ensemble, cett incision peut être représentée schématiquement par la figure ci-contre.

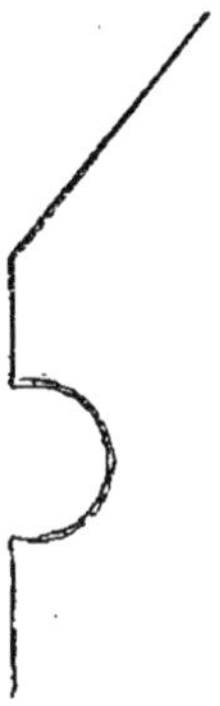

On coupe ensuite le fessier, les ligaments sacro-sciatiques, le releveur de l'anus. Kufferath pensait ménager le sphincter externe, mais d'abord, en passant à un demi-centimètre de l'anus, on coupe *deux fois* le plus grand nombre des fibres de ce muscle, et tous les filets nerveux destinés aux fibres demeurées intactes de la moitié droite du sphincter. Le rectum est isolé et séparé du vagin. Ce conduit est ensuite fendu dans toute sa hauteur, sur la ligne médiane postérieure, depuis la vulve jusqu'au fond du cul-de-sac postérieur, jusqu'à son insertion utérine. Le péritoine se trouve ainsi tout naturellement ouvert. On n'a pour ainsi dire pas à le rechercher, et il ne peut y avoir aucune difficulté dans la recherche qui passe, aux yeux de certains, pour être pénible, longue et délicate. A ce point de vue, le procédé de Kufferath présente un incontestable avantage. Il est certain qu'on n'éprouve non plus aucune peine à faire basculer l'utérus et à saisir les ligaments larges. Mais quelle énorme brèche créée par cette opération *préliminaire*. On ne saisit pas bien la nécessité de cet immense délabrement, qui ne peut qu'augmenter et beaucoup la gravité immédiate de l'opération, et ne promet rien de bon au point de vue des suites éloignées. L'opérée de Kufferath est morte.

Je ne crois pas que personne ait encore suivi cet exemple, et, en France du moins, il est probable que ce procédé ne séduira personne. Aussi n'est-il pas besoin d'en faire une critique plus longue.

Kni a opéré trois malades suivant le procédé de Hegar auquel il n'a apporté que d'insignifiantes modifications. Il se range avec Hegar parmi les partisans de la résection temporaire. La malade est couchée sur le côté gauche, les cuisses fléchies sur le ventre. Une première incision est faite sur le bord gauche du sacrum et du coccyx. Elle commence à deux travers de doigt de la base du sacrum, et se continue jusqu'à la pointe du coccyx. De l'extrémité de cette incision, on en fait partir une autre qui suit le bord droit du coccyx. Cette deuxième incision fait avec la première un angle de 45°, et elle est de moitié moins longue.

Les ligaments sacro-sciatiques et le muscle ischio-coccygien sont sectionnés. Une scie à main divise le sacrum, de sa face profonde vers la face superficielle, suivant une ligne oblique commençant à gauche entre le troisième et le quatrième trou sacré, finissant à droite un peu au-dessus de l'articulation sacro-coccygienne. On a soin de ne pas scier complètement le sacrum. On relève violemment en haut le fragment aux trois quarts détaché par le trait de scie, en brisant dans ce mouvement les portions osseuses qui peuvent encore le retenir. Cette dernière manœuvre aurait pour raison d'être de ménager le péritoine et les parties molles rétro-sacrées.

Le rectum reconnu et libéré est récliné en haut (la malade étant couchée sur le côté gauche, en haut veut dire du côté droit du bassin). Le péritoine est ouvert à la partie la plus déclive du cul-de-sac de Douglas. On fait basculer l'utérus, et pour tout le reste on se conforme aux règles formulées par Herzfeld.

Muller place la malade dans le décubitus dorsal, le siège très fortement relevé. Il incise sur la ligne médiane. L'incision commence au-devant du coccyx et dépasse en arrière le milieu du sacrum. Le coccyx est isolé et réséqué. La partie inférieure du sacrum est détachée à coups de ciseaux dans l'étendue de la cinquième sacrée. L'aponévrose pelvienne étant effondrée, le rectum est écarté à gauche. Un aide introduit son doigt dans le vagin, et, soulevant dans le fond de la plaie la paroi postérieure de ce conduit, le fait aisément reconnaître.

On l'*incise*, et à l'aide de cette incision, l'extirpation de l'utérus est singulièrement facilitée. On ne le fait pas basculer, on l'isole de bas en haut, du col vers le fond.

Hochenegg a modifié sa méthode primitive.

Il incise sur la ligne médiane depuis 1 centim. au-dessous de l'articulation ilio-sacrée jusqu'à l'anus. L'incision contourne ensuite l'anus à gauche et se termine au voisinage de la vulve. Il a fini par adopter l'incision du vagin au fond de la plaie avant d'ouvrir le cul-de-sac de Douglas.

Herzfeld fait remarquer l'inutilité de cette manœuvre, qu'il blâme absolument. A mon sens, elle facilite certainement l'opération, mais aussi elle expose à l'infection du tissu cellulaire pelvien. Jusqu'à ce que l'opération soit terminée, les débris cancéreux pourront passer du vagin dans ce tissu cellulaire, outre que le chirurgien sera toujours exposé à mettre en contact avec la surface du néoplasme ses instruments ou ses doigts, avant de les porter sur les ligaments larges et le tissu cellulaire de l'espace pelvi-rectal supérieur.

Hochenegg a renoncé à mettre ses malades dans une position dorsale élevée, « à moitié couchée » qu'il leur imposait auparavant. Il les fait coucher horizontalement, le bassin légèrement élevé.

M. Terrier fit coucher ses malades sur le côté droit et fit une longue incision le long du bord gauche du sacrum et du coccyx. Mais cette simple ouverture parasacrée lui parut manifestement insuffisante ; dans un cas, il fallut enlever une portion du bord gauche du sacrum et le coccyx ; dans l'autre, détruire une portion du sacrum.

« Le cas échéant, disent dans leur mémoire de 1891 MM. Terrier et Hartmann, nous nous déciderons probablement à pratiquer l'opération suivante :

« Longue incision parallèle au bord du sacrum, allant de l'épine iliaque postéro-inférieure jusqu'au delà du coccyx. On met à nu le bord du sacrum, en sectionnant au voisinage de leurs insertions le grand fessier et les ligaments sacro-sciatiques absolument confondus. Section transversale du sacrum entre le troisième et le quatrième trou sacré. Le fragment ainsi délimité est rabattu sur la fosse opposée. Un aide introduisant le doigt dans le rectum indique la situation de cet intestin. Avec un autre doigt, il permet de reconnaître le cul-de-sac vaginal postérieur. Ouverture du péritoine et extraction de l'utérus. Le volet ostéocutané est finalement réappliqué. »

Il va sans dire qu'on peut appliquer à l'extirpation de l'utérus le procédé de Rose, celui de M. Jeannel, celui de Lœvy, etc.

Récemment encore, on a proposé certaines modifications de détails dans le manuel opératoire de l'hystérectomie sacrée.

Steinthal (de Stuttgart) ferme le péritoine par des sutures, ce qui n'est pas nouveau, et déconseille la suture du vagin « qui ne lui a pas donné de bons résultats ».

Max Schede (de Hambourg) recommande de placer le bassin dans une « *position élevée* » et commence l'hystérectomie par l'incision circulaire du vagin. Il libère un peu l'utérus et s'arrête avant d'ouvrir le péritoine. « C'est de ce côté, dit-il, qu'est le danger de l'opération. Il faut que l'ouverture du péritoine soit le dernier temps de l'opération, de manière à réduire au minimum le danger de l'infection. »

Schede considère la résection temporaire comme très utile dans les cancers du rectum, mais tout à fait inutile dans les interventions sacrées pour affections utérines. (Soc. méd. de Hambourg, 1893.)

Voici le manuel opératoire très simple auquel je me suis arrêté ; je lui fais d'avance le grand reproche d'avoir été jusqu'à présent essayé sur des cadavres exclusivement.

La malade est placée dans la même position que nous avons adoptée pour le Kraske : décubitus dorsal, le bassin extrêmement relevé, soutenu par un épais et dur coussin placé sous les régions lombaires et les tubérosités iliaques, les cuisses fortement fléchies et maintenues par des aides, l'anus et la région sacro-coccygienne en pleine lumière. On incise sur la ligne médiane, depuis le voisinage immédiat de l'anus à la proéminente sacrée. On met à nu le ligament sacro-coccygien en passant entre les lames de l'appareil suspenseur du pli interfessier. Au-devant du coccyx, on sépare l'un de l'autre les deux releveurs de l'anus avec un fort couteau (comme ceux dont on se sert pour les autopsies, par exemple) ou une pince coupante, on sectionne le coccyx sur la ligne médiane avec le ciseau, on coupe aussi sur la ligne médiane la dernière vertèbre sacrée. De deux coups de ciseaux on coupe transversalement le sacrum au niveau, ou mieux, immédiatement au-dessous du quatrième trou sacré. On écarte les deux moitiés du coccyx. Ces deux volets osseux sont réclinés par de larges et solides écarteurs, deux valves ; le rectum qui, au préalable, a été rempli par un aide de gaze iodoformée en lanières, est reconnu et contourné *à droite*. Le vagin est reconnu à sa couleur, à son aspect, et aussi grâce à une éponge montée sur une pince et placée au fond de ce conduit. On le suit jusqu'à son insertion utérine. L'utérus est alors saisi par une pince à traction et solidement attiré en arrière et en haut (c'est-à-dire vers l'anus, étant donnée la position de la malade), en se guidant sur l'*utérus* que l'on *sent toujours* au fond de la plaie.

On ouvrira *facilement, vite et sans danger* le cul-de-sac péritonéal. On se rendra compte immédiatement des connexions et de la mobilité de l'utérus. S'il est parfaitement libre et mobile, il suffit d'en accrocher le fond, de le ramener en arrière, et d'en faire l'extirpation après ligature des ligaments larges. Pour peu que l'on éprouve la moindre difficulté, il faut extirper l'utérus de son col vers son fond en le morcelant au besoin. Winter, au cinquième Congrès de la Société allemande de gynécologie, recommande avec insistance d'éviter le morcellement du néoplasme dans l'hystérectomie pour cancer utérin ; mais je ne suis pas convaincu de l'importance de cette recommandation. On fait enlever les lanières iodoformées qui distendent le rectum et qui n'ont plus de raison d'être. Elles ont facilité les temps préliminaires, leur rôle est terminé. De même l'éponge vaginale. Mais une pince à traction est placée par le vagin sur le col, quand cela est possible, sinon sur la partie la plus élevée de la paroi vaginale. Cette dernière manœuvre peut être exécutée sans danger quand le péritoine est ouvert et qu'un doigt ou deux, introduits dans le Douglas, protègent le rectum et l'intestin-grêle.

Une autre pince très solide est placée par la plaie sacrée, et de façon à ne pas déraper sur la portion supra-vaginale du col. Un aide tire fortement sur cette pince. Deux pinces-longuettes sont placées sur la base des ligaments larges, sur les utérines. On coupe alors l'utérus transversalement au niveau de l'insertion du vagin et on le libère des deux côtés en le morcelant, si cela est nécessaire, et l'on arrive jusque vers son fond où l'on place deux nouvelles pinces en dehors de chaque corne. Pour le petit segment inférieur, qui est au-dessous de la section transversale, il est extrait par le vagin à l'aide de la pince placée dès le début de l'opération. Il suffit de deux coups de ciseaux pour le mobiliser et permettre son extraction. On remplace chaque pince des ligaments larges par une ligature. Auparavant, la plaie a été soigneusement inspectée pour enlever avec les ciseaux toutes les petites bribes de cancer. Un point très important est de bien libérer la vessie et de la repousser en avant et en bas, en isolant l'utérus (en avant et en bas, on suppose toujours la malade placée dans la même position, l'anus presque directement en haut). Quand la vessie est repoussée, l'uretère *la suit*, quand il est *mobile*, et se trouve hors d'atteinte. Si le ligament large est envahi à une certaine distance, l'uretère pourrait bien être lui-même englobé dans les tissus néoplasiques. Il faut alors disséquer avec prudence, lenteur et méthode, l'uretère peut être alors *vu et senti*. Quand il est envahi par le néoplasme, il est souvent épaissi, dilaté au-dessus de l'obstacle et plus facile peut-être à reconnaître. Je reconnais qu'il est bien difficile, sur le vivant, d'agir avec sûreté et précision à cette profondeur. Il vaudrait mieux évidemment laisser du cancer que couper ou lier l'uretère. Il est inutile de fermer ni le vagin ni le péritoine. Il suffit de mettre des tampons iodoformés dans le fond du vagin. La plaie sacrée ne doit pas être fermée complètement. Dans tous les cas, il est au moins prudent de drainer. Pour éviter les hémorrhagies post-opératoires et faciliter la réunion de la plaie, il est bon de bourrer mollement le vagin de coton iodoformé et le rectum de coton ou de gaze trempés dans une pommade destinée à les faire plus facilement tolérer. Ces deux organes distendus par ce tamponnement viennent s'accoler à la paroi pelvienne. Ainsi se trouve exercée une douce compression de nature à faciliter la réparation du décollement pelvien.

Le traitement post-opératoire ne présente rien de bien particulier. Il vaut mieux retarder autant que possible la première selle, à cause du voisinage de la plaie sacrée. Dans tous les cas, les pansements doivent être faits avec beaucoup de soin, aussi bien ceux de la plaie sacrée que ceux de la plaie vaginale.

Suites opératoires. — La mortalité immédiate de l'hystérectomie sacrée a d'abord été très élevée. MM. Terrier et Hartmann, sur 23 cas publiés (1891) comptent 7 morts. Dans ce chiffre ne figurent point deux cas opérés par Wölfler par la voie parasacrée. La léthalité est aujourd'hui beaucoup moins grande. Le nombre des cas que j'ai pu rassembler est actuellement assez élevé pour permettre une plus exacte appréciation de la gravité opératoire. On peut, au seul point de vue de la mortalité immédiate, les résumer dans le tableau suivant :

Gersuny..................	1 cas............	0 morts.
Hochenegg................	3 »	1 »
Hegar....................	4 »	2 »
Roux.....................	2 »	0 »

Zinsmeister	1 cas	1 mort
Czerny	3 »	0 »
Kufferath	1 »	1 »
Muller	3 »	0 »
Kni	3 »	1 »
Terrier	2 »	1 »
Wölfler	2 »	0 »
Fred. Kammerer	1 »	1 »
Lange	3 »	0 »
Herzfeld	3 »	0 »
Czerny	8 »	1 »
Steinthal	3 »	1 »
Schede	5 »	2 »
Hochenegg	4 »	2 »
Michaux	3 »	0 »
Roux	6 »	1 »

On arrive ainsi à 73 cas avec 15 morts. Si l'on considère que pour les 23 premières observations, il y avait 7 morts, on verra qu'il reste 8 morts seulement pour les 50 autres. La statistique s'est donc singulièrement améliorée, sans aucun doute, parce qu'aujourd'hui on sait mieux poser les indications opératoires et qu'on choisit un peu mieux ses malades. Mais même en ne tenant compte que de la dernière série de 50 opérées, on voit que la mortalité est encore assez sérieuse puisqu'elle oscille entre 15 et 16 p. 100. Un certain nombre des malades meurent de choc. On parle de certaines hystérectomies sacrées qui ont *duré trois heures et davantage*. Il est évident qu'un acte opératoire aussi long ne peut être que très grave, et qu'on ne saurait s'étonner de voir des décès suivre de pareilles interventions.

Mais les morts par choc sont, en somme, l'exception. L'insuccès trouve d'ordinaire une explication naturelle dans une faute opératoire ou dans une complication post-opératoire.

Nous passerons brièvement en revue les complications qui peuvent entraver la guérison ou entraîner la mort. Nous les diviserons en accidents opératoires et en complications proprement dites, ou accidents post-opératoires. Encore ne saurions-nous insister sur certains d'entre eux, longuement étudiés déjà dans le chapitre consacré à l'opération de Kraske.

On a noté, au cours de l'hystérectomie sacrée, *la blessure du rectum;*

cela est arrivé à Hochenegg. La malade mourut. Mais on lui avait lié en outre un uretère, et, au dire de Hochenegg, c'est ce dernier accident qui a déterminé la mort. Le même Hochenegg ouvrit une seconde fois le rectum, mais si discrètement que l'accident passa inaperçu au cours de l'opération, et se révéla seulement quelques jours après, par la production d'un phlegmon stercoral. La malade conserva ultérieurement une large fistule sacrée. Czerny, dans un cas, déchira largement le gros intestin. La malade mourut. Kni ouvrit *une anse d'intestin grêle* adhérente au péritoine du petit bassin. Il eut la sagesse de ne pas pousser plus loin l'opération.

L'ouverture de la vessie a été faite de parti pris par Roux et par Kni dans des cas où cet organe était envahi par le cancer. Mais elle a été incisée involontairement par Hegar, par Hochenegg, par Kni.

L'uretère a été lié ou coupé par Roux, Czerny, Kufferath, Terrier, Hochenegg. On a noté que c'était en général l'uretère *du côté où l'on opère* qui risquait d'être sectionné ou compris dans une ligature. Quand ces accidents arrivent, on a noté, dans le cas où l'uretère avait été lié, des phénomènes d'urémie (Kufferath), dans le cas où il avait été coupé, des péritonites ou des fistules urinaires.

Dans un cas de Roux, la fistule urinaire s'oblitéra spontanément et l'urine reprit son cours; mais ordinairement elle persiste. Les opérateurs ne disent pas s'ils ont tenté quelque chose et ce qu'ils ont tenté pour remédier à cette infirmité. Il est certain que, s'il s'écoule une notable quantité d'urine par cette fistule, la situation de la malade doit être assez triste et il est possible qu'il y ait lieu d'intervenir.

Toute tentative de restauration de l'uretère, outre qu'elle serait extrêmement difficile, est destinée vraisemblablement à échouer. On pourrait peut-être essayer d'aboucher l'uretère dans le gros intestin; mais le plus simple serait sans doute l'extirpation du rein correspondant.

Parmi les accidents post-opératoires, il faut noter encore les *hémorrhagies* plusieurs fois observées, les *rétentions d'urine*, les *cellulites pelviennes* (Hegar, Kni, Terrier, Schede), les *pelvi-péritonites* (Muller, Terrier), les *gangrènes* des téguments de la région sacrée, la *nécrose des fragments osseux*, des *intoxications iodoformées* (Hegar, Roux, Kammerer), la *phlegmasia* d'un membre inférieur (Muller), les accidents pulmonaires d'origine urémique, des broncho-pneunomies, etc.

Il est bon de faire remarquer que tous les accidents opératoires sont notés moins souvent dans les 43 observations qui composent notre deuxième série et que les accidents consécutifs de l'opération sont aussi moins fréquents et moins graves. Il est certain que si l'hystérectomie sacrée arrivait à se vulgariser, sa gravité diminuerait encore, et que les chirurgiens qui en auraient fait un certain nombre, arriveraient à l'exécuter avec une grande sûreté et une grande promptitude. Son pronostic irait de ce fait toujours en s'améliorant.

2° Hystérectomie pour tumeurs non cancéreuses.

Hochenegg, Czerny et Schede ont enlevé par la voie sacrée des utérus fibromateux de petit volume et l'ont fait avec succès. Sans doute, cela est possible; mais avec le morcellement vaginal, on peut extraire des fibromes si volumineux, et avec une sûreté si grande, qu'il n'y a pas lieu de recourir pour ces cas à la méthode sacrée. Quand les tumeurs fibreuses ne peuvent plus être enlevées par le vagin, c'est par l'abdomen qu'il faut intervenir. La voie pelvienne postérieure ne convient qu'à des cas faciles d'hystérectomie pour fibromes, et ces cas sont précisément le triomphe de l'hystérectomie vaginale.

3° Interventions sacrées pour lésions des annexes.

Tout au début de la méthode sacrée, Hegar, aidé de Wiedow, opéra de cette manière un abcès pelvien d'origine probablement tubaire.

Schede, Czerny, Kummel ont extirpé par là des annexes malades.

Wietinger citait, cette année même, à la Société médicale de Hambourg, l'observation d'une femme de 40 ans qui présentait dans le cul-de-sac de Douglas une tumeur grosse comme un œuf de pigeon et formée par un ovaire. Il l'opéra par la voie sacrée. L'ovaire fut trouvé sain, mais il n'en pratiqua pas moins l'extirpation.

Mais les exemples ne se sont pas multipliés, et l'on n'a pas grande tendance à aller chercher les annexes par cette voie. Il est certain que la méthode n'a pas grand avenir à ce point de vue. Avec l'hystérectomie vaginale et la laparotomie, on peut remédier à peu près à tous les cas. Il y a cependant un certain nombre de collections salpingiennes, excessivement adhérentes, et particulièrement les collections *ouvertes dans le rectum*, que l'on pourrait évacuer par la voie sacrée. On pourrait suivre le manuel opératoire que nous avons indiqué pour les premiers temps de l'hystérectomie sacrée, ou bien utiliser une des incisions parasacrées, principalement celle de Wölfler. Mais il est bien entendu qu'on la ferait tantôt à droite, tantôt à gauche, suivant le siège de la collection.

4° La voie sacrée en obstétrique.

J'ai déjà eu l'occasion de signaler les conséquences que pouvait avoir l'opération de Kraske proprement dite sur la grossesse, l'accouchement et ses suites. Il s'agit ici de tout autre chose. On a songé à utiliser la résection du sacrum pour *faciliter l'accouchement* dans les cas de *déformation du bassin*. Au quatrième congrès de Pirogoff, en 1891, Solovnikoff aconseillé « une nouvelle application de la méthode de Kraske »... destinée à « agrandir le diamètre antéro-postérieur d'un bassin rétréci en entonnoir et à éviter ainsi la céphalotripsie du fœtus ».

Les ligaments sacro-sciatiques sont divisés sous le grand fessier avec un ténotome (cette partie de l'opération est sous-cutanée). Puis on fait une incision au niveau à peu près du troisième trou sacré, incision longue de 8 à 10 centim. On fait une section transversale cunéiforme du sacrum. Il en résulte une mobilité complète de la partie inférieure du sacrum et du coccyx, Solovnikoff a appliqué son opération sur une femme dont le « bassin était rétréci en entonnoir », et, paraît-il, avec succès.

La communication de Solovnikoff n'entraîna point la conviction, même parmi ceux qui l'ont écoutée. Solowieff déclara « qu'il était délicat de se prononcer sur la proposition de Solovnikoff » ; Sinitzin « qu'on ne pouvait guère inventer rien de pire » ; Reis, plus indulgent, dit « qu'on pouvait essayer » ; mais Soutouguine n'hésite point à repousser une proposition à « laquelle on ne pouvait attacher d'importance ». « Dans le cas de bassin en entonnoir, dit-il, le rétrécissement ne porte pas seulement sur le diamètre antéro-postérieur, mais sur les autres. L'agrandissement du seul diamètre antéro-postérieur ne tirera point d'affaire. Dans ces cas, on observe, en outre, un rétrécissement des parties molles, de sorte que l'accouchement, exécuté au moyen de cette opération, causera toujours un formidable traumatisme. »

Cette communication n'a eu que fort peu de retentissement, et, à ma connaissance au moins, il n'y a que M. Coman (de Genève) qui ait eu la tentation d'appliquer une seconde fois l'opération de Solovnikoff.

IV. — Interventions sur l'appareil génito-urinaire.

Je n'ai pu trouver que deux observations où l'on soit de parti pris intervenu par la voie sacrée pour des affections de l'appareil génito-urinaire.

Dans un cas où M. Reynier avait fait la néphrectomie, pour une pyonéphrose, l'uretère laissé en place suppurait et déterminait d'assez vives douleurs. M. Reynier (1) crut devoir en pratiquer l'extirpation. Il essaya plusieurs procédés pour l'aborder et entre autres celui-ci. Il s'agissait d'atteindre l'uretère malade dans sa portion pelvienne. Au moyen d'une incision de 10 centim., à 2 centim. de la ligne médiane, analogue à la section pararectale de Wölfler, il arriva facilement sur les côtés du rectum et sur la prostate. Il put sentir très facilement les vésicules séminales, et au-dessus le bas-fond de la vessie qu'on déprimait avec une sonde d'argent. Mais, malgré les recherches les plus minutieuses et les plus prolongées, il fut impossible d'arriver à découvrir l'uretère ou à le sentir. Tous les organes du petit bassin étaient plongés dans du tissu adipeux dans lequel le toucher ne donnait que des sensations très vagues. Il fallut renoncer à poursuivre l'opération et refermer la plaie. Au reste, si cette tentative fut inutile, elle n'eut point de résultat fâcheux. Quelques jours après, le malade était complètement rétabli de l'opération, et M. Reynier put faire ultérieurement l'urétérectomie par la voie sus-pubienne.

L'autre fait est dû à Czerny (de Heidelberg). Un jeune homme entra dans son service au mois de janvier 1893, avec une volumineuse tumeur pelvienne. Il fit le diagnostic de tumeur rétro-vésicale et l'extirpa par la voie sacrée. La tumeur fut abordée sans difficulté, morcelée et extirpée sans trop de peine. C'était un gros sarcome de la prostate. Czerny n'eut qu'à se louer, dit-il, d'avoir employé cette voie. Malheureusement je n'ai pu être renseigné sur l'état actuel du malade. — On peut se demander s'il y a véritablement intérêt à opérer les sarcomes de la prostate. Dans les Archi-

(1) *Soc. chir.*, 1893, ROUSSEAU. Th. 1893.

ves de Langenbeck, a paru cette année même un travail sur ce sujet. L'auteur cite une quinzaine d'observations où l'on est intervenu chirurgicalement, mais toujours sans succès. Le mieux serait peut-être alors de s'abstenir et l'inutile opération de Czerny n'est pas pour décider en faveur de l'intervention.

Il faut considérer ces cas, très rares fort heureusement, comme au-dessus des ressources de l'art.

Mais on pourrait fort à propos utiliser la voie sacrée pour l'extirpation des kystes du tissu cellulaire pelvien ; ou encore pour l'ablation des vésicules séminales et de la terminaison des canaux déférents, dans les cas de tuberculose de ces organes. Roux a fait de ces extirpations par la voie périnéale en passant sur un des côtés de l'anus et du rectum. On pourrait, en prolongeant plus haut en arrière l'incision dont il s'est servi, de façon à ce qu'elle soit paracoccygienne, voir plus clair et opérer plus à l'aise. En utilisant la voie sacrée proprement dite, même en se contentant de la section médiane postérieure du coccyx, on arriverait tout aussi bien au même résultat.

Il serait logique d'utiliser cette voie pour aboucher l'uretère dans le rectum, si tant est que l'on accepte cette opération. Elle serait moins aléatoire et moins grave que par le procédé suivi par M. Chaput, car on aboucherait ainsi l'uretère sans ouvrir le péritoine.

V. — Du drainage sacré dans les péritonites généralisées.

M. Jaboulay, de Lyon, a proposé de drainer le péritoine par une incision parasacrée. Ce n'est pas pour les péritonites du petit bassin qu'i recommande ce mode de drainage, mais pour les péritonites consécutives à certaines appendicites aiguës. Les idées de M. Jaboulay, à ce propos, sont exposées dans un chapitre de la thèse de Margery (1) « Sur l'appendicite infectieuse aiguë sans perforation ni gangrène de l'appendice », et dans une publication plus récente de Poncet et Jaboulay (2) sur le même sujet. L'épanchement intrapéritonéal, tout chargé de produits septiques, descend dans le bassin et s'y accumule en vertu de la pesanteur et du décubitus dorsal; M. Jaboulay voit là une indication d'ouvrir le petit bassin dans sa partie déclive pour empêcher cette accumulation. Chez la femme, il recommande de drainer par le vagin, « ce qui a déjà été fait dans un certain nombre d'interventions abdominales »; et chez l'homme d'intervenir par la voie ischio-sacrée.

La technique qu'il propose est fort simple. On trace une incision longitudinale parallèlement à l'un des bords du sacrum après avoir coupé les téguments, le grand fessier, les ligaments sacro-sciatiques, on longe le rectum jusqu'au cul-de-sac péritonéal que l'on ouvre et l'on place profondément un drain de gros calibre. M. Jaboulay a eu l'occasion d'appliquer ce mode de drainage dans le service de M. Poncet, sur un malade atteint de péritonite généralisée Le malade mourut la nuit suivante, sans que l'intervention ait modifié en quoi que ce soit la marche des accidents (3).

J'admets bien volontiers que ce drainage soit appelé à « rendre des services », puisque telle est la conclusion de M. Jaboulay, mais je demande à en discuter les indications.

(1) Th. de Lyon, 1892.

(2) *Rev. Chir.*, 92

(3) M. Jaboulay n'a pas eu d'autre occasion de pratiquer le drainage ischio-sacré. Il a eu la bonté de m'en informer lui-même.

Quand il y a une péritonite aiguë généralisée, M. Jaboulay commence par faire la laparotomie et il a raison. Mais si tout le monde lui accordera qu'il faut se hâter d'ouvrir le ventre dans ces cas redoutables d'appendicite, sa pratique est infiniment moins séduisante pour ce qui est de l'intervention sacrée complémentaire. Sans doute, c'est une règle de bonne chirurgie de drainer au point déclive, mais toute règle comporte des exceptions. Or, cette contre-ouverture sacrée n'est point comparable à celles qu'on peut faire partout ailleurs. Il s'agit dans le cas particulier d'un acte opératoire d'une certaine durée qui, à cause de cela même et de la perte de sang qu'il nécessite, est déjà grave par lui-même, et en outre, il n'est pas toujours facile à exécuter, tant s'en faut. Ce n'est pas tout ; il est presque certain que ce drainage ne peut fonctionner au delà de quelques heures. Des adhérences se forment rapidement qui environnent le tube et l'isolent complètement de la cavité du péritoine. Puisqu'il s'agit de péritonites généralisées, le drainage sus-pubien par la plaie de la laparotomie sera beaucoup plus efficace que le drainage sacré, puisqu'on pourra placer plusieurs drains dans des points différents de la cavité abdominale et en particulier dans le petit bassin. Sans doute ces drains ne fonctionneront pas plus longtemps que celui qu'on aurait introduit dans le péritoine par une incision parasacrée. Au moins n'aura-t-on pas fait une intervention inutile et quelquefois pénible sur un malade presque moribond.

Mais il en serait tout autrement, s'il s'agissait de drainer un foyer pelvien. L'appendice se trouve quelquefois dans le bassin. Quand il s'enflamme dans cette situation, il peut déterminer autour de lui une péritonite pelvienne et des collections purulentes dans le petit bassin. Gœrster a spécialement appelé l'attention sur cette localisation pelvienne pararectale de l'appendicite. Si l'on était assez heureux pour faire le diagnostic de cette variété, en s'aidant du toucher rectal par exemple, on pourrait intervenir par une incision parasacrée. Ce cas ne ressemble point du tout à ceux dont parle M. Jaboulay. Il s'agit du drainage d'un foyer, d'une cavité qui s'est séparée du péritoine et qui est très comparable à la cavité d'un abcès ordinaire. On peut dans ces conditions faire œuvre bonne et véritablement utile en évacuant cette collection par sa partie déclive et par le plus court chemin qui est la voie sacrée.

OBSERVATIONS

Obs. 1. — *Rétrécissement cancéreux très élevé du rectum. Intervention par la voie sacrée.*

Mlle Ben..., 68 ans. Malade depuis deux ans et un peu cachectique.

On sent par le toucher rectal, très haut, une masse arrondie, fongueuse, saignante, du volume d'une noix que le doigt ne peut dépasser. Elle portait en même temps un polype utérin qui déterminait des métrorrhagies.

Dans une première opération, on fit l'ablation de ce polype en même temps que de la masse fongueuse rectale.

Mais les hémorrhagies rectales reparurent bientôt comme aussi les phénomènes de rétrécissement.

Alors opération par voie sacrée, le 4 août 1887. Ablation du coccyx et de la dernière vertèbre sacrée.

Jugeant la malade incapable de résister à la très grave opération que nécessiterait l'ablation du rétrécissement, M. Pozzi incise la paroi postérieure du rectum depuis l'anus jusqu'à la partie supérieure de la brèche osseuse.

Une sorte d'éperon fibreux, qui limitait supérieurement la loge jadis occupée par le néoplasme, fut excisé. L'intestin, au-dessus du rétrécissement, fut laissé ouvert ; de chaque côté, la muqueuse fut suturée à la paroi.

L'opération terminée, l'orifice du tube digestif se trouvait au niveau de la partie inférieure du sacrum.

Les suites furent simples et la malade fut notablement soulagée pendant un certain temps.

Elle est morte quelques mois plus tard d'une récidive de son épithélioma.

Obs. 2. — *Cancer du rectum. Anus sacré.* — M. Pozzi, in Th. Aubert.

Mme D..., 65 ans, entre à Lourcine, le 4 décembre 1889. Constipation de plus en plus opiniâtre depuis plusieurs années. Depuis deux mois, elle rend par l'anus des glaires sanguinolentes, et l'état général devient mauvais. Elle entre avec de l'occlusion intestinale dans un état très misérable. On sent avec difficulté par le toucher rectal, à 10 centim. de l'anus, un rétrécissement donnant la sensation d'un museau de tanche. Il est tout à fait impossible d'atteindre la limite supérieure. Le néoplasme paraît d'ailleurs absolument immobilisé.

Malgré ces conditions extrêmement défavorables, M. Pozzi opère par la voie sacrée le 6 décembre.

Incision médiane allant du milieu du sacrum jusqu'à égale distance de l'anus et du coccyx. Résection de cet os et d'une portion du sacrum du côté gauche.

Après une hémostase pénible, on isole le rectum, on le sectionne au-dessous du rétrécissement. Après des recherches très pénibles, on se trouve en présence de deux masses épithéliomateuses, ne formant en réalité qu'une tumeur, mais appartenant à des régions distinctes de l'intestin ; l'une était sur le côlon pelvien, l'autre sur le rectum proprement dit.

Les deux tumeurs enlevées, on suture au catgut le bout le plus élevé du côlon à l'extrémité supérieure de la portion saine d'intestin intermédiaire aux deux tumeurs. L'autre extrémité de cette portion fut fixée dans la partie supérieure de la plaie, de façon à constituer un anus sacré. La malade mourut trois jours après dans le coma, sans avoir présenté d'élévation notable de température. On ne put faire l'autopsie.

OBS. 3. — *Cancer du rectum. Opération de Kraske.* — M. ROUTIER.

C..., 29 ans, s'est présenté à M. Routier au mois d'août 1889, se plaignant de douleurs lombaires et de pesanteur dans le bas-ventre. Les garde-robes étaient rares, douloureuses, et souvent teintées de sang. En pratiquant le toucher rectal, on sentait à l'extrémité du doigt, poussé aussi haut que possible, une tumeur dure et bosselée. La tumeur commençait à 12 centim. environ de l'anus ; quant à sa limite supérieure, il était impossible de l'apprécier.

Opération le 19 septembre 1889. — Incision partant de l'épine iliaque postérieure gauche, aboutissant au-dessous de la pointe du coccyx. Résection du coccyx et de l'angle inférieur gauche du sacrum. Isolement du rectum en arrière et en avant. Pendant ces manœuvres, le cul-de-sac péritonéal est ouvert et aussitôt tamponné avec une éponge montée. Ligature du rectum au-dessus et au-dessous du néoplasme. Résection de la partie cancéreuse avec les ciseaux, tamponnement des deux bouts avec de l'ouate iodoformée. Sutures par un surjet au catgut du péritoine pariétal au péritoine viscéral qui recouvre l'intestin abaissé. Double plan de sutures muco-muqueuses et musculo-musculeuses, réunissant les deux bouts de l'intestin. Réunion incomplète de la plaie cutanée et tamponnement avec de la gaze iodoformée.

Il y eut un peu d'intoxication iodoformée, et il fallut employer ultérieurement la gaze salolée.

Le 9e jour, il s'établit une fistule donnant issue aux matières liquides.

Le résultat fut du reste satisfaisant. La malade retrouva pour longtemps un état général excellent, et son rectum se remit à fonctionner d'une façon presque normale.

Elle est revenue mourir à Laënnec, 18 mois après l'opération, de récidive ganglionnaire.

Obs. 4. — *Cancer du rectum. Opération de Kraske.* — M. Schwartz, in Th. Aubert.

Un homme de 57 ans entre à l'hôpital Dubois pour un cancer du rectum qui, depuis quatre mois seulement, a donné lieu à des troubles fonctionnels. On trouve au toucher une tumeur demi-molle, irrégulière, occupant la paroi latérale droite du rectum, commençant à 5 centim. de l'anus et se terminant à 10 ou 12 centim. de cet orifice. Elle est mobile et le toucher ne détermine ni douleur, ni écoulement sanguin.

Opération, le 20 janvier 1890.

Le malade est couché sur le côté droit, la cuisse gauche repliée sur l'abdomen. Une incision est pratiquée transversalement au niveau de l'articulation sacro-coccygienne. Cette incision se relève à droite et à gauche, de façon à décrire une courbe à concavité supérieure. On délimite de cette manière un grand lambeau d'une largeur de 10 centim. environ et d'une hauteur de 4 centim.

Ce lambeau relevé, le coccyx est réséqué d'un coup de pince de Liston, et l'intestin devient facilement abordable. Le rectum est lié immédiatement au-dessous de la tumeur par un fil élastique et sectionné un peu au-dessous de la ligature.

On pratique également la ligature préventive des deux artères hémorrhoïdales supérieures. La tumeur est détachée assez facilement des organes environnants, et en particulier de la prostate et des vésicules séminales. Le péritoine ne fut pas ouvert.

On éprouva de la difficulté pour suturer les deux bouts, surtout à cause de l'exiguité du bout inférieur. Il fallut, pour y arriver, fendre ce dernier en arrière.

Les deux bouts furent réunis l'un à l'autre par deux plans de sutures au catgut. Le bout inférieur fut reconstitué en arrière par 2 ou 3 points de suture.

Le malade mourut 4 jours après. On trouva à l'autopsie que le bout inférieur s'était sphacélé presque en entier, et qu'il y avait une cellulite pelvienne due à l'irruption des matières fécales.

Obs.5.— *Cancer du rectum. Opération de Kraske.*—Kroenlein, in Stierlin, Traitement du cancer du rectum. *Beitrz. klin. Chir.,* 1889.

Un docteur en droit de 35 ans est opéré le 10 octobre 1888. Les premiers troubles fonctionnels remontent au mois de juin 1887. Il présente actuellement une tumeur dure et ulcérée qui commence à 4 centim. de l'anus et occupe toute la circonférence de l'intestin. On ne sent pas la limite supérieure et la masse néoplasique est peu mobile sur les parties profondes.

Le malade est couché dans le décubitus latéral droit. Incision courbe à convexité droite, partant de l'épine iliaque postéro-supérieure gauche, allant jusqu'au bord droit du coccyx. Section des ligaments sacro-sciatiques du côté gauche.

Désarticulation du coccyx et résection latérale oblique du sacrum jusqu'au-dessous du troisième trou sacré.

La tumeur est très étendue et très adhérente. Sa dissection est infiniment laborieure et nécessite l'ouverture large du péritoine.

Il fallut supprimer 10 centim. de l'intestin. Les deux bouts furent réunis par une suture circulaire complète

On ne fit pas de sutures de la peau. L'opération avait duré *trois* heures.

Suites opératoires bonnes, dit laconiquement l'observation.

20 mois après, il n'y avait pas encore de récidive.

Obs. 6. — *Cancer du rectum. Extirpation par la voie sacrée.* — M. Roux (de Lausanne).

Mme P..., sage-femme, 54 ans, entre à l'hôpital à Lausanne le 1er juin 1889.

Depuis 6 mois, elle éprouve du ténesme, des envies fréquentes d'aller à la selle, et la plus grande difficulté à expulser ses matières fécales.

Elle a eu des hémorrhagies rectales qu'on a attribuées à des hémorrhoïdes.

Par le toucher vaginal, sous le chloroforme, on perçoit une tumeur dure, irrégulièrement bosselée, dont l'extrémité inférieure arrive à 5 centim. de l'anus, et dont on croit atteindre sûrement la limite supérieure, en refoulant le cul-de-sac vaginal.

Le toucher rectal fait reconnaître que cette tumeur infiltre tout le pourtour de l'intestin, un peu plus bas en arrière qu'en avant ; qu'elle est largement ulcérée et qu'on atteint difficilement le bord supérieur.

Opération le 2 juin 1888. — Incision longitudinale postérieure de Kocher, la malade étant couchée sur le flanc gauche. On résèque d'un coup de ciseau l'extrémité inférieure du sacrum qu'on rabat avec le coccyx et la peau de droite à gauche.

Pour isoler la tumeur du vagin, un aide met son doigt dans cette cavité et donne ainsi une facilité plus grande pour la dissection. Un paquet de ganglions, à droite et en arrière du rectum, oblige à pousser la dissection plus haut que la tumeur.

Le péritoine ouvert est immédiatement suturé.

Ablation de la partie cancéreuse et sutures des deux bouts. Sutures des extrémités de la plaie après avoir remis en place et fixé par quelques points de suture le lambeau cutanéo-osseux. Il s'établit une fistule sacrée. La malade quitte l'hôpital le 11 juillet incomplètement guérie. M. Roux put la revoir 13 mois après. Son état était alors satisfaisant. Le fragment sacro-coccygien s'était soudé, il était un peu dévié il est vrai. Le sphincter fonctionnait bien, mais il s'était formé un léger rétrécissement du rectum à la hauteur de l'ancienne ligne de suture.

Cette malade a pu reprendre pendant quelque temps son métier de sage-femme. Elle a fini par mourir en février 1891. M. Roux suppose qu'elle a eu une « métastase pulmonaire ».

OBS. 7. — *Cancer du rectum. Extirpation par la voie sacrée.* — M. ROUX.

M. J..., boucher, 60 ans, entre à l'hôpital de Lausanne le 27 mars 1889. Au toucher rectal on sent à 2 centim. au-dessus de la prostate une grosse tumeur, irrégulière et bosselée, occupant presque toute la circonférence de l'intestin, à part 2 ou 3 millim. de la paroi postérieure où la muqueuse est intacte. Le néoplasme augmente de hauteur d'arrière en avant. Il présente son maximum de hauteur en avant et à droite et à ce niveau aussi sa plus grande épaisseur.

Le 30 mai 1889, on intervient par la voie sacrée.

Le malade est couché dans le décubitus latéral droit. L'incision commence à gauche de l'anus, rejoint la ligne médiane jusqu'au coccyx et suit pendant 10 centim. environ le bord gauche de cet os et celui du sacrum, pour se terminer par un crochet vers la ligne médiane. Section des ligaments sacro-sciatiques du côté gauche.

Section transversale du sacrum d'un coup de ciseau au-dessous du troisième trou sacré. Le lambeau ostéo-cutané est récliné du côté droit.

Un fil de soie, passé dans l'angle supérieur de ce lambeau, est fixé à la fesse du côté opposé, et l'ouverture est ainsi maintenue béante.

L'isolement de la tumeur ne fut pas trop difficile. Comme elle dépassait le cul-de-sac péritonéal, il fallut ouvrir largement la séreuse. Celle-ci fut refermée après qu'on eut attiré le rectum aussi bas que possible, en suturant la séreuse libre à la face antérieure et au côté de l'intestin. Réunion des deux bouts l'un à l'autre par deux rangées de sutures. On observa après l'opération un emphysème des bourses, une rétention d'urine pendant 48 heures et enfin un abcès stercoral et une fistule. « A part cela, est-il dit dans l'observation, rien d'anormal ne vint troubler la période post-opératoire ». Le 15 juin, le fragment osseux déplacé est très peu mobile. Il existe encore sur le tiers moyen de l'incision une plaie linéaire non complètement épidermisée. La fistule a disparu et le malade évacue facilement ses matières qui sont *cependant quelquefois laminées*. Ce malade est mort le 13 juin 1893. Il a eu probablement une récidive, ayant présenté dans les dernières semaines des troubles intestinaux. Il a eu plus de 4 ans de survie.

OBS. 8. — *Epithélioma du rectum opéré par la voie sacrée.* — M. GÉRART MARCHAND, in Th. AUBERT.

Jules L..., 55 ans, entre à l'hôpital Laënnec le 25 mars 1890, se plaignant de douleurs ano-périnéales, d'émissions par l'anus de selles diarrhéiques, de liquides infects, de débris noirâtres, de sang plus ou moins altéré. On sent au toucher une tumeur mamelonnée, dure, irrégulière, occupant presque toute la lumière du rectum. Elle commence à 5 centim. au-dessus de l'anus. Le doigt peut cependant reconnaître la limite supérieure. Pas d'adhérence. Opération le 19 avril 1890. Incision de 15 centim. depuis la deuxième vertèbre sacrée jusqu'à 2 centim.

de l'anus. Résection du coccyx et de la dernière sacrée. La tumeur est facilement abordée, disséquée et extirpée. Sutures du bout supérieur au bout inférieur avec de la soie : 25 points de suture. La suture intestinale est commencée par le procédé de M. Chaput, puis déterminée par le procédé ordinaire. Réunion incomplète de la peau. Un gros drain sous le sacrum. La plaie est bourrée de gaze salolée. On a réséqué 9 centim. d'intestin. Il y eut une suppuration de la plaie et, malgré des soins très attentifs, il s'établit une fistule intestinale. Il se produisit en outre un abcès ganglionnaire dans la fosse iliaque qui ne fut complètement guéri qu'au mois de juin.

Ce malade est mort six mois après l'opération de récidive.

OBS. 9. — *Epithélioma du rectum. Opération de Kraske.* — M. GÉRARD MARCHANT, in Th. AUBERT.

M. X..., entre en avril 1890 à l'hôpital Laënnec. Il souffre depuis trois ans du côté du rectum. Au toucher, on perçoit une tumeur de la paroi postérieure du rectum, occupant environ les deux tiers de cette paroi, descendant en bas jusqu'à l'anus. On atteint facilement sa limite supérieure.

Opération le 2 mai 1890. — Incision depuis la deuxième sacrée jusqu'à 2 centim. de l'anus, résection du coccyx et de la cinquième sacrée. Ablation du néoplasme, abaissement du bout supérieur et sutures au bord de l'anus. La plaie cutanée est refermée dans sa partie supérieure. Il y eut infection de la plaie, désunion des sutures et fistule consécutive. « Quand le malade quitte l'hôpital, presque toutes les matières passent par l'anus. » Ce malade est mort de récidive moins de 6 mois après l'opération.

OBS. 10. — *Cancer du rectum. Opération de Kraske. Mort.* — M. POISSON (de Nantes), 1890.

Un homme de 70 ans présentait un cancer rectal, commençant à 4 centim. de l'anus, remontant assez haut pour que le doigt n'en pût atteindre la limite supérieure. Il fut mis pendant quelques jours au régime lacté et au naphtol. Incision postérieure curviligne à concavité gauche. Résection du coccyx et d'un fragment du sacrum. L'isolement de l'intestin fut très pénible. L'opérateur eut en particulier de grandes difficultés à séparer le rectum des vésicules et de la prostate. Aussitôt le péritoine ouvert, on put très facilement abaisser l'intestin. La suture des deux bouts donna beaucoup de peine ; le bout inférieur étant très court. M Poisson se contenta d'un seul plan de sutures au catgut. Réunion de la plaie cutanée. Au bout de quarante-huit heures, il y avait déjà autour de la plaie de la rougeur et de l'œdème. Les matières fécales se firent bientôt jour à travers les sutures. Le malade mourut de cellulite pelvienne le septième jour.

OBS. 11. — *Cancer du rectum. Opération de Kraske. Mort.*

Un malade de 60 ans entre, en décembre 1889, dans le service de M. Demons à l'hôpital Saint-André, à Bordeaux. Le cancer commençait à 2 ou 3 centim. de l'anus et remontait jusqu'à 7 ou 8 centim. Le doigt en dépassait parfaitement la limite supérieure. On lui fit l'opération de Kraske le 15 décembre 1889. Incision de 10 centim. du milieu du sacrum jusqu'à l'anus et résection du coccyx et de la dernière vertèbre sacrée. Ablation de la zone cancéreuse. Sutures des deux bouts. Le malade eut consécutivement une désunion des sutures rectales et une cellulite pelvienne dont il mourut une quinzaine de jours après l'opération.

Obs. 12. — *Cancer du rectum. Opération de Kraske.* — M. Dudon.

Jeanne B..., 54 ans, ménagère, entre le 25 février 1891 à l'hôpital Saint-André, à Bordeaux, salle n° 2, lit 28, service de M. Dudon.

Le sphincter est sain. Le canal anal l'est aussi. A 2 centim. de l'anus, le doigt rencontre une « bride circulaire, dure en certains points, fongueuse en d'autres » qu'il ne franchit que très difficilement. Le néoplasme ne paraît pas s'élever à plus de 8 centim. de l'anus. Le rectum est très rétréci au niveau de cette partie supérieure. Le « tissu induré paraît s'arrêter très régulièrement sur tout le circuit du rectum en se continuant avec un tissu absolument sain ».

Opération le 3 mars 1891. — Incision de 10 centim. du milieu du sacrum jusqu'à l'anus. Décollement de la gaine qui entoure le coccyx et extirpation de cet os. Résection du sacrum dans une étendue de 4 centim. Ligature de la sacrée moyenne et des hémorrhoïdales inférieures. Dissection laborieuse du rectum très difficile surtout à la partie antérieure, le tissu cellulaire de la paroi recto-vaginale étant un peu induré. Section circulaire du rectum au-dessus du sphincter à 1 centim. et demi de l'anus. Des fils de soie sont passés à mesure sur la tranche du segment inférieur. Section du rectum à 7 centim. environ de l'anus. Le péritoine, légèrement ouvert au niveau du cul-de-sac de Douglas, est suturé immédiatement au catgut. Sutures doubles de la muqueuse et de la musculeuse à la soie. La plaie restée ouverte et bourrée de gaze iodoformée.

4 et 5 mars. Rétention d'urine.

Le 6. La malade allant à la selle a fait sauter les sutures de la partie postérieure. « A partir du milieu de mai », la plaie se cicatrise; il reste un anus sacré, la malade s'alimente, n'éprouve plus de douleurs et commence à se promener dans la salle.

Au mois de novembre « elle quitte le service *complètement guérie*, mais ayant une *petite fistule* par où sortent quelques matières fécales ». M. Dudon se propose de boucher cet anus sacré. L'opération sera donc complètement terminée, dit le Dr Labordère, qui relate cette observation et aura donné un excellent résultat.

Obs. 13. — *Cancer du rectum. Opération de Kraske.* — M. Demons.

Pierre G..., entre le 7 mars 1890 à l'hôpital St-André, salle 18, lit 22.

Le doigt est immédiatement arrêté par une masse bourgeonnante, volumineuse. En passant en arrière de ce bourgeon, l'index est arrêté par un cul-de-sac à 5 centim. de l'anus. Pour remonter plus haut dans la cavité du rectum, il faut contourner cette masse d'arrière en avant. La masse néoplasique remonte aussi haut que le doigt peut atteindre. Ce n'est qu'en exerçant une pression assez forte sur la région anale que le doigt peut être porté assez haut pour soupçonner plutôt que pour percevoir nettement la limite supérieure du cancer. On estime à 11 centim. la hauteur de la portion malade. Le 20 mars, on se propose de lui faire une opération de Kraske, mais avec un anus préliminaire. On pratique donc le premier temps de l'anus de Mayal. 29 mars, incision de l'intestin.

10 avril. Ablation du rectum. Incision médiane commençant à 2 centim. au-dessus de l'anus, allant jusqu'à la partie moyenne du sacrum.

Résection du coccyx. Une fenêtre est faite au niveau de la partie médiane de la portion inférieure du sacrum. Pour faciliter l'abaissement du bout supérieur, ouverture du péritoine, réunion des deux bouts. On laisse une sonde rectale et deux drains en arrière. Il se produisit un abcès vers le dixième jour. Au quinzième, on constatait déjà un rétrécissement cicatriciel du rectum. Dilatation digitale.

7 juin. Fermeture de l'anus. Succès immédiat de l'entérorraphie.

Récidive quelques temps après.

Obs. 14. — *Cancer du rectum. Opération de Kraske.* — M. Demons.

Guillaume D..., 62 ans, cultivateur, entre le 16 mars 1891 à l'hôpital Saint-André.

Le cancer occupe les parois antérieure et latérale gauches.

19 mars. Premier temps de l'anus artificiel.

Le 26. Incision de l'intestin.

9 avril. Incision médiane depuis le sphincter jusqu'à la base du coccyx. Résection de la partie inférieure du coccyx. Ablation du segment cancéreux assez court. Sutures des deux bouts.

10 et 11 avril. Rétention d'urine.

Le 14. Désunion postérieure.

21 mai. On veut fermer l'anus artificiel.

Entérorrhaphie. Echec de l'entérorrhaphie.

Le 26. Deuxième entérorrhaphie. Deuxième échec.

4 juin. Troisième tentative. Troisième échec.

Le 11. Section de l'éperon.

2 juillet. Entérorrhaphie.

Le 8. Les matières sortent par les deux anus.

Le 18. Il ne sort presque plus rien par l'anus artificiel.

Obs. 15. — *Cancer du rectum. Opération de Kraske.* — M. Demons.

M. Demons a opéré en 1891, dans sa clientèle privée, à Libourne, un homme de 50 ans, atteint d'un cancer du rectum, limité et mobile, et commençant à

3 centim. de l'anus. L'opération de Kraske fut précédée d'un anus artificiel; l'opération principale eut lieu une quinzaine de jours après l'opération préliminaire. Elle fut assez simple et ne présenta pas d'incident digne d'être noté. Les suites en furent satisfaisantes, à part une petite désunion postérieure. Quant à l'anus artificiel, il se laissa facilement refermer.

OBS. 16. — *Cancer du rectum. Opération par la voie sacrée. Mort.* — M. BAZY.

Un malade de la ville vient consulter M. Bazy au commencement de 1890 et se plaint d'éprouver depuis six mois une gêne extraordinaire de la défécation. Il a eu à diverses reprises des hémorrhagies rectales. Au toucher, on sent que l'anus et toute la partie inférieure du rectum, jusqu'à 8 ou 9 centim. de l'anus, sont sains. Presque à bout de doigt, l'index reconnaît une masse néoplasique dont on soupçonne la limite supérieure, mais qui semble adhérente et peu mobile. M. Le Dentu, appelé à donner son avis, tomba d'accord avec M. Bazy, que la voie sacrée permettait seule de tenter quelque chose et que le mieux était encore d'opérer, bien que le malade fût dans d'assez mauvaises conditions. L'opération eut lieu en mars 1890. On fit une incision de 10 centim. commençant un peu au-dessous du coccyx. Cet os fut enlevé. On réséqua de même un court fragment du sacrum. Le néoplasme fut très difficile à atteindre et à mobiliser. Le péritoine fut largement ouvert. La tumeur put être finalement enlevée, mais le bout supérieur se refusant à descendre au contact de l'inférieur, il fallut le fixer dans la région sacrée. Le malade mourut 4 jours après, de péritonite.

OBS. 17. — *Rétrécissement du rectum. Opération de Kraske. Procédé de Lœwy.* — SCHLANGE.

Rétrécissement de l'ampoule rectale, limité et mobile, à une hauteur de 5 centim.; rétrécissement considéré comme syphilitique.

Incision transversale au niveau de la partie inférieure du sacrum. De chaque côté une incision verticale se portant en dehors jusqu'à la hauteur de l'anus. Section du sacrum à l'aide de la scie à chaîne, dans la direction de l'incision transversale de la peau. Le lambeau cutanéo-osseux est rabattu. Résection du rectum. Sutures des deux bouts. Le lambeau est remis en place, mais incomplètement suturé pour permettre l'élimination des sécrétions.

Le malade est couché sur le côté pendant toute une semaine. La première garde-robe, huit jours après l'opération, fit sauter quelques points de suture à la partie postérieure. Il s'établit une fistule à travers laquelle passèrent les matières fécales pendant un certain temps. Des bains de siège quotidiens aidèrent à maintenir la région dans un état de propreté suffisant pour conduire le malade à la guérison. A mesure que le lambeau osseux reprenait sa place et s'appliquait au rectum, la fistule se rétrécissait de plus en plus. Au bout d'un mois, sans avoir subi d'opération secondaire, le malade put aller à la selle par les voies naturelles. Il persista pendant quelques temps une fistulette par laquelle s'échappaient quelquefois des gaz. Celle-ci se referma bientôt spontanément. Six semaines après, le malade était parfaitement rétabli. La défécation s'exerçait comme à l'état normal. L'intestin conservait presque son calibre normal.

OBS. 18. — *Cancer du rectum. Extirpation par la voie sacrée.* — M. JEANNEL.

Mlle C..., 45 ans, institutrice. Constipation habituelle. Hémorrhoïdes. Typhlite légère. A l'examen, en septembre 1891, on sent, par le toucher vaginal, une tumeur du rectum, haut située, mobile et douloureuse à la pression. Par le toucher rectal, le doigt enfoncé de toute sa longueur sent une tumeur annulaire, saillante dans le rectum, du volume d'un gros œuf, terminée dans la cavité intestinale par une ulcération cratériforme, saignante, de la largeur d'une pièce de deux francs. La limite inférieure est à 6 ou 7 centim. de l'anus. On ne peut atteindre la limite supérieure. M. Jeannel estime qu'elle est à 16 centim. de l'anus. La tumeur est mobile et l'intestin paraît seul intéressé.

3 octobre 1891. Extirpation du rectum par la voie sacrée. Depuis six jours la malade est soumise à un traitement préliminaire (purgatifs, antisepsie intestinale). M. Jeannel utilise son procédé « à double volet. » Incision transversale de 10 centim. au niveau du fond des échancrures sciatiques. Incision parallèle à la première au niveau de l'articulation sacro-coccygienne. Incision verticale médiane réunissant les deux premières. Ostéotomie transversale du sacrum au-dessus du troisième trou sacré. Désarticulation sacro-coccygienne. Ostéotomie médiane verticale du sacrum. On arrive à contourner l'intestin au-dessous du néoplasme. Abaissement de la tumeur.

Au cours de cette manœuvre, déchirure du cul-de-sac péritonéal et déchirure de l'intestin au niveau du néoplasme.

L'intestin est coupé transversalement au-dessus et au-dessous de la tumeur et les deux bouts rapprochés l'un de l'autre à l'aide de pinces et suturés à la soie. Il fallut en outre réséquer au ciseau un losange longitudinal du bout supérieur en un point où se trouvaient quelques traînées épithéliomateuses. Réunion des lambeaux sacrés par une suture périostique postérieure à l'aide d'un surjet à la soie. Sutures de la peau aux crins. L'incision transversale inférieure n'est point refermée et livre passage à deux drains péri-rectaux. Il y eut du sphacèle du pannicule adipeux sous-cutané, désunion de la suture intestinale, suppuration périrectale et fistule consécutive. En outre, il se produisit un rétrécissement valvulaire du rectum qui ne guérit qu'après deux rectotomies à travers la fistule, une rectotomie interne à travers l'anus, et une dilatation prolongée.

Pendant près d'un mois, il y eut de la rétention d'urine, et il fallut sonder la malade. Enfin, il y eut pendant plusieurs semaines une névrite du plexus sacré. La malade guérit de tous ces accidents. Elle se leva pour la première fois à la fin de janvier 1892 et, à part quelques douleurs dans les régions sacrées et fessières, son état est demeuré satisfaisant et le cancer n'a pas récidivé !

Obs. 19. — *Rétrécissement du rectum. Extirpation par la voie sacrée.* — M. Jeannel.

Mme X..., vient consulter M. Jeannel au commencement de 1893, pour un rétrécissement probablement syphilitique commençant à 3 ou 4 centim. de l'anus et remontant jusqu'à 9 ou 10 centim. Au mois de février, intervention par la voie sacrée. Application du procédé à double volet. Il y eut suppuration de la plaie et une crise intercurrente de manie aiguë.

La malade guérit de sa manie, et guérit aussi de ses accidents post-opératoires. Du reste, M. Jeannel a obtenu un succès thérapeutique, le rétrécissement rectal n'ayant point reparu.

Obs. 20. — *Cancer du rectum. Opération par la voie sacrée.* — M. Richelot. *Soc. chir.*, 1891.

M. M..., 68 ans. La région anale est saine. Le cancer, presque annulaire, commence immédiatement au-dessus de l'anus. Le doigt peut le dépasser. En arrière une petite bande de muqueuse est demeurée saine. Opération le 27 mai 1891. Résection du coccyx et du sacrum. Isolement de la tumeur. Une petite ouverture péritonéale est refermée par la suture. Résection du rectum et sutures des deux bouts avec des fils de soie. Réunion des téguments, sauf en un point où passe un drain, « précaution fort inutile que j'abandonnerai plus tard », dit M. Richelot. L'opération a duré deux heures. Il se produisit une fistule stercorale « dont la cure spontanée n'eut pas lieu ». Récidive au mois d'octobre.

Obs. 21. — *Cancer du rectum. Opération par la voie sacrée.* — M. Richelot. *Soc. chir.*, 1891.

Mme Y..., 50 ans, plaque épaisse de cancer ulcéré occupant la paroi antérieure du rectum, empiétant sur les parois latérales, surtout à gauche, laissant indemne la paroi postérieure, descendant jusqu'à l'anus sans paraître au dehors, et montant assez haut pour que le doigt n'arrive pas à contourner le bourrelet supérieur du néoplasme. La cloison recto-vaginale est bombée en avant, indurée dans toute son étendue et jusque dans le cul-de-sac postérieur, mais la muqueuse vaginale est intacte. Opération de Kraske, extrêmement laborieuse, le 29 juin 1890. Section médiane postérieure du rectum et de l'anus pour faciliter la dissection. L'opération a duré deux heures un quart. Tout marche à souhait, à part uue minime suppuratisn au niveau de quelques fils. Six mois après, Mme Y... se trouvait encore en parfaite santé.

Obs. 22. — *Cancer du rectum. Opération de Kraske. Mort.* — M. Richelot. *Soc. chir.*, 1891.

Pierre V..., 58 ans, opéré le 6 décembre 1890, à l'hôpital Tenon. Il est entré le 1er décembre 1890. L'affection remonte à plusieurs mois. Il présente une gêne extrême de la défécation. Il a eu quelques hémorrhagies rectales et souffre depuis quelques semaines d'intolérables douleurs. Le cancer, en forme de virole, commence à 4 centim. de l'anus, et s'étend sur une hauteur de 3 centim. Après résection du coccyx et d'un morceau du sacrum, l'intestin fut fendu en arrière sur la ligne médiane et de bas en haut depuis l'anus jusqu'au-dessus du rétrécissement. La dissection des tissus malades en est rendue plus facile ; après leur extirpation complète, on fait la suture circulaire des deux bouts. Le bout inférieur est reconstitué par une autre série de points de suture. L'opération a duré une heure trois quarts. Le malade mourut trente-six heures après, ayant présenté des signes de congestion pulmonaire. On ne put en faire l'autopsie.

OBS. 23.— *Cancer du rectum. Opération par la voie sacrée.* — M. RICHELOT. *Soc. chir.*, 1891.

M. V..., 38 ans, opéré déjà pour un cancer ano-rectal le 17 avril 1890. Récidive dès le 1er septembre. Il est réopéré par la voie sacrée le 30 décembre 1891. « Après une hémostase difficile, je fis peu à peu le morcellement du cancer et l'ablation des tissus cicatriciels résultant de la première opération ». Par hasard, le péritoine ne fut pas ouvert. Il fallut faire un anus sacré, quelque temps plus tard, une tentative fut faite pour oblitérer cet anus, laissant pour chemin aux matières une sorte de trajet cicatriciel aboutissant à l'anus vrai. « J'espère le voir entièrement cicatrisé avant qu'une nouvelle récidive se déclare.

OBS. 24. — *Rétrécissement syphilitique. Extirpation par la voie sacrée.* — M. RICHELOT.

Mme D..., malade depuis quinze ans, déjà opérée par M. Championnière, réopérée par la voie sacrée le 18 décembre 1890, par M. Richelot, à Tenon.

Résection du coccyx. Le rectum est incisé longitudinalement en arrière. Dissection patiente de tous les tissus indurés. Sutures du bout supérieur à l'anus. Suture de la fente postérieure.

Il y eut une désunion postérieure, mais la malade ne fut pas un seul instant en danger et au moment où elle quitta l'hôpital, au mois de février 1891, l'état du rectum était satisfaisant. J'ai pu récemment examiner cette malade. Son rétrécissement n'a pas reparu, mais tout l'appareil constricteur du rectum est absolument paralysé. Il existe un prolapsus du rectum formant une masse grosse comme le poing. Quand le prolapsus est réduit, l'anus est assez large pour qu'on y introduise avec facilité quatre doigts. Il y a de plus une fistule postérieure.

OBS. 25.— *Cancer du rectum. Extirpation par la voie sacrée.*— M. MOULONGUET.

Un homme de 54 ans présentait depuis quatre jours des phénomènes d'obstruction intestinale. Il avait le ventre ballonné, des vomissements fécaloïdes, le teint subictérique. A quelques centimètres de l'anus, on trouvait une masse dure, immobile, remplissant le petit bassin, et la pulpe du doigt avait peine à reconnaître l'orifice intestinal, trop serré du reste pour que l'index puisse y pénétrer. La côlotomie proposée par Moulonguet fut refusée avec énergie. On insista pour une opération radicale que le chirurgien entreprit un peu à son corps défendant le 18 mai 1890. Elle dura une heure trois quarts. Le petit bassin était rempli par la tumeur qui avait envahi les vaisseaux et ganglions lymphatiques. Il fallut remonter jusqu'à l'S iliaque et disséquer péniblement le néoplasme qui adhérait à la prostate et aux vésicules séminales. Mort quelques heures après l'opération.

Obs. 26. — *Résection du rectum pour cancer annulaire*, par le Dr Houzel (de Boulogne). *Bull. Ac. Méd. de Paris*, 1891.

M. Houzel ayant constaté à 4 centim. au-dessus du sphincter de l'anus un rétrécissement en anneau rempli de végétations, puis ayant introduit le doigt dans un trajet de 7 à 8 centim., franchi l'orifice supérieur et reconnu à n'en pas douter qu'il s'agissait d'un cancer, n'hésite point à intervenir par la voie sacrée, Ayant fendu avec le bistouri la partie postérieure du rectum jusqu'au coccyx qu'il réséqua, il put disséquer facilement avec le doigt et les ciseaux la partie inférieure du rectum, restée saine. Mais il lui fallut « cheminer à travers la prostate et enlever les vésicules séminales englobées dans le néoplasme ». Les canaux déférents furent coupés entre deux ligatures, le cul-de-sac recto-vésical fut largement ouvert.

L'intestin saisi avec une longue pince courbe au-dessus du néoplasme, ce dernier fut saisi avec les ciseaux.

Le cul-de-sac fut refermé.

Le bout supérieur suturé à l'inférieur avec du catgut, on referma de même l'incision longitudinale postérieure, et les lèvres de la plaie cutanée furent réunies avec du crin.

Le résultat immédiat fut satisfaisant. Mais quatre mois après il y avait récidive.

Obs. 27. — *Épithélioma du rectum. Opération de Kraske.* — M. Schwartz, in Th. Mosès.

M. L. A..., 49 ans, employé de commerce, entre à l'hôpital Cochin, le 7 mars 1891, salle Gosselin, lit n° 8.

Le début des accidents remonte à deux ans. Il a depuis cette époque des alternatives de diarrhée et de constipation, des selles glaireuses, des matières fécales aplaties et rubannées, quand elles ne sont pas liquides.

On trouve à 5 centim. de l'anus un rétrécissement dont on admet la nature cancéreuse. On ne peut, à cause de l'étroitesse du rétrécissement, atteindre la limite supérieure, mais la tumeur paraît mobile et sans adhérences.

Le malade est préparé à l'opération de Kraske par des purgatifs répétés, le régime lacté, le *bétol* à l'intérieur, et des lavages quotidiens du rectum à l'eau boriquée.

L'opération eut lieu le 20 mars 1891.

Incision un peu à gauche de la ligne médiane, commençant à 4 centim. en arrière de l'anus. Résection du coccyx et d'une portion de l'aile du sacrum. Le rectum est ensuite facilement isolé en arrière et sur les côtés. Mais en avant on trouve des adhérences à la prostate et à la vessie. On enlève ce qu'on peut à ce niveau. Le cul-de-sac péritonéal ouvert est suturé. On ne put achever l'opération de Kraske, et il fallut faire un anus sacré.

Le malade mourut dans le collapsus quatre jours après l'opération.

A l'autopsie, on trouva de la stéatose du cœur et du foie, et de la congestion des deux poumons.

Obs. 28. — *Épithélioma du rectum. Opération de Kraske.* — M. Richelot.

L. J..., 53 ans, entre le 2 avril 1891, à l'hôpital Tenon, salle Lisfranc, n° 10.

Il est diabétique et emphysémateux, et en outre présente depuis un an des troubles de la défécation, douleurs vives, envies fréquentes et difficulté d'aller à la garde-robe.

On sent au toucher, à 3 ou 4 centim. au-dessus de l'orifice anal, une sorte de bourrelet circulaire nettement limité, circonscrivant un orifice étroit, et donnant exactement la sensation du col utérin.

L'orifice admet à peine l'extrémité du doigt qui perçoit cependant des anfractuosités et des bourgeons saillants dans l'intérieur de la cavité. Il est impossible d'atteindre la limite supérieure de la tumeur. Le malade est soumis pendant une semaine à une traitement pré-opératoire : bromure de potassium pour diminuer la quantité de sueur, irrigations rectales avec de l'eau boriquée, régime lacté.

Le jour de l'opération, il n'y avait plus que des traces de sucre dans l'urine.

Opération le 17 avril. — Incision médiane postérieure, partant de l'anus, se déviant un peu à gauche à sa partie supérieure pour aboutir un peu en dehors de l'épine iliaque postéro-supérieure. Résection du coccyx et d'un fragment du sacrum. Dissection du néoplasme. Son bord supérieur n'est atteint qu'en ouvrant largement le péritoine. La tumeur est séparée par morcellement de la vessie et de la prostate.

Le sphincter a été sectionné. Le bout supérieur étant bien mobilisé est suturé circulairement au bout inférieur avec des catguts ; le bout inférieur fendu longitudinalement est lui-même reconstitué par une suture au catgut. Sutures au crin. Pas de drain, mais un tube intra-rectal entouré de gaze.

Les suites furent plus simples qu'on aurait osé l'espérer.

Le sucre reparut en abondance dans les urines, mais l'état général ne fut pas compromis.

Cinq jours après l'opération, la plaie s'étant infectée, il se produisit une désunion vers sa partie inférieure, avec issue de pus, de matières et de gaz.

Le malade conserve toujours une fistule postérieure.

Il put néanmoins retourner pour quelques semaines à la vie commune. Mais ce fut pour peu de temps. Il avait quitté l'hôpital le 22 mai. Le 23 juillet, il écrit qu'il souffre encore au moment des selles, et qu'il a l'intestin chargé « de chair boutonnée ». Son médecin constate qu'il est en pleine récidive, et la mort survient six mois après l'opération.

Obs. 29. — *Cancer du rectum. Opération de Kraske.* — M. Richelot.

J. B..., 23 ans, chaudronnier, entre à l'hôpital Tenon en juillet 1891. Il y a un an qu'il a des envies fréquentes et de la difficulté à aller à la garde-robe, des selles diarrhéiques ou teintées de sang. Il a souffert beaucoup au commencement de 1891, au moment d'une crise d'obstruction intestinale. Mais il survint une débâcle accompagnée d'une hémorrhagie très abondante.

L'état général est bon, mais les crises d'obstruction sont devenues fréquentes, mais elles durent moins longtemps que n'a fait la première et les douleurs commencent à devenir intolérables. Au moment de son entrée, il avait de la diarrhée et aussi des mictions fréquentes et douloureuses.

On sent au toucher une masse volumineuse, bosselée, anfractueuse, occupant tout le pourtour de l'anus, commençant à 5 centim. de l'anus et remontant très haut ; le doigt ne peut atteindre la limite supérieure.

Opération le 23 juillet 1891. — Incision cutanée partant de 3 centim. en arrière de l'anus, suivant la ligne médiane jusqu'au dessus du coccyx et se déviant alors à gauche, longue en tout de 10 à 12 centim.

Résection du coccyx et de la partie inférieure gauche du sacrum. On tombe sur une tumeur volumineuse, adhérente, non seulement au cul-de-sac péritonéal, mais à la vessie, aux vésicules séminales et aux canaux déférents.

L'extirpation fut excessivement laborieuse. On eut beaucoup de peine à séparer la tumeur des vésicules séminales. Le canal déférent droit fut coupé. Il fallut aller chercher dans le méso-rectum une foule de petits ganglions. Après l'ablation de la tumeur, le bout supérieur fut abaissé, la lèvre antérieure de la déchirure péritonéale fut suturée à l'intestin.

On put suturer le bout supérieur à l'inférieur. L'opération avait duré deux heures un quart.

La suture ne tint pas ; la plaie fut infectée et les matières fécales sortirent par un orifice qu'on avait laissé pour le drainage. L'opéré s'affaiblit très rapidement et mourut le dixième jour.

On trouva, à l'autopsie, un foyer stercoral en arrière de l'intestin, mais un foyer assez limité. Il n'y avait pas de péritonite.

Mais en outre, il avait une pyélo-néphrite du rein gauche, pyélo-néphrite suppurée qui existait probablement avant l'opération.

Obs. 30. — *Cancer du rectum. Opération de Kraske.* — M. Richelot.

Mme L. V..., 66 ans, entre le 28 octobre 1891, à l'hôpital Tenon, salle Richard, Wallace, n° 1.

Depuis plus d'un an, elle est atteinte d'une sorte de diarrhée glaireuse. Elle va dix ou quinze fois par jour à la garde-robe, évacuant chaque fois une quantité assez abondante de matières glaireuses.

De temps à autre, une débâcle de matières dures. En outre, elle éprouve des douleurs à l'anus, irradiées dans le périnée et la région lombaire, et depuis quelque temps il y a des hémorrhagies rectales qu'on a attribuées à des hémorrhoïdes L'état général est médiocre, la pauvre femme a beaucoup maigri.

Au toucher on constate une plaque cancéreuse qui commence à l'anus et remonte à 6 centim. au-dessus. Elle occupe la partie antérieure et latérale gauche du rectum.

Opération le 6 novembre 1891. — On se contente de supprimer le coccyx, section longitudinale postérieure des 7 ou 8 derniers centim. de l'intestin.

La cloison recto-vaginale est dédoublée sur la hauteur nécessaire. On dissèque la portion anale du néoplasme en respectant autant que possible le sphincter. Le bout supérieur attiré vers l'anus est suturé à la peau, sauf en un point où passe une petite mèche de gaze qui draine l'espace compris entre le rectum et le vagin.

Le rectum est refermé en arrière par une suture longitudinale et une autre mèche de gaze est laissée à la partie la plus élevée de la plaie.

Les suites des l'opération furent assez simples. Il se produisit une désunion postérieure, et une fistule postérieure s'établit.

La malade quitta l'hôpital au mois de janvier 1892. J'ai recherché cette ancienne opérée de M. Richelot et j'ai fini par la retrouver au mois de mai 1893. La pauvre femme était dans un état très lamentable. Depuis six mois, elle ne quittait plus le lit et sa mort paraissait devoir être prochaine. L'épithélioma avait récidivé et obstruait presque complètement la lumière du rectum. Il y avait, indépendamment de cette récidive, un rétrécissement cicatriciel au niveau de l'ancienne ligne de suture. Le sphincter ne fonctionnait pas, et en outre il y avait dans la région sacrée cinq fistules qui aboutissaient à un clapier commun, lequel s'ouvrait dans le rectum.

Obs. 31. — *Rétrécissement du rectum. Opération de Kraske.* — M. Richelot.

Mme D..., 39 ans, entre le 9 décembre 1891, à l'hôpital Tenon, salle Richard-Wallace, n° 22. Elle assure qu'il y a dix ans, elle prit par erreur des lavements d'alun, et que, depuis cette époque, elle a toujours présenté des troubles de la défécation.

On sent au toucher un rétrécissement qui siège à 6 centim. de l'anus et ne permet pas l'introduction de l'index. D'ailleurs rien à noter dans les antécédents. Depuis trois mois, elle n'a pas eu ses règles, mais elle affirme qu'elle a souvent des retards aussi considérables. Après une antisepsie intestinale fort simple, on procède le 17 décembre 1891 à l'opération de Kraske. Incision linéaire médiane. Résection du coccyx. La dissection de l'intestin est difficile. Au-dessus du rétrécissement, la paroi rectale est épaisse, un peu rigide et comme lardacée sur une hauteur de plus de 10 centim. La portion rétrécie est réséquée, le bout supérieur dégagé sans qu'on ait besoin d'ouvrir le péritoine. Ce bout supérieur est friable et se déchire assez facilement. On arrive cependant à l'invaginer et à le fixer à la marge de l'anus par des sutures au crin. Les suites furent assez simples, mais il se produisit encore un abcès stercoral et une fistule postérieure.

La malade quitta Tenon vers la fin de janvier 1892. Mais elle revient bientôt et présente alors des signes de grossesse absolument manifestes. Sa fistule n'est pas guérie, et laisse échapper les matières liquides, mais à cause de la grossesse on ajourne toute opération réparative.

La malade a accouché à la maternité de Tenon. J'ai déjà eu l'occasion de parler de sa fin malheureuse. Il fallut achever l'accouchement à l'aide du forceps. La fistule postérieure laissant échapper constamment des matières liquides qui souillaient toute la région péritonéale et la vulve, rendit très difficile l'antisepsie génitale. Cette pauvre femme mourut d'infection puerpérale quelques jours après son accouchement.

Obs. 32. — *Rétrécissement du rectum. Opération de Kraske.*

Louis M..., 23 ans, entre à l'hôpital Tenon le 30 mai 1892, salle Nélaton, n° 23.

Il n'y a rien à noter dans ses antécédents. Sa maladie actuelle remonte à trois ans. Il éprouve à ce moment des douleurs dans la défécation, de fausses envies d'aller à la garde-robe, et présente des selles muco-purulentes. Il fut examiné à ce moment par un médecin qui reconnut l'existence d'un rétrécissement. Depuis trois ans, il a été examiné à diverses reprises et a subi divers traitements sans succès aucun. Il présente encore aujourd'hui les mêmes symptômes avec une gêne plus grande de la défécation, et des douleurs plus vives. Les selles sont effilées, cylindriques de la grosseur d'un crayon. Il y a des irradiations douloureuses dans le périnée, le scrotum. A deux ou trois reprises, le malade a eu de la rétention d'urine. Au toucher, on sent d'abord le sphincter qui oppose une certaine résistance et qui est comme contracturé, puis à 4 centim. de l'anus, un rétrécissement extrêmement serré. On n'y peut introduire que le bout de l'index et avec de grandes difficultés. Cependant le rétrécissement paraît être très court et mobile.

Le 3 juin 1892, on fait l'opération de Kraske.

Incision de 8 ou 10 centim. commençant au voisinage immédiat de l'anus, et dépassant en arrière la base du coccyx. Dénudation et extirpation de cet os. Le rectum est disséqué attentivement et le sphincter externe demeure absolument intact. On sectionne l'intestin au-dessus et au-dessous du rétrécissement. Le segment enlevé mesure 3 centim. en hauteur.

L'opération avait été pénible à cause de la vascularité extrême de la région, et à l'épaississement des parois et des tissus voisins, ceux-ci étaient beaucoup plus malades que le toucher n'avait pu le faire supposer. L'abaissement du bout supérieur étant très difficile, on fit sauter une portion du sacrum du côté gauche.

On put alors avec lenteur et d'assez grandes difficultés, faire descendre ce bout supérieur, non sans ouvrir le péritoine, l'invaginer dans l'inférieur et le fixer au pourtour de l'anus par des crins de Florence. On put constater immédiatement que l'intestin ainsi fixé avait une grande tendance à remonter, et exerçait sur les fils une certaine traction.

Quand on ôta les fils le cinquième jour, on vit que ceux qui étaient en arrière avaient déjà coupé les tuniques intestinales. L'intestin était remonté en arrière, et il y avait une petite infiltration stercorale postérieure.

Il s'établit une large fistule donnant passage à presque toutes les matières. Elle se rétrécit un peu et le malade put déféquer par son anus.

Mais il a toujours eu de la paralysie du sphincter.

On fit une tentative inutile pour oblitérer sa fistule.

A diverses reprises il a eu de l'érythème des régions fessière et sacrée.

Il est retourné actuellement aux Antilles dont il est originaire ; il m'écrit récemment : « La fistule que j'avais quand j'ai laissé Paris, se bouche et reste fermée complètement pendant plusieurs jours, quelquefois 5 ou 6, d'autres fois 20 ou 30. La paralysie du sphincter est toujours presque complète. Le rétrécissement qui avait occasionné mon opération est revenu et je suis forcé d'employer chaque soir des bougies de Hégar pour le dilater. Si je manque un soir, le lendemain, le rétrécissement a beaucoup augmenté et j'ai plus de peine à faire passer la bougie. Je ne souffre jamais, si ce n'est lorsque j'introduis la bougie, et encore la souffrance est-elle très supportable. Mais ma paralysie me force à porter un bandage du modèle de ceux qui m'avaient été donnés à Tenon ».

Obs. 33. — *Épithélioma du rectum. Création d'un anus sacré. Guérison.*

Un homme d'une cinquantaine d'années, habitant Vernon (Eure), entre à l'hôpital Necker, service de M. Le Dentu, en octobre 1890.

Depuis plus d'un an, cet homme éprouve des douleurs pendant la défécation. Écoulement habituel de glaires sanguinolentes, pas d'hémorrhagie à proprement parler, ses forces ont beaucoup décliné, il a le teint et l'aspect cachectiques.

Le toucher fait reconnaître une tumeur cylindrique dont le doigt atteint difficilement le bord supérieur et qui s'arrête par en bas à la limite supérieure du sphincter externe, sauf en un point où le néoplasme s'approche de l'anus. Quelques adhérences molles semblent unir sa face antérieure à la face inférieure de la prostate. Il n'y a cependant pas de contre-indication formelle à l'intervention, tirée de l'état local, tandis que l'état général est assez mauvais pour en éloigner.

Après une période d'observation d'une quinzaine de jours pendant laquelle le malade est soumis à un traitement tonique, M. Le Dentu juge qu'il peut y avoir avantage à intervenir.

L'extirpation du rectum, sans résection osseuse, serait rendue bien difficile par la profondeur de la lésion. L'envahissement partiel des sphincters par le néoplasme rend inexécutable la suture des deux bouts du rectum après excision de la portion malade. Reste l'établissement d'un anus sacré comme dernière ressource dans ce mauvais cas.

L'opération, pratiquée dans les premiers jours de novembre 1890, consiste dans les temps suivants : incision longitudinale ascendante commençant à un centimètre et demi en arrière de l'anus et s'étendant vers la partie inférieure du sacrum.

Incision circulaire autour de l'anus et commencement de dégagement de l'extrémité inférieure du rectum.

Résection du coccyx et de la dernière vertèbre sacrée.

Continuation de la dissection de la tumeur.

Refoulement du cul-de-sac péritonéal facilité par l'existence d'une couche adipeuse assez développée entre la séreuse et la face antérieure du rectum. Extirpation de plusieurs petits ganglions dégénérés situés très près de la tumeur.

Hémostase provisoire avec de nombreuses pinces.

Le bout supérieur du rectum, attiré sans trop de peine au dehors, est fixé immédiatement au-dessous de ce qui reste de sacrum, au moyen de nombreux crins de Florence. Un drain placé dans la profondeur de la plaie sort par son extrémité antérieure. Les suites de l'opération sont des plus simples. La réunion mmédiate est obtenue partout, sauf en un point limité, au-dessus de l'anus nouveau. Là se fait une toute petite collection d'abord sanguine, puis purulente (une cuillerée à café de liquide).

Un solide périnée étendu de l'extrémité du sacrum à la racine des bourses est ainsi reconstitué, et la guérison est complète au bout de quatorze jours.

Les jours suivants, un prolapsus rectal tend à se produire. M. Le Dentu fait construire pour l'opéré un obturateur à pelote convexe en caoutchouc qui fonctionne bien. Les forces reviennent rapidement et l'opéré, au bout d'un mois, retourne chez lui dans un état très satisfaisant.

Il est revenu à Necker, en novembre 1892, deux ans après l'opération. La guérison s'était absolument et complètement maintenue. Les parois rectales étaient restées souples. Aucune menace de récidive ne se manifestait.

OBS. 34. — *Épithélioma du rectum et du vagin. Création d'un anus sacré.* — M. LE DENTU.

Mme M..., 65 ans, opérée en janvier 1892, rue de la Santé.

L'épithélioma remontait à 6 ou 7 centim. dans le rectum. Une partie de l'anus, de la vulve et de la cloison recto-vaginale était envahie.

L'état général n'était pas mauvais, mais l'âge constituait une condition défavorable.

L'opération ressembla beaucoup à la précédente, à cela près qu'il fallut extirper les deux tiers inférieurs de la cloison recto-vaginale et toute la fourchette vulvaire. Le péritoine ne fut pas ouvert. Une série de sutures réunit les bords de la moitié antérieure du vagin et de la vulve qui furent ainsi reconstitués. Deux drains furent mis en place dont l'un sortait immédiatement en arrière de la suture vaginale et l'autre en avant de l'anus nouveau.

La gangrène des tissus profonds fit manquer en grande partie la réunion, mais les téguments tinrent bon, de sorte qu'après l'élimination des eschares, il y eut sous la peau un tunnel dont la cicatrisation demanda plus de six semaines.

L'opérée, remise de cette grave opération et de ses suites inquiétantes, a vécu jusqu'au 20 août 1893. En mai 1893, il n'était pas encore question de récidive.

OBS. 35. — *Épithélioma du rectum. Anus sacré. Mort.* — M. LE DENTU.

H..., 48 ans, fruitier, opéré en juillet 1892. Le néoplasme a donné lieu, depuis six mois, à des glaires sanguinolents et à de vives douleurs. Le doigt en atteint les limites supérieures, mais avec quelque peine. Il descend jusqu'à l'anus, sans se montrer à l'extérieur. Il occupe les trois quarts antérieurs du cylindre rectal. En avant, sans être positivement adhérent à la prostate, il est en contact assez intime avec elle pour qu'on puisse prévoir quelques difficultés de ce côté. L'état général est bon. Rien d'anormal dans l'urine. Antisepsie intestinale pendant quarante-huit heures.

Même opération que dans les deux cas précédents, mais plus pénible en avant parce que la tumeur s'avance jusqu'au voisinage de l'urèthre, ce qui rend la dissection difficile et cause une perte de sang abondante. Sutures profondes et superficielles. Reconstitution complète du périnée depuis l'anus jusqu'aux bourses. Drainage.

Le jour même, 39°. Le lendemain matin, 40° ; le soir, 40°,5. Agitation considérable. Délire à partir du troisième jour. L'état s'aggrave de plus en plus. Mort au cinquième jour.

Quelques points de suture avaient été enlevés au troisième jour, les autres le furent au quatrième. La gangrène était manifeste, et elle avait dû gagner le tissu cellulaire pelvien. Le ventre s'était ballonné considérablement, mais comme le péritoine n'avait pas été ouvert, on ne pouvait guère admettre qu'une péritonite se fût déclarée.

OBS. 36. — *Épithélioma du rectum. Anus sacré. Mort.* — M. LE DENTU.

M. L..., 58 ans, magistrat, atteint depuis plus d'un an de symptômes suspects (douleurs rectales, glaires teintées de sang), fatigué par un séjour de plusieurs années aux colonies.

Le doigt atteint à peu près les limites supérieures de la tumeur. Il n'y a pas d'adhérences fermes avec les organes voisins, ni d'envahissement du tissu cellulaire autour de l'anus. Le néoplasme s'arrête à peu de distance au-dessus de ce dernier.

L'intervention n'est formellement contre-indiquée par aucune circonstance. Mais le teint du malade n'est pas fait pour inspirer beaucoup de confiance. L'établissement d'un anus sacré paraît seul praticable. Malheureusement, la dissection du rectum permet de reconnaître que des noyaux cancéreux sont disséminés dans la paroi rectale, bien au-dessus du point qu'atteignait le doigt, noyaux trop petits pour être reconnus par le toucher. Il faut abaisser le rectum dans une grande étendue, ouvrir le péritoine, extirper 15 centim. de rectum, et cependant, il reste des doutes sur l'intégrité du bout supérieur fixé aux téguments, immédiatement au-dessous de ce qui reste de sacrum.

On ne fit point de réunion.

Le malade, rapporté dans son lit, était extrêmement faible. Le pouls, petit et rapide. La figure pâle et couverte de sueur froide.

Il mourut le soir même.

Obs. 37. — *Rétrécissement syphilitique du rectum. Extirpation par la méthode de Kraske.* — M. Albarran, in Th. Carré.

Mme G..., 48 ans, entre à Necker, en octobre 1891, présentant un rétrécissement commençant à 5 centim. de l'anus et paraissant remonter à plusieurs centimètres. Elle a eu la syphilis et le rétrécissement présente « les caractères habituels » du rétrécissement syphilitique.

La malade ayant été préparée à l'opération par la diète lactée, les purgations répétées, l'antisepsie intestinale, à l'aide du naphtol, M. Albarran fit, au mois de novembre 1891, l'extirpation du rétrécissement par la voie sacrée. Le coccyx et un fragment du sacrum furent réséqués, le rectum mis à nu dans sa portion malade, et la zone rétrécie fut supprimée. Celle-ci mesurait un peu plus de 3 centim. Il n'y avait point fort heureusement d'ulcération au-dessus du rétrécissement. On éprouva quelques difficultés dans la suture des deux bouts, le supérieur étant très large, par rapport à l'inférieur. Ils furent cependant bien réunis l'un à l'autre par deux rangées de sutures muco-muqueuses, et musculo-musculeuses. L'intestin fut fermé complètement sur toute sa circonférence. Un drain fut placé derrière le rectum et une grosse sonde molle laissée à demeure dans cet intestin.

Mais la température s'éleva au troisième jour. Il fallut défaire quelques points de suture au niveau desquels la peau était rouge, tendue et douloureuse. Il s'était formé un phlegmon périrectal, qui, heureusement, n'eut pas de suites trop fâcheuses.

Il persista néanmoins une large fistule stercorale. Neuf mois après l'opération, cette fistule « laissait encore passer quelques matières liquides ».

Obs. 38. — *Rétrécissement du rectum. Extirpation.* — M. Ricard, in Th. Carré.

Léonie G..., 27 ans, entre à l'Hôtel-Dieu, salle Notre-Dame, en novembre 1891.

Elle souffre depuis deux ans déjà de douleurs anales, et se plaint d'un écoulement muco-purulent par l'anus.

Elle a été opérée l'année d'avant pour des fistules anales. Elle n'a jamais eu la syphilis. Mais elle a été pendant longtemps soumise par son mari aux pratiques de la pédérastie.

Au moment de son entrée, elle présente au voisinage de l'anus deux trajets fistuleux sécrétant un pus épais et jaunâtre, entourés d'une zone épaissie et dure.

Au toucher, qui est très douloureux, on reconnaît un rétrécissement qui commence tout près de l'anus, et dont on ne peut reconnaître exactement la limite supérieure à cause de l'étroitesse de sa lumière. Dans son ensemble, il présente la forme d'un entonnoir à parois lisses, régulières et rigides.

Après un sérieux traitement préliminaire (régime lacté, naphtol, irrigations boriquées chaudes) de plusieurs jours, M. Ricard pratique, le 10 décembre 1891, l'extirpation du rétrécissement.

Incision médiane postérieure depuis l'anus jusgu'au-dessus du coccyx. Extirpation de cet os. Isolement assez pénible du cylindre rétréci. Au cours de cette dissection, il faut pincer un grand nombre de vaisseaux. L'hémostase est difficile au milieu des tissus lardacés qui entourent le rectum, et qu'on ne peut enlever dans leur totalité. Pour ne pas aller à l'aveugle dans la dissection, l'opérateur est obligé d'introduire son doigt dans le rétrécissement. Ce dernier présente 8 centim. de hauteur. L'intestin est saisi par un clamp au-dessus de la portion malade et sectionné. Toute la partie située au-dessous de cette section est sacrifiée. Deux petites incisions sont faites à 2 ou 3 millim. de l'anus. La muqueuse du canal anal est extirpée. Mais on respecte la plus grande partie des fibres de l'appareil constricteur. Les trajets fistuleux sont grattés avec soin et désinfectés.

Le bout supérieur est alors abaissé et suturé à la peau.

L'incision postérieure est réunie.

On laisse dans le rectum un drain volumineux entouré de gaze iodoformée.

Il y eut de la rétention d'urine pendant quarante-huit heures. Les suites s'annoncèrent tout d'abord comme devant être très simples. Mais il se forma, vers le septième jour, un abcès de la cloison recto-vaginale qui s'ouvrit dans le vagin.

Il persista une fistule recto-vaginale, s'ouvrant à 2 centim. de la vulve, qui nécessita ultérieurement une opération autoplastique (5 avril 1892).

La malade avait d'abord présenté de l'incontinence des matières liquides et des gaz, mais ces inconvénients disparurent au bout de quelques mois. Elle est actuellement guérie de son rétrécissement comme de ses fistules.

OBS. 39. — *Épithélioma du rectum. Opération de Kraske.* — M. RICHELOT.

Joséphine T..., 38 ans, ménagère, entrée le 7 avril 1893.

Elle perd du sang par le rectum depuis dix-huit mois, elle n'éprouve pas de douleurs, mais seulement des sensations de pesanteur et de cuisson. Depuis deux mois, elle dort mal la nuit et a maigri. Au toucher rectal, on trouve, à 1 ou 2 centim. au-dessus du sphincter externe, une sorte d'anneau de 4 centim. de haut, bourgeonnant, fongueux ; on porte le diagnostic de cancer du rectum.

Cancer respectant l'anus, large plaque ulcérée de la paroi antérieure du rectum débordant sur les faces latérales et laissant une bande assez étroite en arrière ; mobile, limite supérieure atteinte franchement par le doigt qui peut la faire descendre.

Kraske, le 8 avril 1893. Incision en arrière.

Résection du coccyx. Rien au sacrum. Incision longitudinale du rectum (peu de sang pendant ce temps). Alors quelques pinces, surtout sur l'intestin.

Intestin étalé, large vue sur la face antérieure et la plaque cancéreuse. Dissection de celle-ci, soignée, prolongée sur les parties latérales, puis en haut, puis en bas.

La cloison recto-vaginale est dédoublée au plus près, le doigt étant sur le vagin et servant de conducteur ; le vagin n'est pas perforé. La partie antérieure du sphincter externe est disséquée, et en grande partie respectée. Enfin la tumeur est enlevée d'un bloc. Alors le bout supérieur étant mobilisable, je vois que je peux attirer la paroi antérieure du rectum réséquée jusqu'à la marge de l'anus pour la suturer à la peau ; ce qui fait que j'ai trop de paroi postérieure. Alors, je recouds seulement la partie supérieure de mon incision longitudinale, et je résèque sa moitié inférieure. Puis je suture circulairement à la peau, en ayant soin de ramener l'une vers l'autre les deux extrémités sphinctériennes divisées par ma première incision longitudinale.

Suture de la peau aux crins en prenant le rectum pour ne pas laisser d'intervalle béant entre lui et la peau. Petit drain sous le sacrum, petit drain entre le rectum et la peau en arrière du sphincter, petit drain en avant du sphincter, entre lui et le vagin.

10. 11. Apyrexie.

Obs. 40. — *Opération de Kraske pour récidive.* — M. Richelot.

M. W..., opéré il y a six mois par M. Péan pour un cancer du rectum qui n'occupait pas la région anale, et qu'on aurait pu opérer par la voie sacrée en conservant l'anus. M. Péan enleva toute l'extrémité inférieure dans la position dorsale, sans enlever le coccyx. Opération de deux heures, après laquelle le malade souffrit beaucoup, eut de la fièvre, et présenta une suppuration abondante et prolongée. Absence de cicatrisation, mars 1893 ; amené par le Dr Ordenstein avec induration cicatricielle de toute la région anale, sans rétrécissement, bourgeonnement vif en arrière, et bourrelet annulaire de tissu récidivant ; fixe, adhérent au pelvis, entourant le bout supérieur, et que le doigt peut limiter *au-dessus*, mais non en épaisseur. Mauvais cas, mais possibilité de pratiquer l'opération de Kraske.

Opération vendredi 24 mars 1893.— Incision postérieure, résection du coccyx. Dissection et morcellement de la région cicatricielle avec bourgeons de récidive.

« Je soulève et détache facilement le bout supérieur de l'intestin qui est sain, je dissèque encore du tissu morbide en avant de lui ; mais ce n'est pas en hautour que ça gagne, le bout supérieur est sain et je n'ai pas besoin de *réséquer le sacrum*, ni *d'ouvrir le péritoine*. Après avoir ainsi *libéré le bout supérieur* et *vidé l'excavation*, le mieux possible en laissant une couche profonde de tissu cancéreux diffus, je ferme la plaie par une suture aux crins en ramenant sous le sacrum le bout supérieur pour faire un anus plus élevé, je l'unis à la plaie, je continue la suture au-dessous (en faisant baver la muqueuse intestinale sur la partie suivante de la suture, pour éviter que les matières ne tombent dans l'excavation) et je ferme entièrement l'excavation au-dessous du nouvel anus, en laissant un gros drain qui sort en bas. Pansement iodoformé.

Suites extraordinairement simples. Le lendemain, *il lit*, il remue, *ne souffre pas*, il est bien portant et content. T. 37°.

La *suture tient bien*, pas *de suppuration de point*, tube ôté, lavé et remis le 27. Pas encore *de selle* (je *ne fais rien ni pour constiper, ni pour provoquer*). Il mange et dort très bien.

26, 27, 28 mars. Petite suppuration *au-dessus* de l'anus, petit godet dont j'ôte le fil. Le reste tient.

31 mars. Ablation des fils, et du gros tube. Les selles sont venues, un lavement de glycérine tous les jours. L'excavation est bien comblée, et l'intestin bien soudé à la peau.

Mai 1893. Suites parfaites : réunion immédiate de toute l'excavation au-dessous de l'intestin : réunion secondaire d'un petit espace au-dessus de l'anus nouveau : Ni fièvre, ni douleur, ni incommodités. Se lève vite, mange bien, etc. A sa sortie, 6 mai 1893, se porte parfaitement bien ; il ne se salit pas pendant plusieurs heures, même en marchant.

Comment retiendra-t-il, comment se sphinctérisera-t-il, une fois actif ? En attendant, résultat excellent et paradoxal !

Obs. 41. — *The British medical Journal*, 13 février 1892. — John-C. Davie. M. D. (Victoria, Colombie anglaise).

Homme de 50 ans. Cancer du rectum, 8 juillet 1891.

Colotomie inguinale gauche le 30 juillet permettant de faire l'opération de cure radicale dans des conditions d'asepsie, et supprimant l'irritation de la tumeur qui paraissait augmenter rapidement de volume. Lavages fréquents de l'extrémité inférieure du rectum, avec solution d'acide borique. On choisit le procédé de Kraske modifié par Lévy comme il est décrit dans « *Annual of the Universal medical Sciences de Sajous* », mais des changements furent nécessaires pendant l'opération.

Incision transversale de 10 centim. au niveau de la dernière vertèbre sacrée à 1 centim. au-dessus des cornes du coccyx ; à chaque extrémité de l'incision transversale, une incision de 10 centim. descendant à angle droit. Le lambeau est disséqué au ras des ligaments sacro-sciatiques, que l'on sectionne. Le rectum est décollé du sacrum ; on scie l'os et ce nouveau lambeau est rabattu sur le premier. Nécessité d'enlever encore 1 centim. de sacrum pour donner du jour.

Impossibilité de décoller du rectum le péritoine qui se déchire. On le sectionne de chaque côté du rectum. Difficulté pour abaisser le rectum, pince longue et courbe à forcipressure sur le méso-rectum et section au ras du rectum, que l'on peut mobiliser ensuite sans peine.

Nécessité de précipiter l'opération, le malade étant très bas. L'extrémité saine est suturée dans l'angle gauche supérieur de la plaie, l'extrémité inférieure invaginée et obturée par des sutures. Quelques sutures avec du fil d'argent, Pansement à l'iodoforme, la pince restant sur le méso-rectum, jusqu'au lendemain. La température s'élève le jour suivant, le pouls est à 130, sans trace d'infection. On remplace l'iodoforme par de la gaze aseptique et la fièvre disparaît ; 4 mois après, le malade allait très bien sans présenter aucune trace de récidive.

Obs. 42. — *Cancer du rectum. Extirpation.* — M. Chaput.

Marie P..., 34 ans, entrée le 29 mai 1891, salle Lallemand, n° 23, à la Salpêtrière.

Antécédents héréditaires. — Insignifiants au point de vue du cancer.

Antécédents personnels. — Rien.

Il y a cinq mois et demi, douleurs vers le coccyx et l'anus plus intenses la nuit. Calmées par la défécation. Elles ont toujours persisté. Il y a six semaines, défécation avec des difficultés, enfin, depuis quelques jours, pertes de petites gouttes de sang et de glaires.

Difficulté de la miction ; une fois elle a eu de la rétention d'urine pendant toute une journée. De chaque côté, ganglions inguinaux, petits et mobiles, légèrement douloureux.

Cancer du rectum. Anfractueux et friable. La tumeur commence à 1 centim. 1/2 de l'anus, se prolonge en hauteur et occupe toute la circonférence de l'intestin. A la partie supérieure, intestin très rétréci, admet à peine le bout de l'index.

Purgatifs, Sedlitz le 6, lavages boriqués, bouillon le 6 et le 7. Diète absolue à partir de cinq heures du soir.

8 juin. Incision verticale de 15 centim. Extirpation du coccyx et d'une petite portion du sacrum. Isolement du rectum et aussi du vagin et de l'utérus.

Pincement des pédicules latéraux du rectum avec de grandes pinces. Décollement avec les doigts. Péritoine est ouvert à gauche et par la fente proéminent le fond de l'utérus et la trompe gauche. Section du rectum à 3 centim. au-dessus de l'anus.

Le doigt dans le vagin le protège de temps en temps. Le bout supérieur est pincé avec une pince à crémaillère.

Suture du péritoine, trois points séparés. Suture du rectum à la peau, vers le tiers moyen de la plaie. La partie supérieure de celle-ci est rétrécie par un point de suture. Tout est fortement bourré de gaze iodoformée. Bandage en T. Alèze en cravate fixée au lit comprimant fortement le périnée.

10 centigr. d'opium, diète. Guérison opératoire. Mort quelque temps après de généralisation.

Cancer dans le maxillaire et le péritoine.

Obs. 43. — *Cancer du rectum. Extirpation par la voie sacrée des huit centimètres inférieurs du rectum avec l'anus.* — M. Chaput.

Antoine Ch..., entre le 8 mai 1891, salle Lallemand, n° 13, à la Salpêtrière.

Depuis le mois de décembre 1890, le malade éprouve de la gène dans la défécation ; constipation opiniâtre avec alternative de diarrhée. Selles glaireuses et sanguinolentes. Douleurs au moment de la défécation. Anus sain. Masses dures à 1 centim. au-dessus de l'anus, masses dont on dépasse avec le doigt la limite supérieure.

En arrière, tout est pris, depuis l'anus jusqu'à la limite du doigt. En avant, les lésions sont moindres.

19 mai. Incision médiane de 15 centim.

Résection du coccyx et d'une portion du sacrum. Isolement difficile du rectum au-dessus du cancer, puis décollement de haut en bas et extirpation de tout avec l'anus. Suture au crin du rectum à la partie moyenne de la plaie. Celle-ci est bourrée mollement de gaze iodoformée.

Revu en avril 1892, en bon état. Pensionnaire à Bicêtre. Le malade présente un prolapsus gênant du rectum.

Obs. 44. — *Cancer du rectum. Anus contre nature par la forcipressure. Opération de Kraske avec résection du bas-fond vésical. Mort.* — M. Chaput.

Benjamin G..., 39 ans, entre le 30 juin 1891, salle Blandin, lit 19, à Saint-Antoine.

L'attention du malade a été attirée du côté de son rectum dans le courant du mois de mai par la difficulté d'aller à la selle. Traité d'abord pour la constipation qui fut bientôt attribuée à une hypertrophie de la prostate. Sangsues au périnée.

A son entrée, le malade est amaigri, sans appétit et d'ailleurs tourmenté par la crainte d'augmenter, en mangeant, les matières fécales. Selles spontanées sont complètement supprimées. Selles peu copieuses sous l'influence des purgatifs.

Entre les selles, matières glaireuses font issue malgré le malade. Quelquefois, un peu de sang. Douleurs irradiées dans les cuisses et la marge de l'anus.

Le malade urine facilement et sans douleur. Traitement spécifique essayé sans résultat.

4 avril. Anus iliaque avec pinces.

Le 5. Ouverture de l'anse au thermocautère.

Le 6. Agrandissement aux ciseaux, extraction de scybales. Écoulement abondant de matières.

Le 7. Un verre d'eau de Sedlitz, lavage du rectum par le bout inférieur de l'anus.

Le 8. Demi-verre d'eau de Sedlitz. Lavage au permanganate.

Le 9. Lavages à l'eau boriquée. Kraske. Résection du sacrum jusques et y compris le troisième trou sacré. Décollement de la masse cancéreuse énorme. Arrachement avec la tumeur d'une portion du bas-fond vésical dégénéré. Arrachement de l'uretère droit.

Résection de 12 centim. de cancer avec l'anus.

Suture du bout supérieur dans la plaie.

Drainage à la gaze des culs-de-sac et de la région vésicale.

Mort au bout de quarante-huit heures.

Obs. 45. — *Excision du rectum.* — W. H. Brown. F. R. C. S. Leeds Infirmary. *Lancet*, 4 juin 1892.

Le patient est un homme de 52 ans, robuste, présentant les symptômes de cancer du rectum. On peut atteindre la tumeur du doigt et même la dépasser bien qu'avec une certaine difficulté. L'intestin est bien mobile dans le pelvis, mais la tumeur est trop haut située pour permettre l'ablation par une proctectomie.

On commence par faire une colotomie lombaire gauche ; cinq semaines après, le malade revient à l'hôpital, on lui fait deux fois par jour de grands lavages phéniqués à 1m,80 de la partie terminale du rectum jusqu'à ce que toute trace de matières fécales ait disparu. Nouveau lavage juste avant l'anesthésie. Administration d'éther, passage d'une sonde rigide dans la vessie pour faciliter la dissection de la paroi antérieure du rectum. Le patient est couché sur le côté droit, les cuisses relevées sur l'abdomen. Incision d'un lambeau carré de 10 centim. de large sur 10 centim. de long, commençant à 5 centim. au-dessus de l'anus, dissection au ras de l'os ; ce lambeau est relevé au-dessus du sacrum. Cet os est scié en travers au niveau de la quatrième vertèbre, on conserve toutes les attaches latérales du coccyx et ce nouveau lambeau est rabattu par-dessus l'anus. On sectionne le rectum, juste au-dessus du sphincter interne, on le libère jusqu'au-dessus de la tumeur, on le fend en long pour bien s'assurer qu'on a dépassé les limites de la lésion et on excise à 1 centim. au-dessus du cancer.

L'extrémité supérieure du rectum est suturée dans l'angle supérieur gauche de la plaie, la partie enlevée étant assez longue pour rendre impossible la suture de l'extrémité supérieure du rectum au sphincter.

Le sacrum est remis en place et le lambeau tégumentaire de même.

Obs. 46. — *Cancer du rectum. Opération de Kraske.* — M. Ricard.

Mme M... (de Noisy-le-Sec), 40 ans, adressée au Dr Ricard par le Dr Delthil. Depuis plusieurs mois, elle présente des signes de rétrécissement rectal, et son état général commence à devenir assez médiocre. A diverses reprises, elle a eu des accidents d'obstruction intestinale et l'on a discuté sur l'opportunité d'un anus iliaque.

L'examen du rectum fait reconnaître un cancer annulaire, commençant à 4 centim. de l'anus. Le doigt franchit avec peine la zone cancéreuse, mais atteint ou tout au moins soupçonne la limite supérieure du néoplasme. Cet examen détermine un notable écoulement sanguin.

Bien que les accidents un peu pressants ne laissent pas le temps de faire une sérieuse préparation de l'intestin, M. Ricard se décide à tenter l'opération radicale.

Celle-ci fut pratiquée en avril 1891, à Noisy-le-Sec.

Une longue incision est tracée, commençant au voisinage de l'épine iliaque postéro-supérieure gauche, gagnant la ligne médiane en s'arrondissant, et suivant la rainure interfessière jusqu'au voisinage de l'anus.

Dénudation et extirpation du coccyx et d'une portion du sacrum (moitié gauche de la dernière vertèbre sacrée).

Isolément et dissection assez pénible du segment cancéreux de l'intestin.

Bien qu'on ait tout fait pour ne pas ouvrir le péritoine, le cul-de-sac recto-utérin s'est trouvé déchiré sur une assez grande étendue.

Suture circulaire complète des deux bouts l'un à l'autre à la soie.

Réunion des lèvres de la plaie cutanée au crin.

Les sutures ne furent qu'à moitié satisfaisantes.

Il est vrai que l'état général n'inspira jamais aucune inquiétude. Mais il y eut désunion partielle de la plaie et deux fistules consécutives donnant issue aux matières fécales liquides.

Mais la malade se sentant bien s'était levée quelques jours après l'opération, et augmentait *régulièrement de poids* en même temps que sa mine devenait excellente.

Mais quelques semaines après l'opération, elle se remit à travailler. Un jour, dans un violent effort, voulant se décharger d'un lourd fardeau, après une longue marche, elle éprouva une douleur dans la région opérée, en même temps qu'il se produisait une petite hémorrhagie. Elle venait de déchirer largement sa cicatrice.

Peu de temps après, un prolapsus considérable du rectum se constituait, et il fallut intervenir par une opération autoplastique.

Celle-ci fut pratiquée par M. Ricard en juin 1892. Il aviva les bords de la plaie, restaura de son mieux le rectum, ferma par des sutures l'ouverture très large qu'il présentait en arrière et réunit les parties molles superficielles.

Les matières reprirent le chemin de l'anus véritable, mais il se produisit néanmoins une désunion de la suture et une fistule.

En même temps, l'intestin se rétrécissait au niveau de l'ancienne ligne de suture du bout supérieur au bout inférieur, et il fallut dilater régulièrement ce rétrécissement cicatriciel.

J'ai pu observer récemment cette malade et j'ai constaté :

Qu'elle ne perdait pas ses matières fécales solides, mais qu'elle était souillée constamment quand les matières étaient liquides;

Que l'appareil constricteur du rectum était très affaibli ;

Que le rétrécissement cicatriciel existait toujours, mais que fort heureusement il n'y avait aucune tendance à la récidive.

Il existait sur la ligne médiane, immédiatement au-dessous du sacrum une large fistule formée par l'union d'un infundibulum muqueux, prolongement de la cavité du rectum, et d'un infundibulum cicatriciel du côté cutané. Il existait en outre quatre fistules de deuxième ordre dans la région sacro-coccygienne. Toute la peau de cette région était rouge et excoriée, et la malade était obligée de conserver un pansement.

Chose tout à fait intéressante, *un squirrhe* s'est développé dans le sein droit, avec adénopathie dans l'aisselle.

M. Ricard lui a fait dans les premiers jours de septembre une amputation du sein avec curage de l'aisselle

Au moment de la première opération, il existait bien une petite tumeur du sein, mais elle avait été considérée comme bénigne, et elle restée en effet stationnaire jusqu'à ces derniers mois.

A-t-elle subi une transformation ? Toujours est-il que, très brusquement, cette tumeur a modifié son évolution et a pris très vite les caractères du squirrhe.

OBS. 47. — *Cancer du rectum. Opération de Kraske.* — HENRI BIRCHER (Aarau).

B. M..., 60 ans, opéré le 15 janvier 1892, d'un cancer du rectum à l'hôpital cantonal d'Aarau.

Suppression du coccyx et de la partie inférieure du sacrum. Isolement de la tumeur et de l'intestin. Une ligature en caoutchouc est placée au-dessus de la tumeur. Excision du néoplasme en gardant une marge d'intestin sain. A ce moment survient un incident désagréable. Le péritoine est déchiré et une anse de l'intestin grêle fait issue.

La ligature élastique lâcha au même moment et une quantité considérable de matières liquides coula sur l'anse de l'intestin grêle.

Lavage à l'eau distillée, au sublimé ; l'anse saupoudrée de salol, est réintégrée dans l'abdomen et l'ouverture du péritoine refermée.

Le bout supérieur fut suturé à l'inférieur.

La plaie est fermée partiellement. Pas de réaction péritonéale. Mais la suture rectale ne tint pas, et il y eut du sphacèle de la plaie. Il persista dans la région sacrée une large fistule d'où sortaient les matières fécales malgré une pelote qu'on avait fait construire tout exprès.

Bircher fit, pour remédier à cette infirmité, une opération qui a été rapportée dans tous ses détails au cours de notre travail.

OBS. 48. — *Cancer du rectum. Extirpation par la voie sacrée.* — M. RICARD.

H..., 66 ans, entre à l'Hôtel-Dieu au mois de septembre 1890.

Il est porteur d'un épithélioma de l'ampoule rectale, ayant envahi à peu près toute la circonférence de l'intestin, et haut de 4 centim. Il ne remonte pas très haut, par contre la partie inférieure du canal est un peu suspecte.

A l'anus, on aperçoit des *hémorrhoïdes*. Leur présence a égaré le diagnostic pendant plusieurs mois, le médecin traitant, ayant négligé de faire un toucher rectal soigneux, n'avait « vu que les hémorrhoïdes sans songer au cancer ».

Opération le 30 septembre 1890.

L'incision de la peau commence au voisinage de l'anus, suit la ligne médiane jusqu'à la partie inférieure du sacrum pour aboutir dans le voisinage de l'épine iliaque postéro-supérieure gauche.

Ablation du coccyx et d'un fragment du sacrum (partie latérale gauche de la cinquième vertèbre sacrée).

Dissection lente et minutieuse de la zone néoplasique. L'isolement de l'intestin ne va point sans entraîner l'ouverture assez large du péritoine.

Le bout inférieur était si petit, si mal disposé pour la suture, qu'au lieu d'y adapter le bout supérieur, on fit l'excision de la muqueuse du canal anal et que le bout supérieur fut introduit dans le canal musculaire dépouillé de muqueuse, et suturé à la peau.

Les suites immédiates furent infiniment simples, et le malade partit guéri quelques jours après, sans avoir jamais inspiré aucune inquiétude pendant la période post-opératoire.

Il est revenu six mois après pour un *prolapsus du rectum*. Ce prolapsus n'a pas cessé de s'accroître bien qu'on ait tenté de le contenir à l'aide d'une pelote.

Actuellement, il est énorme ; la portion prolabée est de 15 à 20 centim. quand le malade fait un effort.

Quand la tumeur est réduite, on peut introduire facilement dans le rectum quatre doigts de la main.

Mais ce qu'il y a de consolant, c'est que l'épithélioma ne s'est pas reproduit et que l'état général demeure satisfaisant, tellement satisfaisant qu'on est autorisé à tenter la cure chirurgicale de son prolapsus.

On procédera bientôt à cette opération.

OBS. 49. — *Cancer du rectum. Opération de Kraske.* — M. RICARD.

Mme X..., 64 ans, opérée chez les Augustines de la rue Oudinot, le 15 octobre 1890.

La malade est énorme, très grasse. Elle souffre depuis deux ans de son rectum et elle a présenté à deux reprises des accidents d'occlusion.

Le cancer se présente dans des conditions favorables. Il forme une plaque occupant la paroi postérieure de l'ampoule rectale.

Cette plaque, fort épaisse et végétante, proémine dans la cavité du rectum et l'obstrue en partie.

On la limite nettement dans tous les sens, même à la partie supérieure.

Incision curviligne de l'épine postéro-supérieure gauche à l'anus.

Résection du coccyx et d'un fragment du sacrum.

A part un trou au péritoine, tout marche à souhait.

Mais les sutures intestinales sont difficiles à placer surtout en avant, le rectum a de la tendance à remonter, et à un moment donné, les sutures antérieures coupent les tuniques intestinales. Il fallut les recommencer au moment où l'opération paraissait finie.

On établit un large drainage postérieur et la peau fut réunie partiellement. L'opération avait duré une heure et demie.

La malade fut couchée sur le côté.

Toutes les cinq ou six heures, on la changeait de côté.

Je signale ce fait, parce que la malade présenta dès le lendemain *des eschares* au niveau des deux trochanters.

Elle mourut trente-six heures après l'opération sans avoir présenté aucun phénomène péritonéal, ni pulmonaire, ni aucune élévation de température, rien qui puisse élucider la cause de la mort.

On ne put faire l'autopsie.

Obs. 50. — *Extirpation totale du rectum par la voie sacrée. Anus coccygien.* — Cristowich (de Salonique).

Marie D... (de Nolo, Grèce), 60 ans. Carcinome ano-rectal, dont le doigt ne peut dépasser la limite supérieure, ayant envahi la paroi postérieure du vagin, et déterminant une obstruction intestinale presque complète.

Opération le 28 novembre 1891. — Incision médiane postérieure depuis l'anus jusqu'au delà du coccyx. Incision curviligne autour de l'anus au thermocautère.

Résection du coccyx et de la partie inférieure du sacrum.

Isolement de l'intestin. Ablation au thermo de la partie malade et d'une partie de la paroi vaginale.

Anus coccygien.

Lente élimination des eschares et guérison de la plaie après un mois et demi.

Elle conserve une incontinence fécale.

Récidive huit mois après.

Obs. 51. — *Extirpation d'un cancer du rectum par la voie sacrée.*

Basile S..., 38 ans, de Vodena, opéré, à Salonique, par Cristowich, le 5 septembre 1892.

Le malade, faible sans être cachectique, était porteur d'un épithélioma qui commençait à l'anus et remontait à 8 centim. au-dessus.

Incision médiane postérieure de l'anus jusqu'au coccyx, et incision circulaire autour de l'anus à 2 centim. de celui-ci, le tout au thermocautère. Ablation du coccyx et d'une portion du sacrum, dissection de l'intestin. Celui-ci est coupé à 1 centim. au-dessous du cancer et fixé dans la région coccygienne.

Les sutures manquèrent en grande partie. La guérison a été obtenue en deux mois avec le seul désagrément d'une légère incontinence des matières fécales.

Obs. 52. — *Cancer du rectum. Opération de Kraske.* — M. Ricard.

P..., maçon, 60 ans, entre à l'Hôtel-Dieu, salle Saint-Landry, au mois d'août 1890.

Il présente un cancer annulaire qui répond à l'indication, type du Kraske. Le néoplasme commence à 3 centimètres et demi de l'anus (ce dernier est absolument sain) et n'a pas plus de 3 ou 4 centim. en hauteur.

Le rectum est parfaitement mobile. L'opération fut relativement fort simple. Après résection du coccyx et d'un petit morceau de la cinquième sacrée, le rectum fut isolé, réséqué, le bout supérieur descendu et suturé circulairement à l'inférieur.

Le péritoine fut déchiré et refermé.

Le malade eut par la suite un peu de fièvre. Dès le cinq ou sixième jour, il présente des eschares autour de la plaie.

Il y eut une désunion postérieure par la suture rectale et le malade expulsa ses matières, autant par cette solution de continuité que par l'anus véritable.

Cependant, l'état général se maintenait, le malade se levait et paraissait hors de danger, quand de graves accidents survinrent à la suite de l'administration d'un lavement.

Le malade mourut de cellulite pelvienne; une courte enquête permit d'attribuer ce malheur à la maladresse notoire de l'infirmier du service.

Obs. 53. — *Cancer du rectum. Opération de Kraske.* — M. Ricard.

H..., 42 ans, robuste, de magnifique apparence, entre à l'Hôtel-Dieu, salle Saint-Landry, en avril 1891.

Il est porteur d'un cancer rectal qui se présente dans d'excellentes conditions opératoires. Le néoplasme commence à 5 centim. de l'anus et n'a pas plus de 3 centim. de hauteur. Dans cette étendue, il occupe à peu près toute la circonférence de l'intestin.

Incision curviligne, commençant à l'épine iliaque postéro-supérieure gauche, aboutissant immédiatement en arrière de l'anus. Résection du coccyx, ablation de quelques parcelles du sacrum et isolement du cylindre cancéreux. Suppression de la zone malade et suture des deux bouts.

Le péritoine a été largement ouvert. Tout le long des hémorrhoïdales inférieures, et vers la terminaison de la mésentérique, existaient de petits ganglions dégénérés qu'il fallut extirper minutieusement.

Le péritoine ouvert ne fut pas suturé. Tout s'était passé si simplement, qu'on referma complètement la plaie extérieure.

Un dernier examen au moment des sutures ne permit de découvrir aucun vaisseau saignant.

L'opération avait duré cinquante minutes. Le malade mourut au troisième jour.

A l'autopsie, on trouva le péritoine tout rempli de sang. La quantité de sang fut évaluée à près de deux litres. La ligature d'une des hémorrhoïdales supérieures avait glissé et le sang échappé du vaisseau avait reflué dans le péritoine.

OBS. 54. — *Épithélioma du rectum. Opération de Kraske.* — M. RICARD.

Adèle B..., vve B..., entre le 30 mars 1893, à l'hôpital Necker, dans le service de M. Le Dentu, salle Lenoir, lit n° 11.

La malade a près de 60 ans, mais elle est assez robuste et plus jeune que son âge. Il y a vingt ans, elle a subi l'amputation d'un sein pour cancer.

Depuis sept ou huit mois, elle a des hémorrhagies rectales assez abondantes, des sensations de pesanteur au fondement, de fausses envies d'aller à la garde-robe.

Le toucher rectal fait reconnaître à la partie antérieure de l'ampoule une plaque bourgeonnante reposant sur une base indurée. La muqueuse vaginale n'est pas atteinte ; le rectum est mobile.

Le cancer commence à 4 centim. de l'anus, et le doigt le dépasse largement par en haut.

Après un traitement préliminaire d'une dizaine de jours, M. Ricard pratique l'opération de Kraske, le 13 avril 1893.

Longue incision curviligne, à concavité gauche, commençant en dehors de l'épine iliaque postéro-supérieure gauche, gagnant la ligne médiane et venant aboutir au voisinage de l'anus.

Ablation du coccyx et de la dernière pièce du sacrum.

Hémostase pénible ; la sacrée moyenne, difficile à pincer, donne beaucoup de sang. Il faut laisser en permanence une éponge maintenue par un aide pendant l'opération. Les artères qui cheminent dans l'épaisseur des ligaments sacro-sciatiques donnent aussi beaucoup de sang. L'une d'elles, rétractée dans son tunnel fibreux, ne peut être pincée, et il faut faire un petit tamponnement à la gaze dans le conduit fibreux.

Isolement du rectum assez facile. Le péritoine est ouvert, bien qu'on se soit efforcé de le conserver intact. Au lieu de suturer le bout supérieur à l'inférieur, le supérieur est invaginé dans l'inférieur, descendu jusqu'à l'anus et suturé à la peau par un surjet à la soie.

Suture de la très vaste plaie postérieure avec des crins de Florence et des fils de soie.

Un gros drain est laissé derrière le rectum, des mèches de gaze iodoformée sont laissées sous le sacrum et dans l'épaisseur du ligament sacro-sciatique et sortent au-dessus et au-dessous du drain.

L'opération avait duré cinquante minutes.

La première journée fut bonne, mais le lendemain, la température s'éleva à 38°,4, en même temps que le ventre se ballonnait et que le pouls devenait petit et rapide.

La malade mourut la nuit suivante. A l'autopsie, on trouva dans le petit bassin une sérosité louche, des anses intestinales rouges, congestionnées et recouvertes par places de fausses membranes. Il parut évident que la mort devait être attribuée à une péritonite.

Obs. 55. — *Cancer du rectum. Extirpation par la voie sacrée.* — Swinford Edwards.

J. H..., homme de 61 ans, vint à l'hôpital Saint-Mark, le 14 février 1891, se plaignant de fréquentes envies d'aller à la selle, de difficulté et de douleur dans la défécation, de perte par l'anus de sang et de liquides visqueux. Tous ces symptômes étaient plus ou moins marqués depuis environ douze mois.

A l'examen, on trouve que la lumière du rectum était envahie entièrement par un cancer qui s'étendait sur une hauteur de quatre pouces. Le doigt ne pouvait atteindre la muqueuse saine au-dessus de la tumeur.

Le 24 février, le malade étant éthérisé, M. Edwards, assisté par M. Cooper, pratiqua la colotomie inguinale du côté gauche. L'incision de deux pouces de long fut faite à deux doigts en dedans de l'épine iliaque supérieure qui correspondait à son milieu.

Le malade était très gras et les muscles abdominaux un peu épais. Le péritoine pariétal fut fixé à la peau par une demi-douzaine de sutures à la soie, pendant qu'une éponge plate servait à maintenir l'intestin. Le gros intestin fut facilement trouvé, mais à cause de la brièveté du mésentère, ne put être suffisamment attiré au dehors pour permettre la suture profonde. C'est pourquoi il fut fixé à la peau par une demi-douzaine de sutures à la soie.

Le patient alla bien après l'opération. Le 27, M. Edwards ouvrit l'intestin et enleva la partie excédente de l'intestin.

Les jours suivants, l'intestin se vida librement à travers l'orifice inguinal. On ordonna des lavages du rectum avec la liqueur de Condy diluée.

Le 9 mars, le malade éthérisé et couché sur le côté gauche, les jambes repliées vers l'abdomen, M. Edwards fit une incision sur la ligne médiane, sur la partie inférieure du sacrum et sur le coccyx jusqu'à la partie postérieure de l'anus, en ménageant celui-ci toutefois.

Le coccyx fut alors libéré et excisé. L'intestin fut ensuite isolé de ses connexions postérieures et latérales. Mais M. Edwards ne put le contourner antérieurement sans le couper au-dessus de la tumeur, et le disséquer de haut en bas.

L'intestin fut alors incisé en arrière, l'anus étant fendu, mais cela ne facilitait point la suite de l'opération, l'hémorrhagie étant assez abondante.

Le malade fut alors placé dans la position de la taille et le rectum, à la manière habituelle, par une incision faite au niveau de la ligne muco-cutanée de l'anus et par dissection à l'aide des ciseaux. M. Edwards put enlever toute la tumeur, l'intestin étant coupé transversalement bien au-dessus. Il y eut notable perte de sang et il fallut laisser des pinces. La portion d'intestin enlevée mesurait près de cinq pouces.

L'opération avait duré une heure quinze. L'état du patient fut par la suite très satisfaisant, bien qu'il ait toussé d'une façon un peu inquiétante à cause de l'éther.

La température ne s'est jamais élevée au-dessus de 100°.

Il quitta l'hôpital le 15 avril. L'intestin se vidait bien par l'orifice inguinal. Pas de prolapsus. Pas de récidive. La plaie se cicatrise rapidement.

Obs. 56. — *Épithélioma du rectum. Opération de Kraske.* — M. le Dr Francis Villar (de Bordeaux).

B..., Jean, âgé de 63 ans, entre à l'hôpital St-André, le 19 juillet 1892, dans le service de M. le professeur Demons, que j'ai eu l'honneur de remplacer quelques jours plus tard.

Rien de bien particulier à signaler au point de vue des antécédents pathologiques, soit héréditaires, soit personnels : père mort d'accident, mère ayant succombé à une attaque d'apoplexie à l'âge de 73 ans ; le malade a eu un frère et une sœur qui sont morts tous deux âgés et paralysés.

Au point de vue des antécédents personnels, qu'il me suffise de signaler une pleurésie du côté gauche il y a 30 ans, et une bronchite l'année dernière en 1891.

Vers la même époque (août 1891) le malade éprouve quelques troubles dyspeptiques : ses digestions étaient longues et pénibles, l'appétit avait diminué et déjà le malade accusait une sensation de gêne, de pesanteur, dans le bas ventre et vers l'anus.

Peu de temps après le début de ces accidents, il fut pris d'une diarrhée pour ainsi dire incoercible qui persista fort longtemps. Il rendit souvent du sang noir en grande abondance, et souffrit cruellement après la défécation. Il se trouvait très abattu et obligé même souvent de garder le lit.

Lors de son entrée à l'hôpital, il est très affaibli, amaigri, se plaint de souffrir constamment, mais il ne rend plus de sang depuis 8 jours.

Au moment où je pris le service, une certaine amélioration s'était produite ; le malade, quoique toujours très amaigri, semblait un peu remonté.

Voici ce que je pus constater par l'examen local : le doigt introduit dans le rectum rencontre à 10 centim. environ de l'anus un point très rétréci, limité de toutes parts par un bourrelet dur qui fait corps avec les parois rectales ; la tumeur, assez volumineuse d'ailleurs, semble bien limitée à sa partie supérieure, mais il m'est impossible d'être fixé sur son étendue à la partie supérieure qui est inaccessible. Je ne trouve pas d'adénopathie.

Le cas me semble très opérable, mais comme la lésion remonte assez haut, je décide d'avoir recours à la voie sacrée, à la méthode de Kraske.

Je pratique d'abord un anus contre nature, ce qui est une excellente précaution.

Cet anus fut établi en 2 temps : dans un premier temps, après avoir incisé dans la fosse iliaque gauche par le procédé classique, je fixe le gros intestin à la paroi par quelques points seulement. Cette pratique me semble préférable à la méthode ancienne qui consistait à suturer complètement par un certain nombre de points l'intestin à la paroi, et aux méthodes qui, dédaignant toute suture, se contentent de passer une sonde ou une mèche de gaze iodoformée au-dessous de l'intestin attiré au dehors.

En effet, la première méthode est trop longue; quant à la deuxième, elle peut amener des surprises : que le malade vienne à tousser ou à vomir, et une grande quantité d'intestin sera expulsée hors de la cavité abdominale.

Le procédé que j'ai employé (plusieurs fois du reste) est à la fois rapide et sûr.

Le deuxième temps de l'établissement de l'anus contre nature, ce fut, on le devine, la simple incision de l'intestin déjà fixé.

Je pratique l'extirpation du néoplasme 20 jours après l'établissement de l'anus contre nature, alors que cet anus fonctionnait bien et que le malade s'était bien remis de son opération. Après les précautions antiseptiques d'usage, le malade endormi est placé dans le décubitus latéral droit : je trace une incision verticale située un peu en dehors de la crête sacrée, à gauche, et s'étendant jusqu'à l'anus. Les parties molles sont détachées de l'os au bistouri et à la rugine; j'extirpe le coccyx en le désarticulant du sacrum.

Avec le ciseau et le maillet je résèque ensuite une portion de l'aile gauche du sacrum, en procédant par étapes, c'est-à-dire que je n'enlève pas de parti pris une grande portion d'os, mais que je résèque petit à petit jusqu'au moment où je juge la brèche suffisante pour atteindre facilement le néoplasme.

Ceci fait, je fais placer le malade dans le décubitus dorsal, le bassin élevé, dans la position de la taille et je vais à la recherche du rectum que je dégage en arrrière du tissu cellulaire qui l'entoure, en avant de la vessie et de la prostate. Puis, après avoir fendu verticalement l'intestin en arrière et m'être rendu un compte exact de l'étendue du mal, j'extirpe le néoplasme entre deux pinces longuettes placées au-dessus et au-dessous des parties atteintes.

Contrairement à ce qui arrive souvent dans cette opération, la perte de sang fut très peu abondante.

Restait à suturer les deux bouts intestinaux; j'aurais bien voulu les réunir par un procédé dérivé de ceux que Chaput recommande pour les sutures intestinales (on pourrait ainsi éviter le rétrécissement), mais la chose était difficile dans le cas particulier et je dus me contenter de réunir simplement le bout supérieur à la portion restante du bout sphinctérien.

Hémostase au catgut; suture des parties molles au crin de Florence, drainage avec une mèche de gaze iodoformée.

Pansement avec poudre et gaze iodoformée, large coussin ouaté.

Les suites de l'opération furent bonnes les premiers jours; le malade allait fort bien et nous escomptions déjà une guérison lorsque, vers le 10e jour, nous constatâmes que le malade s'affaiblissait; il est bon d'ajouter que ce brave homme n'était pas très docile et qu'il se nourrissait un peu à sa manière.

L'affaiblissement s'accentuant les jours suivants, je priai mon ami, M. Sabrazès, interne distingué des hôpitaux, de pratiquer quelques injections de Brown-Sequard;

ce qui, je dois le dire, remonta un peu notre malade. Bref, il mourut 18 jours après l'opération, alors que l'opération avait marché sans incident et que les suites immédiates semblaient promettre une guérison.

Le malade a-t-il succombé à cause de son état cachectique, ou bien a-t-il été emporté par des phénomènes septicémiques, car la plaie avait suppuré ?

Quoi qu'il en soit, si j'ai eu un échec, je ne persiste pas moins à croire que l'extirpation du cancer du rectum a fait un grand pas, grâce à l'emploi de la méthode sacrée.

OBS. 57. — *Cancer du rectum. Opération.* — M. POLAILLON.

Elisa M..., 45 ans, journalière, entre le 23 janvier 1893, salle Sainte-Marthe, lit 3, à l'Hôtel-Dieu.

Pas d'antécédents syphilitiques. Jusqu'au mois de juillet dernier, état de santé satisfaisant, à part quelques troubles digestifs. Lenteur des digestions. Ballonnement du ventre après le repas. Constipation habituelle.

Au mois de juillet dernier, la malade aurait été atteinte, d'après ce qu'elle prétend, pendant une huitaine de jours, de diarrhée cholériforme, affection qui était à l'état épidémique à cette époque

Dans la suite, elle resta sujette à la diarrhée. Un ou deux mois après, alternatives marquées de diarrhée et de constipation.

Constipation rebelle faisant place, à intervalles plus ou moins éloignés, à de véritables débâcles. Diarrhées séreuses, abondantes.

De plus, depuis le mois de juillet, à plusieurs reprises, la malade a remarqué qu'elle avait des selles purulentes et sanguinolentes.

En dehors des selles, évacuations fréquentes de glaires, striées de sang. A aucun moment, elle n'a éprouvé de douleurs en allant à la selle. Mais depuis plusieurs mois, douleurs sourdes à la suite de marches un peu prolongées. Douleurs aussi dans la station assise. De plus, un peu de ténesme rectal. Envies fréquentes d'aller à la selle. Constipation rebelle nécessitant l'emploi de lavements fréquemment répétés. Malgré cela, appétit conservé. Amaigrissement peu marqué.

Les règles se sont suspendues pendant 2 mois, mais sont revenues régulièrement, et actuellement la malade est bien réglée.

En somme, état général relativement bon. La malade entre à l'Hôtel-Dieu, salle Sainte-Marthe, le 23 janvier.

Par le toucher rectal, on constate, un peu au-dessus de la région sphinctérienne, l'existence d'une ulcération présentant à peu près l'étendue d'une pièce de 5 francs.

Ulcération de forme ovalaire, à bords durs, un peu irréguliers. Le fond de l'ulcération est constitué par des bourgeons mous, alternant avec des portions plus dures, le tout formant une plaie sanieuse, recouverte d'un pus sanguinolent, fétide, dont le doigt conserve l'empreinte. Le sphincter est libre. Il est facile de circonscrire la tumeur avec le doigt. En haut on dépasse facilement la limite supérieure de la tumeur qui ne remonte pas très haut.

La tumeur siège sur la paroi postérieure du rectum. La paroi antérieure est saine. Pas d'adhérences. Pas d'engorgement ganglionnaire appréciable. La lumière du rectum est un peu rétrécie. Le toucher rectal est douloureux.

L'état général est bon.

3 février. *Opération.* — Incision postérieure partant un peu au-dessus de l'anus et remontant jusqu'au coccyx. Incision au bistouri. Résection du coccyx. Incision de la paroi postérieure du rectum. Ablation de la tumeur. Suture de la paroi postérieure du rectum. Sutures superficielles au crin. Pansement. Sonde rectale à demeure. Suites bonnes.

Les jours suivants, on entretient la constipation à l'aide de sous-nitrate de bismuth, administré quotidiennement.

Six jours après, on enlève quelques points de suture superficiels. Pas de température. Puis lavages quotidiens du rectum à l'eau boriquée.

Pansements quotidiens à la gaze iodoformée. Entretien de la constipation. Lavages fréquents. Soins de propreté rigoureux. Nourriture fortifiante. Peu à peu, les selles se régularisent. Tout d'abord, incontinence des matières fécales, nécessitant de fréquents lavages.

Le 15. On constate la formation d'une fistule à la partie supérieure de l'incision un peu au-dessus de l'anus. On supprime la sonde rectale et on continue les lavages et les pansements répétés.

La partie supérieure de l'incision se réunit sans suppuration. Mais persistance d'une fistule à la partie inférieure où passe une partie des matières fécales. Les selles se régularisent peu à peu, et la fistule se rétrécit de plus en plus. L'état général est bon. L'appétit est revenu. Le 6 mars, il ne reste plus qu'une petite fistule à la partie supérieure, laissant passer les matières fécales. Selles régulières et volontaires.

Le 20. La malade est envoyée au Vésinet. A son départ, persistance de la petite fistule.

La malade est revue 4 mois après l'opération ; on constate encore l'existence de la petite fistule, mais notablement rétrécie et n'occasionnant que peu de gêne à la malade. Malheureusement il y a récidive du cancer. Douleurs très vives en allant à la selle. Teinte jaune paille des téguments. Amaigrissement considérable voisin de la cachexie.

OBS. 58. — *Cancer du rectum. Opération pour récidive.* — M. POLAILLON.

Françoise P..., 58 ans, entrée le 10 avril 1893, salle Sainte-Marthe, lit 22.

Cette femme aurait été opérée il y a 2 ans, à l'hôpital Saint-Antoine, par M. Blum, pour un cancer de la paroi postérieure du rectum. Petite incision postérieure dont on constate la trace un peu au-dessus de l'anus. Trois mois après l'opération, la malade commence à ressentir des douleurs, surtout en allant à la selle, avec alternatives de diarrhée et de constipation.

A ces troubles succédèrent une constipation opiniâtre et des douleurs permanentes avec irradiation aux lombes et à la partie supérieure des cuisses. La malade entre à l'Hôtel-Dieu le 10 avril 1893.

A son entrée, l'état général est bon; pas d'amaigrissement notable. La malade se plaint surtout d'une constipation opiniâtre, rebelle aux purgatifs et aux lavements. Au toucher rectal, on constate une masse volumineuse, dure, faisant saillie dans le rectum. Cette tumeur, présentant le volume d'une petite orange, occupe la portion ampullaire du rectum dont elle obstrue en partie la lumière, au point d'arrêter le doigt dans le toucher rectal qui n'est pas douloureux. Cependant il est facile avec le doigt de faire le tour de la tumeur et de délimiter ses contours. On constate qu'elle est dure, non pédiculée et mobile sur les plans sous-jacents. Sa surface est lisse, unie, et ne présente pas d'ulcération. Sa consistance est la même dans tous les points. Le doigt atteint facilement sa limite supérieure.

Cette tumeur paraît développée en dehors du rectum à la paroi duquel elle semble adhérer. Cependant, il est facile avec le doigt de se rendre compte qu'elle est indépendante de la muqueuse rectale qui glisse à sa surface. Il s'agit donc vraisemblablement d'une tumeur ganglionnaire, développée derrière le rectum, et occasionnant des phénomènes d'obstruction, ainsi que des douleurs permanentes avec irradiations.

8 mai 1893. *Opération.* — Incision postérieure au bistouri, partant un peu au-dessus de l'anus et remontant jusqu'au coccyx. Résection du coccyx. Ablation d'une tumeur dure, présentant le volume d'une mandarine avec excision de la paroi postérieure du rectum. Le sphincter est conservé. Suture de la paroi rectale postérieure au catgut. Sutures superficielles au crin.

Pendant l'opération, hémorrhagie abondante. Les jours suivants pas de température. Suites de l'opération bonnes. La constipation est maintenue au moyen d'opium et de sous-nitrate de bismuth, administrés quotidiennement.

Au bout de dix jours, on enlève les fils de la suture superficielle. Tout d'abord, on note de l'incontinence des matières fécales dont on constate l'issue à la partie supérieure de l'incision.

Soins de propreté rigoureux. Lavages fréquents à l'eau boriquée. Peu à peu, il s'organise une fistule à la partie supérieure, bien que les selles commencent à se régulariser.

Il persiste cependant un peu d'incontinence, nécessitant des pansements fréquents. L'état général reste bon; pas d'amaigrissement.

La malade quitte l'hôpital le 28 juin. A sa sortie, il persiste une petite fistule à la partie supérieure, donnant issue aux matières fécales; persistance également de l'incontinence.

La malade a été revue au commencement d'août. Son état général reste bon. Mais la fistule persiste encore; l'incontinence a diminué et les selles sont un peu plus régulières. Malgré cela, la malade est obligée de porter constamment un pansement.

Obs. 59. — *Cancer du rectum. Anus sacré. Mort.* — M. Routier.

R..., vicaire à Saint-Philippe, 65 ans, opéré le 23 novembre 1889

Le malade examiné en juin 1889, présentait alors une plaque indurée sur la muqueuse rectale à bout de doigt fortement enfoncé. Au mois d'août, phénomènes de rétrécissement. En novembre la tumeur devient difficilement mobile.

23 novembre. Incision postérieure de la pointe du coccyx à 6 centim. au-dessus. On passe trois quarts d'heure à essayer sans succès de mobiliser la tumeur. Section transversale du rectum en plein néoplasme. Plusieurs anses sont adhérentes en avant. M. Routier juge alors prudent de s'arrêter et suture l'intestin à la plaie sacrée après avoir tamponné le bout inférieur.

Mort de péritonite le 26 novembre.

Obs. 60. — *Cancer du rectum. Opération de Kraske.* — M. Routier.

Marie M..., mécanicienne, 35 ans, entrée le 15 juillet 1890 à Laënnec.

Bonne santé habituelle, malgré des règles irrégulières. Depuis neuf mois, fortes douleurs au fondement, exagérées par les selles. Depuis six mois elle garde le lit. Épreintes fréquentes, matières teintées de sang et mêlées de glaires.

Elle est très amaigrie, jaune; les règles sont à peine rosées.

Au toucher rectal, masse dure, volumineuse, obstruant la lumière du canal intestinal. Cette masse est mobile et n'a pas envahi le vagin.

Depuis son entrée, purgations fréquentes, régime lacté, paquets de salol, naphtol et salicylate de magnésie.

14 août. Résection de 12 centim. de rectum par la méthode de Kraske. Fermeture du péritoine au catgut, suture de l'intestin au catgut, suture de l'intestin au catgut.

Le 18. Odeur de sphacèle. Plaie grise. Cependant bon état général.

Le 19. Il passe des gaz et des matières par le vagin dont il avait fallu beaucoup amincir la paroi.

Le 21. La plaie a meilleur aspect. On enlève les lambeaux mortifiés et l'on touche au naphtol.

10 septembre. Fistule en arrière. Grosse fistule recto-vaginale en arrière du col utérin qui laisse passer beaucoup de matières.

Le 29. Noyau sur la paroi vaginale, tout près de la fistule.

1er octobre. Cautérisation au thermo des bords de la fistule et de ce noyau indépendant du rectum.

Février 1891. Le ventre est plein de noyau cancéreux. Le cancer a d'ailleurs récidivé, sur place, dans le vagin et le rectum.

Obs. 61. — *Épithélioma du rectum. Opération de Kraske.* — M. Routier.

B. A..., de San-Francisco, 53 ans, entré le 13 avril 1892 dans une maison de santé.

Il s'est toujours bien porté jusqu'à ces derniers mois. En janvier, il s'est cru atteint d'hémorrhoïdes. Puis à San-Francisco, son médecin, le Dr Bazet, a diagnostiqué un cancer et l'a envoyé en France pour se faire opérer.

Homme maigre, mais robuste. Il a commencé à perdre son poids en février. Il ne peut aller à la selle sans lavement depuis cette époque. Il perd quelquefois du sang par l'anus. Les mictions sont plus fréquentes. Le sphincter est indemne à 1 centimètre et demi au-dessus seulement, sur la face antérieure du rectum, plaque végétante dure, mobile, remontant à bout de doigt. On peut cependant le dépasser.

Dès son entrée, régime lacté, naphtol, salicylate de bismuth. 14 avril. Il est purgé avec de la limonade purgative. Le 16. Deuxième purgation avec huile de ricin.

Le 18. Incision postérieure médiane. La plaque d'épithélioma descend trop bas pour pouvoir conserver un cylindre au niveau du sphincter. Aussi le rectum est fendu en arrière jusqu'au-dessus du coccyx. Cet os est réséqué. La plaque est ainsi bien visible. On peut libérer en avant le rectum à ce niveau, sans ouvrir le péritoine. Le cancer est réséqué avec les ciseaux, et l'on s'efforce d'attirer le rectum en bas pour le coudre aux vestiges du sphincter. Somme toute, on a fait une section du rectum au niveau de l'anus en conservant sphincter et plis radiés et une section transversale du rectum au-dessus de la plaque.

Un gros tampon iodoformé est placé dans le bout supérieur. Suture fort difficile à la soie, du rectum à la peau de la région anale. Suture postérieure au crin. Tamponnement du rectum et de l'anus. Durée une heure et demie.

Le 19. Rétention d'urine.

Le 26. Ablation des crins de l'incision sacrée.

2 mai. Purgatif. Selles nombreuses, involontaires.

Il y a de la suppuration autour de l'anus.

Le 5. La cicatrisation est complète.

Le 27. Le malade part pour l'Amérique en parfait état. Son sphincter n'est pas tout à fait efficace, mais il ne sort pas de matières solides involontairement.

OBS. 62. — *Épithélioma du rectum. Opération de Kraske.* — M. WALTHER.

Joseph C..., 39 ans, garçon de magasin. Entré le 21 septembre 1891, salle Saint-Côme, lit 9, à l'Hôtel-Dieu.

Épithélioma du rectum. Douleurs très vives pendant la défécation. Selles mêlées de sang. Constipation.

Épithélioma siégeant sur la face postérieure du rectum. Ulcération à peu près elliptique à grand diamètre transversal (environ 4 à 5 centim. dans le sens transversal, 3 à 4 cent. dans le sens vertical).

Elle siège à 5 centim. environ au-dessus du sphincter.

La plaque d'induration sur laquelle elle repose est absolument mobile ; les lésions n'ont certainement pas dépassé la paroi du rectum.

Pas de ganglions périrectaux appréciables par le toucher rectal.

Bon état général malgré les douleurs provoquées par les troubles de la défécation.

23-24 septembre. Purgatifs, puis bétol, 3 gr. par jour.

Le 25. Chloroforme. Malade placé dans le décubitus latéral droit. Longue incision, allant de l'épine iliaque postérieure au-devant de la pointe du coccyx, sans entamer la marge de l'anus.

Résection sous-périostée du coccyx et conservation des attaches postérieures du sphincter.

Mise à nu de la face postérieure du rectum par le procédé habituel après évidement très peu étendu du bord gauche de l'extrémité du sacrum.

Le rectum mis à découvert, la dénudation est poussée très loin pour dépasser très largement les limites de l'induration épithéliomateuse. La partie supérieure du rectum est dépouillée de son enveloppe péritonéale qui est facilement décollée avec le doigt assez haut pour qu'on puisse très facilement réséquer une longueur totale de 12 centim. de rectum.

Dans cette manœuvre de décollement, une petite déchirure peu étendue est faite au péritoine et immédiatement fermée par un surjet de soie fine.

Les deux bouts de l'intestin réséqué sont alors réunis par deux plans de sutures circulaires. L'hémostase de la large plaie opératoire étant bien assurée, la peau est suturée sur toute la hauteur de l'incision, sauf au niveau du point correspondant à la suture de l'intestin. Par cet orifice laissé dans la ligne de suture, sort une mèche de gaze iodoformée qui tamponne la cavité opératoire de façon à assurer l'hémostase et l'antisepsie.

Le soir, la température monte à 38°,7 et le 26 à 38°,8 sans grande douleur locale, sans aucun suintement du pansement.

A partir du 27, la température tombe à 37°,8 et oscille ensuite entre 37° et 38°.

Le 30. Premier pansement. Ablation de la mèche iodoformée. Ni pus ni sang. Sutures en bon état.

3 octobre. Deuxième pansement. Ablation des sutures. Bonne réunion. Une petite mèche iodoformée est toujours maintenue dans l'orifice du drainage. Mais la plaie est saupoudrée de sous-carbonate de fer à cause d'un léger érythème iodoformé.

Le 4. Exploration du rectum avec le doigt. Les sutures paraissent bien tenir. Le malade a été jusqu'ici alimenté seulement avec du bouillon, et la constipation a été assurée par l'administration quotidienne de 3 gr. de salicylate de bismuth et de 2 gr. de bétol. Aujourd'hui on provoque une garde-robe en administrant 4 lavements à peu d'intervalle.

Les jours suivants, le malade commence à prendre des aliments solides.

Le 6. Le lavement filtre un peu par la plaie. Il se forme une petite fistule qui persiste très longtemps, sans provoquer du reste aucune fièvre. Elle n'est complètement fermée qu'au commencement de février 1892 et le malade quitte l'hôpital absolument guéri le 17 février 1892.

Ce malade a été perdu de vue peu de temps après l'opération. J'ai pu avoir récemment de ses nouvelles. Il est mort en Bourgogne au commencement de 1892 après avoir végété plusieurs semaines sans qu'on puisse dire qu'il se soit bien porté plus de deux à trois mois.

Obs. 63. — *Rétrécissement du rectum. Opération de Kraske. Mort.*

Marie D..., 22 ans, brocheuse, entrée le 4 juin 1892, salle Cruveilhier, hôpital Saint-Antoine.

La malade entre à l'hôpital pour un rétrécissement rectal dont l'apparition remonte peut-être à quatre ans : en effet, à cette époque, elle a commencé à éprouver des douleurs anales ; en même temps la constipation qui a toujours existé, est devenue opiniâtre. Soignée à ce moment à l'hôpital Saint-Louis pour un impétigo de la face, elle y fut examinée : le diagnostic porté aurait été hémorrhoïdes, et des bains de siège furent prescrits.

Peu à peu, depuis 1888, la constipation devient de plus en plus tenace, et aujourd'hui la malade ne va à la selle que deux ou trois fois par mois. Presque toujours quand elle se présente à la selle, la malade ne rend qu'une garde-robe ainsi composée : matières ovillées au début, liquide diarrhéique ensuite, un peu de sang et de pus à la fin. Les matières rendues ne sont jamais abondantes.

Exploration : l'anus présente un aspect infundibuliforme et s'ouvre très facilement. De chaque côté de la ligne médiane et en arrière, existent deux saillies allongées, hautes d'un bon centimètre, longues de 2 centimètres et demi, celle de gauche un peu plus développée que celle de droite, s'accolant l'une à l'autre comme deux petites lèvres lorsqu'on laisse retomber les fesses, offrant une consistance dure, un aspect peu vasculaire, ne faisant d'ailleurs aucun mal à la malade. Il s'agit sans doute de condylomes. En avant se trouve une toute petite tumeur de même nature, pas plus grosse qu'un grain de millet. L'apparition de ces condylomes remonte à quatre ans.

Le toucher rectal fait constater à une profondeur de 5 centim. environ un rétrécissement presque complet. En pratiquant soigneusement le toucher vaginal on reconnaît très facilement que la paroi antérieure du rectum est épaissie ; il existe à ce niveau une sorte de plaque indurée qui se continue en haut avec le rétrécissement. Le doigt vaginal permet encore de constater que la paroi rectale antérieure est épaissie et dure au-dessus du rétrécissement.

La malade ne présente aucune autre affection concomitante. Urines normales. Signalons en passant un strabisme divergent de l'œil droit.

18 juin. Opération de Kraske. Durée trois heures. Absorption d'une grande quantité de chloroforme, il en a été versé sur la compresse 70 centim. cubes.

Le soir, vers 6 heures, la malade quoique faible était éveillée et pouvait répondre aux questions qu'on lui posait. Trois heures plus tard, elle mourait presque subitement.

L'autopsie n'a pu démontrer la cause de la mort. Les viscères étaient tous sains. Ils étaient petits, mais la malade était elle-même de petite taille. Cependant les reins étaient particulièrement de dimensions anormales : le poids des deux dépassait à peine 200 gr. Le gauche présentait en outre une zone fibroïde assez étendue, si bien qu'on peut dire que les deux reins de cette malade n'en valaient pas plus d'un seul normal. Ajoutons encore qu'il existait peut-être (?) un peu d'œdème cérébral.

Obs. 64. — *Rétrécissement du rectum. Opération de Kraske.*

N..., 35 ans, entrée le 25 octobre 1890, salle Gosselin, hôpital Saint-Antoine.

En 1872. Syphilis. La malade était enceinte. L'enfant est mort à 6 mois.

La malade fait remonter le début de son affection à l'année 1883. A ce moment-là, elle paraît avoir eu de la rectite, peut-être des ulcérations rectales.

En 1887, elle va dans le service de M. Le Dentu. A ce moment elle ne pouvait aller à la selle ; on lui fit un anus contre nature qui se compliqua de phlegmon de la paroi, etc. L'anus fut refermé au bout de sept mois ; dans l'intervalle on fit toutes sortes de tentatives sur le rectum. La malade sortit aussitôt améliorée. Huit jours après, elle rentrait à Pascal avec des accidents de pelvi-péritonite.

Laparotomie faite au bout de 5 à 6 jours (18 décembre 1888). On trouva une salpingite suppurée gauche oblitérant le rectum en partie.

Le 9 février 1889, la malade sortait très soulagée.

Depuis un an environ, elle a recommencé à souffrir ; en même temps la difficulté pour aller à la selle s'accentuait. A son entrée, la malade ne peut aller à la selle qu'avec les plus grands efforts et grâce à des purgatifs ou des lavements. Diarrhée ou matières ovillées. Douleurs abdominales très vives surtout à gauche.

A 7 ou 8 centim. de l'anus, le doigt est arrêté par un rétrécissement infranchissable. État général : malade amaigrie.

Opération. — Résection du sacrum. On tombe non sur un rétrécissement cicatriciel comme on le supposait, mais sur des adhérences périrectales. Au fur et à mesure qu'on les détruit, le doigt d'un aide mis dans le rectum constate que le calibre augmente, mais il existe d'autres adhérences plus haut qu'on ne peut détruire et l'on s'arrête après une opération incomplète.

La malade a guéri de l'opération qui avait duré trois heures dix.

Obs. 65. — *Rétrécissement du rectum. Opération de Kraske.* — M. Richelot.

Vve M..., 60 ans. Pas de maladies antérieures.

Les accidents ont commencé il y a huit mois sous forme de coliques, nausées, vomissements.

La malade accusait en même temps une constipation opiniâtre et eut à plusieurs reprises des selles sanglantes.

Depuis deux mois, elle est obligée de se purger plusieurs fois par semaine.

Entre à l'hôpital Saint-Louis le 5 juin 1893.

Outre cette constipation opiniâtre, la malade accuse de violentes coliques, des hémorrhagies fréquentes et dit avoir beaucoup maigri. Les selles sanguinolentes sont quelquefois tachées de pus

En pratiquant le toucher rectal, on sent à 5 centim. environ du sphincter une masse dure, bourgeonnante, occupant toute la circonférence de l'intestin.

Le doigt s'engage alors dans un canal rétréci dont il est impossible, tant à cause de son étroitesse que de sa longueur, d'atteindre la limite supérieure.

5 juillet. *Opération.* — La malade est placée dans le décubitus latéral gauche en semi-pronation.

Incision commençant au niveau de la symphyse sacro-iliaque gauche et se terminant au bord droit du coccyx après avoir décrit une convexité droite. Section de la peau et des parties molles, suivant cette ligne d'incision. Le coccyx est dénudé au bistouri et luxé en arrière avec un davier. Puis avec une pince coupante, on pratique la résection des bords du sacrum dans la hauteur de deux vertèbres sacrées, jusqu'à ce que la tumeur devienne accessible.

La tumeur est assez difficile à isoler, étant donnée l'infiltration du tissu cellulaire. Incision de l'intestin au-dessus de la tumeur. La dissection avec le vagin se fait assez facilement, et on peut enlever un néoplasme mesurant sur la paroi postérieure du rectum 8 centim. environ, sans intéresser le sphincter en quoi que ce soit. Mon intention est alors d'attirer en bas le bout supérieur, de l'invaginer dans le bout inférieur et de le fixer par quelques points de suture à la peau de la région ano-rectale. Je m'aperçois alors qu'en isolant la tumeur probablement, j'ai fait une perforation qui m'oblige à réséquer encore 4 à 5 centim. d'intestin. J'ouvre alors le péritoine pour mobiliser l'S iliaque, mais je ne peux attirer l'intestin jusqu'à l'anus qu'en exerçant une traction exagérée. Aussi je referme le péritoine en le suturant aux parois de l'intestin et à lui-même, et je me résigne à faire un anus sous-sacré.

Sutures au crin de Florence et drainage de l'excavation ischio-rectale par un tube introduit dans l'anus resté inutile.

Les suites de l'opération qui a duré près de deux heures sont bénignes. Pas de fièvre.

Désunion partielle de la plaie en arrière de l'anus sous-sacré.

Bien que souillée par les matières, cette plaie bourgeonne sans accident et le 20 août, la cicatrisation est complète. La malade marche avec un pansement ouaté comme garniture. Elle s'exerce même à courir aux cabinets dès qu'elle croit sentir qu'une selle va se produire.

Pas de récidive.

Obs. 66. — *Cancer du rectum. Opération par la voie sacrée.* — M. Richelot.

Vve Léonidas, 67 ans, entre à l'hôpital Saint-Louis le 3 juillet 1893. Présente depuis près d'un an de la constipation opiniâtre, des douleurs rectales, des selles sanguinolentes.

On trouve au toucher un épithélioma qui commence à l'anus. Quelques bourgeons cancéreux font même issue à travers l'anus, et remontent à 6 centim. plus haut. L'épithélioma est cylindrique, obstrue en grande partie la lumière du rectum et remonte un peu plus haut en arrière qu'en avant.

Opération le 13 juillet. — Incision médiane postérieure depuis l'anus et y compris l'anus, jusqu'au-dessus du coccyx. Isolement et résection du coccyx et d'une toute petite portion de la dernière vertèbre sacrée. Hémorrhagie fort gênante de la sacrée moyenne. Isolement laborieux du rectum. On est obligé d'enlever la muqueuse anale et les parties musculaires immédiatement avoisinantes. Le péritoine ne fut pas ouvert.

Le bout supérieur facilement abaissé fut fixé par une série de sutures au crin, à la peau de l'anus. Suture de la plaie, sauf à la partie supérieure où passe une mèche de gaze iodoformée destinée à comprimer sous le sacrum l'artère sacrée moyenne qu'il a fallu renoncer à lier.

Un gros drain *dans* le rectum. La malade eut par la suite un peu de fièvre et une désunion de la suture. Au commencement de juillet, elle était déjà en pleine *récidive*.

OBS. 67. — *Extirpation de l'extrémité inférieure du rectum avec conservation du sphincter anal.* — M. RECLUS. *Soc. chir.*, 1890.

Un notaire de province, de 47 ans, vigoureux et robuste, vient consulter M. Reclus au mois d'avril 1890.

On trouve dans l'ampoule rectale, à 5 centim. environ au-dessus du trajet sphinctérien, presque à la limite du doigt explorateur, une série de petits mamelons durs, arrondis et saignants ; ils n'occupaient que le segment postérieur de l'intestin, environ dans un tiers de sa circonférence. Il était fort difficile d'atteindre leur limite supérieure. Mais en somme la masse totale, de figure elliptique, à grand diamètre vertical, ne paraissait pas mesurer plus de 4 centim. dans un sens, et 6 dans l'autre.

L'infiltration n'avait pas dépassé la muqueuse et la tumeur absolument mobile ne présentait aucune adhérence avec les organes du petit bassin.

M. Reclus pratique l'opération type de Kraske. Incision médiane postérieure. Résection du coccyx et d'un fragment du sacrum.

Le rectum mis à découvert, on réséqua les parties indurées, en dépassant d'un centimètre les limites du mal.

Le bout inférieur fut fendu sur la ligne médiane postérieure au cours de l'opération pour rendre la dissection plus facile.

« Le bout supérieur se laissa facilement abaisser et par une double rangée de points serrés à l'intérieur, les uns au catgut réunissant la muqueuse, les autres au crin de Florence enserrant toutes les tuniques de l'intestin et le sphincter, j'adossai le bout supérieur plissé, froncé en bourse, au bout inférieur beaucoup plus étroit. » Le résultat fut excellent, la réunion immédiate obtenue. Il n'y eut pas de fistule.

Ce malade est encore vivant, sans récidive et continue même actuellement encore à exercer sa profession de notaire.

OBS. 68. — *Cancer du rectum. Extirpation par la voie sacrée.* — M. ROUX.

Ed. G..., agriculteur (Doubs), 54 ans.

Anamnèse. 26 juin 1893. — En janvier 1893, selles difficiles, fèces aplaties, minces; auparavant jamais d'écoulement sanguin, qui survient en avril. Alors défécation douloureuse. Depuis deux mois, amaigrissement.

Hérédité. — Nihil.

Status. — 26 juin 1893. A 6 centim. environ de l'orifice anal, masse papillomateuse dure, occupant les deux tiers antérieurs du rectum. Au-dessus, on constate d'autres masses semblables. Au-devant du sacrum, ganglions engorgés.

Diagnostic. — Carcinoma recti.

Opération, le 26 juin 1893. — En narcose, la tumeur remplit le Douglas, formant une masse cylindrique mobile sur le sacrum, sans rapports intimes avec la vessie. Le carcinome prend les quatre cinquièmes du pourtour, laissant en arrière juste la place pour un médius.

Technique opératoire habituelle. Renversement du sacrum à droite, et réapplication avec suture périostée.

Exitus le 28 juin 1893. — Infection. Péritonite. Matières fécales dans pansement.

AUTOPSIE. — Abdomen gonflé; intestins tuméfiés; quelques coagulats sanguins dans la cavité abdominale; sur le rectum, pseudo-membranes fibrineuses très minces. Dans le petit bassin, un peu de sang et de matières fécales. Situs inversus des viscères. Cæcum dans la fosse iliaque gauche; foie à gauche; estomac à droite sur le côlon ; rate à gauche ; cœur à droite, pointe entre quatrième et cinquième côtes.

Le rectum est fixé dans le bassin : une petite communication entre l'intestin et le péritoine, d'où partent les matières fécales trouvées dans le petit bassin. Dans le foie, quantité de petites tumeurs blanchâtres, dures.

OBS. 69. — *Cancer du rectum. Extirpation par la voie sacrée.* — M. ROUX.

Louise C... (Vaud), ménagère, 54 ans. Début remonte à quelques mois.

Status, du 20 décembre 1892. — Autour du rectum, à la hauteur du sphincter ani-tertius, surtout du côté droit, on sent une tumeur en forme de tête de chou, bien ouverte, très douloureuse au toucher, libre, sans adhérences avec le voisinage, grosse comme une forte noix, dure, grenue, transformant la partie correspondante du rectum en une sorte de museau de tanche, qui permet d'introduire 2 centim. du doigt dans son cratère.

Hérédité. — Père mort d'un squirrhe à l'estomac.

Opération, le 21 décembre 1892. — Anus contre nature provisoire, non ouvert.

23 décembre 1892. Extirpation de la tumeur par la voie sacrée, avec une partie du rectum. Le bout supérieur du rectum est fixé par quelques ligatures dans l'anus. Réapplication du sacrum. Extirpation du coccyx.

Sortie le 28 février 1893. — Guérie.

N. B. — Le premier temps de la colotomie iliaque, sans narcose, est suivi de l'excision de la tumeur, à deux jours de distance. Comme l'opération marche à souhait et que la suture circulaire réussit bien, on renonce à ouvrir l'intestin dans le flanc gauche et n'utilise pas l'anus contre nature projeté.

En bon état actuellement, 23 novembre 1893.

Obs. 70. — *Cancer du rectum. Extirpation par la voie sacrée.* — M. Roux.

Emmanuel B... (Vaud), agriculteur, 64 ans.

Anamnèse, du 11 mai 1893. — Souffre d'hémorrhoïdes depuis des années sans en être beaucoup gêné. En janvier 1893, selles sanguinolentes et douloureuses; peu à peu, selles difficiles, fèces passées à la filière. A beaucoup maigri depuis quelques semaines.

Hérédité. — Nihil.

Status, 11 mai 1893. — Au pourtour anal, à gauche, un bourrelet formé de plusieurs noyaux rouges ou violets, dépressible.

Au toucher rectal, immédiatement au-dessus de l'ampoule, un anneau dur, marqué surtout à la paroi latérale gauche et antérieure. De cet anneau pend dans l'ampoule une tumeur frangée, creusée en cratère, dont le fond laisse passage à l'index.

Diagnostic. — Carcinoma recti. Hémorrhoïdes.

Opération, le 16 mai 1893. — Technique opératoire habituelle. Réapplication du sacrum et suture périostée.

Sortie le 1er octobre 1893. — État général meilleur qu'à l'entrée, sacrum solide, pas douloureux. Fonction excellente.

Obs. 71. — *Cancer du rectum. Extirpation par la voie sacrée.* — M. Roux.

Mme M..., domestique (Fribourg), 56 ans.

Anamnèse, du 6 septembre 1893. — Au printemps 1893, la malade remarque que ses selles sont sanguinolentes et douloureuses. Ne sait pas si elles sont moulées. Les douleurs augmentent au point que la malade mange le moins possible pour ne pas avoir de selles. Entre les selles, de temps à autre, un peu d'écoulement sanguin.

Status, 6 septembre 1893. — On trouve, occupant la paroi antérieure recto-vaginale, une tumeur cratériforme, à bords dentelés, de la grosseur d'une pièce de 5 francs. Le bord supérieur arrive un peu au-dessous de l'ampoule rectale. Consistance dure, surtout les bords; le front ulcéré présente une rainure assez profonde en bas. La tumeur est mobile en tout sens; ne paraît pas avoir envahi le sphincter tertius.

Diagnostic. — Carcinoma recti.

Opération, le 19 septembre 1893. — Décubitus latéral droit. Incision médiane partant du bord de l'anus jusqu'à une hauteur de 8 centim. environ, atteignant le périoste. On rabat le lambeau osseux, qui est excisé plus tard.

Excision du rectum un centim. au-dessus de la tumeur, que l'on extrait par la plaie. Un seul point de suture ferme l'angle supérieur de la plaie.

Le 16 novembre 1893. — La malade est encore en traitement. Une partie des matières s'écoulent encore par la plaie, qui granule activement (les sutures circulaires de l'intestin ayant cédé en bonne partie).

(Opérée par mon chef de clinique M. le Dr H. Seiler.)

Obs. 72. — *Cancer du rectum. Extirpation par la voie sacrée.* — M. Roux.

Mme Louise P... (Vaud), ménagère, 44 ans.

Hérédité. — Nihil.

Anamnèse, 12 juin 1891. — Depuis une année, pertes sanguines par l'anus indépendantes des selles. Constipation. Jamais de douleurs, même pendant les défécations.

Status. — Anus et ampoule rectale normaux. L'index introduit très profondément sent une tumeur en forme de portion vaginale regardant dans l'ampoule avec un orifice central qui permet l'introduction du doigt; surface de la tumeur voussurée, crevassée, engorgée, saignant facilement ; elle n'est pas réductible en haut.

Diagnostic. — Carcinoma recti.

Opération. — Le 30 juin 1891. — Anus præter naturalis, définitif sur la ligne blanche à cause de la hauteur de la tumeur et de l'impossibilité d'attirer assez bas l'S iliaque.

Le 14 juillet 1891. *Résection du rectum « per viam sacralem ».*

Décubitus latéral droit. Incision dans la ligne médiane sur le sacrum. Volet osseux rabattu à droite. Décollement du rectum. Excision de la tumeur ; suture du bout inférieur du rectum. A la fin de l'opération, le volet osseux est complètement extirpé.

La malade quitte l'hôpital le 10 octobre 1891. État général bon. Les matières fécales sortent facilement par l'anus præter naturalis.

Au milieu de février 1892, la malade remarque à la place de la cicatrice une grosseur douloureuse qui croît lentement.

Le 10 mars 1892. Dans la région coccygienne, immédiatement au-dessus de l'anus, une tumeur violacée, pédiculée, un peu bosselée, dure. Paraît limitée à la cicatrice sans s'avancer dans la profondeur.

Diagnostic. — Récidive du carcinoma recti, limitée à la cicatrice (inoculation opératoire ?...)

Le 10 mars 1892. Extirpation de la tumeur par une incision large et profonde. La malade sort de l'hôpital, en bon état, le 13 avril 1892.

Elle reste six semaines sans douleurs. Peu à peu quelques « lancées » apparaissent ; le décubitus dorsal devient très douloureux. Ne peut s'asseoir que sur quelque chose de tendre. Défécation pénible ; les douleurs augmentent. Elle rentre à l'hôpital le 20 juillet 1892.

Status, 20 juillet 1892. — Maigreur ; teint jaune, pâle. Anus contre nature à trois travers de doigt au-dessus de la symphyse. Sur le sacrum, descendant jusqu'à l'anus, une cicatrice bleuâtre, linéaire. Toucher rectal : à 5 ou 6 centim. de l'anus à la paroi postérieure du rectum, un noyau comme une noisette, dur ; la muqueuse qui le recouvre peu mobile.

Diagnostic. — Carcinoma recti, récidive.

Opération. — Le 21 juillet 1892. — Extirpation du bout du rectum et de la tumeur par une incision médiane. Le bord du reste du sacrum enlevé à la pince-gorge pour permettre à la plaie de se combler.

Sortie le 29 septembre 1892. — Il ne reste de l'opération qu'une petite fistule qui donne très peu. Fonctions internes redevenues bonnes.

Le noyau excisé n'est pas cancéreux ; c'est du tissu inodulaire.

La malade vit encore.

OBS. 73. — *Cancer du rectum. Extirpation par la voie sacrée.* — M. ROUX.

Julien M... (Fribourg), 54 ans.

Anamnèse, 3 octobre 1893. — Depuis juin 1892, « brûlaison » à l'anus, surtout quand le malade se baisse. Depuis un mois, il remarque que ses fèces sont comme passées à la filière et striées de sang rouge. Jamais d'hémorrhagie par l'anus.

Le père meurt à 70 ans d'un squirrhe d'estomac.

Status, 3 octobre 1893. — Une tumeur dure, bosselée, peu saignante, en forme de cratère, laissant en son milieu une ouverture pour l'index, forme un anneau au-dessus de l'ampoule rectale, d'où naît la partie saillante, en battant de cloche.

Diagnostic. — Carcinoma recti.

Opération, 13 octobre 1893. — Extirpation par voie sacrée.

Décubitus latéral droit. Incision curviligne gauche, concavité à droite de 2 centim. de l'anus au tiers supérieur du sacrum. Renversement habituel du sacrum à droite. Extirpation de la tumeur. Réapplication du sacrum en place, maintenu par suture périostée de trois forts fils de catgut.

La tumeur enlevée mesure environ 8 centim. en longueur, dont cinq appartiennent à la tumeur qui tient tout le pourtour du lumen, qu'elle rétrécit considérablement. Elle est bosselée, dure, ulcérée par places, bourgeonnante.

Diagnostic microscopique, 13 octobre 1893. — Carcinoma colloïdes recti ; la glande pro-rectale est aussi carcinomateuse (professeur Stilling).

Sortie le 4 novembre 1893. — État général très bon. Selles régulières, normales, sans douleurs. Fonction du sphincter intacte. Sacrum solide, indolore au toucher ; plaie opératoire profonde de 2 centim. granule vivement. Le malade marche normalement, absolument sans douleur.

OBS. 74. — *Cancer de l'utérus. Extirpation par la voie sacrée.* — KNI.

A..., 40 ans, vient de Rostoff à Moscou pour se faire opérer. Elle fut envoyée le 12 février 1890 par le Dr Solowieff dans un service de gynécologie à l'hôpital de l'empereur Paul Ier.

Réglée à 13 ans. Ses règles revenaient toutes les trois semaines et duraient cinq jours.

Six couches normales sans aucun accident.

Le dernier accouchement remonte à trois ans.

Du mois de janvier au mois d'août 1889, la malade a cessé d'être réglée.

Au mois d'août, elle eut brusquement une abondante métrorrhagie qui avec quelques petites interruptions dura jusqu'à son entrée à l'hôpital.

Pendant les derniers six mois, la malade a beaucoup maigri et perdu ses forces. Elle souffre de temps en temps dans le bas ventre et les crises douloureuses s'accompagnent d'un état fébrile.

Les urines ne contiennent ni sucre, ni albumine.

Les mictions sont fréquentes, mais ne déterminent point de douleur. Le ventre est légèrement ballonné et sensible dans sa moitié inférieure.

Des organes génitaux, il s'écoule en quantité considérable un liquide séro-sanguin, d'une odeur caractéristique, celle de la putréfaction cancéreuse.

Exploration. — Le col utérin n'existe pour ainsi dire plus. A sa place, on trouve une surface inégale, granuleuse, ulcéreuse, envahissant déjà la paroi vaginale en avant et à gauche. Malgré toute la douceur du toucher, les bourgeons en voie de désagrégation saignent abondamment.

L'utérus est double de volume, résistant à la pression, en antéflexion, peu mobile, impossible à abaisser : 1° il n'y a pas de point où l'on puisse placer efficacement les pinces à traction ; 2° à cause des adhérences pelviennes, l'utérus est presque immobile.

On ne constate pas d'infiltrations étendues dans le bassin.

Autour de l'anus, des varices hémorrhoïdales considérables.

L'*opération* fut pratiquée le 12 février 1890 par le Dr Kni. Application de la méthode sacrée modifiée par Hégar. La malade est couchée sur le côté gauche, les cuisses fléchies sur le ventre.

Incision sur le bord gauche du sacrum et du coccyx, se continuant jusqu'à la pointe de cet os, deuxième incision suivant le bord droit du coccyx et du sacrum formant avec la première un angle de 45° ; cette deuxième incision est de moitié moins longue que la première.

On coupe de chaque côté les grand et petit ligaments sacro-sciatiques, tout près de l'os. Le coccyx est séparé du muscle ischio-coccygien. Le doigt introduit dans le bassin sépare facilement le rectum de la face antérieure du sacrum Une scie à main est introduite sous la face profonde de cet os et le sectionne dans une direction un peu oblique. Le trait de scie commence à gauche entre le troisième et le quatrième trou et finit à droite un peu au-dessus de l'articulation sacro-coccygienne.

Le fragment de sacrum, incomplètement scié est ensuite fracturé de façon à conserver le périoste et les parties molles de sa face postérieure.

Il est relevé à la manière d'un couvercle de boîte, vers la colonne vertébrale et on le confie à un aide.

On ouvre de cette façon une libre et assez large entrée dans l'excavation du bassin qui n'est maintenant fermée que par l'aponévrose prévertébrale. Celle-ci est incisée sur une étendue assez large. On rencontre d'abord le rectum dans lequel on a introduit un long tampon de gaze iodoformée pour en reconnaître les contours. A l'aide des doigts, l'intestin est séparé du tissu cellulaire qui l'entoure, et embrassé par un crochet mousse est récliné par un aide en haut, c'est-à-dire du côté droit du bassin. On arriva enfin dans le cul-de-sac de Douglas avec assez de facilité et de promptitude. On distingue alors la face postérieure de l'utérus et une partie des ligaments larges, mais on ne voyait ni trompes, ni ovaires.

L'utérus est saisi par des pinces de Museux et on tente de le faire basculer en arrière pour rendre accessible sa face antérieure et la partie supérieure des ligaments larges. Ce temps de l'opération présente des difficultés considérables et il fallut beaucoup de temps pour son exécution. L'utérus ne cédait pas aux tractions à cause du racccourcissement des ligaments larges consécutif à l'inflammation du tissu cellulaire paracervical, surtout à gauche. On avait pincé le lieu de la coudure de l'utérus et non le fond de cet organe. On commence à libérer l'utérus de la base des ligaments vers leur bord supérieur.

Deux rangées de ligatures furent placées sur les ligaments et on incisa entre ces deux rangées. Dissection du péritoine du cul-de-sac vésico-utérin. Suture de ce péritoine à celui du cul-de-sac de Douglas.

La séparation de l'utérus et de la vessie présente des difficultés, le tissu cellulaire intermédiaire à ces organes étant sclérosé.

Au cours de cette dissection, la vessie fut blessée en deux points. Ces perforations furent immédiatement suturées. L'utérus fut séparé du vagin par une incision circulaire avec les ciseaux. On résèque en même temps les parties malades du vagin en avant et à gauche. On ne trouva pas de ganglions malades dans le bassin.

Tamponnement de la plaie, remise en place du lambeau ostéo-cutané. L'opération a duré deux heures et demie il fallut à la fin lui faire des injections d'éther. Au sixième jour, il y eut de la fièvre, de la douleur et du ballonnement du ventre, en même temps que le pouls devenait petit et rapide et que les urines s'écoulaient en partie par le vagin.

La malade mourut le quatorzième jour de septicémie.

A l'autopsie, pratiquée par le Dr Rosanoff, on trouva que tout le tissu cellulaire pelvien était infiltré de pus et en partie gangréné.

Obs. 75. — *Cancer de l'utérus. Hystérectomie sacrée*, par Kni.

A. Cl..., 47 ans, cuisinière, envoyée à l'hôpital par le Dr Schurinoff.

Réglée à 17 ans. Les règles revenaient toutes les trois semaines et duraient sept jours. Dix grossesses dont la dernière remonte à six ans.

Depuis quelques années, elle a des pertes blanches ; depuis quatre mois, les pertes deviennent de plus en plus sanieuses. En outre, elle souffre continuellement dans le bas-ventre.

Du vagin, il s'écoule en abondance un liquide séro-sanguin, d'odeur caractéristique, contenant des débris putréfiés de tumeur cancéreuse.

Le vagin est rempli de fongosités mollasses qui saignent au moindre contact. La tumeur occupe toute la partie intravaginale du col utérin et envahit des deux côtés la paroi vaginale.

La tumeur est du volume d'une pomme. A son centre, une cavité en forme de cratère qui conduit dans la cavité du col dégénéré. L'utérus est augmenté de volume et sa mobilité est très limitée. On sent une infiltration à la base du ligament large gauche. A cause de l'immobilité de l'utérus, du volume de la tumeur, de l'envahissement des parois vaginales et de l'infiltration du ligament large à gauche, on doit renoncer à l'hystérectomie vaginale, et on extirpe l'utérus par la voie sacrée.

On curetta tout d'abord les fongosités, et pour arrêter l'hémorrhagie, on tamponne le vagin avec de la gaze iodoformée.

On suivit exactement le même procédé que dans le cas précédent.

Le rectum dans lequel on avait placé un tampon de gaze, fut libéré et relevé en haut du côté droit du bassin. On eut quelques difficultés à ouvrir le cul-de-sac de Douglas. On incise d'abord le vagin pour le péritoine.

La perforation du vagin fut immédiatement refermée. On retira le tampon vaginal qui avait fait remonter le cul-de-sac péritonéal, et ce dernier devint plus accessible.

L'utérus est saisi par son fond avec une pince de Museux. Mais on ne peut arriver à le faire basculer, à cause de l'infiltration du côté gauche qui limitait sa mobilité !

Les ligaments furent divisés entre deux rangées de ligatures. Ceci prit beaucoup de temps et présenta de grandes difficultés.

L'utérus enfin renversé, on put constater que la vessie était envahie par le cancer. On dut extirper une portion de cet organe. La vessio fut refermée par des sutures à la soie. L'utérus fut alors séparé de la base des ligaments larges. Du côté gauche, il fallut extirper le tissu cellulaire paracervical infiltré de cancer.

On ne put refermer complètement le péritoine. L'utérus fut séparé du vagin avec les annexes. Suture du vagin. Tamponnement à la gaze.

Suture de la plaie extérieure. L'opération a duré trois *heures*. Il y eut quelques petits accidents inflammatoires vers la deuxième semaine. A la fin de la cinquième, on constatait déjà une récidive, dans le vagin, sur la cicatrice même La malade quitta l'hôpital le 13 juin, mais elle revint mourir en octobre à l'hôpital Bassmann.

OBS. 76. — *Cancer de l'utérus. Hystérectomie sacrée,* par KNI.

A. A..., 40 ans, paysanne, envoyée au Dr Kini par le Dr Zaïetzki.

Antécédents. — Quatre grossesses normales dont la dernière remonte à treize ans.

Depuis deux ans, elle est irrégulièrement réglée ; pertes blanches dans l'intervalle des règles.

La partie intra-vaginale de l'utérus forme une tumeur friable, d'un volume d'un œuf.

La cavité du col est assez dilatée pour permettre l'introduction du doigt jusqu'à l'orifice interne. En explorant cette cavité, on sent que la dégénérescence cancéreuse s'étend assez haut et occupe aussi la portion sus-vaginale du col.

On sent à travers la paroi vaginale un noyau englobé dans le tissu cellulaire péri-utérin du côté droit. Les ligaments utéro-sacrés sont infiltrés et immobilisent l'utérus. Cet organe est augmenté de volume.

Opération, le 5 mai 1891, par la méteode sacrée. Même incision et résection osseuse que dans les cas précédents. En incisant le cul-de-sac de Douglas, on ouvrit une anse d'intestin grêle qui y adhérait facilement. On renonça alors à continuer l'opération. Six points de suture furent placés sur l'intestin et la plaie fut tamponnée et la peau réunie en grande partie.

La plaie se cicatrisa rapidement. La malade fut transportée cinq jours après à l'hôpital Galitzin où elle se rétablit de l'opération.

OBS. 77. — *Cancer utérin. Hystérectomie sacrée.* — M. TERRIER.

M..., 52 ans, entre à l'hôpital Bichat, salle Chassaignac, 20, le 24 octobre 1890, pour un écoulement vaginal tantôt sanguinolent et semblable à de l'eau rougie, tantôt séreux. De plus, douleurs hypogastriques.

Le col est sain. Le corps volumineux en rétroversion, adhérent ; à gauche, on trouve, à côté du fond de l'utérus, une tuméfaction douloureuse qui semble constituée par les annexes enflammées. Après dilatation de l'utérus, le toucher intra-utérin permet de constater l'existence d'inégalités de la paroi et ramène des débris de tissus.

Le 19 novembre 1890. Hystérectomie sacrée. La malade est couchée sur le côté droit, incision de 15 à 16 centim. parallèle au bord gauche du sacrum et du coccyx, à 2 centim. de ce bord. Désinsertion du fessier, section des ligaments sacro-sciatiques. On résèque à la pince coupante toute la partie latérale gauche du sacrum, au-dessous du troisième trou sacré. On éprouve quelques difficultés à ouvrir le péritoine. Cette ouverture faite, on attire l'utérus mais pour l'amener au dehors, l'espace étant insuffisant, il fallut supprimer le coccyx et enlever encore un peu du sacrum. Deux anses de grosse soie sont alors placées avec une aiguille courbe sur le ligament large gauche, et ce ligament est sectionné. On recommence la même manœuvre du côté droit. En sectionnant des deux côtés peu à peu, on arrive à libérer l'organe jusqu'aux insertions vaginales. Celles-ci sont coupées avec des ciseaux, et à mesure, on saisit la paroi vaginale avec des pinces à pression. Suture du vagin à la soie. Suture du péritoine. Suture de la peau. Drainage.

L'examen microscopique montre qu'il s'agit d'un épithélioma cylindrique.

Il y eut, les jours suivants, de la fièvre, du sphacèle des téguments de la région sacrée. Les liquides injectés par le vagin ressortent par la plaie sacrée. La guérison eut lieu vers la fin de mars 1891, et la malade quitta l'hôpital dans les premiers jours d'avril. Elle a été revue le 5 août dans un état satisfaisant.

Obs. 78. — *Hystérectomie sacrée.* — M. Terrier.

L. A..., 52 ans, domestique, entre le 2 janvier 1891 à l'hôpital Bichat, salle Chassaignac, 30. Métrorrhagies. Écoulement aqueux. Douleurs vives lombaires et abdominales.

La vulve et le vagin sont rétractés et sclérosés comme chez les vieilles femmes. On trouve au fond du vagin une partie dure, percée d'un orifice à bords ulcérés qui, évidemment, représente les vestiges du col.

L'extrémité du doigt s'y engage et détermine un écoulement de sang.

Hystérométrie, 10 centimètres et demi.

L'utérus semble mobile, mais ses mouvements sont douloureux. Par le toucher intra-utérin, après dilatation, on reconnaît l'existence d'un épithélioma du corps.

1er février 1891. Hystérectomie sacrée.

Incision parallèle au bord gauche du sacrum et du coccyx. Le muscle grand fessier est coupé près de ses insertions sacro-coccygiennes. Résection avec une pince-gouge d'une petite étendue du bord du sacrum. Le rectum est bourré d'une queue de cerf-volant de tampons iodoformés. On n'arrive pas à reconnaître le cul-de-sac recto-vaginal envahi par le néoplasme. On finit par effondrer le péritoine au niveau du fond de l'utérus. On cherche à attirer l'utérus au dehors, mais il adhère par son col, et les annexes enflammées le fixent aux parois du bassin.

Un aide introduit le doigt dans le vagin et le repousse assez haut pour qu'on puisse le saisir par son fond. Trois anses de fil sont placées sur le ligament large gauche. Ces anses serrées, les ligaments furent coupés entre elles et l'utérus. Même manœuvre à droite. Extraction de l'utérus. Ablation des annexes. Un certain nombre de ligatures complémentaires dont une placée profondément à l'aide d'une aiguille. Suture du fessier et de la peau.

La malade mourut six jours après l'opération.

On trouva que l'uretère gauche était fermé d'une manière absolue par une des ligatures à la soie.

Obs. 79. — Herzfeld.

F. A..., 40 ans, entre à l'hôpital le 8 novembre 1892.

Elle a été réglée à 13 ans. Les règles reviennent tous les mois, mais elles ont été toujours très douloureuses. Première grossesse à 19 ans, suivie de cinq autres normales ; la dernière remonte à cinq ans.

Dès la puberté, elle a eu des pertes blanches. Au printemps 1891, ces pertes devinrent plus abondantes, et depuis le mois d'août de la même année, les écoulements devinrent sanguinolents après le coït.

La malade, fleuriste de profession, s'affaiblit de plus en plus, et son travail devient pénible. Elle sent quelque chose qui pèse du côté de la vessie, et des tiraillements dans le vagin. Enfin, la fréquence des mictions et des douleurs dans le fondement l'obligent à consulter un médecin.

Elle est habituellement constipée.

La paroi postérieure du vagin est envahie dans la moitié supérieure par un carcinome, en forme de plaque bien limitée de tous côtés.

L'utérus, de volume normal, est en antéflexion et très mobile. Le col est renflé en massue, surtout au niveau de sa lèvre postérieure qui est en contact avec le carcinome vaginal. Il est infiltré, bosselé, et saigne facilement. Diagnostic : carcinome du vagin et carcinome du col (inoculation par contact). L'étendue du cancer du vagin, et la nécessité d'enlever la plus grande partie de cet organe, en même temps que l'utérus rend l'opération moins praticable par la voie vaginale que par le procédé ci-dessus décrit (celui de Herzfeld).

Le 15 novembre, après désinfection préalable des parties génitales de la région fessière et du périnée, on procède à l'extirpation sacrée.

Incision et résection du squelette d'après le procédé indiqué. On traverse l'aponévrose prévertébrale du côté droit du rectum. Ouverture facile du cul-de-sac de Douglas. On fait basculer l'utérus et on l'attire hors de la plaie.

Ligatures des deux ligaments larges par trois rangées de sutures. Libération de l'utérus dans la hauteur des tissus ainsi ligaturés. Dissection d'un lambeau péritonéal répondant au cul-de-sac vésico-utérin et libération de la vessie. Suture péritonéale. Ligature de l'artère utérine. Libération du vagin dans lequel plonge encore le col utérin auquel on n'a pas touché. Le vagin est ouvert à un demi-centimètre au-dessous du bord inférieur du cancer que l'on sent nettement. On peut constater que le tissu périvaginal est libre et sans infiltration. On enlève l'utérus et la moitié supérieure du vagin. Suture de l'orifice qui termine maintenant le vagin à sa partie supérieure. Suture de la plaie cutanée. Durée, une heure quinze.

L'examen microscopique montre qu'il s'agit d'un épithélioma pavimenteux. Les suites furent très simples. La malade guérit rapidement, sans suppuration et sans fièvre.

Obs. 80. — *Cancer de l'utérus. Extirpation par la voie sacrée.* — Herzfeld.

M. K..., 57 ans, femme de ménage, entre à l'hôpital le 14 novembre 1892.

Depuis sept ans, elle avait cessé d'être réglée. Elle eut brusquement, au mois de janvier, une métrorrhagie qui dura plusieurs jours.

Au mois de mai, les écoulements qu'elle avait depuis quelque temps devinrent sanguinolents. Bientôt les pertes devinrent de plus en plus fréquentes jusqu'au moment de son entrée.

Depuis le mois d'août, elle souffre dans l'hypogastre et dans la région sacrée.

Amaigrissement notable. Réglée à 14 ans, la malade l'avait toujours été régulièrement et sans douleur. Elle n'a jamais été enceinte, et prétend même n'avoir jamais eu de rapports sexuels. La malade est faible, très anémiée. Elle présente un écoulement vaginal séro-sanguinolent. Orifice vaginal petit, ayant conservé un hymen étroit. Le vagin est très étroit et rigide. L'utérus, gros comme le poing, est en antéflexion et bien mobile. A travers la paroi vaginale antérieure, on sent nettement son corps, plus gros qu'une pomme, à surface bien arrondie, de consistance pâteuse. Le col regarde en bas, est conique, virginal, fermé. L'orifice utérin est arrondi et de petites dimensions. La cavité utérine est profonde de 10 centim., et l'hystéromètre se heurte dans le fond de l'utérus contre des masses à surface inégale.

Bien que le diagnostic s'impose « cancer du corps de l'utérus », pour être plus sûr, on dilate le col et on enlève à la curette un morceau de la masse contenue dans la cavité du corps. L'examen microscopique fit reconnaître un carcinome type d'origine glandulaire. A cause du volume de l'utérus et de l'étroitesse du vagin, il n'y a même pas lieu de songer à l'extirpation par la voie vaginale. Il reste donc à choisir entre l'extirpation totale par laparotomie ou par la voie sacrée. On choisi la dernière.

Opération, 21 novembre. — Incision cutanée. Résection. On traverse l'aponévrose prévertébrale du côté droit du rectum. Ouverture du cul-de-sac de Douglas (il n'y a que dix minutes depuis l'incision de la peau jusqu'à ce temps de l'opération). L'utérus est attiré au dehors. Ligature des ligaments larges. Libération de l'utérus, du cul-de-sac péritonéal antérieur et de la vessie. Suture péritonéale avec inclusion des pédicules. Ligature de l'utérine. Ouverture du vagin en arrière. Séparation de l'utérus et du vagin. Suture vaginale Tamponnement de la plaie. Suture cutanée. L'opération a duré quarante minutes.

Les suites furent tout à fait simples et la réunion par première intention fut obtenue.

OBS. 81. — *Cancer de l'utérus. Extirpation par la voie sacrée.* — HERZFELD.

A. H..., 32 ans, domestique, entre le 2 décembre 1892, à la clinique de gynécologie, venant de la clinique d'accouchement où elle est entrée le 18 novembre.

Réglée à 15 ans, ses règles duraient régulièrement cinq ou six jours. Trois accouchements normaux. Elle accouche pour la quatrième fois à la clinique le 29 novembre 1892. On avait reconnu avant le travail, du côté gauche du col, une tumeur arrondie, du volume d'une noix, faisant saillie dans le vagin et ayant envahi la paroi vaginale. Cependant l'accouchement eut lieu spontanément.

On excisa une partie de la tumeur et le microscope montra qu'il s'agissait d'un épithélioma pavimenteux type.

Treize jours après son accouchement, elle fut transportée dans le service de Schauta (où elle fut opérée par Herzfeld).

L'utérus, du volume d'une tête fœtale, en antéflexion, remplit toute la cavité pelvienne, de consistance pâteuse, très mobile. Le col est transformé en une masse cancéreuse du volume d'une pomme. On peut la délimiter de tous côtés, bien que la tumeur se propage jusqu'au vagin. Sa surface est anfractueuse et saigne facilement. Lochies abondantes. A cause du volume de l'utérus, et du danger d'infection de la cavité péritonéale par les lochies, on choisit la méthode sacrée.

Opération, 3 décembre 1892. — L'incision cutanée s'étend de l'apophyse épineuse de la troisième sacrée jusque tout près de l'anus. Malgré le gros volume de l'utérus, on ne donne pas plus d'étendue que d'habitude à la résection osseuse. On traverse l'aponévrose prévertébrale du côté droit du rectum. Ouverture du Douglas. L'utérus est attiré au dehors. Ligature des ligaments qui sont très étendus en hauteur et très riches en vaisseaux. Section de ces ligaments des deux côtés de l'utérus avec les ciseaux. Libération du cul-de-sac péritonéal antérieur et de la vessie. Suture du péritoine. Ligature de l'utérine et des ligaments cardinaux (rond et utéro-sacré). On sent très bien l'uretère à ce moment. Ouverture du vagin. Libération de l'utérus. Suture du vagin. Tamponnement à la Mickulicz. Suture de la peau. Grâce au volume de l'utérus, la ligature des ligaments a pris plus de temps que dans les observations précédentes. Malgré la richesse vasculaire des tissus, il n'y a pas eu de perte de sang notable. L'utérus enlevé mesure 16 centim. de profondeur. Le cancer atteint la partie supérieure du col.

Les suites sont fort simples et la guérison rapidement obtenue.

OBS. 82. — *Hystérectomie par la voie sacrée.* — FRED. KEMMERER M. D. *New-York med. Record*, 20 février 1892.

Incision sur la ligne médiane, section du sacrum avec une forte paire de cisailles.

Opérée morte, sans doute d'intoxication iodoformée.

Je préfère cette méthode d'opération à la méthode parasacrée de Wölfler, ou au procédé d'Hegar dans lequel le sacrum et le coccyx sont momentanément déplacés : le premier ne donnant pas assez de jour, et le second paraissant une complication inutile, puisque l'ablation de l'os ne paraît pas mériter les objections qu'on a faites de diminuer la solidité du plancher pelvien ou de gêner les fonctions du rectum ou de la vessie. Ces objections semblent n'être que théoriques ; en effet, ni Kraske ni Hochenegg, qui ont la plus grande expérience de cette méthode, n'ont observé aucun de ces inconvénients et d'ailleurs l'auteur n'a entendu parler lui-même d'aucun résultat fâcheux de ce genre.

OBS. 83. — *Cancer utérin. Hystérectomie sacrée. Mort.* — M. ROUX.

Mme B..., 38 ans, mariée.

Anamnèse. 24 juillet 1889. — En avril 1889, à l'époque de ses périodes, fortes hémorrhagies pendant huit jours. Depuis, elle perd constamment un liquide rose. Il y a trois semaines, de nouveau, pertes sanguines abondantes ; constipation habituelle.

Hérédité. — Mère morte d'un cancer au sein.

Status. 2 août 1889. — La portion vaginale, grosse comme une orange, remplit le vagin, laissant pénétrer deux phalanges seulement. Matrice petite, mobile. Culs-de-sac non infiltrés.

Diagnostic. — Carcinome utérin.

Opération, 13 août 1889. — Technique opératoire habituelle.

Renversement et réapplication du sacrum avec suture périostée. L'utérus est extrêmement adhérent à la vessie, que l'on ouvre en voulant la détacher. L'uretère gauche, pris dans des masses carcinomateuses, est sectionné, réséqué et fixé dans le vagin.

Mort le 7 août 1893.

Le péritoine ne s'étant pas accolé, l'urine avait pu infecter la cavité péritonéale.

Diagnostic anatomique. — Forme ordinaire du cancer utérin ; grands et larges nids cellulaires ; cellules grandes et polyédriques.

Obs. 84. — *Cancer de l'utérus. Hystérectomie sacrée.* — M. Roux.

Mme K..., ménagère, 36 ans.

Hérédité. — Mère morte de pertes de sang utérines ; père mort d'une maladie du foie.

Anamnèse. — Six couches normales. Époques régulières, normales. Depuis mars 1889, un peu de métrorrhagie entre les règles. En août, après quelques douleurs, perte subite d'un gros caillot de sang. Depuis, pertes de sang continues.

Status. — Portion vaginale déchiquetée, carcinomateuse ; cul-de-sac droit un peu infiltré. Utérus mobile ; fundus grossi.

Diagnostic. — Carcinoma uteri.

Opération, 10 décembre 1889. — Décubitus latéral gauche.

L'incision, à droite de l'anus, rejoint la ligne médiane au coccyx et suit (10 centim.) le bord de celui-ci et du sacrum. Section transverse du sacrum, sous le troisième trou, d'un coup de ciseau, et abaissement, de droite à gauche, après section du ligament spinoso et tubéro-sacrum ; la porte ainsi formée est maintenue béante par un fort fil de soie passé à l'angle du sacrum réséqué et fixé à la peau de la fesse opposée ; le rectum est rejeté latéralement, le Douglas ouvert et l'utérus dégagé de ses attaches, à la vue, est sorti par la plaie.

Puis, réapplication du sacrum à sa place, où il est maintenu par des points *ad hoc* et par la suture des parties molles.

Le 13 décembre 1890, la malade rentre chez elle. État général bon ; plaie du fond du vagin complètement cicatrisée ; à la plaie sacrale, il resta une petite place non épidermisée, traitée par pommade.

Diagnostic anatomique de la tumeur. — Épithéliome pavimenteux (cancroïde) de l'utérus.

Observation. — Il est très probable que la tumeur s'est développée primitivement dans le col. Peu à peu, elle a envahi l'organe tout entier, qui, en outre de la propagation du cancer, s'est notablement agrandi.

Dans le péritoine de la pièce, on distingue de petits tubercules assez nombreux que l'examen microscopique fait reconnaître pour de petits noyaux de cancroïde.

L'ovaire gauche, peu grossi, contient, à côté de quelques kystes séreux, de petites tumeurs secondaires. (12 décembre, 1889. Dr Pr Stilling.)

Obs. 85. — *Cancer de l'utérus. Hystérectomie sacrée.* — M. Roux.

Mme B... (Fribourg), 45 ans.

Anamnèse. 28 mai 1890. — En 1883, après un effort, hémorrhagie utérine assez forte, qui nécessite quinze jours de lit. Trois mois plus tard, sans cause, nouvelle perte sanguine ; depuis, pertes de sang journalières ; douleurs dans le bas-ventre.

Le 28 avril 1890, le sang coule plus abondant, les douleurs s'accentuent dans le bas-ventre, les crêtes iliaques, les fesses. Pendant les quinze derniers jours, l'écoulement a diminué, les douleurs sont périodiques de 5 heures du soir à minuit. Les pertes sont sans odeur.

Hérédité. — Nihil.

Status. Même date. — Portion grosse, étalée ; utérus comme une orange, très peu mobile. Parametrium épaissi à gauche et à droite ; fundus irrégulier, présentant à gauche une sorte de verrue comme une amande. Cul-de-sac gauche infiltré. L'index, forçant le museau de tanche, sent au-dessus du col une espèce de granulations mal définies.

Diagnostic. — Carcinoma corporis uteri.

Opération, le 29 mai 1890. — Technique opératoire habituelle, puis résection complète et définitive du sacrum au-dessous du troisième trou de conjugaison.

Sortie, le 7 août 1890. État général meilleur qu'à l'entrée. Selles régulières. La plaie se guérit bien, devient étroite et enfoncée. *Exeat.*

Dernières nouvelles, 23 novembre 1893. La malade est dans un état de santé excellent.

Obs. 86. — *Cancer de l'utérus. Hystérectomie sacrée.* — M. Roux.

Mme Vaud, ménagère, 52 ans.

Anamnèse. 21 juillet 1892. — Deux couches normales. Époques régulières jusqu'en automne 1891. Alors (51 ans), les périodes s'espacent, mais sont très abondantes et durent huit jours. Quelques douleurs abdominales. Depuis Pâques 1892, métrorrhagie continuelle ; pas de douleurs.

Status. Même date. — Femme grosse, bonne mine. Utérus gros comme une mandarine, mobile, avec, à droite, en arrière, une sorte de verrue dure ; pas de glandes dans l'abdomen. Un curettage ramène des masses grisâtres, qui sont, sous le microscope, du « carcinoma » cylindro-cellulaire.

Diagnostic. — Carcinoma corporis uteri.

Hérédité. — Nihil.

Opération, 23 juillet 1892. — Technique opératoire habituelle.

Renversement du sacrum et du coccyx. Extirpation de la tumeur. La partie du sacrum et du coccyx renversée est extirpée. Les bords de la plaie sont rapprochés par des fils profonds.

Sortie le 2 octobre 1892, avec une plaie en bonne voie de guérison. Revue fin février 1893, sans récidive. Aucun trouble fonctionnel.

Dernières nouvelles, 17 novembre 1893 : « A repris toutes ses forces et son embonpoint d'autrefois. Elle ne se ressent absolument plus de son ancien mal ; jamais mieux portante que maintenant. »

OBS. 87. — *Cancer utérin. Hystérectomie sacrée.* — M. ROUX.

Mme B..., 52 ans.

Anamnèse. 6 janvier 1890. — Époques toujours régulières. Ménopause en août 1888 (50 ans). Depuis août 1889, léger suintement sanguin journalier. Jamais de douleurs. Seul symptôme : pertes sanguines.

Hérédité. — Nihil.

Diagnostic anatomique. — Polype cancéreux de l'utérus.

La tumeur a pris son origine dans la partie supérieure de l'utérus. La surface libre présente des fentes nombreuses et profondes. La cavité de la matrice est très élargie. La tumeur est constituée par un tissu glanduleux ; l'épithélium des tubes est formé de cellules cylindriques. Les masses épithéliales sont dégénérées en plusieurs endroits. Entre les fibres musculaires de la partie de l'utérus qui sert de base à la tumeur, on remarque çà et là des cordons épithéliaux. (Prof. Stilling.)

Opération, 7 janvier 1890. — Technique opératoire habituelle. Le sacrum est extirpé définitivement.

Le 2 février 1890. la malade se lève et marche.

Sortie le 10 février 1890. — État général bon ; bon appétit, se lève chaque jour et peut rentrer chez elle. Selles normales. Vagin cicatrisé, plaie presque fermée, fonctions normales.

Dès lors, aucun ennui provenant de l'excision du volet osseux.

OBS. 88. — *Cancer utérin. Hystérectomie sacrée.* — M. ROUX.

Mme G... (Vaud), ménagère. Veuve, née en 1842. 50 ans.

Anamnèse. — 4 grossesses normales. Ménopause à 48 ans. En juin 1892 (50 ans), pendant trois semaines, pertes blanches abondantes, sentant mauvais. En novembre 1892, écoulement utérin rose, du sang mêlé d'eau. Le 4 décembre de la même année, la malade perd subitement un gros vase de sang liquide et caillots. Jamais de douleurs.

Hérédité. — Une sœur morte de carcinoma recti à l'hôpital de Lausanne.

Status. — Constitution robuste. Portion vaginale courte, lèvres dures, à surface irrégulière, en forme de champignon ; culs-de-sac libres ; utérus mobile. Toucher pas douloureux. Sécrétion rosée fétide du vagin.

Diagnostic. — Cancroïde papillaire de la *portio vaginalis* (confirmé par le microscope). Même technique que le n° 1. Réapplication du lambeau ostéo-cutané à sa place. Suture de la peau à la soie forte. Drain. Le 26 décembre on enlève le drain.

Opération, 24 décembre 1892.

La malade quitte l'hôpital avant l'épidermisation complète de la plaie. Miction et défécation normales.

Morte de récidive en septembre 1893.

OBS. 89. — *Épithélioma utérin. Extirpation par la voie sacrée.* — Dr KRAFFT (de Lausanne).

Mme P..., 43 ans, atteinte d'un carcinome du col, constaté depuis deux mois ; a été opérée le 5 novembre 1892 par le Dr Krafft, avec l'aide du Dr Roux, par le procédé de ce chirurgien.

Les suites immédiates ont été satisfaisantes.

La malade vit encore, mais depuis plusieurs semaines elle souffre de névralgies sciatiques et présente de l'œdème de la cuisse droite, qui font soupçonner une récidive, sans que l'examen puisse révéler rien de positif.

OBS. 90. — *Cancer utérin. Hystérectomie sacrée.* — Dr KRAFFT.

Mme B..., 42 ans, atteinte d'un cancer du col de l'utérus, dont le début remontait à six mois à peu près ; a été opérée le 9 octobre 1893 par le Dr Krafft.

Elle a guéri de l'opération, et elle est rentrée chez elle dans un état satisfaisant, le 13 novembre 1893.

CONCLUSIONS

I. — **Anatomie** (au point de vue chirurgical).

1. — Chez l'adulte le coccyx est composé de deux pièces : l'une qui est fixée, souvent soudée, au sacrum ; l'autre, qui correspond aux quatre dernières vertèbres coccygiennes, est mobile, avec le plancher pelvien qui y prend attache.

2. — La deuxième et la troisième pièce du coccyx présentent des rudiments de cornes latérales et supérieures homologues de celles qu'on observe sur la première coccygienne.

3. — La base du coccyx est taillée obliquement aux dépens de la face antérieure.

4. — Les disques intervertébraux du sacrum ne disparaissent jamais complètement. On en retrouve toujours des vestiges, même chez des individus très âgés.

5. — La face dite antérieure du sacrum regarde presque directement en bas.

6. — La concavité du sacrum est formée par la réunion à angle très obtus de deux surfaces planes au niveau de la soudure des deuxième et troisième sacrées.

7. — Quand on se décide à réséquer une portion du sacrum pour atteindre les organes pelviens, il suffit de sacrifier une très petite portion de son extrémité postérieure pour avoir un jour énorme.

8. — Il y a d'assez grandes variétés individuelles dans la grandeur et l'inclinaison du sacrum, dans la courbure et dans l'angle qu'il fait avec le coccyx, pour que la destruction d'une même étendue de sacrum ne donne pas chez deux individus de même taille, de même âge et de même sexe, les mêmes facilités opératoires.

9. — La digitation du pyramidal qui correspond à la troisième sacrée,

laisse sur la face antérieure du troisième corps vertébral, une empreinte circulaire d'étendue variable. Cette empreinte peut s'observer des deux côtés. Il se peut que la digitation supérieure soit plus puissante. On observe alors cette empreinte sur la deuxième. Exceptionnellement on la voit sur la 4e.

9 *bis*. — Le nerf lombo-sacré laisse constamment une empreinte en forme de gouttière sur la base du sacrum.

10. — La deuxième apophyse épineuse, toujours facile à reconnaître à la palpation, et généralement un peu plus saillante que les autres, mérite le nom de proéminente sacrée.

11. — Les tubercules qui bordent l'hiatus sacro-coccygien doivent porter le nom de *tubercules neuraux*. Ils représentent tout ce qui reste des pièces *neurales* de la vertèbre.

12. — Les trous sacrés postérieurs sont peu visibles et difficiles à reconnaître sur le sacrum qui n'a pas été ruginé, et particulièrement sur le vivant.

13. - La surface auriculaire du sacrum est entourée complètement par un léger sillon pareil à celui qui encadre la facette auriculaire de l'os iliaque.

14. — Le canal rachidien se prolonge jusqu'au voisinage de l'articulation de la première avec la seconde pièce du coccyx. Il est donc parfaitement impossible de désarticuler le coccyx sans ouvrir le canal sacré.

15. — Il existe au niveau du fond de la grande échancrure une gouttière qui doit être appelée gouttière des vaisseaux fessiers.

16. — Le sillon qu'on observe au-devant de la facette auriculaire de l'os iliaque et qui est dit pré-auriculaire, existe tout autour de cette facette et doit être appelé péri-auriculaire.

17. — On observe sur la lèvre externe de la grande échancrure, à 4 millim. de l'articulation sacro-iliaque, un tubercule *pointu* et *conique* encore innominé qui a pour raison d'être l'insertion à ce niveau d'un ligament sacro-iliaque inférieur qui n'a pas encore été décrit et qui cependant s'observe chez tous les sujets.

18. — L'articulation sacro-coccygienne présente un appareil ligamenteux très compliqué où l'on retrouve tous les éléments des articulations intervertébrales, et en outre des muscles atrophiés, transformés et devenus fibreux, et des fibres provenant des muscles voisins.

19. — On doit décrire une articulation médio-coccygienne qui rappelle beaucoup l'articulation sacro-coccygienne et qui présente aussi un appareil ligamenteux assez compliqué.

20. — Le grand ligament sciatique est formé : 1° par des fibres provenant du demi-tendineux et du biceps ; 2° par des fibres provenant du grand fessier ; 3° par quelques fibres propres. Il se continue avec toute une série de lames aponévrotiques des régions fessière et sacro-coccygienne.

21. — Au niveau des cornes sacrées, des tubercules neuraux et des tubercules postérieurs du sacrum, on observe fréquemment de petites bourses séreuses *profondes*, sous-aponévrotiques.

22. — Le petit ligament sacro-sciatique est une dépendance du muscle ischio-coccygien.

23. — La sacrée moyenne, souvent blessée au cours d'opérations sur le sacrum, peut causer de sérieux ennuis. Elle se prolonge jusqu'à la pointe du coccyx ; elle émet ses dernières branches latérales au niveau de la médio-coccygienne.

24. — Les nerfs du sphincter et celui du releveur proviennent pour ainsi dire en totalité de la quatrième paire sacrée.

25. — Il existe un nerf anal accessoire postérieur, provenant de la quatrième sacrée, cheminant à droite du coccyx et venant se distribuer aux parties postérieures du sphincter.

26. — L'artère fessière laisse une empreinte curviligne sur la première pièce du sacrum.

27. — Il existe une arcade anastomotique entre la fessière et l'ischiatique, sur la face externe du pyramidal, le long du bord du sacrum, qui est souvent blessée dans les incisions parasacrées.

28. — Les vaisseaux qui cheminent dans les canaux fibreux que présente le grand ligament sacro-sciatique peuvent donner lieu à des hémorrhagies très embarrassantes au cours d'opérations par la voie sacrée.

29. — Le cul-de-sac des méninges est situé beaucoup trop haut pour être jamais atteint dans les résections du sacrum.

30. — Le plexus hypogastrique est souvent détruit sur une grande étendue et des deux côtés dans les opérations sacrées.

31. — Il existe un appareil suspenseur du pli interfessier, composé de deux lames.

32. — On rencontre successivement trois lames cellulo-aponévrotiques sous le grand fessier entre le muscle et le pyramidal.

33. — Le creux ischio-rectal regarde en arrière.

34. — Les deux excavations ischio-rectales sont très souvent asymétriques.

35. — Elles sont fermées du côté de la peau par une lame cellulo-aponévrotique.

36. — Il existe une gaine aponévrotique autour du paquet vasculo-nerveux hémorrhoïdal inférieur.

37. — On doit donner le nom de sommet du creux ischio-rectal à la portion située près du coccyx.

38. — Chez les femmes la fosse ischio-rectale est toujours moins profonde et plus large que chez l'homme et regarde plus directement en arrière.

II. — Physiologie.

1. — L'appareil constricteur qui entoure l'extrémité inférieure ne se contracte que par intermittences pour empêcher l'issue des matières. Car il y a bien d'autres obstacles de nature à en favoriser la stagnation dans les parties élevées du gros intestin, chez les individus dont le tube digestif fonctionne normalement.

2. — La suppression de cet appareil constricteur entraîne de très fâcheux accidents chez les individus dont les matières sont liquides ou molles. Elle est au contraire très bien tolérée quand celles-ci demeurent solides et dures. La consistance des matières a une importance de premier ordre. Une conclusion thérapeutique est le corollaire de la précédente. Il faut et il suffit que la densité des matières soit augmentée artificiellement pour remédier à l'incontinence des matières.

3. — La suppression de l'appareil constricteur chez beaucoup d'individus et chez un certain nombre de chiens en expérience est suivie d'une inflammation particulière du gros intestin. La fluidité des matières est quelquefois sous la dépendance de cette inflammation.

4. — L'appareil constricteur de l'extrémité inférieure du rectum est composé de trois muscles, le sphincter interne, le sphincter externe et le releveur de l'anus.

5. — Le sphincter interne est sans importance physiologique.

6. — Il y a deux foyers de constriction dans le canal anal, l'un à l'anus qui répond au sphincter externe, l'autre plus profondément situé qui répond au releveur de l'anus.

7. — Le releveur agit sur le rectum par les fibres antérieures de sa portion ano-coccygienne.

8. — Ce qu'on appelle en clinique le bord supérieur du sphincter interne n'est autre que la limite supérieure de la portion du releveur qui enserre le rectum.

9. — Le constricteur superficiel (sphincter externe) et le constricteur profond (releveur) sont à peu près d'égale puissance et, s'il y a une différence, elle est à l'avantage du constricteur profond.

10. — Dans les opérations sacrées, la section du releveur ou de la 4e sacrée qui lui envoie la plus grande partie de ses filets nerveux, peut compromettre le bon fonctionnement de l'appareil constricteur ano-rectal.

11. — L'énervation d'une moitié du sphincter externe ne donne pas les mêmes résultats que l'extirpation ou la section d'une de ses moitiés, elle entraîne des troubles fonctionnels bien moindres.

12. — L'extirpation d'un constricteur d'un côté équivaut à peu près au point de vue fonctionnel à celle des deux côtés.

13. — La désinsertion de l'attache postérieure du sphincter ne modifie pas ou modifie à peine la tonicité sphinctérienne et les fonctions de l'anus.

14. — La ligature de la mésentérique inférieure n'amène chez le chien d'autre phénomène appréciable que l'*abaissement* de la température rectale. La circulation se rétablit parfaitement et très vite surtout par les anastomoses avec la mésentérique supérieure dans l'épaisseur des parois de l'intestin.

III

1. — On ne peut adresser aucun reproche aux opérations qui consistent à réséquer un fragment du sacrum pour évacuer un abcès situé au-devant de cet os, ruginer un point dénudé de sa face antérieure, ou extraire un séquestre détaché de cette face, de même qu'à la suppression du coccyx pour faciliter l'ablation d'une tumeur présacrée.

2. — Dans les sacro-coxalgies, la résection au ciseau du bord du sacrum en dehors des trous sacrés permet de curetter les foyers de fongosités ou les collections purulentes situées au-dessous ou au-devant de l'articulation.

3. — La suppressiou du coccyx et d'une petite portion du sacrum permet de pénétrer très largement dans le bassin et en particulier d'atteindre des parties très élevées du rectum.

4. — Pour les cancers situés à une petite distance au-dessus de l'anus, il faut renoncer à la voie sacrée. Leur extirpation peut être pratiquée par les voies naturelles ou par la voie périnéale.

5. — Les indications de l'opération de Kraske pour cancer, doivent être extrêmement limitées à cause des très mauvais résultats qu'elle donne toutes les fois que le cas n'est pas simple et facile.

6. — Il ne faut s'adresser à la voie sacrée que pour des cancers haut situés, commençant à 8 ou 9 centim. de l'anus et petits et mobiles.

7. — Il ne convient point, dans la majorité des cas, d'établir un anus artificiel préliminaire.

8. — Il faut, plusieurs jours avant l'opération, s'occuper de l'antisepsie du tube digestif et du rectum en particulier et apporter des soins scrupuleux dans ce traitement préliminaire.

9. — Il est indispensable, pour éviter des suites opératoires fâcheuses, de réduire au minimum les délabrements pelviens, ne compromettre en aucune façon les muscles releveurs de l'anus, les nerfs de la quatrième et de la troisième paire sacrée. On arrive à ce résultat par la section médiane postérieure du squelette et des parties molles.

10. — Il faut adopter aussi un mode de suture qui mette plus sûrement que les anciens procédés à l'abri des infiltrations stercorales. La conservation de deux manchettes musculeuse et muqueuse, l'une sur le bout supérieur, l'autre sur le bout inférieur, plaçant à des niveaux différents les deux plans de suture, paraît donner des résultats satisfaisants à ce point de vue, au moins chez les animaux en expérience.

11. — Les suites de l'opération de Kraske sont jusqu'à présent décourageantes.

12. — La mortalité immédiate, énorme, les accidents graves post-opératoires s'observent fréquemment. Les cas qui guérissent par première intention constituent une exception excessivement rare et les complications éloignées sont presque la règle et la récidive se produit généralement au bout de peu de temps.

13. — Il est très important de ne pas faire de réunion complète de la plaie opératoire et dans tous les cas de drainer très largement.

14. — On ne rencontre presque jamais un ancien opéré chez lequel l'appareil sphinctérien fonctionne normalement.

15. — Les tentatives de Gersuny et de Willems pour la création d'un sphincter artificiel ne paraissent donner aucun résultat sérieux.

16. — On peut intervenir efficacement contre un certain nombre de complications de l'opération de Kraske et en particulier contre les fistules sacrées.

17. — Les opérations sacrées peuvent avoir d'assez fâcheuses conséquences au point de vue de l'accouchement et des suites de couches.

18. — Pour les rétrécissements non cancéreux, il est infiniment rare qu'il y ait lieu d'intervenir par la voie sacrée.

19. — La mortalité immédiate est beaucoup moins élevée pour ces interventions que dans les opérations pour cancer, mais on observe les mêmes complications post-opératoires et les mêmes suites éloignées (mises à part les questions de récidive).

20. — Il y a lieu d'intervenir par la voie sacrée dans les cas d'abouchement du rectum dans la vessie ou la partie supérieure du vagin et dans les cas de fistules recto-vaginales élevées.

21. — L'hystérectomie sacrée pour cancer est peut-être un peu trop délaissée. On peut opérer par cette voie dans certains cas devenus inopérables par la voie vaginale, à condition que l'utérus cancéreux soit encore mobile, qu'il n'y ait pas d'envahissement de la vessie, et que l'état général soit encore satisfaisant. Il est encore indiqué de faire l'hystérectomie sacrée quand le vagin n'est pas praticable ou que l'état du col utérin ne permet pas l'application des pinces à traction.

22. — On facilitera beaucoup l'opération quand il est impossible de faire basculer l'utérus, en morcelant l'utérus par la plaie sacrée, de son col vers son fond.

23. — La mortalité opératoire de l'hystérectomie sacrée a considérablement diminué, et ses complications sont devenues moins fréquentes et moins graves.

24. — L'opération proposée par Solodnikoff, section du sacrum pour faciliter l'accouchement dans les bassins rétrécis, ne mérite pas d'entrer dans la pratique.

25. — Les interventions par la voie sacrée sur l'appareil génito-urinaire de l'homme, n'ont encore donné aucun résultat.

26. — Le drainage des péritonites généralisées, par la voie sacrée, proposé par Jaboulay, est une pratique inutile, mais on peut drainer efficacement, par cette voie, des foyers d'appendicite développés dans le bassin.

BIBLIOGRAPHIE

Winslow. — *Exposé anat. de la struct. du corps humain.*

Bichat. — *Anat. descriptive.*

Blandin. — *Anat. des régions.*

Velpeau. — *Anat. des régions.*

Jarjavay. — *Des aponévroses pelviennes chez la femme.* Th., 1846.

Pétrequin. — *Anat. topographique.*

E. Chassaignac. — Recherches cliniques sur les causes de glissement de la région trochantérienne. *Arch. méd. As.*, 1853.

Richet. — *Anatomie médico-chirurgicale.*

Cl. Bernard, Bourgery et **Jacob.** — *Anatomie.*

Humphry. — *Le squelette humain.*

Cleland. — *Memoirs and memoranda in anatomy.*

Chauveau et **Arloing.** — *Anat. comparée.*

Verneau. — *Le bassin dans les sexes et dans les races.* P., 1875.

W. Krause. — *Handbuch d. mensch. Anat.*

Hyrtl. — *Lehrbuch d. Anat. d. Mensch.*

Bouland. — Recherches anat. sur les courbures du rachis chez l'homme et chez les animaux. *J. An. et Ph.*, 1872.

Turner. — *The lumbar curve in several races of Men.* Edinburg, 1886.

Bacarisse. — *Recherches sur les variations sexuelles et ethniques du sacrum.* Th., Paris, 1873.

Rosenberg. — Recherches sur le coccyx. *Morph. Jahrb.*, 1876.

Fol. — *Comptes rendus Ac. Sc.*, 1885.

Phisalix. — *Ibid.*, 1887.

Earle. — Le canal sacré. *Physiol. Transact.*, 1822.

Cruveilhier. — *Anat. descript.*

Sappey. — *Anat. descript.*

Trolard. — *Archives de physiol.*, 1888.

Testut. — *Traité d'anatomie humaine.*

Debierre. — *Anatomie descriptive.*

Malapert. — Le grand ligament sacro-sciatique. *Soc. anat.*, 1891.

Quain. — *Anatomy.*

Paterson. — The morphologie of the sacral plexus in man. *J. Anat. and Physiol.* London, 1886.

Rogie. — *Étude sur la fossette sigmoïde.* Lille, 1891.

Jonnesco. — *Hernies internes rétro-péritonéales.* Paris, 1891.

Jonnesco. — *Le côlon pelvien.* Th., 1892.

J. Mouret. — Rapports du muscle pyramidal avec le nerf sciatique. *Nouv. Montpellier Médical*, 25 mars 1893.

Calbet. — *Des tumeurs sacro-coccygiennes d'origine parasitaire.* Th. Paris, 1893.

Gerdy. — *Traité de l'anatomie des formes.*

Longet. — *Physiologie.*

Béclard. — *Physiologie.*

Beaunis. — *Traité de physiologie.*

Viault et **Jolyet.** — *Traité de physiologie.*

Mathias Duval. — *Physiologie.*

G. Rouch. — *Physiol. du gros intestin*, 1885.

L. Rosenthal. — *De tono cum musculorum tum eo imprimis, qui sphincterum tonus vocatur*, 1857.

J.-B. Roberts. — *Med. and surg. Rep.* Philadelphia, juin 1877.

Symington. — *J. of. anat. and. phys.*, XXIII.

Hart. — On some points in the physiol. of the bladder and rectum. *Edinb. Med. J.*, 1882.

Gray. — *Anatomy.*

J. Gay. — *On hem. disorders*, 1882.

Faget. — *Mém. Acad. Chir.*, 1739.

Pinault. — Thèse, 1829.

Lisfranc. — De l'amputation du rectum. *Acad. de Méd.*, 1829.

Vidal (de Cassis). — *Traité Pathol. ext.*

Massé. — Thèse, 1842.

Fumouze. — Thèse, 1865.

Raymond. — *De l'extirpation des tumeurs.* Thèse, 1870.

Verneuil. — De la résection du coccyx pour faciliter la formation d'un anus périnéal dans les imperforations du rectum. *Soc. Chir.*, 1873.

Marchaut. — *De l'extirpation du rectum*, etc., 1874.

Verneuil. — Rapport sur deux observations de malformations de l'orifice anal, par M. Delens. *Soc. Chir.*, 1875.

Giraldès. — Rapp. sur une observation de M. Polaillon. *Soc. Chir.*, 1875.

Kocher. — *Deutsche Zeitschrift für Chir.* Band XIII, Seite 161. Die Extirpatio Recti nach vorheriger excision des Steissbeiness und ueber radicalheitung des Krebses, 1874. *Congrès de Copenhague*, 1884.

Esmarch. — Extirpatio des Mastdarmes wegen Krebses.

Pollosson. — *Soc. de Méd. de Lyon*, 5 mai 1884. Nouvelle méthode pour la cure radicale des cancers du rectum. *Lyon médical*, 1884.

Laguaite. — Thèse, Lyon, 1884.

Voigt. — *Die operativ. Behandlung des Mastdarmcarcin.* Halle.

Byrd (W. A.). — Extirpation of the Rectum, without destroying the sphincter ani muscle. *Med. and surg. Reports*, Phila., 1880.

Byrd. — Verneuil's modif. of Amussat's operation for the relief of imperforate rectum. *Med., and surg. Rep.* Phila., 1881.

Walbaum. — Ein Fall von atresia ani mit proctoplastic. *Berlin. klin. Wochens.*, 1880.

Lange. — Extirpation of the lowest part of the rectum and the entire coccyx. *Ann. of Anat. and surg.*, Brooklyn, New-York, 1883.

Lawson Tait. — Case of stricture of the rectum treated by excision of the stricture. *Lancet*, 1879.

Kelsey. — A novel operation for the relief of incontinence of faeces. *N.-Y. Med. J.*, 1883.

Cripps. — Four cases of advanced fibrous stricture of the rectum treated by proctotomy. *Brit. med. J.*, London, 1883.

B. Bardenheuer. — *Zur Frage der Drainirung der Peritonealhöhle.* Stuttgart, 1880.

Bardenheuer. — Die peritoneal Drainage. *Centralb. f. Gyn.*, 1881. *Allg. Wien. med. Zeitung*, 1881. *Arch. f. Gynæk.*, Berlin, 1881.

Kraske. — Zur Extirpation hochsitzender Mastdarmkrebs. 1886, *Arch. für klin. Chir.*, XXXIII Band.

Rinne. — *Centralb. f. Chir.*, 1886.

Weir. — *New-York Med. J.*, 1886.

Kraske. — Die sacrale Methode der Extirpation von Mastdarmkrebsen und die Resectio recti. *Berl. klin. Wochensc.*, 1887.

Caspersohn (Carl). — *Zur Statistik and Radikaloperation des Mastdarmkrebses.* Kiel, 1887.

Voss (Peter). — *Ueber Rectum Tumoren.* Bonn, 1887.

Ernst Kirschoff. — Aus prof. Schöbörns Klinik. *Centralbl. f. Chir.*

Chiarella. — *Bollettino Medicale.* Roma, 1887.

M. Schede. — *Deutsche medic. Wochensc.*, 1887, n° 48.

Lauestein. — In der dem. Vortrage. Prof. Schede's folgenden. Discussion.

Taylor. — A case of extirp. of the rectum. *Cincinnati medic. Journal.* 1887.

Franck. — *Dublin medic. Journ.*, 1887.

Gölz Frantz. — *Ueber die operative Behandlung des Mastdarmkrebses.* Wurzburg, 1887.

Alexander. — *Medical Times*, 1887. *Liverpool med. J.*, 1887. *London medical Press and circular*, 1887.

Bardenheuer. — *Mittheilungen aus dem Kölner Burgerhospital.*, Heft IV, 1887.

Sonnenburg. — *Die Colotomie in der Behandlung des Mastdarmcarcinoms.*

Poddley. — Case of rectum's excision. *Lancet.* Lond., 1887.

Bardenheuer. — Die Resection des Mastdarm Carcin. *Volkmann's Sammlung klin. Vorträge*, 1887.

Hochenegg. — *Wiener med. Presse*, 1887.

Baumgärtner. — *Berlin. klin. Woch.*, 1887.

Astl. Cooper. — *On diseases of the rectum.*

H. Cripps. — *Brit. med. J.*

Bern und **Koch.** — *Centr. f. Chir.*

Hochenegg. — Die sacrale Methode der Extirpation von Mastdarmcarcin. nach prof. Kraske Universitäts Klinik zü Wien. *Wiener klin. Wochenschrift*, p. 254, 272, 290, 309, 324.

Durante. — 13e Réunion de la Soc. des Chirurg. italiens. Rome, 19 au 21 avril 1886. 2e Congrès international de Washington, 1887.

Mazzoni. — Cancero dell' intestino retto. Operazione di Kraske. *Bullet d. R. Acad. med. di Roma*, 1888.

Moreschi. — Qualche considerazione sall' estirpazione del retto, e cazo clinico. *Raccoglitori medico*, 1888.

Liholsky. - *Gesellschafft d. Aerzten in Wien*, 1888.

Mazzoni. — Neoformazione dell' intestino retto operazione di prof. Kraske. *Spallanzani*, Roma, 1888.

Lloyd. — *Birmingham med. Review*, 1888.
Hildebrand. —Zur Statistik des Rectumcarcinom. *Deutsche Zeitschrift für Chir.*, XXVII, 1888.
Heineke. — *Centralblatt für Chir.*, 1888, n° 52.
Heineke. — Eins Vorschlaf des hochlegendes Mastdarmes. *Münch. med. Wochen.*, 1888.
Koenig. — Einige Bermerkungen zur Prognose der Carcinomoperation. Cong. des chir. allem. *Centralb. f. Chir.*, n° 24.
Weinlechner. — Aertzliches Bericht des K.K. allgemeinen Krankenh., 1888.
Lœvy. — Zur Teknik der Mastdarmresection. *Centralblatt f. Chir.*, 1889.
Ochsner. — Removal of Carcinoma of rectum by sacro-coccygeal (Kraske's methode). *West. M. Reporter*, Chicago, 1889.
Wölfler (A.). — Ueber den parasacrale pararectalen Schnitt zur Bloslegung des Rectum, des Uterus und der Vagina. *Wien. klin Woch.*, 1889.
E. Zuckerkandl. — Notiz üeber die Bloslegung der Beckenorgane. *Wien. Klin. Wochens.*, 1889.
J. Baron — *Resection des Mastdarms*. Buda-Pesth, 1889.
Hegar. — *Berlin. klin. Woch.*, 1889.
Krönlein. — *Correspondenzblatt für Schweizen Aertze*, 1889.
Sammter. — *Berlin. klin. Woch.*
Habart. — *Wien. klin. Woch.*
Stierlin. — *Beitrage f. klin. Chir.*, 1889.
Rose. — Accès aux organes pelviens par la voie sacrée (Separatabdruck aus dem. *Correspondenzblatt fur Schweizer Aertze*), 1889.
E. Ullman. — *Ueber Colorectostomie.*
Kuester von Bergman. — Ueber Resectio recti. *Berlin. klin. Woch.*, 1889.
Routier. — *Soc. de chirurgie*, 1889. *Bulletin méd.*, novembre 1889. *Médecine moderne*, 1889. *Revue de chirurgie*, 1889.
E. Bœckel. — De l'extirpation du rectum par la voie sacrée. *Bull. méd.*, décembre 1889.
E. Bœckel. — *Gaz méd. de Strasbourg*, 1890.
H. Aubert.—*Du traitement des cancers du rectum par la méthode sacrée.* Th. 1890.
Warnots. —Note sur l'opération de Kraske et ses applications. *Journal de méd., de chir., de pharm. de Bruxelles*, 1890.
Zaloziecki. — *Wien. med. Blatt*, 1890.
Moulonguet. — *Soc. de méd. d'Amiens*, juillet, 1890. *Gaz. méd. de Picardie.*, juillet 1890. *Gaz. hebd. de méd. et de chir.*, 1890.
Perron. — De la suture intestinale dans l'opération du cancer du rectum. *Gaz. hebd. des sc. méd. de Bordeaux*, 1890.
M. Baudouin. — De l'antisepsie rectale. *Progrès méd.*, 1890.
Sylvester Saxtorph. — Manuel opératoire de l'opération de Kraske. *Mercredi médical*, 1890.
Reclus. — Extirpation de l'extrémité inférieure du rectum avec conservation du sphincter anal. *Soc. chir.*, 28 mai, 1890.
Discussion. Berger, Pozzi, Richelot, Terrier.
M. Jeannel. — Proc. de résection temporaire du sacrum. *Gaz. hebd. de méd. et de chir.*, 1890.
A. Broca. — De la résection préliminaire du sacrum pour aborder les organes pelviens. *Gaz. hebd. de méd. et de chir.*, 1890.

Routier. — *Soc. chir.*, 1890. Rapport sur une observation de M. Poisson (de Nantes). Discussion : SCHWARTZ, TERRIER, RICHELOT.

Rehn. — *Arch. für klin. Chir.*

A. Guérin. — Rapport sur une observation de cancer du rectum opéré par la voie sacrée, adressé à l'Académie de médecine par le Dr Houzel (de Boulogne). *Bull. Acad. Méd.*, 1891.

Richelot. — De l'extirpation du rectum par la voie sacrée. *Soc. chirurgie*, 1891. Discussion : BERGER, TERRIER, QUÉNU.

Richelot. — *Union médicale*, 1891.

Millard. — *Northwest Lancet*, Saint-Paul, Minnesota, 1891.

Mynter. — *Med. surg. Journal*, Buffalo, 1889-1890.

Goerster. — Cancer of the rectum, removal of the coccyx and part of the sacrum for extirpation of the growth. *N.-Y. Med. J.*, 1889.

Norton. — Epithelioma of the rectum. Excision, Restoration of function. *Med. Press and Circul.*, 1890.

Lavise. — Extirpation du rectum par le procédé de Kraske. *Clinique*, Bruxelles, 1890.

Iversen. — Ueber die neuen Operationsmethoden des Rectum Carcinoms. *Wien. med. Presse*, 1890.

Theodor Baron. — *Ueber die functionellen Resultate der neuen Methode der Mastdarmresection.* Thèse, Berlin, 1890.

Lange. — Resection of the rectum, with plastic transplantation of the anal portion. *N.-Y. med. J.*, 1891.

— Simultaneous excision of the rectum and extirpation of an intraligamentous tumour after removal of the lowest part of the sacrum. *Ibid.*

Desguin. — Extirpation du cancer rectal par la voie vagino-périnéale avec conservation du sphincter. *Ann. soc. méd.*, Anvers, 1890.

Ledru. — Extirpation d'un cancer du rectum étendu par les voies naturelles. *Congrès f. de chir.*, 1891.

De Renzi. — *N.-Zealand med. J.* Daneden, 1891.

Labordère. — *Contribution à l'étude du traitement chirurgical du cancer du rectum. Création d'un anus artificiel. Nouveau procédé de suture intestinale* Thèse, Bordeaux, 1891.

Rose. — Mémoire de A. Maas, exposant la pratique de Rose. *Deutsch Zeitsch. f. Chir.*, 1891.

Leprévost. — Des gangrènes consécutives aux résections sacro-coccygiennes, *Congrès de chir.*, 1892.

H. Mosès. — *La méthode sacrée.* Thèse, 1892.

Ceci. — Opérations sur le rectum. *Bolletino della R. Academia Medica di Genova*, 1892. Résumé in *Centralb. f. Chir.*, p. Krecke (de Munich).

Schmidt. — Des méthodes opératoires pour le cancer du rectum et de leurs conséquences. *Berlin. klin. Wochen.*, 1892 et *Centralb. f. Chir.*, 1892, n° 50.

Reclus et **Forgues.** — *Traité de thérapeutique chir.*

Oscar Block. — *Hospitals Tidende* et *Centralb. f. Chir.*, 1892.

M. Lövinsohn. — *Beitrage z. klin. Chir.*, 1892.

M. Jeannel. — Du procédé de résection temporaire du sacrum à double volet. *Midi Médical*, 1892.

Andrew Mac Cosh. — New-York surg. soc. *N.-Y. Med. J.*, 3 sept. 1892.

Heydenreich. — Des opérations pratiquées sur le sacrum pour aborder la cavité abdominale. *Sem. méd.*, 1892.

J. Davie. — *Brit. med. J.*, 1892.
Dick. — *Coresp. Blatt f. schweiz. Aerzte.*, 1892.
Schlange. — Résection du rectum par la méthode de Lœvy. *Arch. fur klin. Chir.*, 1893.
Rydigier. — Nouvelle méthode de résection temporaire du sacrum pour aborder les organes pelviens. *Centralb. f. Chir.*, 1893, n° 1.
Tornu. — *Des opérations qui se pratiquent par la voie sacrée.* Thèse, Bordeaux, 1893.
Gersuny. — Sphincters artificiels, *Société império-royale de Vienne.*
Willems (de Gand). — Sphincters artificiels. *Centralblatt f. Chirurg.*, 13 mai 1893.
W. Lœvy. — *Berlin. klin. Woch.*, 1893.
H. Birscher. — Opération plastique sur le rectum. *Centralblatt f. Chir.*, 1893.
Anders. — Sur l'intervention chirurgicale dans les cas d'atrésie congénitale de l'anus et du rectum, et de communication du rectum avec le système génito-urinaire. *Arch. f. klin. Chir.*, t. XLV, fasc. 3.
Fayart. — *Indications opératoires du cancer du rectum.* Th. Lyon, 1891.
Gosselin. — *Recherches sur les rétrécissements syphilitiques du rectum.*
Després. — *Des chancres phagédéniques du rectum.*
Fournier. — *Lésions tertiaires de l'anus et du rectum.*
Trélat. — *Clinique chirurgicale,* t. II.
Tillaux. — *Chirurgie clinique.*
Hahn. — Zur Behandlung der syphilitischen Mastdarmulcerationen durch die Colotomie. *Arch. f. klin. Chir.*, 1883.
Berger. — *Semaine médicale,* 1883.
Hulk. — A group of diseases of rectum. *Med. Times,* 1879.
Garsaux. — Thèse Paris, 1877.
Couty. — *Des rétrécissements congénitaux du rectum et de leur traitement.*
Verneuil. — Syphilome et cancer. *Gaz. hop.*, 1882.
Reynier. — Des rétrécissements valvulaires congénitaux du rectum. *Gaz. hebdom.*, 1878.
Curling. — *Diseases of the rectum and anus.* New-York, 1879.
Van Buren. — On phantoms stricture and other obscure forms of rectal disease. *Amer. J. M. Sc.* Phil., 1879.
Weis. — Fistula in ano and stricture of the rectum. *Med. N.-Y. J.*, 1881.
Kelsey. — *On stricture in the supperportion of the rectum and in the sigmoïd flexion.*
Basori. — *L'endoscopie rectale.* Milano, 1881.
Ch. Monnot. — *Contribution à l'étude du syphilome ano-rectal,* 1882.
H. Schmidt. — *The Surgery of the rectum,* 1882.
E. Bœckel. — Du rétrécissement de l'extrémité supérieure du rectum comme cause de prolapsus de cet organe chez les jeunes enfants. *Mem. soc. méd. Strasb.*, 1882. *Revue de chirurgie*, 1885.
Kelsey (Ch. B.). — *Diseases of the rectum and anus.* N.-Y., 1882.
Lannelongue. — Note sur les cloisons congénitales du rectum. Indications chirurgicales qui peuvent en être la conséquence. *Soc. chir.*, 1884.
Jean Paul. — *Essai sur la syphilis précoce du rectum.* Th., 1885.
Hamonic. — *De la rectite proliférante.* Th., 1886.
Pailher. — *Des rétrécissements congénitaux du rectum chez l'adulte.* Th., 1886.
Kirmisson. — *Rétrécissement du rectum consécutif à un abcès de la prostate.*
Castex. — *Sur le rétrécissement dysentérique du rectum.*

Péan. — Traité des rétrécissements du rectum. *Bulletin méd.*, Paris, 1889.
Le Dentu. — Traitement du syphilome ano-rectal par l'anus artificiel. *Sem. méd.*, 1889.
Schlange. — *Arch. f. klin. Chir.*
A. Jacquinot. — *Du rétrécissement vénérien du rectum.* Th., Paris, 1890.
Harrison Cripps. — *On diseases of the rectum.*
D. Mollière. — *Traité des maladies du rectum.*
Allingham. — *On diseases of the rectum.*
Cooper and **Edwards.** — *On diseases of the rectum and anus.*
Leichtenstern. — In *Encyclopédie de Ziemssen.*
Ball. — *Diseases of the rectum.*
West and Dussean. — *Diseases of women.*
F. Salmon. — *Stricture of the rectum.*
Syme. — *Diseases of the rectum.*
Lang. — *Vorlesungen über Pathologie und Therapie der Syphilis.*
Muron. — De la nature des rétrécissements du rectum. *Gaz. méd.*, 1893.
Cristopher Heath. — *Diseases of rectum.*
Potherat. — In *Traité de chirurgie.*
H. Carré. — *Du rétrécissement dit syphilitique du rectum.*
Delagenière. — *Congrès de chir.*, 1892.
Hochenegg. — *Wien. klin. Woch.*, 1888.
Herzfeld. — *Allgem. med. Zeitung*, 1888.
Wiedow. — Die osteoplastich Resect. des Kreuzsteissbeines zur Freilegung der weiblichen sexuel-organe und Ausführung operativer in Griffe. *Berlin. klin. Wochen.*, 1887.
Bernard von Beck. — *Zeitschrift für Geburtshülfe und Gynækologie*, 1890.
E. Zuckerkandl. — *Wien. klin. Woch*
Wölfler. — *Wien. klin. Woch.*, 1889.
Roux. — *Correspondenzblatt fur Schweitzer Aerzte*, 1889.
Czerny. — *Beit. z. klin. Chir.*, 1891.
Kufferath. — *Soc. belge de gynécologie*, 1890.
Terrier. — Deux cas d'hystérectomie sacrée. *Congrès de chir.*, 1891.
— *Société gynécologique de Vienne*, en 1890 : ZINSMEISTER, HERZFELD, HOCHENEGG, DITTEL, MAYDL.
— 4e *Congrès de Pirogoff*, 1891 : ZNIADSKY, SOLODNIKOFF, SOLOWIEFF, SOUTOUGUINE, REISS, D. OTT, SKIFFOSSOWSKY.
Terrier et **Hartmann.** — L'hystérectomie sacrée. *Ann. Gynéc.*, 1891.
Herzfeld. — *Centralblatt f. Gynæk.*, 1893.
— *Congrès de la Société allemande de chirurgie*, mai 1893 : CZERNY, STEINTHAL, SCHEDE, GUSSENBAUER.
Lange. — *N.-Y. Med. J.*, 1892.
Fréd. Kammerer. — *N.-Y. med. J.*, 1892.
J. Macquart-Moulin. — Th. 1892.
Delbet. — *Des suppurations pelviennes*, Paris, 1888.
Hochenegg. — Demonstration einer neuen Methode des Uterusextirpation. *Wiener med. Woch.*, 1892.
— 5e *Congrès de la Société allemande de chirurgie.* Breslau, 25 au 27 mai 1893.
— *Soc. médicale de Hambourg*, 27 juin 1893.

Reynier. — *Soc. de chirurgie,* 14 février 1893. (A propos d'un malade qui, après une néphrectomie par pyonéphrose, avait conservé un uretère infecté et suppurant.)

Rousseau. — *Des uretérites et de leur traitement chirurgical.* Th. 1893.

Czerny. — *Congrès de la Soc. allemande de chir.,* 1893.

Margery. — *De l'appendicite aiguë infectieuse, sans perforation ni gangrène de l'appendice.* Th. Lyon 1892.

Poncet et Jaboulay. — De l'appendicite infectieuse aiguë. *Rev. de chirurgie,* 1892.

IMPRIMERIE LEMALE ET Cie, HAVRE

A LA MÊME LIBRAIRIE

ARNOULD, ancien interne des hôpitaux. — **Contribution à l'étude de l'hydronéphrose.** Prix... 5 fr

AUDAIN, ancien interne des hôpitaux. — **De l'hémostase préventive dans les opérations chirurgicales.** Prix... 4

BOUFFE DE St-BLAISE, ancien interne des hôpitaux. — **Des lésions anatomiques que l'on rencontre dans l'éclampsie puerpérale.** Prix. 7 fr.

BUSCARLET, ancien interne des hôpitaux. — **La greffe osseuse chez l'homme et l'implantation d'os décalcifiés.** Prix... 5 fr.

CARTIER, ancien interne des hôpitaux. — **Glycosuries toxiques et en particulier intoxication par le nitrate d'urane.** Prix... 4 fr.

CHEVALIER, ancien interne des hôpitaux. — **De l'intervention chirurgicale dans les tumeurs malignes du rein.** Prix... 7 fr.

CIVEL, ancien interne des hôpitaux. — **De la trachéotomie préventive avec tamponnement du pharynx dans les opérations intéressant la bouche et la cavité pharyngienne.** Prix... 3 fr.

DAGRON, ancien interne des hôpitaux. — **De l'occlusion intestinale par calcul biliaire.** Prix... 3 fr.

GAMPERT, ancien interne des hôpitaux. — **Traitement de l'amygdalite lacunaire par la discission des amygdales.** Prix... 3 fr.

LÉTIENNE, ancien interne des hôpitaux. — **De la bile à l'état pathologique** (avec 2 planches en chromolithographie). Prix... 5 fr.

MACON, ancien interne des hôpitaux. — **Contribution à l'étude des résultats de la résection du genou.** Prix... 4 fr.

MALLET, ancien interne des hôpitaux. **Contribution à l'étude de l'épilepsie syphilitique.** Prix... 3 fr. 50.

MARQUÉZY, ancien interne des hôpitaux. — **Des difficultés du diagnostic des fibromes de la paroi postérieure de l'utérus dans le travail de l'accouchement.** Prix... 3 fr.

MOREL, ancien interne des hôpitaux. — **Contribution à l'étude de la diphtérie.** Prix... 3 fr. 50

OUSTANIOL, ancien interne des hôpitaux. — **Contribution à l'étude des méninges rachidiennes.** Prix... 6 fr.

POULALION, ancien interne des hôpitaux. — **Les pierres du poumon de la plèvre et des bronches, et la pseudo-phtisie pulmonaire d'origine calculeuse.** Prix ... 7 fr.

PROST, ancien interne des hôpitaux. — **Contribution à l'étude des myopathies syphilitiques.** Prix... 2 fr. 50

PILLIET, ancien interne des hôpitaux. — **Étude d'histologie pathologique sur la tuberculose expérimentale et spontanée du foie.** Prix... 4 fr.

REPIN, ancien interne des hôpitaux. — **Origine parthénogénétique des kystes dermoïdes de l'ovaire.** Prix... 4 fr.

ROUFFINET, ancien interne des hôpitaux. — **Essai clinique sur les troubles oculaires dans la maladie de Friedreich et sur le rétrécissement du champ visuel dans la syringomyélie et la maladie de Morvan.** Prix... 2 fr

ROUSSEL, ancien interne des hôpitaux. — **De l'actinomycose chez l'homme en France.** Prix... 3 fr.

THOMAS, ancien interne des hôpitaux. — **De l'antisepsie appliquée au traitement des affections parasitaires de la bouche et des dents. Rôle des micro-organismes dans ces affections.** Prix... 6 fr.

TUILANT, ancien interne des hôpitaux. — **De la névrite puerpérale.** Pr. 2 fr. 50.

VASSAL, ancien interne des hôpitaux, **Contribution à l'étude de la paralysie alcoolique et en particulier des formes généralisées.** Pr.. 3 fr.

IMPRIMERIE LEMALE ET Cie, HAVRE

www.ingramcontent.com/pod-product-compliance
Ingram Content Group UK Ltd.
Pitfield, Milton Keynes, MK11 3LW, UK
UKHW022325190726
13856UKWH00001B/207

9 782011 760517